# 序

## （國文）簡正老師推薦

有了這一本私醫2.0的詳解本

你不必上網下載、不必爬文求解、不必惶惶不安。

你只要專心答題、只要閱讀詳解、只要融會貫通。

私醫很迷人的科系，醫學、中醫、牙醫、藥學....。

你將如虎添翼，探囊取物。人生的改變，就從這一本書開始。

## （英文）張文忠 老師推薦

私立醫學院英文考試由不同學校輪流出題，考試程度不一，但題型原則是一樣的，這本歷屆試題解析的英文部分，可以讓同學一窺全貌，增加做題信心，解析清晰，分析正確，絕對是值得的案頭書。

## （生物）黃彪 老師推薦

本書『私醫真題神2.0』絕對是各位有志參加這場考試絕對不能錯過的著作。本書收錄並剖析104~110年歷屆生物試題，幫助考生瞭解考情趨勢，洞悉考題核心，以便在準備這場考試的過程中能不走冤枉路，以最有效率的方式，到達理想的目標。

## （普化）李銖 老師推薦

本書『私醫真題神2.0』，完整收錄104~110年私醫聯招歷屆試題，讓考生熟悉命題趨勢，快速掌握命題方向。此書專為報考私醫聯招考生全新撰寫，其目的在使考生用「最短時間獲得最高分數，考上理想的學校」，更殷切期盼將來進入醫學領域的職場，能夠做出更大的貢獻。

準備私醫聯招的同學，很多來自非本科系的學生，甚至沒有普通化學的學習背景，所以在寫解答的時候，一直在思索該用什麼角度來幫助同學，基於這一點，試著用簡單的方式來統整歸納，讓學生能直覺式的，口訣式的，圖表式的面對問題，並抓住問題的核心來解題。

感謝完稿後，經高元補習班同仁多方校閱，使本書以更完美的面貌問世。疏漏在所難免，期盼讀者不吝指正，以為改版時修正之用。

# 私 醫 真 題 神 2.0
## （歷 屆 試 題 詳 解）

## 目 錄

# 104 學年度私立醫學校院聯合招考轉學生考試

科目：國文　　　　　　　　　　　　　簡正老師 解析

---

1.盧摯〈折桂令〉：「想人生七十猶稀，百歲光陰，先過了三
十。七十年間，十歲頑童，十歲尪羸。五十歲除分晝黑，剛分
得一半兒白日。風雨相催，兔走烏飛。仔細沉吟，都不如快活
了便宜。」下列哪一個選項的解說正確？
　(A)「十歲尪羸」指作者病了十年
　(B)「除分晝黑」指將白天、黑夜分開計算
　(C)「兔走烏飛」指走獸與飛鳥
　(D)「仔細沉吟」指品味美酒，吟詠詩歌

**詳解：(B)**
翻譯：
試想，人生在世，能活到七十歲的不多，若一生有百年的時間，不就先過了三十
年。餘下的七十年當中，前面十年是頑皮的孩提時光，後面十年又是老弱病痛的
時間，剩下中間的五十年，又對分為日夜各半，而風雨催促時光流逝，日月更替
運行，與其周密而認真地深思此事，倒不如暢快歡樂的過日子，比較划得來呢。
(A)十歲尪羸，指後面十年身體瘦弱。
(C)「兔走烏飛」指古代傳說月亮中有玉兔，太陽裡有金烏。比喻
　　　日月運行，光陰快速流逝。也作「烏飛兔走」。
(D)「仔細沉吟」指仔細沉思。

---

2.張潮《幽夢影》：「天下有一人知己，可以不恨。不獨人也，
物亦有之。如：菊以淵明為知己，□以和靖為知己，□以子猷
為知己，蓮以濂溪為知己，□以避秦人為知己，杏以董奉為知
己。」文中□依序填入正確選項：
(A)梅／竹／桃　　(B)桃／竹／梅
(C)竹／桃／梅　　(D)梅／桃／竹

**詳解：(A)**
和靖愛梅，有「妻梅子鶴」之舉，子猷愛竹，避秦人為桃花源之中的人，故選(A)
梅／竹／桃。

---

3.下列何者不是「同義詞」？
　(A)「黔首」與「黎民」　(B)「醜陋」與「貌寢」
　(C)「洒家」與「拙荊」　(D)「椿萱」與「父母」

**詳解：(C)**

(A)「黔首」與「黎民」：百姓

(B)「醜陋」與「貌寢」：容貌醜陋。《三國志・卷二一・魏書・王粲傳》：「表以粲貌寢而體弱通悅，不甚重也。」也作「貌侵」。

(C)「洒家」：我，宋元時關西一帶人的自稱。

　　「拙荊」：謙稱自己的妻子。也作「拙妻」、「拙內」。

(D)「椿萱」：椿，香椿。萱，萱草。椿萱比喻父母。

---

4.若要贈送醫師匾額，下列哪一則題辭不恰當？

　　(A) 妙手回春 (B) 術著岐黃 (C) 功著士林 (D) 功同良相

**詳解：(C)**

功著士林：賀教育界。

---

5.《管子・牧民》：「凡有地牧民者，務在四時，守在倉廩。」

　　文中「務在四時」意指：

　　(A) 要時時刻刻勤於政事

　　(B) 要教導人民按四季耕種

　　(C) 要注意天氣早晚的變化

　　(D) 要防範季節的變化對於家畜造成的傷害

**詳解：(B)**

《管子・牧民》：「凡擁有土地管理人民的人，專力在於四季勸導農民努力耕種，職守在於讓倉庫農作物充盈。」故選(B) 要教導人民按四季耕種。

---

6.以下「」中的詞語，何者不是狀聲詞？

　　(A) 簾外雨「潺潺」　　　(B)「颯颯」東風細雨來

　　(C) 四壁蟲聲「唧唧」　　(D) 楓葉荻花秋「瑟瑟」

**詳解：(D)**

(A)簾外雨「潺潺」：雨聲

(B)「颯颯」東風細雨來：風聲

(C)四壁蟲聲「唧唧」：蟲鳴聲

(D)楓葉荻花秋「瑟瑟」：蕭瑟貌。

---

7.下列文句，何者無今昔之感？

　　(A) 昔人已乘黃鶴去，此地空餘黃鶴樓

　　(B) 舊時王謝堂前燕，飛入尋常百姓家

(C) 吳宮花草埋幽徑，晉代衣冠成古丘
(D) 此生此夜不長好，明月明年何處看

**詳解：(D)**

(D)此生此夜不長好，明月明年何處看：記述作者與其胞弟蘇轍
　　久別重逢，共賞中秋月的樂事，同時也抒發相聚後不久又得
　　分手的哀傷與感慨。

---

8.甲、《儒林外史》乙、《三國演義》丙、《世說新語》
　丁、《虯髯客傳》以上各本古典小說，其年代先後順序為
　　(A) 甲乙丙丁 (B) 丙丁乙甲 (C) 丙丁甲乙 (D) 丁丙乙甲

**詳解：(B)**

甲、《儒林外史》：清吳敬梓
乙、《三國演義》：元末明初羅貫中
丙、《世說新語》：南朝宋劉義慶
丁、《虯髯客傳》：唐杜光庭。

---

9.〈飲馬長城窟行〉:「客從遠方來，遺我雙鯉魚。」其中
　「遺」字的用法與下列何者相同？
　　(A) 秦無亡矢「遺」鏃，而天下諸侯已困矣
　　(B) 先生其有「遺」行與？何士民眾不譽之甚也
　　(C) 趙惠文王時，得楚和氏璧。秦昭王聞之，使人「遺」趙
　　　　王書，願以十五城請易璧
　　(D) 侍中、侍郎敦攸之、費禕、董允等，此皆良實，志慮忠
　　　　純，是以先帝簡拔以「遺」陛下

**詳解：(C)**

「客從遠方來，遺我雙鯉魚。」.送
(A)秦無亡矢「遺」鏃，而天下諸侯已困矣：失去
(B)先生其有「遺」行與？何士民眾不譽之甚也：過失的
(C)趙惠文王時，得楚和氏璧。秦昭王聞之，使人「遺」趙王
　　書，願以十五城請易璧：送
(D)侍中、侍郎敦攸之、費禕、董允等，此皆良實，志慮忠純，
　　是以先帝簡拔以「遺」陛下：留。

---

10.下列敘述，何者有誤？
　　(A)李煜被譽為「詞中之帝」
　　(B)杜甫有「詩聖」、「詩史」之稱

(C)「詩中有畫，畫中有詩」是指王維

(D)「凡有井水處，皆能歌柳詞」是指柳宗元

**詳解：(D)**

(D)「凡有井水處，皆能歌柳詞」是指柳永。

---

11.《左傳•燭之武退秦師》：「若舍鄭以為東道主，行李之往來，共其乏困，君亦無所害。」文中「行李之往來，共其乏困」意指：

(A) 貨物搬來搬去，大家都感到疲倦

(B) 幫助秦軍運送行李往返，讓他們能夠休息

(C) 與各國往來必須致贈禮物，這樣才能得到援助

(D) 使臣行人來來往往，若有什麼缺乏，鄭國可以供應

**詳解：(D)**

《左傳•燭之武退秦師》：「如果放棄鄭國，把他們當作東道的主人，外交官的往來，可以供應所缺乏的物質，對你也沒甚麼害處。」故選(D)使臣行人來來往往，若有什麼缺乏，鄭國可以供應。

---

12.「長安回望繡成堆，山頂千門次第開，一騎紅塵妃子笑，無人知是□□來。」詩中所指的水果和人物是：

(A) 荔枝／楊玉環　　(B) 荔枝／武則天

(C) 蜜棗／趙飛燕　　(D) 蜜棗／陳圓圓

**詳解：(A)**

楊貴妃相傳喜歡吃荔枝，所以「妃子笑」借代為「荔枝」。

---

13.孟子曰：「有大人之事，有小人之事。且一人之身，而百工之所為備；如必自為而後用之，是率天下而路也。」意在強調：

(A) 獨善其身　(B) 兼善天下　(C) 勤儉治國　(D) 社會分工

**詳解：(D)**

由「一人之身，而百工之所為備」可知選(D) 社會分工。

「如必自為而後用之，是率天下而路也。」如果物品都必須自己創造，然後才能使用，那簡直像是率領天下人在路上奔走，一刻也不得休息了。

閱讀測驗（14-15 為題組）

> 信安縣石室山，晉時王質伐木至，見童子數人，棋而歌，質因聽之。童子以一物與質，如棗核，質含之，不覺饑。俄頃，童子謂曰：「何不去？」質起，視斧柯爛盡。既歸，無復時人。

翻譯：信安縣石室山，晉朝時候王質到此砍伐木柴，看到幾位童子，下棋高歌，王質就仔細聆聽。童子拿一個東西給王質，樣子像棗核，王質含在嘴巴裡，不覺得飢餓。過了不久，童子告訴王質說：「為什麼還不離去呢？」王質起身，看見斧頭的柄都已經完全腐爛。已經回到家中，已經不再有當時的人了。

14.根據上述文字，王質碰到的「童子」數人是：
(A) 牧童　(B) 頑童　(C) 書僮　(D) 仙童

**詳解：(D)**
由「童子以一物與質，如棗核，質含之，不覺饑。」、「質起，視斧柯爛盡。既歸，無復時人。」的敘述，可知為仙童。

15.上文中：「質起，視斧柯爛盡」的「柯」是指：
(A) 斧頭的刃面　(B) 斧頭的木柄
(C) 砍下的木材　(D) 路旁的樹木

**詳解：(B)**
「王質起身，看見斧頭的柄都已經完全腐爛。」故選(B) 斧頭的木柄。

16.元代王實甫雜劇《西廂記》與下列哪部作品有承傳關係？
(A) 聶隱娘　(B) 李娃傳　(C) 鶯鶯傳　(D) 霍小玉傳

**詳解：(C)**
《西廂記》是中國《六才子書》之一，流傳深廣，家喻戶曉的愛情小說。最早取材於唐代詩人元稹所寫的傳奇《會真記》（又名《鶯鶯傳》)，後被元代王實甫改編為雜劇，被稱為「元雜劇的壓卷之作」，對中國的語言、文化等各個方面皆頗有影響。

17.「翩然／飛出一隻蝴蝶／草茨裡.出一朵花」，如果將此詩改為畫作，最恰當的畫題是：
(A) 蝶雙飛　(B) 蝶戀花　(C) 解語花　(D) 莊周化蝶

**詳解：(B)**
由「翩然／飛出一隻蝴蝶／草茨裡.出一朵花」，其中有蝴蝶與花，可知選(B) 蝶戀花。

18. 下列「」內的詞語，皆是生活中常用的祝頌語，用法合宜的
    選項是：
    (A)「弄瓦徵祥」用於祝賀生男
    (B)「瓜瓞綿綿」用於祝賀農產豐收
    (C)「近悅遠來」用於祝賀飯店開幕
    (D)「松柏同春」用於祝賀子孫滿堂

**詳解：(C)**
(A)「弄瓦徵祥」用於祝賀生女
(B)「瓜瓞綿綿」用於祝賀生子
(D)「松柏同春」用於祝賀雙壽。

19. 下列「」內的成語，無錯別字的選項是：
    (A)年關將近，年貨大街上人群「熙熙嚷嚷」，熱鬧不已
    (B)本屆新生「人才擠擠」，代表學校參加任何比賽，都能奪
       得冠軍
    (C)楊教授雖然為人謙遜低調，但卻是「嚇嚇有名」的天文物
       理學權威
    (D)藝術創作要能創新出奇，如果只是「陳陳相因」，將永遠
       沒有獨特面貌

**詳解：(D)**
(A) 熙熙「攘攘」；(B)人才「濟濟」；(C)「赫赫」有名。

20. 下列「」內題辭使用錯誤的選項：
    (A)「業紹陶朱」用於祝賀商家開張
    (B)「琴瑟友之」用於祝賀新婚嘉慶
    (C)「福壽全歸」用於祝賀長者壽誕
    (D)「春秋筆法」用於祝賀報館開業

**詳解：(C)**
(C)「福壽全歸」用於輓師長。

21. 「我以為美的是東方未明之時，我亂服蓬首的寤寐心情，或是
    于以采蘩，于澗之中的那一種蕭敬，而人們卻說美的是我！
    造化天壤的風采，怎可讓我一人佔盡？我寧可躲開熒熒的流
    盼，去赴激揚之水的約，白石皓皓若然有情，我牽裳涉水，
    濕的不是素衣，是我暗暗孤寂的心。遠處村煙那兒，有人驚
    呼河岸有著沉魚，我不管，趁著大化濤浪尚未流逝，我只想

浣淨心中的那一疋紗。」(簡媜〈下午茶〉)作者在文中模擬
哪一位古代美女來抒發心聲？
(A) 西施 (B) 宓妃 (C) 貂蟬 (D) 楊玉環

**詳解：(A)**
由「我只想浣淨心中的那一疋紗。」可知為西施浣紗的典故。

22.下列哪一組「」中的字，讀音相同？
　　(A) 生「涯」規畫；招來「捱」罵
　　(B) 心思「縝」密；「瞋」目張膽
　　(C) 良「莠」不齊；「誘」惑不斷
　　(D)「稜」角顯著；「菱」角纍纍

**詳解：(C)**
(A)生「涯」規畫：ㄧㄚˊ；招來「捱」罵：ㄞˊ
(B)心思「縝」密：ㄓㄣˇ；「瞋」目張膽：ㄔㄣ
(C)良「莠」不齊：ㄧㄡˇ；「誘」惑不斷：ㄧㄡˋ
(D)「稜」角顯著：ㄌㄥˊ；「菱」角纍纍：ㄌㄧㄥˊ。

23.下列哪一組「」中的字，讀音不同？
　　(A)財源日「蹙」；遠近接「簇」
　　(B)短「褐」穿結；羽「翮」不整
　　(C)通「衢」大道；生我「劬」勞
　　(D)晨興理荒「穢」；田中麥苗「穗」

**詳解：(D)**
(A)財源日「蹙」：ㄘㄨˋ；遠近接「簇」：ㄘㄨˋ
(B)短「褐」穿結：ㄏㄜˊ；羽「翮」不整：ㄏㄜˊ(又音ㄍㄜˊ)
(C)通「衢」大道：ㄑㄩˊ；生我「劬」勞：ㄑㄩˊ
(D)晨興理荒「穢」：ㄏㄨㄟˋ；田中麥苗「穗」：ㄙㄨㄟˋ。

24.下列各詞語「」內之用字，何者正確？
　　(A)文人自古相輕，對自己的文章卻「蔽」帚享之千金
　　(B)聽「稗」官野史的故事，比較輕鬆自在，沒有負擔
　　(C)老朋友好些日子沒見面，一旦相逢免不了寒「喧」一番
　　(D)自稱路透社的消息多半是胡「皺」而來，且還喜歡加油添
　　　醋

**詳解：(B)**
(A)敝；(C)暄；(D)謅。

25.下列「」內之用字，何者有誤？
　　(A)林書豪在美國職籃的表現，場場教人為他喝「采」
　　(B)蘇東坡〈赤壁賦〉首句：壬「戌」之秋，七月既望
　　(C)這位網路美女極受大眾歡迎，所憑的就是她的笑「靨」可
　　　　人
　　(D)王勃〈滕王閣序〉名句：落霞與孤「鶩」飛，秋水共長天
　　　　一色

**詳解：(D)**
鶩→鶩。

26.「張小姐成天聒□不休，也不怕說得唇乾舌□，惹人厭煩。像
　　這種個性毛□的人，怎能耐得住枯□乏味的生活呢？」句中
　　□依序應填入：
　　(A) 譟、噪、燥、躁　　(B) 噪、燥、躁、燥
　　(C) 噪、躁、躁、燥　　(D) 譟、躁、燥、燥

**詳解：(B)**
聒噪、舌燥、毛躁、枯燥。故選(B) 噪、燥、躁、燥。

27.「雷□風行」、「□精圖治」、「大放□詞」、「一□不振」
　　　　前述□中依序應填入：
　　(A) 厲、勵、厥、蹶　　(B) 勵、力、蹶、獗
　　(C) 厲、厲、厥、獗　　(D) 厲、力、彉、蹶

**詳解：(A)**
雷厲風行：像打雷般猛烈，如颶風般快速。比喻執行政令嚴格
　　　　　　迅速
勵精圖治：發憤圖強，力求有所作為
大放厥詞：發表誇張的言詞
一蹶不振：跌了一跤就不敢再走路。後比喻遭受挫折或失敗後，無法再振作恢復。

28. 下列「」內文字，何者正確？
　　　(A)他「孑」然一身，兩袖清風
　　　(B)「揖」捕走私是當前海防的重點
　　　(C)有人趁機「烘」抬物價，真是缺德
　　　(D)好的民意代表遇到該質詢的議題，總是如「鯁」在喉，
　　　　不吐不快

詳解：(D)

(A)子；(B)緝；(C)哄。

---

29.下列稱謂之用法，何者有誤？
  (A)稱人父子為「令尊」或「令嚴」
  (B)稱人兄弟為「賢昆仲」或「賢昆玉」
  (C)稱人夫婦為「賢伉儷」，夫婦自稱則為「愚夫婦」
  (D)稱自己家族親戚的長輩加一「家」字，如「家父」，晚輩
    則加「舍」字，如「舍弟」

詳解：(A)

(A) 稱人父子為「賢喬梓」。

---

30.下列何者使用修辭學上的擬人法？
  (A)空山新雨後，天氣晚來秋
  (B)竹喧歸浣女，蓮動下漁舟
  (C)相看兩不厭，只有敬亭山
  (D)明月松間照，清泉石上流

詳解：(C)

相看兩不厭，只有敬亭山：山看人，為轉化擬人的修辭。

---

31.下列「」中讀音，何者有誤？
  (A) 吸「吮」：ㄩㄣˇ　　(B) 「彆」扭：ㄅㄧㄝˋ
  (C) 「咋」舌：ㄗㄜˊ　　(D) 「訕」笑：ㄕㄢˋ

詳解：(A)

吸「吮」：ㄕㄨㄣˇ。

---

32.下列詩句何者與「仕途不遇的慨嘆」無關？
  (A)還君明珠雙淚垂，恨不相逢未嫁時（張籍〈節婦吟〉）
  (B)苦恨年年壓金線，為他人作嫁衣裳（秦韜玉〈貧女〉）
  (C)同是天涯淪落人，相逢何必曾相識（白居易〈琵琶行〉）
  (D)總為浮雲能蔽日，長安不見使人愁(李白〈登金陵鳳凰
    臺〉)

詳解：(A)

(A)還君明珠雙淚垂，恨不相逢未嫁時：婉拒追求的無奈

(B)苦恨年年壓金線，為他人作嫁衣裳：仕途不遇的慨嘆

(C)同是天涯淪落人，相逢何必曾相識：仕途不遇的慨嘆

(D)總為浮雲能蔽日，長安不見使人愁：仕途不遇的慨嘆。

---

33.「這時我忽然看到，山路的兩旁，□□著兩後盛開的幾百樹幾
　　千樹的櫻花！這櫻花，一堆堆，一層層，好像□□似的，在
　　朝陽下緋紅萬頃，溢彩流光。當曲折的山路被這無邊的花雲
　　遮蓋了的時候，我們就像坐在十一隻首尾相接的□□之中，
　　駕著駘蕩的東風，兩舷濺起嘩嘩的花浪，迅捷地向著初昇的
　　太陽前進！」引文中□□內最宜填入之詞語依序為？
　　(A) 綻放／流星／花車　(B) 簇擁／雲海／輕舟
　　(C) 綻放／雲海／花車　(D) 簇擁／流星／輕舟

**詳解：(B)**

「兩後盛開的幾百樹幾千樹的櫻花」，使用「簇擁」，語句傳
　神。
「緋紅萬頃，溢彩流光。」、「花雲」，可知將櫻花比喻為「雲海」。
「我們就像坐在十一隻首尾相接的□□之中，駕著駘蕩的東風，
　兩舷濺起嘩嘩的花浪。」可知選輕舟。

---

34.《史記‧魯世家》記敘周公「一沐三握髮，一飯三吐哺」，周
　　公之舉意同下列何者?
　　(A) 車胤囊螢夜讀　(B) 韓信一飯千金
　　(C) 劉備三顧茅廬　(D) 顏回簞食瓢飲

**詳解：(C)**

一沐三握髮，一飯三吐哺：周公惟恐失去天下賢人，洗一次頭時，曾多回握著尚
未梳理的頭髮；吃一頓飯時，亦數次吐出口中食物，迫不及待的去接待賢士。比
喻求賢心切。也作「吐哺捉髮」、「吐哺握髮」、「一沐三握髮，一飯三吐哺」、「握
髮吐餐」。
(A)車胤囊螢夜讀：發憤為學
(B)韓信一飯千金：感恩圖報
(C)劉備三顧茅廬：求賢若渴
(D)顏回簞食瓢飲：安貧樂道。

---

35.「唉！經濟不景氣，就連夢幻集團也傳出跳票，聽說他們的財
　　務狀況□□可危哩！」「你說的是那家□□大名、擁有數十
　　家連鎖店的大企業？」「沒錯，現在他們的員工、下游廠商
　　和投資者全都憂心□□。」「怎麼會這樣？」「這原因可複
　　雜了，且聽我□□道來。」依序填入□內之疊字：
　　(A)急急／頂頂／沖沖／委委　(B)急急／鼎鼎／忡忡／委委

(C)岌岌／鼎鼎／忡忡／娓娓　　(D)岌岌／頂頂／沖沖／娓娓

**詳解：(C)**

岌岌：危險的樣子／鼎鼎：盛大的樣子／忡忡：心憂的樣子／娓娓：勤勉不倦的樣子，常用來形容談論不倦。

---

36.閱讀以下詩詞，依其中點出的節日在一年之中的時間先後順
序，正確的選項為：

甲、獨在異鄉為異客，每逢佳節倍思親。遙知兄弟登高處，
　　遍插茱萸少一人

乙、櫻桃桑椹與菖蒲，更買雄黃酒一壺。門外高懸黃紙帖，
　　卻疑賬主怕靈符

丙、纖雲弄巧，飛星傳恨，銀漢迢迢暗渡。金風玉露一相
　　逢，便勝卻人間無數。柔情似水，佳期如夢，忍顧鵲橋歸
　　路。兩情若是久長時，又豈在朝朝暮暮

丁、東風夜放花千樹，更吹落、星如雨。寶馬雕車香滿路，
　　　鳳簫聲動，玉壺光轉，一夜魚龍舞。蛾兒雪柳黃金縷，
　　笑語盈盈暗香去。眾裏尋他千百度，驀然回首，那人卻
　　在，燈火闌珊處

(A)甲丁乙丙　(B)丁乙丙甲　(C)丁丙乙甲　(D)丙甲乙丁

**詳解：(B)**

甲、獨在異鄉為異客，每逢佳節倍思親。遙知兄弟登高處，遍
　　插茱萸少一人 ：重陽節

乙、櫻桃桑椹與菖蒲，更買雄黃酒一壺。門外高懸黃紙帖，卻
　　疑賬主怕靈符：端午節

丙、纖雲弄巧，飛星傳恨，銀漢迢迢暗渡。金風玉露一相逢，
　　便勝卻人間無數。柔情似水，佳期如夢，忍顧鵲橋歸路。
　　兩情若是久長時，又豈在朝朝暮暮：七夕

丁、東風夜放花千樹，更吹落、星如雨。寶馬雕車香滿路，鳳
　　簫聲動，玉壺光轉，一夜魚龍舞。蛾兒雪柳黃金縷，笑語
　　盈盈暗香去。眾裏尋他千百度，驀然回首，那人卻在，燈
　　火闌珊處：元宵節。

故選(B) 丁乙丙甲。

---

37.「現今市面上的絕大多數食品，都需要清楚標明保存期限，而
一旦有了保存期限，食品便成了『時品』，正式進入資本主
義嚴格時間管控的『時物鏈』。」（張小虹〈資本主義的
「時物鏈」〉）以上這段話的主旨為？

(A) 食品因為標有保存期限，而進入時間管控
(B) 透過保存期限，能將食品分門別類
(C) 沒有標示保存期限的食品，就不健康
(D) 保存期限符合資本主義對金錢的追求

**詳解：(A)**

由「一旦有了保存期限，食品便成了『時品』，正式進入資本主義嚴格時間管控的『時物鏈』。」可知選(A)食品因為標有保存期限，而進入時間管控。

---

38.韓愈〈左遷至藍關示姪孫湘〉：「一封朝奏九重天，夕貶潮陽路八千。欲為聖明除弊事，肯將衰朽惜殘年？雲橫秦嶺家何在，雪擁藍關馬不前。知汝遠來應有意，好收吾骨瘴江邊。」哪一句詩，直接道出詩題「左遷」之意？
(A) 一封朝奏九重天 (B) 夕貶潮陽路八千
(C) 肯將衰朽惜殘年 (D) 好收吾骨瘴江邊

**詳解：(B)**

「上早朝時一封諫迎佛骨的奏疏，激起天子暴怒，傍晚降下聖旨將我貶謫到遙遠的潮州。想為國家革除弊政，竟遭此橫禍，木已成舟怎敢愛惜自己的殘生。終南山白雲漠漠遮斷家鄉的去路，韶關大雪紛，飛馬都不肯向前。我了解你遠道而來自有一番情意，前途未測準備在這瘴癘之地收拾我的屍骨吧！」直接道出詩題「左遷」之意，選(B) 夕貶潮陽路八千。

---

39.下列語句□□處皆與山有關，或為專名，或為泛稱，請依據釋義，依序填入正確選項：
（甲）挾□□以超北海：比喻做不到的事情。
（乙）高臥□□：比喻隱居不仕。
（丙）逼上□□：比喻被迫走上絕路，而做出自己不想做或不應做的事。
（丁）日薄□□：比喻事物接近衰亡或人近老年，殘生將盡。
(A) 泰山／東山／梁山／西山 (B) 東山／泰山／梁山／西山
(C) 西山／泰山／東山／梁山 (D) 東山／梁山／泰山／西山

**詳解：(A)**

挾泰山以超北海：比喻做不到的事情。（乙）高臥東山：比喻隱居不仕。（丙）逼上梁山：比喻被迫走上絕路，而做出自己不想做或不應做的事。（丁）日薄西山：比喻事物接近衰亡或人近老年，殘生將盡。

40.下列「」中的文字，何者讀音相同？
　　(A)「枵」腹從公／偷矇「拐」騙
　　(B)「匍」匐前進／「葡」萄成熟
　　(C)閃「鑠」其詞／瓦「礫」石堆
　　(D)風吹草「偃」／「揠」苗助長

詳解：(B)

(A) 「枵」腹從公：ㄒㄧㄠ／偷矇「拐」騙：ㄍㄨㄞˇ
(B) 「匍」匐前進：ㄆㄨˊ／「葡」萄成熟：ㄆㄨˊ
(C) 閃「鑠」其詞：ㄕㄨㄛˋ／瓦「礫」石堆：ㄌㄧˋ
(D) 風吹草「偃」：ㄧㄢˇ／「揠」苗助長：ㄧㄚˋ。

41.下列詩句為唐代閨情詩，仔細閱讀後，□□請依序填入正確選
　　項：（甲）打起□□兒，莫教枝上啼（金昌緒〈春怨〉）
　　（乙）含情欲說宮中事，□□前頭不敢言（朱慶餘〈宮詞〉）
　　（丙）無端嫁得□□婿，辜負香衾事早朝（李商隱〈為有〉）
　　(A) 黃鶯／鸚鵡／金龜 (B) 黃鶯／鳳凰／乘龍
　　(C) 春雁／鸚鵡／金龜 (D) 春燕／喜鵲／乘龍

詳解：(A)

（甲）打起黃鶯兒，莫教枝上啼(金昌緒〈春怨〉)
（乙）含情欲說宮中事，鸚鵡前頭不敢言(朱慶餘〈宮詞〉)（丙）無端嫁得金龜婿，辜負香衾事早朝(李商隱〈為有〉)。

42.「朝□暮楚／圍□救趙／完璧歸□／□大非耦」。其中□依序
　　應填入的國名是：
　　(A) 秦／魏／趙／齊 (B) 秦／魏／趙／晉
　　(C) 魏／鄭／楚／秦 (D) 宋／秦／楚／晉

詳解：(A)

朝秦暮楚：1.秦和楚為戰國時代的兩大國，夾處其間的韓、趙、魏等國，時而事秦，時而事楚，反覆變化。後因以朝秦暮楚比喻人心反覆無常。也作「暮楚朝秦」。2.早上還在秦國，晚上卻已在楚國。比喻行蹤不定，四處飄泊。
圍魏救趙：戰國時魏圍攻趙都邯鄲，趙求救於齊，齊以田忌為將，孫臏為師率兵救趙。孫臏趁魏重兵在外，國內空虛，派兵直搗魏都大梁，魏軍被迫撤回，並於桂陵遭齊兵截擊，大敗，趙國之危遂解
完璧歸趙：藺相如奉使秦國，交涉以和氏璧換取秦城時，識破秦國訛詐，巧妙的使璧安然回到趙國
齊大非耦：耦，配偶。春秋時齊侯想將女兒嫁給鄭國太子忽，太子以國力懸殊不

敢高攀而辭卻，人問其故，曰：「人各有耦，齊大非吾耦也。」比喻婚姻門第不相稱，不敢高攀。也作「齊大非偶」。

---

43.納蘭性德〈木蘭詞〉：「驪山語罷清宵半，淚雨霖鈴終不怨。何如薄倖錦衣郎，比翼連枝當日願。」詞中運用中國古代哪篇作品內容的典故？
(A) 杜甫〈潼關吏〉　　(B) 白居易〈長恨歌〉
(C) 柳永〈雨霖鈴〉　　(D) 樂府〈木蘭詩〉

**詳解：(B)**
「比翼連枝當日願」典故取自(B) 白居易〈長恨歌〉：「在天願做比翼鳥，在地願為連理枝。」

---

44.終□捷徑／翦燭□窗／虛□以待／□饋猶虛／抱痛□河，其中□依序應填入何字？
(A) 東／西／右／中／南　　(B) 南／西／中／左／西
(C) 南／西／左／中／西　　(D) 西／西／北／東／西

**詳解：(C)**
終南捷徑：唐代盧藏用舉進士，然不受重用，遂隱居終南山以求高名，後果被召任官的故事。
翦燭西窗：思念妻子而盼望相聚。語本唐·李商隱〈夜雨寄北〉詩：「何當共剪西窗燭，卻話巴山夜雨時。」後亦泛指在夜晚與親友聚談。也作「西窗翦燭」。
虛左以待：古禮以左為尊，後以虛左以待指留著尊位以待賢者
中饋猶虛：比喻男子尚未娶妻
抱痛西河：子夏在西河時，因喪子而痛哭失明之事。後比喻喪子之痛。

---

45.《史記·高祖本紀》云：「夫運籌策帷帳之中，決勝於千里之外，吾不如□□。鎮國家，撫百姓，給餽饟，不絕糧道，吾不如□□。連百萬之軍，戰必勝，攻必取，吾不如□□。此三者，皆人傑也，吾能用之，此吾所以取天下也。項羽有一□□而不能用，此其所以為我擒也。」文中□□處，依序應填入：
(A)子房／蕭何／韓信／范增
(B)蕭何／子房／范增／韓信
(C)蕭何／子房／韓信／范增
(D)范增／蕭何／子房／韓信

**詳解：(A)**

夫運籌策帷帳之中，決勝於千里之外，吾不如子房(張良)。鎮國家，撫百姓，給餽饟，不絕糧道，吾不如蕭何。連百萬之軍，戰必勝，攻必取，吾不如韓信。此三者，皆人傑也，吾能用之，此吾所以取天下也。項羽有一范增而不能用，此其所以為我擒也。

---

46.下列各組均有兩首詠物詩詞，哪個選項所詠之物相同？

(A)欲訊秋情眾莫知，喃喃負手叩東籬。孤標傲世偕誰隱，一樣花開為底遲／幽谷那堪更北枝，年年自分著花遲。高標逸韻君知否，正是層冰積雪時

(B)待到秋來九月八，我花開後百花殺。沖天香陣透長安，滿城盡帶黃金甲／輕肌弱骨散幽葩，更將金蕊泛流霞。欲知卻老延齡藥，百草摧時始起花

(C)春紅始謝又秋紅，息國亡來入楚宮。應是蜀冤啼不盡，更憑顏色訴秋風／高拂危樓低拂塵，灞橋攀折一何頻。思量卻是無情樹，不解迎人只送人

(D)少年痛飲，憶向吳江醒。明月團團高樹影，十里水沉煙冷。大都一點宮黃，間直恁芬芳。怕是秋天風露，染教世界都香／落盡殘紅始吐芳，佳名喚作百花王。競誇天下無雙豔，獨占人間第一香

**詳解：(B)**

(A)欲訊秋情眾莫知，喃喃負手叩東籬。孤標傲世偕誰隱，一樣花開為底遲：菊／幽谷那堪更北枝，年年自分著花遲。高標逸韻君知否，正是層冰積雪時：梅

(B)待到秋來九月八，我花開後百花殺。沖天香陣透長安，滿城盡帶黃金甲：菊／輕肌弱骨散幽葩，更將金蕊泛流霞。欲知卻老延齡藥，百草摧時始起花： 菊

(C)春紅始謝又秋紅，息國亡來入楚宮。應是蜀冤啼不盡，更憑顏色訴秋風：杜鵑／高拂危樓低拂塵，灞橋攀折一何頻。思量卻是無情樹，不解迎人只送人 ：柳

(D)少年痛飲，憶向吳江醒。明月團團高樹影，十里水沉煙冷。大都一點宮黃，間直恁芬芳。怕是秋天風露，染教世界都香：桂花／落盡殘紅始吐芳，佳名喚作百花王。競誇天下無雙豔，獨占人間第一香：牡丹。

47.下列文句「」中,何者非自謙之詞?
　　(A)臣本「布衣」,躬耕於南陽
　　(B)若亡鄭而有益於君,「敢」以煩執事
　　(C)臣不勝「犬馬」怖懼之情
　　(D)「竊」以為與君實游處相好之日久

**詳解:(A)**

(A) 臣本「布衣」,躬耕於南陽:指平民,非自謙詞

(B) 若亡鄭而有益於君,「敢」以煩執事:冒昧地,自謙詞

(C) 臣不勝「犬馬」怖懼之情:如狗馬一般,自謙詞

(D) 「竊」以為與君實游處相好之日久:私自,自謙詞。

48.「怨不在大,可畏惟人。載舟覆舟,所宜深慎。奔車朽索,其
　　可忽乎?」(魏徵〈諫太宗十思疏〉)句中意旨與下列何者
　　最為接近:
　　(A)勞心者治人,勞力者治於人
　　(B)得民心者昌,失民心者亡
　　(C)正己而不求於人,則無怨
　　(D)得志,與民由之;不得志,獨行其道

**詳解:(B)**

「民怨不在於大小,最可怕的是老百姓。老百姓像水一般,可以載舟,也可以覆舟,所應該要深自謹慎。就像使用腐朽的繩索拉奔跑的馬車一般那樣的危險,難道可以輕忽嗎?」故選(B) 得民心者昌,失民心者亡。

49.下列「」中的用字,何者正確?
　　(A)真是家學淵源,妹子甘「敗」下風
　　(B)這樣盛典,可惜來遲了,無法「恭」逢其盛
　　(C) 如今弄多少是多少,也只好是集「掖」成裘了
　　(D) 等明日早走,依舊如法「炮」製,也不怕他飛上天去

**詳解:(D)**

(A) 真是家學淵源,妹子甘「敗」下風:拜

(B) 這樣盛典,可惜來遲了,無法「恭」逢其盛:躬

(C) 如今弄多少是多少,也只好是集「掖」成裘了:腋。

50. 詩文使用數字有兩種情況：一為實數，如「北斗七星」之「七」；二為虛數，如「萬人空巷」之「萬」。下列何者為「實數」？

(A) 將軍百戰死
(B) 十年寒窗無人問
(C) 落木千山天遠大
(D) 舉杯邀明月，對影成三人

**詳解：(D)**

(A)將軍百戰死：多次，虛數
(B)十年寒窗無人問：多，虛數
(C)落木千山天遠大：多，虛數
(D)舉杯邀明月，對影成三人：三個，實數。

# 補教界最強的天王　國文-簡正老師

★ 江一哲（原:成大醫技）　考取:108 年慈濟/後中醫 {一年考取,全國第五}

　　簡正老師非常有經驗，很能去蕪存菁地提醒考點，讓考生拿分數非常有效率。

★ 王柏文（原:陽明藥理）　考取:108 年中國醫/後中醫 {一年考取}

　　簡正老師上課很棒的一點是注釋都很清楚標在課本上，真的是一目了然。最後最後我一定要推薦老師的國文筆記書，真的是把所有的精華濃縮在一起，把這本念熟會對解題有很大的幫助！

★ 黃湘淇（原:中國醫藥學）　考取:108 年慈濟/後中醫

　　國文：簡正老師會整理很多考試的重點，幫我們打下良好的基礎，而且題目附有詳解，節省我們查資料的時間。

★ 陳秉緯（原:成大材料）　考取:108 年義守/後中醫 {一年考取}

　　簡正老師對進度規畫很有一套，教材分量適中，不會讓人感到壓力，上課分享的故事更是激勵人心。

★ 張凱斌（原:高師生科）　考取:108 年慈濟/後中醫

　　老師對後中的教材非常熟悉，都可以輕鬆猜出當年考題的大方向，甚至完全一樣的作文題目。

# 105 學年度私立醫學校院聯合招考轉學生考試

科目：國文　　　　　　　　　　　　　　　　簡正老師 解析

---

1.下列各組「」內文字，讀音不同的選項是：
　(A)「披」露／「紕」漏
　(B)「緋」聞／「蜚」聲
　(C)鑲「嵌」／罪「愆」
　(D)「剔」透／「惕」勵

**詳解:(D)**

(A)「披」露：ㄆㄧ／「紕」漏：ㄆㄧ

(B)「緋」聞：ㄈㄟ／「蜚」聲：ㄈㄟ

(C) 鑲「嵌」：ㄑㄧㄢ／罪「愆」：ㄑㄧㄢ

(D)「剔」透：ㄊㄧ／「惕」勵：ㄊㄧˋ

---

2. 下列有關潔淨身體之文字本義，其所潔淨之部位由「髮、身、手、足」依序排列，何者正確？
　(A)沐、浴、盥、洗
　(B)浴、沐、盥、洗
　(C)盥、洗、沐、浴
　(D)洗、盥、浴、沐

**詳解: (A)**

(A)沐：洗頭；浴：洗身；盥：洗手；洗：洗腳。

---

3.下列文句對應的摹寫技巧，何者不正確？
　(A)冰涼地、光膩地、香嫩地貼上來的，是他的臉──觸覺
　(B)梔子花的香，濃而不烈，清而不淡，也是我樂意─味覺
　(C)洞簫的聲音，低沉嗚咽，宛如在幽怨，如同在哀泣，好像在傾聽，真像在思慕──聽覺
　(D)他有琥珀色的頭髮，大而清明的眼睛，莊嚴和藹的態度，以及一個夢想家的神情──視覺

**詳解 :(B)**

(B) 梔子花的香，濃而不烈，清而不淡，也是我樂意─味覺

---

4.下列各選項中「」內字詞意義完全相同的是：
　(A)相迎不「道」遠／安可為俗士「道」哉
　(B)常存抱柱「信」／「信」手拈來
　(C)低頭「向」暗壁／「向」晚意不適
　(D)石簀「數」為余言／「數」一數二

---

詳解:(A)

(A)相迎不「道」遠：論／安可為俗士「道」哉：論

(B)常存抱柱「信」：信約／「信」手拈來：隨意地

(C)低頭「向」暗壁：面對／「向」晚意不適：接近。向晚，接近晚上，為傍晚。

(D)石簣「數」為余言：屢次／「數」一數二：比較起來最突出。

---

5.歌手王力宏演唱〈在梅邊〉：「這廂是夢梅戀上畫中的仙／那廂是麗娘為愛消香殞碎／為了愛不吃不喝不睡／但穿過千年愛情不再流行生死相戀／愛是什麼什麼是愛／接近以後就電／喜歡以後就追／膩了以後就飛」。該首歌所引用的愛情故事應出自於哪一部古典文學作品？
　　(A)《西廂記》　　　　　　　(B)《牡丹亭》
　　(C)《漢宮秋》　　　　　　　(D)《長恨歌》

詳解: (B)

(B)《牡丹亭》：原名《還魂記》，又名《杜麗娘慕色還魂記》，是明代劇作家湯顯祖的代表作，創作於1598年，描寫了大家閨秀杜麗娘和書生柳夢梅的生死之戀。與《紫釵記》、《南柯記》和《邯鄲記》並稱為「玉茗堂四夢」。

---

6.在佛教中，「雲」常是舒卷自如的象徵，代表著自由自在的生活態度。下列哪一詩句中的「雲」字用法最合乎這個意象？
　　(A)雲鬢花顏金步搖　　　　　(B)雲母屏風燭影深
　　(C)相期邀雲漢　　　　　　　(D)坐看雲起時

詳解: (D)

(A)雲鬢花顏金步搖：如雲一般的鬢髮，如花一般的容顏，頭上插著金色的首飾。步搖，是中國古代婦女的一種首飾，戴在頭上，步動則搖，故名。

(B)雲母屏風燭影深：雲母製成的屏風，染上一層幽深黯淡的燭影。

(C)相期邀雲漢：相約在高渺的銀河相見，再也不分離。

(D)坐看雲起時：坐著看雲舒卷自如，代表著自由自在的生活態度。正解。

---

7.孫思邈〈大醫精誠〉云：「世有愚者，讀方三年，便謂天下無病可治；及治病三年，乃知天下無方可用。」句中「乃」字的用法與下列何者相同？
　　(A)不改過自新，「乃」益驕恣。(《漢書‧吳王劉濞傳》)
　　(B)人之巧「乃」可與造化者同功乎？(《列子‧湯問》)
　　(C)呂公女「乃」呂后也，生孝惠帝(《史記‧高祖本紀》)

> (D)是月也，日夜分，雷「乃」發聲。(《禮記・月令》)

**詳解: (D)**

孫思邈〈大醫精誠〉說：「世間有愚笨的人，讀方劑之書三年，便以為天下無論什麼病都可以被治癒；直到開始幫人治病，才知道天下很多病，是沒有藥方可以使用的。」乃，才、始。

(A)不改過自新，「乃」益驕恣：卻。

(B)人之巧「乃」可與造化者同功乎？：竟、居然。

(C)呂公女「乃」呂后也，生孝惠帝：是。

(D)是月也，日夜分，雷「乃」發聲：才、始。正解。

---

8.如果想寫一篇有關歐陽脩的文學報告，可以在下列哪些書中找到資料？

(甲)歐陽文忠公集　　　(乙)唐宋八大家文鈔　　　(丙)東籬樂府　　　(丁)六一詞

(戊)宋人傳記資料彙編　　(己)全唐詩

(A)甲丙丁己　　　　(B)丙丁戊己　　　　(C)甲乙丁戊　　　　(D)乙丙丁戊

**詳解: (C)**

歐陽脩：(西元1007～1072) 字永叔，晚號醉翁，又號六一居士，宋廬陵人 (今江西省吉安縣)。工詩、詞、散文，所作文章，為世所重，是當時文壇領袖。官至樞密副使參知政事，卒諡文忠。著有新五代史、文忠集、六一詞等，並與宋祁合修新唐書。

(甲)歐陽文忠公集：歐陽脩作品集

(乙)唐宋八大家文鈔：歐陽脩為唐宋八大家之一

(丙)東籬樂府：馬致遠曲集

(丁)六一詞：歐陽脩詞集

(戊)宋人傳記資料彙編：歐陽脩為北宋人，故收錄

(己)全唐詩：歐陽脩非唐朝人，故無收錄。故選(C)甲乙丁戊。

---

9.莊子釣於濮水，楚王使大夫二人往先焉，曰：「願以境內累矣！」莊子持竿不顧，曰：「吾聞楚有神龜，死已三千歲矣，王巾笥而藏之廟堂之上。此龜者，寧其死為留骨而貴乎，寧其生而曳尾於塗中乎？」二大夫曰：「寧生而曳尾塗中。」莊子曰：「往矣！吾將曳尾於塗中。」(《莊子・秋水》)

後世以「曳尾塗中」一詞表示：

(A)好高騖遠，不切實際　　　　　　　　(B)全生遠害，不求富貴

(C)尸位素餐，恬不知恥　　　　　　　　(D)拖泥帶水，推諉塞責

詳解: (B)

莊子在濮水邊釣魚，楚王派兩位大夫前去請他做官，他們對莊子說：「想將國內的事務麻煩您啊！」莊子拿著魚竿連看都不看就說：「我聽說楚國有一隻神龜，已經死了三千年，王用錦緞包好放在竹匣中，珍藏在宗廟的堂上。這隻神龜，是寧願死去留下骨頭讓人們珍藏膜拜呢？還是情願活著在爛泥裡搖著尾巴呢？」兩位大夫說：「情願活著在爛泥裡搖著尾巴。」莊子說：「請回吧！我要在爛泥裡搖著尾巴。」後世以「曳尾塗中」一詞表示

(B)全生遠害，不求富貴。

---

10.《孟子‧梁惠王篇》的「不違農時，穀不可勝食也；數罟不入洿池，魚鱉不可勝食也；斧斤以時入山林，材木不可勝用也。」這段話可以展現儒家對何種議題的態度？

(A)環保生態　　　　　　　　(B)經濟發展

(C)財務管理　　　　　　　　(D)飲食衛生

詳解: (A)

《孟子‧梁惠王篇》:「不要違背農耕的時節，穀糧就可以吃不盡；細密的漁網，不要放入深水池，魚鱉就可以吃不盡；斧頭依時節進入山林，材木就可以用不盡。」

故選(A)環保生態。

---

11.子曰：「士而懷居，不足以為士矣。」與下列哪一選項文意最相近？

(A)德不孤，必有鄰

(B)士志於道，而恥惡衣惡食者，未足與議也

(C)里仁為美。擇不處仁，焉得知

(D)君子之於天下也，無適也，無莫也，義之與比

詳解: (B)

孔子說：「一個讀書人只想到居處的安樂，是不足以當讀書人的。」

故選(B)「士志於道，而恥惡衣惡食者，未足與議也。」翻譯:「一個讀書人如果有志於追求大道，卻以粗劣的衣服和食物(生活不富裕)為可恥，這種人不足以跟他談論道理。」同樣強調安貧樂道的重要。

---

12.下列文句，何者用字完全正確？

(A)裁員消息傳出後，工廠內一時風聲鶴戾，人人自危

(B)他實在按耐不住，就走出房間

(C)事情在沒有把握前，不應該貿然實施

(D)此地鄰近人聲頂沸的市場，是擺攤的好地方

**詳解: (C)**

(A)裁員消息傳出後，工廠內一時風聲鶴「唳」，人人自危

(B)他實在按「捺」不住，就走出房間

(C)事情在沒有把握前，不應該貿然實施：正解

(D)此地鄰近人聲「鼎」沸的市場，是擺攤的好地方

---

13.下列是一首現代詩，請依詩意，選出排列順序最恰當的選項：

「花是無聲的音樂／

(甲)當他們在春天演奏、秋天出版　(乙)給無情的囓咬、絞傷

(丙)果實是最動人的書籍　　　　　(丁)我的日子被時計的齒輪

／庭中便飛散著我的心的碎片

／階下就響起我的一片嘆息。」

(A)甲丙丁乙　　　　　　　　　　　(B)乙丁甲丙

(C)丙甲丁乙　　　　　　　　　　　(D)丙乙甲丁

**詳解: (C)**

「花是無聲的音樂」與「果實是最動人的書籍」為排比句法。花是秋天開放，果是秋天結實，故接「當他們在春天演奏、秋天出版」。時序不斷更迭後，接「我的日子被時計的齒輪」、「給無情的囓咬、絞傷」，最後是「庭中便飛散著我的心的碎片」、「階下就響起我的一片嘆息。」

原詩為：「花是無聲的音樂／果實是最動人的書籍／當他們在春天演奏、秋天出版／我的日子被時計的齒輪／給無情的囓咬、絞傷／庭中便飛散著我的心的碎片／階下就響起我的一片嘆息。」故選(C)丙甲丁乙。

---

14.(甲)□妻鶴子　(乙)採□東籬　(丙)罄□難書　(丁)□鶴遐齡。

以上□內之字，何者不是中國人所謂的「歲寒三友」？

(A)甲　(B)乙　(C)丙　(D)丁

**詳解: (B)**

(甲)梅妻鶴子：宋林逋隱居於杭州西湖孤山，植梅養鶴以為伴，逍遙自在。因其無妻無子，故稱為「梅妻鶴子」。

(乙)採菊東籬：在東邊的籬笆旁採擷菊花。

(丙)罄竹難書：即使把所有竹子做成竹簡，也難以寫盡。後遂用罄竹難書比喻罪狀之多，難以寫盡。

(丁)松鶴遐齡：像松、鶴般長壽。用於祝壽的題辭。。

松、竹、梅。明‧無名氏《漁樵閑話》第四折：「到深秋之後，百花皆謝，惟有松、竹、梅花，歲寒三友。」

---

15.請依下列各組人物的關係，選出正確的書信「提稱語」用法：

(A)杜甫寫信給李白，可使用「如晤」　　　(B)蘇軾寫信給蘇洵，可使用「左右」

(C)歐陽脩寫信給曾鞏，可使用「知悉」　　(D)左光斗寫信給史可法，可使用「尊鑒」

**詳解: (D)**

(A)杜甫寫信給李白為朋友關係，可使用「台鑒」、「大鑒」。

(B)蘇軾寫信給蘇洵為兒子與父親關係，可使用「膝下」。

(C)歐陽脩寫信給曾鞏為長輩與晚輩關係，可使用「知悉」。正解。

(D)左光斗寫信給史可法為學生與老師關係，可使用「函丈」。

---

16.「萬事有不平，爾何空自苦？長將一寸身，銜木到終古。我願平東海，身沉心不改。大海無平期，我心無絕時。嗚呼！君不見西山銜木眾鳥多，鵲來燕去自成窠。」該首古詩所歌詠的是哪一位神話人物？

(A)夸父　　　　　　　　(B)精衛

(C)女媧　　　　　　　　(D)盤古

**詳解: (B)**

「世上萬事萬物原本就不是均衡的，為什麼要自尋煩惱呢？憑這一寸之身，就算能長生不老，也無法將汪洋大海填平。我決意要填平這汪洋大海，即使身沉大海淹死，填海之心也不會悔改。如果大海填不平，我填海的決心就不會終止。哎呀，你沒看見嗎？那西山上的鳥雀都各忙各的，為自己構築安樂的巢穴呢！」顧炎武把自己比喻為精衛鳥，決心以精衛填海的精神，實現自己抗清復明的志業。《精衛》詩表達了詩人堅持氣節，不向清王朝屈服的決心。故選(B)精衛。

17. (甲)為機變之巧者　　　　　　(乙)機中錦字論長恨，樓上花枝笑獨眠
　　(丙)我醉君復樂，陶然共忘機　　(丁)織女機絲虛夜月，石鯨鱗甲動秋風
　　(戊)誰解乘舟尋范蠡？五湖煙水獨忘機　(己)不聞機杼聲，惟聞女嘆息
　　(庚)雖無刎頸交，卻有忘機友
以上文句中的「機」字之解釋，下列敘述何者正確？
(A)以上「機」字釋為「織布機」者有四個
(B)以上「機」字釋為「機心」者有三個
(C)以上「機」字釋為「機心」者有四個
(D)以上「機」字釋為「織布機」者有兩個

詳解: (C)

(甲)為機變之巧者：機心

(乙)機中錦字論長恨，樓上花枝笑獨眠：織布機

(丙)我醉君復樂，陶然共忘機：機心

(丁)織女機絲虛夜月，石鯨鱗甲動秋風：織布機

(戊)誰解乘舟尋范蠡？五湖煙水獨忘機：機心

(己)不聞機杼聲，惟聞女嘆息：織布機

(庚)雖無刎頸交，卻有忘機友：機心

故選(C)以上「機」字釋為「機心」者有四個。

18. 司馬遷〈項羽本紀贊〉：「自矜功伐，奮其私智而不師古，謂霸王之業，欲以力征經營天下。五年卒亡其國。」以上文字說明項羽失敗的原因是：
(A)剛愎自用，輕用其鋒　　　(B)時運不濟，非戰之罪
(C)任用奸佞，以力服人　　　(D)婦人之仁，難成氣候

詳解: (A)

司馬遷〈項羽本紀贊〉：「自誇功勞，只憑一己的智慧而不取法古先聖賢，以為霸王的事業，只要用武力征伐，就能治理天下。僅僅五年就亡國了。」可知項羽失敗的原因是：
(A)剛愎自用，輕用其鋒。

19. 蘇軾〈記承天寺夜遊〉：「庭下如積水空明，水中藻荇交橫，蓋竹柏影也。何夜無月？何處無竹柏？但少閒人如吾兩人耳。」該段文字所書寫的情感與下列選項何者最相近？
(A)死去原知萬事空，但悲不見九州同。王師北定中原日，家祭毋忘告乃翁。
(B)今夜鄜州月，閨中只獨看。遙憐小兒女，未解憶長安。香霧雲鬟濕，清輝玉臂寒。

何時倚虛幌？雙照淚痕乾。
(C)勝日尋芳泗水濱，無邊光景一時新。等閒識得東風面，萬紫千紅總是春。
(D)十年離亂後，長大一相逢；問姓驚初見，稱名憶舊容。別來滄海事，語罷暮天鐘。
　　明日巴陵道，秋山又幾重？

**詳解: (C)**

蘇軾〈記承天寺夜遊〉：「庭院裡像積滿清水一樣澄澈透明，水中的水藻、荇菜縱橫交錯，原來是竹子和柏樹的影子。哪一個夜晚沒有月光？哪一個地方沒有竹子和柏樹呢？只是缺少像我們兩個這樣清閒的人罷了。」

(C)「勝日尋芳泗水濱，無邊光景一時新。等閒識得東風面，萬紫千紅總是春。」

翻譯：「風和日麗在泗水之濱遊春，無邊無際的風光煥然一新。誰都可以看出春天的面貌，春風吹得百花開放、萬紫千紅，到處都是春天的景緻。」二者皆表現出悠閒賞玩的興致。

---

20.下列新詩與其題目之對應，何者最恰當？
(A)「終於平易可親／連凡夫俗子／都敢張目以對／滿布血絲的眼睛／要等最後一隻歸鳥平安入林／才恬然閉上」──夕陽
(B)「不聲不響／把個遙遠的仲夏夜夢／一下子點亮了起來／沒有霓虹的迷幻／也不廣告什麼」──街燈
(C)「在鏡前／精心為自己／打一個／牢牢的圈套／乖乖／讓文明多毛的手／牽著脖子走」──婚姻
(D)「出了伊甸園／再直的路／也走得曲折蜿蜒／艱難痛苦　偶爾也會停下來／昂首／對著無止無盡的救贖之路／嗤嗤吐幾下舌頭」──夏娃

**詳解: (A)**

(B)「不聲不響／把個遙遠的仲夏夜夢／一下子點亮了起來／沒有霓虹的迷幻／也不廣告什麼」──螢火蟲
(C)「在鏡前／精心為自己／打一個／牢牢的圈套／乖乖／讓文明多毛的手／牽著脖子走」──領帶
(D)「出了伊甸園／再直的路／也走得曲折蜿蜒／艱難痛苦　偶爾也會停下來／昂首／對著無止無盡的救贖之路／嗤嗤吐幾下舌頭」──蛇。

---

21.下列「」中的詞語，其指稱為「第二人稱代詞」的選項是：
(A)請以劍舞，因擊沛公於坐，殺之。不者，「若屬」皆且為所虜

(B)太尉笑且入曰：殺一「老卒」，何甲也？吾戴吾頭來矣

(C)「僕」雖罷駑，亦嘗側聞長者之遺風矣

(D)海棠穠麗梅花淡，匹似「渠」儂別樣奇

**詳解: (A)**

(A)請以劍舞，因擊沛公於坐，殺之。

不者，「若屬」皆且為所虜：你們，第二人稱。正解。

(B)太尉笑且入曰：殺一「老卒」，何甲也？吾戴吾頭來矣：老兵，第三人稱。

(C)「僕」雖罷駑，亦嘗側聞長者之遺風矣：我，第一人稱。

(D)海棠穠麗梅花淡，匹似「渠」儂別樣奇：他，第三人稱。

22.魏徵〈諫太宗十思疏〉：「雖董之以嚴刑，震之以威怒，終苟免而不懷仁，貌恭而不心服。」該段文字與下列《論語》中的文句意義最為接近者是：

(A)知及之，仁能守之，不莊以.之，則民不敬

(B)道之以政，齊之以刑，民免而無恥

(C)舉直錯諸枉，則民服；舉枉錯諸直，則民不服

(D)政者正也，子帥以正，孰敢不正

**詳解: (B)**

魏徵〈諫太宗十思疏〉：「雖然用嚴刑峻法加以督責，用威勢加以威嚇，最後只會苟且求免於刑罰而內心不懷仁德，表面恭敬而內心卻不服氣。」義同(B)道之以政，齊之以刑，民免而無恥：以法律政令引導，以嚴刑峻法整頓，人民只會苟且求免於刑罰而沒有羞恥心。

23.「加以進了幾回城，阿Q自然更自負，然而他又很鄙薄城裡人，譬如用三尺三寸寬的木板做成的凳子，未莊人叫『長凳』，他也叫『長凳』，城裡人卻叫『條凳』，他想：這是錯的，可笑！……然而未莊人真是不見世面的可笑的鄉下人呵！」從該段文字描寫，可判斷阿Q的心態是：

(A)斤斤計較　　　(B)自以為是

(C)欺善怕惡　　　(D)趨炎附勢

**詳解: (B)**

由「未莊人叫『長凳』，他也叫『長凳』，城裡人卻叫『條凳』，他想：這是錯的，可笑！」可知阿Q的心態是(B)自以為是。

24. 余秋雨〈沙原隱泉〉:「給□□以寧靜,給□□以清冽,給□□以平實,給□□以明麗。惟其這樣,人生才見靈動,世界才顯精緻,歷史才有風韻。」該段文字之空缺處依序應填入:

(A)沈著;忍耐;蟄伏;等待　(B)致遠;湧泉;造化;命運

(C)清泉;沙漠;浮雲;光影　(D)浮囂;躁急;高蹈;粗獷

**詳解: (D)**

余秋雨〈沙原隱泉〉:「給浮囂以寧靜,給躁急以清冽,給高蹈以平實,給粗獷以明麗。惟其這樣,人生才見靈動,世界才顯精緻,歷史才有風韻。」

浮囂,需要寧靜的安撫。躁急,需要清冽的冷靜;高蹈(超越群倫),需要平實的調和;粗獷,需要明麗的修飾。故選(D)浮囂;躁急;高蹈;粗獷。


◎閱讀下文後作答:


王右軍與謝太傅共登冶城,謝悠然遠想,有高世之志。王謂謝曰:「夏禹勤王,手足胼胝;文王旰食,日不暇給。今四郊多壘,宜人人自效;而虛談廢務,浮文妨要,恐非當今所宜。」謝答曰:「秦任商鞅,二世而亡,豈清言致患邪?」(《世說新語‧言語》)

**翻譯:** 王右軍(王羲之)和謝太傅(謝安)一起登冶城,謝安悠然遐想,有超脫世俗的志向。王羲之對謝安說:「夏禹勤於政事,手腳都長繭;周文王忙到很晚才吃飯,覺得時間都不夠用。現在國家處於危難之中,人人應該為國效力;而清談廢弛政務,虛文妨礙正事,恐怕不是現在所應該提倡的。」謝安回答說:「秦始皇任用商鞅施行法制,也不過歷經兩代就亡了,難道是清談造成的禍患嗎?」


25.這是東晉王羲之與謝安在冶城(今南京市)的對話。請問透過文中的那一句話,最能看出當時分裂的局勢?

(A)悠然遠想　　　　　　　(B)四郊多壘

(C)虛談廢務　　　　　　　(D)清言致患

**詳解: (B)**

(B)四郊多壘:四郊軍壘甚多。比喻寇戎充斥,時受侵略。最能看出當時分裂的局勢。

---

26.下列文句□內最適合填入的詞語是：

莽莽蒼蒼的群山之中走著兩個瞎子，一老一少，一前一後，兩頂發了黑的草帽□□□□，匆匆忙忙，像是隨著一條不安靜的河水在漂流。(史鐵生〈命若琴弦〉)

(A)七上八下      (B)篳路藍縷

(C)起伏躓動      (D)穩若泰山

**詳解: (C)**

(A)七上八下：形容心情起伏不定，忐忑不安。

(B)篳路藍縷：路，以荊竹編製的柴車。篳路藍縷指駕柴車，穿破衣，以開闢山林。後比喻創造事業的艱苦。

(C)起伏躓動：躓，ㄗㄨㄢ，同「鑽」。形容起起伏伏，鑽來動去的樣子。正解。

(D)穩若泰山：形容像泰山一樣穩固，不可動搖。

---

27.下列各組「」內的字，音義與其他選項不同的是：

(A)宋穆公疾，召大司馬孔父，而「屬」殤公焉(《左傳‧隱公三年》)

(B)名「屬」教坊第一部(白居易〈琵琶行〉)

(C)漢王之將，獨韓信可「屬」大事，當一面(《史記‧留侯世家》)

(D)「屬」予作文以記之(范仲淹〈岳陽樓記〉)

**詳解: (B)**

(A)宋穆公疾，召大司馬孔父，而「屬」殤公焉：音ㄓㄨˇ，託

(B)名「屬」教坊第一部：音ㄕㄨˇ，列於、歸於、隸屬。正解。

(C)漢王之將，獨韓信可「屬」大事，當一面：音ㄓㄨˇ，託

(D)「屬」予作文以記之：音ㄓㄨˇ，託

---

28.下列「」中的字，何者讀音相同？

(A)「簞」瓢屢空／肆無忌「憚」      (B)貪「贓」枉法／人謀不「臧」

(C)發現「謬」誤／未雨綢「繆」      (D)左支右「絀」／「咄咄」逼人

**詳解: (B)**

(A)「簞」瓢屢空：ㄉㄢ／肆無忌「憚」：ㄉㄢˋ

(B)貪「贓」枉法：ㄗㄤ／人謀不「臧」：ㄗㄤ，正解

(C)發現「謬」誤：ㄇㄧㄡˋ／未雨綢「繆」：ㄇㄡˊ

(D)左支右「絀」：ㄔㄨˋ／「咄咄」逼人：ㄉㄨㄛˋ

29.古人常用簡潔文字表明自己的心志或遭遇，下列文句與作者配列最適切的是哪一選項？

(A)先天下之憂而憂，後天下之樂而樂——管仲

(B)人生自古誰無死，留取丹心照汗青——岳飛

(C)舜何人也？予何人也？有為者亦若是——顏回

(D)如欲平治天下，當今之世，舍我其誰也——諸葛亮

**詳解: (C)**

(A)先天下之憂而憂，後天下之樂而樂——范仲淹。

(B)人生自古誰無死，留取丹心照汗青——文天祥。

(C)舜何人也？予何人也？有為者亦若是——顏回。正解。

(D)如欲平治天下，當今之世，舍我其誰也——孟子。

---

30.下列成語與揚雄《法言》：「羊質虎皮，見草而悅，見豺而戰。」的意旨最切近的是哪一選項？

(A)持盈守虛　　　　　　(B)故弄玄虛

(C)虛張聲勢　　　　　　(D)虛有其表

**詳解: (D)**

揚雄《法言》：「羊的體質，卻披著老虎的皮，看見草就高興，看見豺狼就戰慄發抖。」可知選(D)虛有其表。

---

31.《西遊記‧第十七回》：「萬事不思全寡欲，六根清淨體堅牢。」句中的「六根」指的是下列哪一選項？

(A)喜怒哀樂好惡　　　　(B)生老病死衰減

(C)肝膽腸胃心肺　　　　(D)眼耳鼻舌身意

**詳解: (D)**

六根：能接觸外境與心境的眼、耳、鼻、舌、身、意（心理）的六種感官功能。故選(D)。

---

32.　諸葛亮〈出師表〉：「宮中府中，俱為一體；陟罰臧否，不宜異同。」下列各組「」中詞語的構詞形式與「異同」完全相同的是哪一選項？

(A)「成敗」之事，在此一舉／淡江夕照，「遠近」馳名

(B)此誠危急「存亡」之秋也／但有「緩急」，飛報將來

(C)趣舍萬殊，「靜躁」不同／「是非」之心，人皆有之

(D)「國家」之本，在於人民／「恩怨」分明，信義素著

**詳解: (B)**

諸葛亮〈出師表〉：「皇帝宮殿和丞相府，都是同一個行政體系；賞善罰惡的事，不應該有所差異。」異同，偏「異」，為偏義複詞。

(A)「成敗」之事，在此一舉：「成敗」並列／淡江夕照，「遠近」馳名：「遠近」並列

(B)此誠危急「存亡」之秋也：偏「亡」／但有「緩急」，飛報將來：偏「急」。正解。

(C)趣舍萬殊，「靜躁」不同：「靜躁」並列／「是非」之心，人皆有之：「是非」並列

(D)「國家」之本，在於人民：偏「國」／「恩怨」分明，信義素著：「恩怨」並列。

---

33.下列詩句屬於中秋應景的是哪一選項？

(A)畫船縱橫湖水濱，彩絲角黍斗時新。年年此日人皆醉，能弔醒魂有幾人。

(B)獨在異鄉為異客，每逢佳節倍思親。遙知兄弟登高處，遍插茱萸少一人。

(C)今日雲駢渡鵲橋，應非脈脈與迢迢。家人竟喜開粧鏡，月下穿針拜九宵。

(D)十輪霜影轉庭梧，此夕羈人同向隅。未必素娥無悵恨，玉蟾清冷桂花孤。

**詳解: (D)**

(A)畫船縱橫湖水濱，彩絲角黍斗時新。年年此日人皆醉，能弔醒魂有幾人：端午。

(B)獨在異鄉為異客，每逢佳節倍思親。遙知兄弟登高處，遍插茱萸少一人：重陽。

(C)今日雲駢渡鵲橋，應非脈脈與迢迢。家人竟喜開粧鏡，月下穿針拜九宵：七夕。

(D)十輪霜影轉庭梧，此夕羈人同向隅。未必素娥無悵恨，玉蟾清冷桂花孤：中秋。正解。

---

34.「這一帶地層下陷相當嚴重，再不□□□□，恐怕就要釀成重大災禍了。」

依照文意，□□□□內最適宜填入的是下列哪一組選項？

(A)未雨綢繆、抱甕灌畦　　　　(B)亡羊補牢、以鄰為壑

(C)曲突徙薪、防微杜漸　　　　(D)因地制宜、投鞭斷流

**詳解: (C)**

(A)未雨綢繆：鷗鳹在未下雨前，便已著手修補窩巢。比喻事先預備，防患未然。

抱甕灌畦：以甕裝水來灌溉菜圃。比喻愚笨拙劣的方法。

(B)亡羊補牢：丟失了羊，就趕快修補羊圈，還不算晚。比喻犯錯後及時更正，尚能補救。

以鄰為壑：戰國時白圭築堤治水，將本國氾濫的洪水排入鄰國，把其當成洩洪的水泊。比喻損人利己。

(C)曲突徙薪：比喻事先採取措施，以防患未然。

防微杜漸：防備禍患的萌芽，杜絕亂源的開端。謂防患於未然。正解。

(D)因地制宜：根據不同環境的實際情況制定相應的妥善辦法。

投鞭斷流：東晉時，前秦符堅打算大規模進侵，石越以東晉有長江天險阻隔，不宜興兵。

符堅卻說：「以吾之眾旅，投鞭於江足斷其流。」後比喻軍隊眾多，兵力強大。

---

35.下列「　」中的成語，使用最適切的是哪一選項？

(A)他積極獎勵後進，因此栽培出來的人才「擢髮難數」

(B)媽媽茹苦含辛養育我們，她的功勞真是「罄竹難書」

(C)難得這麼雅緻的字畫，當然要裱褙起來「束之高閣」

(D)她的事業心極強，雖然年過三十，卻仍「小姑獨處」

**詳解: (D)**

(A)擢髮難數：拔清頭髮，也難以數盡。形容多得難以計數。

(B)罄竹難書：即使把所有竹子做成竹簡，也難以寫盡。後遂用罄竹難書比喻罪狀之多，難以寫盡。

(C)束之高閣：把東西捆起來，放置於高樓上。比喻棄置不用。

(D)小姑獨處：指女子未出嫁。

---

36.古語有云：「一字之褒，榮於華袞；一字之貶，嚴於斧鉞。」下列哪一部經典的內容與精神最能彰顯此種特點？

(A)《周易》　　　　　　(B)《尚書》

(C)《禮記》　　　　　　(D)《春秋》

**詳解: (D)**

春秋》：孔子據魯史修訂而成，為編年體史書。所記起自魯隱公元年，迄魯哀公十四年，共二百四十二年。其書常以一字一語之褒貶寓微言大義。因其記載春秋魯國十二公的史事，故也稱為「十二經」。公羊、穀梁、左氏三家為之作傳，稱為「春秋三傳」。後人以「春秋筆法」，形容人的文章寄寓褒貶。故選(D)。

---

37. (甲)黧黑的面皮上，密密麻麻，盡是蒼斑，笑起來時，一臉的皺紋水波似的一圈□著一圈。

(乙)時間，會一時時地把凡人的身軀□成枯草色，但我們望向遠方的眼睛內，那抹因夢想的力量而持續蕩漾的煙波藍將永遠存在。

(丙)「下雨了。」溫柔的灰美人來了，她冰冰的纖手在屋頂拂弄著無數的黑鍵啊灰鍵，把晌午一下子□成了黃昏。

(丁)我很悚然，一見她的眼□著我的，背上也就遭了芒刺一般。

　　斟酌以上文句，□內最適合填入的選項是：

(A)漾／烙／彈／瞅　　　(B)堆／刻／轉／看

(C)壓／烘／奏／釘　　　(D)滾／晾／演／瞪

**詳解: (C)**

(甲)「鰲黑的面皮上，密密麻麻，盡是蒼斑，笑起來時，一臉的皺紋水波似的一圈壓著一圈。」以皺紋水波一圈「壓」過一圈，頗具形象化。

(乙)「時間，會一吋吋地把凡人的身軀烘成枯草色，但我們望向遠方的眼睛內，那抹因夢想的力量而持續蕩漾的煙波藍將永遠存在。」把凡人的身軀「烘」成枯草色，具有轉化修辭的形象化。

(丙)「『下雨了。』溫柔的灰美人來了，她冰冰的纖手在屋頂拂弄著無數的黑鍵啊灰鍵，把晌午一下子奏成了黃昏。」上句「拂弄著無數的黑鍵啊灰鍵」，故下句使用「把晌午一下子『奏』成了黃昏。」

(丁)「我很悚然，一見她的眼釘著我的，背上也就遭了芒刺一般。」下句使用「芒刺」，上句使用「釘」更為傳神。

故選(C)壓／烘／奏／釘。

---

38.小明是甲申年出生的，今年13歲，他的兄弟和他相差6歲，他兄弟出生的歲次最可能是下列哪一選項？

(A)戊寅　　　(B)甲寅

(C)戊申　　　(D)庚申

**詳解: (A)**

天干地支：古代計數的符號，干支即主幹、分枝之意。

古以甲、乙、丙、丁、戊、己、庚、辛、壬、癸為十天干；

子、丑、寅、卯、辰、巳、午、未、申、酉、戌、亥為十二地支。

兩兩相配，始於甲子，終於癸亥，六十為一循環。常用於曆法。

(B)甲，不可能；(C)、(D)申，不可能。

題目所述的對象為哥哥，答案選(A)戊寅。

---

39.(甲)至于今，既畢獻，斯揚觶，謂之杜舉　(乙)何以解憂，唯有杜康

(丙)駕一葉之扁舟，舉匏樽以相屬　　(丁)引壺觴以自酌，眄庭柯以怡顏

(戊)餅之罄矣，維罍之恥

以上文字中提到「酒器」、「酒杯」的選項是：

(A)甲乙丙戊　(B)甲乙丙丁　(C)乙丙丁戊　(D)甲丙丁戊

**詳解: (D)**

(甲)觶：ㄓㄟˋ，古代的一種飲酒器具。圓腹、侈口、圈足，形似小瓶，有蓋。

(乙)杜康：人名。相傳是周代善於釀酒的人。故作為酒的代稱。並非「酒器」、「酒杯」。

(丙)樽：酒器。

(丁)壺：以陶土或金屬製成的容器。小口大腹，通常用來盛裝酒漿、茶水或其他東西。
觴：酒杯、酒器。

(戊)缾：口小腹大的容器，可用以裝酒或其他東西。通「瓶」。罍：古代一種盛酒或水的
容器。外形像壺，小口、兩耳、深腹、有蓋，表面並刻有雲雷紋形為飾。

故選(D)甲丙丁戊。

---

40.下列「」內表示情緒或心靈感觸的詞語，替換使用其他詞語仍能保持原意的是
　　哪一選項？

(A)宋玉〈神女賦序〉：「惘兮不樂，悵然失志。」「悵然」可以替換為：「惝然」、「憫然」、
「憬然」

(B)白居易〈琵琶行序〉：「予出官二年，恬然自安。」「恬然」可以替換為：「怡然」、「忻
然」、「悻然」

(C)陳子昂〈登幽州臺歌〉：「念天地之悠悠，獨愴然而涕下。」「愴然」可以替換為：「怛
然」、「慘然」、「惻然」

(D)蘇軾〈赤壁賦〉：「蘇子愀然。正襟危坐，而問客曰：何為其然也？」「愀然」可以替
換為：「懍然」、「怵然」、「怦然」

**詳解: (C)**

(A)「悵然」：憂思失意的樣子。「惝然」．ㄔㄤˇ ㄖㄢˊ，失意不悅的樣子。
「憫然」：感傷的神情。「憬然」：覺悟的樣子。

(B)「恬然」：安然自得的樣子。「怡然」：欣悅自得的樣子。「忻然」：ㄒㄧㄣ ㄖㄢˊ，
高興、歡喜。「悻然」：憤恨難平的樣子。

(C)「愴然」：ㄔㄨㄤˋ ㄖㄢˊ，悲傷哀痛的樣子。「怛然」：ㄉㄚˊ ㄖㄢˊ，傷心的
樣子。「慘然」：憂戚哀傷的樣子。「惻然」：悲傷的樣子。正解。

(D)「愀然」：ㄑㄧㄠˇ ㄖㄢˊ，容色驟變貌。「懍然」：ㄌㄧㄣˇ ㄖㄢˊ，悚慄、恐
懼的樣子。「怵然」：ㄔㄨˋ ㄖㄢˊ，驚懼的樣子。「怦然」：心動的樣子。

41.新聞報導應有事實依據,不可「無中生有」。「」中的成語可以代換成以下哪個成語:

(A)虛心受教 　　　　　　　　(B)虛室生白

(C)捕風捉影 　　　　　　　　(D)一葉知秋

詳解: (C)

(A)虛心受教:以謙虛的心接受教導。

(B)虛室生白:比喻心境若能保持虛靜,不為欲念所蒙蔽,則能純白空明,真理自出。

(C)捕風捉影:1.比喻所做之事或所說的話毫無根據,憑空揣測。

2.比喻事情毫無成果、徒勞無功。正解。

(D)一葉知秋:比喻由局部的、細小的徵兆,可推知事物的演變和趨勢。

42.作家管管有一散文,名為「春天像你你像煙煙像吾吾像春天」。

請問這個題目是用哪兩種修辭法串連而成的?

(A)回文、頂真 　　　　　　　(B)擬人、借代

(C)比喻、疊字 　　　　　　　(D)排比、誇飾

詳解: (A)

回文:一、反覆顛倒均能成誦的詩詞。也作「迴文」。二、句子的上下兩句,詞彙相同而詞序相反的修辭法。「你像煙」、「煙像你」;「煙像吾」、「吾像煙」。

頂真:用上一句的結尾,作下一句的起頭,使鄰接的句子頭尾蟬聯的修辭法。「春天像『你』『你』像『煙』『煙』像『吾』『吾』像春天」。故選(A)回文、頂真。

◎43.~44.為題組,閱讀文章後作答:

君不見走馬川行雪海邊,平沙莽莽黃入天。輪台九月風夜吼,一川碎石大如斗,隨風滿地石亂走。匈奴草黃馬正肥,金山西見煙塵飛,漢家大將西出師。將軍金甲夜不脫,半夜軍行戈相撥,風頭如刀面如割。馬毛帶雪汗氣蒸,五花連錢旋作冰,幕中草檄硯水凝。虜騎聞之應膽懾,料知短兵不敢接,軍師西門佇獻捷。

(唐·岑參〈走馬川行送封大夫出師西征〉)

翻譯: 你難道不曾看見,遼闊的走馬川,緊連雪海邊,浩瀚的沙漠,黃沙滾滾接藍天。輪台九月的秋風,日夜在狂吼,走馬川的碎石,一塊塊大如斗。隨著狂風席捲,滿地亂石飛走。匈奴草地變黃,正是秋高馬肥,金山西面胡騎亂邊疆,煙塵亂飛,漢家的大將軍,奉命率兵西征。將軍身穿鎧甲,日日夜夜不脫,半夜行軍,戰士戈矛互相撞撥,凜冽寒風吹來,人面有如刀割。馬背上雪花,被汗氣蒸發,五花馬的斑紋,不久就結成冰,軍帳中,起草檄文硯水也結凍。匈奴騎兵,個個聞風心驚膽戰,早就料到,他們不敢短

兵相接，只在車師西門，等待獻俘報捷。（唐・岑參〈走馬川行送封大夫出師西征〉）

---

43.此詩換韻五次，兼用平聲韻與仄聲韻；且不講究對仗，句數多達十七。

據此，便可知其體制屬：

(A)古體　　　(B)近體　　　(C)長短句　　　(D)排律

**詳解: (A)**

(A) 此詩換韻五次，兼用平聲韻與仄聲韻；且不講究對仗，句數多達十七，可知為古體詩。

(B)絕句四句，律詩八句，故刪除。排律：首尾兩聯不對偶，其餘兩兩相對。此詩未對偶，故也非近體詩之排律。因此判斷非近體詩。

(C)此詩為七言，並非長短句。

(D)排律：首尾兩聯不對偶，其餘兩兩相對。此詩未對偶，故非近體詩之排律。

---

44.關於這首詩的賞析，何者為誤？

(A)寫走馬川之行，所聞強風夜吼，所見飛沙走石等，反襯出唐軍出師的壯盛

(B)「將軍金甲夜不脫，半夜軍行戈相撥，風頭如刀面如割」三句，寫出軍情的危急及軍紀的嚴明

(C)「馬毛帶雪汗氣蒸，五花連錢旋作冰，幕中草檄硯水凝」三句，凸顯唐軍勇敢無畏的精神

(D)強調戰場上的殺戮與殘暴，具有濃厚的反戰思維

**詳解: (D)**

本詩出自岑參〈走馬川行送封大夫出師西征〉，為邊塞詩，描寫唐軍出師的壯盛。詩雖敘述征戰，卻以描寫寒冷為主，傳達冒雪征戰之的偉大。並非「(D)強調戰場上的殺戮與殘暴，具有濃厚的反戰思維。」

---

◎45.～46.為題組，閱讀文章後作答：

娘，當我援筆為文論人間事，我只想到，我是你的兒，滿腔是溫柔激盪的愛人世的癡情。而此刻，當我納頭而拜，我是我父之子，來將十八年的愧疚無奈併作驚天動地的一叩首。且將我的額血留在塔前，作一朵長紅的桃花：笑傲朝霞夕照，且將那崩然有聲的頭顱擊打大地的聲音化作永恆的暮鼓，留給法海聽，留給一駭而傾的塔聽。

人間永遠有秦火焚不盡的詩書，法缽罩不住的柔情，娘，唯將今夕的一凝目，抵十八年數不盡的骨中的酸楚，血中的辣辛，娘！（張曉風〈許士林的獨白〉）

45.該段文字內容的構思應是來自於哪一則民間故事？
(A)梁山伯與祝英台
(B)牛郎與織女
(C)白蛇與許仙
(D)七仙女與董永

**詳解: (C)**

《白蛇傳》是中國著名民間傳說。與《孟姜女》、《牛郎織女》、《梁山伯與祝英台》並稱為中國四大民間傳說，又名《許仙與白娘子》。故事成於南宋或更早，在清代成熟盛行，是中國民間集體創作的典範。描述一個修煉成人形的白蛇精與凡人的曲折愛情故事。傳說發生在宋朝時的杭州、蘇州及鎮江等地。流傳至今有多個版本，但故事基本包括借傘、盜仙草、水漫金山、斷橋、雷峰塔、祭塔等情節。《白蛇傳》角色法海的原型來自唐朝的金山法海禪師。

由「留給法海聽」、「法缽罩不住的柔情」可知選(C)白蛇與許仙。

46.文中主角許士林的「獨白」，其主題為何？
(A)訴說人間真情的永恆與力量
(B)表達飄泊異鄉的苦楚與虧欠
(C)向母親傾訴父子之間的不睦之情
(D)感念母親為拯救蒼生所做的犧牲

**詳解: (A)**

由「娘，當我援筆為文論人間事，我只想到，我是你的兒，滿腔是溫柔激盪的愛人世的癡情。」可知選(A)訴說人間真情的永恆與力量。

◎47.～48.為題組，閱讀文章後作答：

政之所興，在順民心；政之所廢，在逆民心。民惡憂勞，我佚樂之；民惡貧賤，我富貴之；民惡危墜，我存安之；民惡滅絕，我生育之。能佚樂之，則民為之憂勞；能富貴之，則民為之貧賤；能存安之，則民為之危墜；能生育之，則民為之滅絕。故刑罰不足以恐其意，殺戮不足以服其心。故刑罰繁而意不恐，則令不行矣；殺戮眾而心不服，則上位危矣。故從其四欲，則遠者自親；行其四惡，則近者叛之。故知予之為取者，政之寶也。
（《管子·牧民》）

翻譯：政治之所以成功的原因，在順應民心；政治之所以失敗的原因，在違逆民心。人民厭惡憂勞，我使其逸樂；人民厭惡貧賤，我使其富貴；人民厭惡危險毀墜，我使其安全生存；人民厭惡滅亡絕後，我使其自由生息養育子孫。能讓百姓安逸快樂，人民就願意為國君忍受憂勞；能讓百姓富貴，人民就願意為國君忍受貧賤；能讓百姓安全生存，人民就願意為國君忍受危險毀墜；能讓百姓自由生息養育子孫，人民就願意為國君犧牲

生命。所以靠刑罰不足以讓百姓內心恐懼，殺戮不足以讓百姓心服。所以刑罰繁多而內心卻不恐懼，則國君之令就不能推行；殺戮眾多而不心服，則在上位就危險了。所以順從四欲，則未受其治理者自然就會親附；行其四惡，就算是受其治理者也會背叛你。所以知道要從百姓取得，就要先給予百姓，這是政治的法寶。(《管子‧牧民》)

---

47.下列敘述，何者最符合本文主旨？

(A)好逸惡勞乃人之天性　　　(B)政治之興廢，在於君主能否順應民心

(C)政治之興在於執法賞罰分明　(D)政治之興廢，在於人民是否尊重法治

**詳解: (B)**

「政之所興，在順民心；政之所廢，在逆民心。」道出主旨，故選(B)政治之興廢，在於君主能否順應民心。

---

48.下列敘述何者正確？

(A)「殺戮眾而心不服，則上位危矣」，是指當人民不畏死時，則君主之位就不保了

(B)「故從其四欲，則遠者自親」，是指人民能體貼君主的想法，國家自然就會強盛

(C)「能生育之，則民為之滅絕」，是指君主如能鼓勵人民生育，國家就不會被消滅

(D)「知予之為取者，政之寶也」，是指為政者最重要的是了解凡事取之於民的道理

**詳解: (A)**

(A)「殺戮眾而心不服，則上位危矣」，當人民不畏死時，則君主之位就不保了。正解。

(B)「故從其四欲，則遠者自親」，所以順從四欲，則未受其治理者自然就會親附。

(C)「能生育之，則民為之滅絕」，能讓百姓自由生息養育子孫，人民就願意為國君犧牲生命。

(D)「知予之為取者，政之寶也」，知道要從百姓之處取得，就要先給予百姓福祉，這是政治的法寶。

---

◎49.～50.為題組，閱讀文章後作答：

我已不知道教授微生物學的方法，現在又有了怎樣的進步了，總之那時是用了電影，來顯示微生物的形狀的，因此有時講義的一段落已完，而時間還沒有到，教師便映些風景或時事的畫片給學生看，以用去這多餘的光陰。其時正當日俄戰爭的時候，關於戰事的畫片自然也就比較的多了，我在這一個講堂中，便須常常隨喜我那同學們的拍手和喝采。有一回，我竟在畫片上忽然會見我久違的許多中國人了，一個綁在中間，許多站在左右，一樣是強壯的體格，而顯出麻木的神情。據解說，則綁著的是替俄國做了軍事上

的偵探,正要被日軍砍下頭顱來示眾,而圍著的便是來賞鑒這示眾的盛舉的人們。

這一學年沒有完畢,我已經到了東京了,因為從那一回以後,我便覺得醫學並非一件緊要事,凡是愚弱的國民,即使體格如何健全,如何茁壯,也只能做毫無意義的示眾的材料和看客,病死多少是不必以為不幸的。所以我們的第一要著,是在改變他們的精神,而善於改變精神的是,我那時以為當然要推文藝,於是想提倡文藝運動了。(魯迅《吶喊·自序》)

---

49.　下列選項何者不正確:
(A)作者魯迅本來立志學醫
(B)魯迅棄醫從文是因為覺得拯救精神的麻木比救治身體更重要
(C)魯迅主張凡是愚弱的國民,都應該淘汰比較好
(D)魯迅認為文學是醫治精神的良方

**詳解: (C)**

由「凡是愚弱的國民,即使體格如何健全,如何茁壯,也只能做毫無意義的示眾的材料和看客,病死多少是不必以為不幸的。所以我們的第一要著,是在改變他們的精神,而善於改變精神的是,我那時以為當然要推文藝,於是想提倡文藝運動了。」可知(C)的敘述是不正確。

---

50.　魯迅生命轉向的主因是:
(A)對日軍不滿　　　　　　　　(B)在微生物課上的羞恥感
(C)比較想從事文藝工作　　　　(D)對國人精神麻木感到憂心

**詳解: (D)**

魯迅棄醫從文,是因為覺得拯救精神的麻木,比救治身體更重要,故選(D)。

# 106 學年度私立醫學校院聯合招考轉學生考試

科目：國文　　　　　　　　　　　　　　　　簡正老師 解析

---

1.下列文句，何者字詞完全正確？

(A)智者一句話，往往能使人在驟然之間領悟到人生的真締

(B)日暖風和，風光明媚，正是郊遊踏青紓解壓力的好日子

(C)政府才剛宣布幾項穩定股市的新措施，消息便不逕而走

(D)以巴兩國在聯合國的握旋之下，終於獲得了暫時的和平

詳解: (B)

(A)智者一句話，往往能使人在驟然之間領悟到人生的真「諦」

(C)政府才剛宣布幾項穩定股市的新措施，消息便不「脛」而走

(D)以巴兩國在聯合國的「斡」旋之下，終於獲得了暫時的和平

---

2.下列成語的用字，哪一個選項是完全正確的？

(A)絡繹不絕／如法炮製　　　　(B)唾手可得／罪無可換

(C)依老賣老／摩肩接踵　　　　(D)搬門弄斧／信手拈來

詳解: (A)

(B)罪無可「逭」　(C)「倚」老賣老　(D)「班」門弄斧

---

3.連橫《臺灣通史‧書陳三姐》:「三姐回顧笑曰：『若』不識汝三姐乎？『若』無錢，何不言？」其中二個「若」，應做何解？

(A)前者解作：如果。後者解作：好像　　(B)前者解作：好像。後者解作：如果

(C)前者解作：好像。後者解作：你　　(D)前者解作：你。後者解作：如果

詳解: (D)

「三姐回顧笑曰：『若』(你)不識汝三姐乎？『若』(如果)無錢，何不言？」

故選(D)前者解作：你。後者解作：如果。

---

4.漢文中與「買、賣」相關的字詞頗多，有些甚或兼有「買」與「賣」的意思，往往必須根據上下文句的涵義才能判別其義。請判斷以下「」中字義指「買」的選項是：

(A)宋人有「酤」酒者，升概甚平，遇客甚謹，為酒甚美，縣幟甚高，然不售，酒酸

---

(B)昔韓娥東之齊，匱糧，過雍門，「鬻」歌假食

(C)買一酒舍「酤」酒，而令文君當壚

(D)或令孺子懷錢挈壺罋而往「酤」，而狗迎而齕之

**詳解: (D)**

(A)、(B)、(C)皆為賣，(D)解為買。

---

5.(甲)「夫子」言之，於我心有戚戚焉（《孟子・梁惠王上》）

　(乙)「夫子」之道，忠恕而已矣（《論語・里仁》）

　(丙)外人皆稱「夫子」好辯，敢問何也（《孟子・滕文公下》）

　(丁)往之女家，必敬必戒，無違「夫子」（《孟子・滕文公下》）。

上列「」內的詞語，共有幾種意義？

(A)一種　　　　　　　　　　(B)二種

(C)三種　　　　　　　　　　(D)四種

**詳解: (C)**

(甲)「夫子」言之，於我心有戚戚焉：對年長而學問好的人的尊稱，此指孟子

(乙)「夫子」之道，忠恕而已矣：孔子弟子尊稱孔子為夫子，故特指孔子。後世遂敬稱老師為「夫子」

(丙)外人皆稱「夫子」好辯，敢問何也：對年長而學問好的人的尊稱，此指孟子

(丁)往之女家，必敬必戒，無違「夫子」：婦人對丈夫的尊稱。

---

6.古典文學作品中，經常出現數字，有些數字是真指其數，有些則作虛數用，下列各句「」中數字，其作用前後相同的選項是：

(A)「七」情六欲／「七」上八下

(B)孔子聞韶樂，「三」月不知肉味／功蓋「三」分國，名成八陣圖

(C)「九」流十家／「九」死一生

(D)「三」日入廚下，洗手作羹湯／「三」更燈火五更雞，正是男兒讀書時

**詳解: (D)**

(A)「七」情六欲：實數／「七」上八下：虛數

(B)孔子聞韶樂，「三」月不知肉味：虛數／功蓋「三」分國，名成八陣圖：實數

(C)「九」流十家：實數／「九」死一生：虛數

(D)「三」日入廚下，洗手作羹湯：實數／「三」更燈火五更雞，正是男兒讀書時：實數，正解。

7.下列「」中的用字，正確的選項是：

(A)高中三年有如「白駒過細」，一晃眼就畢業了

(B)媽媽一再「爾提面命」叫他記得帶准考證，他還是忘記了

(C)第一次上台報告，他「戰戰競競」深怕講錯話

(D)唯有「釜底抽薪」消除積水，才能有效預防登革熱

**詳解: (D)**

(A)白駒過「隙」　(B)「耳」提面命　(C)戰戰「兢兢」。

---

8.太史公曰：「先人有言：『自周公卒，五百歲而有孔子。孔子卒後，至於今五百歲，有能紹明世，正易傳，繼春秋，本詩、書、禮、樂之際。意在斯乎？』小子何敢讓焉！」句末「小子何敢讓焉」的「小子」意同於下列哪一個選項？

(A)子曰：「小子」鳴鼓攻之可也《論語・先進》

(B)這「小子」真不知天高地厚

(C)「小子」多聞提轄如此豪傑《水滸傳》

(D)偏他只愛打扮成個「小子」的樣子《紅樓夢》

**詳解: (C)**

太史公說：「我的父親曾說：『自周公死後，經過五百年才有孔子。孔子死後，到今天也有五百年了，有能繼承聖明時代的事業，修正《易傳》，續寫《春秋》，本於《詩經》、《尚書》、《禮記》、《樂經》的人嗎？他老人家的意思就是把希望寄託在我的身上啊！』我怎麼敢推辭呢！」

小子：自稱的謙詞

(A)子曰：「小子」鳴鼓攻之可也：對年幼者的稱呼

(B)這「小子」真不知天高地厚：對人輕慢或戲謔的稱呼

(C)「小子」多聞提轄如此豪傑：自稱的謙詞

(D)偏他只愛打扮成個「小子」的樣子：男孩子。

---

9.下列成語皆與生病有關，請選出解釋有誤的選項？

(A)吮癰舐痔：比喻以卑鄙無恥的行為諂媚他人

(B)嗜痂之癖：原指愛吃瘡痂的癖性，後形容怪癖的嗜好

(C)剜肉補瘡：比喻臨急才求藥，終不可得

(D)愁潘病沈：典故出自潘岳和沈約，泛指煩惱和疾病

**詳解: (C)**

(C)剜肉補瘡：本指農家為了繳稅，忍痛把未抽的絲和未收的穀預先以賤價賣掉，就好像為了醫治瘡口，而挖掉一塊好肉。後比喻用有害的方法濟急，而不顧後果。

---

10.杭州西湖湖心亭有一塊石碑，碑上題著「虫二」二字，相傳是乾隆皇帝盛讚此地風光所題。下列成語何者可以說明碑文中的意義？
(A)水天一色　　　　　　　(B)月白風清
(C)風月無邊　　　　　　　(D)雲蒸霞蔚

---

**詳解: (C)**

「風」、「月」二字，去除外邊，即為「虫」、「二」，故選(C)風月無邊。

---

11.《呂氏春秋・季夏紀・音初》：「世濁則禮煩而樂淫，□□□□，□□□□，此亂國之所好，衰德之所說。」文中缺空處，依序應填入下列何者？
(A)鄭衛之聲／桑間之音　　(B)武象之樂／韶虞之音
(C)高山流水／陽春白雪　　(D)下里巴人／擊壤之歌

---

**詳解: (A)**

《呂氏春秋・季夏紀・音初》：「社會黑暗，禮儀就會煩亂，音樂就會淫邪。鄭衛之聲、桑間之音，這是淫亂的國家所喜好，是道德衰敗的君主所高興。」

(A)鄭衛之聲：本指春秋戰國時鄭、衛等國的民間音樂，因儒家認為其音淫靡，不同於雅樂，故斥之為淫聲。／桑間之音：桑間，古代衛地名，為淫風流行的地方。桑間之音比喻靡靡亡國之音。

---

12.下列各組「」內的詞語解釋，何者前後相同？
(A)陽春召我以煙景，大塊假我以「文章」／巍巍乎，其有成功也，煥乎，其有「文章」
(B)借問漢宮誰得似，「可憐」飛燕倚新妝／淺束深妝最「可憐」，明眸玉立更娟娟
(C)取金匱石室之書，以成風雨「名山」之業／「名山」如高人，豈可久不見
(D)「早晚」下三巴，預將書報家／春雨闇闇塞峽中，「早晚」來自楚王宮

---

**詳解: (B)**

(A)陽春召我以煙景，大塊假我以「文章」：指自然界五彩繽紛之景色／巍巍乎，其有成功也，煥乎，其有「文章」：德行事功、禮樂法度
(B)借問漢宮誰得似，「可憐」飛燕倚新妝：惹人喜愛／淺束深妝最「可憐」，明眸玉立更娟娟：惹人喜愛。正解。
(C)取金匱石室之書，以成風雨「名山」之業：古帝王藏書之府／「名山」如高人，豈可

久不見：有名的山

(D)「早晚」下三巴，預將書報家：何時／春雨闇闇塞峽中，「早晚」來自楚王宮：自晨至暮。

---

13.下列成語使用最正確的選項是：

(A)幫派份子之間為了利益擺不平而起內閧，甚至「義無反顧」的相互廝殺

(B)動物園裡的無尾熊一見到尤加利樹，立刻「行將就木」，準備飽餐一頓

(C)緋聞纏身的影星正在大談自己的拍片計畫，一被問到緋聞馬上「閃爍其詞」

(D)學生們為了準備大考，平日裡莫不「汲汲營營」勤奮讀書

**詳解: (C)**

(A)義無反顧：本著正義，勇往直前，絕不退縮。

(B)行將就木：比喻年紀已大，壽命將盡。

(C)閃爍其詞：說話吞吐遮掩，不直截了當說出實情。正解。

(D)汲汲營營：汲汲，勤求不休止的樣子。營營，追逐求取。

汲汲營營形容人急切求取名利的樣子。

---

14.下列成語使用最正確的選項是：

(A)我以「步步為營」的態度做這個實驗，深怕稍有不慎就發生錯誤

(B)他時常「言過其實」，只問耕耘不問收穫

(C)到了冬天，草木就「蓊蓊鬱鬱」地生長

(D)他們倆志向「大相逕庭」，難怪會成為創業夥伴

**詳解: (A)**

(A)步步為營：軍隊前進一程，就建立一個營壘，嚴防敵人攻擊。

比喻小心謹慎，防備周全。正解。

(B)言過其實：指言辭虛妄誇大，與事實不相符。

(C)蓊蓊鬱鬱：草木茂盛的樣子。

(D)大相逕庭：形容彼此言行截然不同相差甚遠。

---

15.請依文意排列順序，選出最恰當的選項：「就連老僧一般的松樹，(甲)滿樹都是，(乙)即使夜裡，(丙)恍若翡翠的巨燭臺上，(丁)滿擎著千隻黃燭，(戊)四月間也忽然抽長出滿是花粉的淺黃色燭形長苞，／也予人半昧半明的感覺。」

(A)丙甲丁戊乙　　　　　　　　　(B)戊甲丙丁乙

(C)甲丁丙乙戊　　　　　　　　　　(D)乙丙丁戊甲

**詳解: (B)**

原文:「就連老僧一般的松樹，四月間也忽然抽長出滿是花粉的淺黃色燭形長蕋，滿樹都是，恍若翡翠的巨燭臺上，滿擎著千隻黃燭，即使夜裡，也予人半昧半明的感覺。」故選(B)戊甲丙丁乙。

---

16.張潮《幽夢影》:「鶴，鳥中之伯夷也；雞，鳥中之伊尹也；鶯，鳥中之柳下惠也」。其中以「雞」比喻伊尹，是從伊尹「何事非君？何使非民？治亦進，亂亦進」的性格立論，下列何者亦符合此特質？

(A)風雨如晦，雞鳴不已　　　　(B)雞鳴而起，孳孳為利者

(C)牛驥同一皁，雞棲鳳凰食　　(D)寧可做雞口，不願作牛後

**詳解: (A)**

「何事非君？何使非民？治亦進，亂亦進」:「有什麼事不能侍奉的國君？有什麼是不能支使的人民？國家太平也進朝做官，國家混亂也進朝做官。」以天下為己任之特質，符合(A)風雨如晦，雞鳴不已。

---

17.下列作品成書的先後次序排列，正確的選項是：

(A)《山海經》、《世說新語》、《紅樓夢》、《老殘遊記》

(B)《世說新語》、《山海經》、《紅樓夢》、《老殘遊記》

(C)《世說新語》、《山海經》、《老殘遊記》、《紅樓夢》

(D)《山海經》、《世說新語》、《老殘遊記》、《紅樓夢》

**詳解: (A)**

《山海經》：中國古代的地理神話筆記。相傳為伯益所撰，但書中多有夏商地名，應成書於周秦之間。今本十八篇，晉郭璞注，清郝懿行箋疏。記述古代傳說中的山川、部族、物產、草木、鳥獸、風俗等，內容多怪誕靈異，保存了不少古代神話傳說及史地材料。初時被列為地理書籍，清《四庫全書》則錄入小說家類。

《世說新語》：南朝宋劉義慶撰，三卷，梁劉孝標注，記東漢至東晉間的軼事瑣語。唐時稱為新書，五代宋改稱新語，宋陸游重刻是書，董弅題語亦止稱世說，加新語二字，不知所自始。

《紅樓夢》：清代著名的章回小說，一二○回。據近人考證，前八十回為清曹雪芹撰，後四十回為高鶚所續。內容描寫一個巨族賈氏的興廢，而以賈寶玉、林黛玉、薛寶釵及其他戚屬侍婢的悲歡生死為緯，寓沉哀於穠麗，為近代小說的傑作。也稱為「風月寶鑑」、

「金玉緣」、「情僧錄」、「石頭記」。

《老殘遊記》：清末劉鶚撰，共二十回，為章回小說。借書中人物「老殘」的遊歷，抒發作者對當時政治、社會的批判。為我國著名的諷刺小說。

---

18.立法院已三讀通過一例一休「勞基法」修正案，總統府要以何種公文頒布：

(A)令　　　　　　　　　　(B)函

(C)咨　　　　　　　　　　(D)公告

---

詳解: (D)

依「公文程式條例」：分為令、呈、咨、函、公告、其他公文，簡述如下：

1.令：發布行政規章，發表人事任免、遷調、獎懲時使用。

2.呈：對總統有所呈請或報告時使用。

3.咨：總統與立法院、監察院公文往復時使用。

4.函：各機關間處理公務有左列情形之一時使用。

(1)下行文：上級機關對所屬下級機關有所指示、交辦、批復。

(2)上行文：下級機關對上級機關有所請求或報告時。

(3)平行文：同級機關間行文時。

5.公告：各機關就主管業務，向公眾或特定之對象宣布週知時使用。其方式得張貼於機關之佈告欄，或利用報刊等大眾傳播工具廣為宣布。正解。

6.其他公文：

(1)書函：於公務未決階段需要磋商、徵詢意見或通報時使用之，並可代替過去之便函、備忘錄，其適用範圍較函為廣泛，其性質不如函之正式。

(2)開會通知單：召集會議時使用。

(3)公務電話紀錄：凡公務上聯繫、洽詢、通知等可以電話簡單正確說明之事項，經通話後，發話人如認有必要，可將通話紀錄複寫兩份，以一份送達受話人，雙方附卷，以供查考。

(4)手令或手諭：機關長官對所屬有所指示或交辦時使用。

(5)簽：承辦人員就職掌事項，或下級機關首長對上級機關首長有所陳述、請示、請求、建議時使用。

(6)報告：公務用報告如調查報告、研究報告、評估報告等；或機關所屬人員就個人事務有所陳請時使用。

(7)箋函或便箋：以個人或單位名義於洽商或回復公務時使用。

(8)聘書：聘用人員時使用。

(9)證明書：對人、事、物之證明時使用。

（１０)證書或執照：對個人或團體依法令規定取得特定資格時使用。

（１１)契約書：當事人雙方意思表示一致，成立契約關係時使用。

（１２)提案：對會議提出報告或討論事項時使用。

（１３)紀錄：記錄會議經過、決議或結論時使用。

（１４)節略：對上級人員略述事情之大要，亦稱綱要。起首用「敬陳者」，末署「職稱、姓名」。

（１５)說帖：詳述機關掌理業務辦理情形，請相關機關或部門予以支持時使用。

---

19.在書信用語中，下列哪一個提稱語最適合用於寫給「師長」？

(A)膝下　　　　　　　　(B)台鑒

(C)壇席　　　　　　　　(D)如晤

**詳解: (C)**

(A)膝下：對祖父母、父母

(B)台鑒：對平輩

(C)壇席：對師長

(D)如晤：對晚輩。

---

20.以下三首一行詩，分別是對植物的敘寫：

(甲)用山水把風景煮出來（商禽）(乙)好一團波濤洶湧的紫色（周夢蝶）

(丙)一行細瘦的字體，凸寫出飄逸清高的性情（朵思）它們的題目依序應該是：

(A)茶、牽牛花、竹　　　　　(B)山茶花、紫羅蘭、梅

(C)含羞草、葡萄、椰子樹　　(D)菊、紫羅蘭、松

**詳解: (A)**

(甲)用山水把風景煮出來（商禽）：茶

(乙)好一團波濤洶湧的紫色（周夢蝶）：牽牛花

(丙)一行細瘦的字體，凸寫出飄逸清高的性情：竹。

---

21.「樂觀的人說／你太哀傷／悲觀的人認為／你不夠沮喪／但是你看到／生命／既不是圓滿／也不是缺憾／不過是一個沈重的試驗／要不斷地／用信仰來驅除無望／用愛來補償孤單」（蔣勳〈祝福〉)下列選項，何者最符合上文意旨？

(A)悲觀的人，生命常有缺憾

(B)只要有堅定的信仰，人生就能一帆風順

(C)不論生命是否圓滿，都要有再三嘗試的勇氣

(D)若能樂觀看待人生，用愛補償孤單，就能擁有幸福

**詳解: (C)**

由「生命／既不是圓滿／也不是缺憾／不過是一個沈重的試驗／要不斷地／用信仰來驅除無望／用愛來補償孤單」可知選(C)不論生命是否圓滿，都要有再三嘗試的勇氣。

---

22.「只是一顆孤星罷了！／在無邊的黑暗裡／已寫盡了宇宙的寂寞」（冰心〈春水之65〉）詩句裡的詩境，近似於下列哪一個選項？

(A)「前不見古人，後不見來者」（陳子昂〈登幽州臺歌〉）

(B)「海上生明月，天涯共此時；情人怨遙夜，竟夕起相思」（張九齡〈望月遠懷〉）

(C)「月兒把光明遍撒天空，卻把黑暗留給自己」（泰戈爾〈漂鳥集〉）

(D)「妳走之後／酒暖回憶思念瘦／水向東流／時間怎麼偷／花開一次就成熟／我却錯過」（方文山〈東風破〉）

**詳解: (A)**

「只是一顆孤星罷了！／在無邊的黑暗裡／已寫盡了宇宙的寂寞」中的關鍵句「無邊的黑暗」、「宇宙的寂寞」可知選(A)「前不見古人，後不見來者」。

---

23.「記得有一位詩人說：世人常因玫瑰多刺，而抱怨上蒼；卻少有人因刺上長有玫瑰，而感謝造物主。玫瑰與刺，就像黑暗與光明、美滿與不幸、優點和缺點、原是一體的，你是要『怨』還是要『謝』，要『悲』還是要『欣』，端視你怎麼看。」（王溢嘉《蟲洞書簡‧玫瑰與刺》）下列選項，何者最符合上文意旨？

(A)三界唯心，森羅萬象　　　　(B)一念天堂，一念地獄

(C)面向陽光，陰影在後　　　　(D)凡所有相，皆是虛妄

**詳解: (B)**

由「你是要『怨』還是要『謝』，要『悲』還是要『欣』，端視你怎麼看。」可知選(B)一念天堂，一念地獄。

---

24.「生命之美不在目的，而在歷程。為一個崇高的理想全力以赴，原是件神聖的事。但萬不可忽略了生命的內涵包含了別的意義。一個只顧低頭趕路的人，永遠領略不到沿途的風光。」（杏林子〈歷程〉）下列選項，何者最符合作者想表達的生活態度？

(A)百尺竿頭，更進一步　　　　(B)把握當下，細品人生

(C)全力以赴，追求理想　　　　(D)隨緣自在，不忮不求

**詳解: (B)**

文章強調過程的領略，故選(B)把握當下，細品人生。

---

25.《禮記‧檀弓》上：「子夏喪其子而喪其明。曾子弔之曰：『吾聞之也：朋友喪明則哭之。』曾子哭，子夏亦哭，曰：『天乎！予之無罪也。』曾子怒曰：『商，女何無罪也？吾與女事夫子於洙泗之間，退而老於西河之上，使西河之民疑女於夫子，爾罪一也；喪爾親，使民未有聞焉，爾罪二也；喪爾子，喪爾明，爾罪三也。而曰女何無罪與！』子夏投其杖而拜曰：『吾過矣！吾過矣！吾離群而索居，亦已久矣。』」根據上文，曾子責備子夏犯下最大的過錯是：

(A)寵溺其子，適足以害之　　　　(B)離群獨居，不過問世事

(C)顛倒視聽，民疑為夫子　　　　(D)過猶不及，情不中於禮

**詳解: (D)**

子夏因為兒子死了而哭瞎眼睛。曾子前去弔唁說：「我聽說朋友的眼睛失明了，就難過的哭了。」曾子哭了，子夏也哭著說：「天啊！我沒有罪過啊！」曾子氣憤地說：「你怎麼沒有罪過呢？以前我和你在洙水和泗水侍奉老師，後來你告老回到西河，使西河的人們把你比作老師。這是你的第一條罪過。你居親人之喪，沒有可以為人稱道的事，這是你的第二條罪過。你兒子死了就哭瞎眼睛，這是你的第三條罪過。而說你為何沒有罪過呢？」子夏聽後扔掉手杖而拜說：「我錯了！我錯了！我離開朋友而獨自居住，時間也太久了。」故選(D)過猶不及，情不中於禮。

---

26.「夫生生之資，固人所不能無（甲）若其不賢耶，雖積金滿堂，奚益哉？／（乙）多藏以遺子孫，／（丙）然勿求多餘，多餘希不為累矣。／（丁）使其子孫果賢耶，豈蔬糲布褐不能自營，至死於道路乎？／吾見其愚之甚也。」（司馬光〈家範〉）下列文句，請依文意排出最恰當的順序：

(A)甲丁乙丙　　　　　　　　(B)丁甲乙丙

(C)丙丁甲乙　　　　　　　　(D)乙丁丙甲

**詳解: (C)**

原文：「夫生生之資，固人所不能無，然勿求多餘，多餘希不為累矣。使其子孫果賢耶，豈蔬糲布褐不能自營，至死於道路乎？若其不賢耶，雖積金滿堂，奚益哉？多藏以遺子孫，吾見其愚之甚也。」

翻譯：「人所賴以生存的物資，固然不可缺少，但不要追求過多，過多就很少不會成為牽累的。假如他的子孫真的賢能，粗食粗布，難道不能夠自己經營，會導致飢寒而死於

道路嗎？假如他的子孫不賢能，即使累積滿屋黃金，又有什麼好處呢？所以儲藏過多財物留給子孫的人，我覺得他太愚蠢了。」故選(C)丙丁甲乙。

---

27.清代紀昀《閱微草堂筆記》：「心心在一藝，其藝必工；心心在一職，其職必舉。」
此段文字所隱含的道理，與下列荀子〈勸學〉內容最接近的選項是？
(A)假輿馬者，非利足也，而致千里；假舟楫者，非能水也，而絕江河
(B)螾無爪牙之利、筋骨之強，上食埃土，下飲黃泉
(C)蘭槐之根是為芷，其漸之滫，君子不近，庶人不服
(D)質的張而弓矢至焉，林木茂而斧斤至焉

**詳解: (B)**

「內心隨時都在於精進一種技藝，這個技藝一定可以工巧；內心隨時都在於精進一種職業，這個職業一定可以成功。」
(B)螾無爪牙之利、筋骨之強，上食埃土，下飲黃泉。螾，音ㄧㄣ∨，同「蚓」。蚯蚓沒有尖利的爪牙，強健的筋骨，可以在上吃著泥土，在下喝著地下水，都是因為用心專一的緣故。兩者同樣強調專一的重要。

---

28.《中庸》：「道也者，不可須臾離也；可離非道也。是故君子戒慎乎其所不睹，恐懼乎其所不聞。莫見乎隱，莫顯乎微。」此段內容主要在強調君子應有何種德行？
(A)高瞻遠矚　　　　　　　(B)臨危不懼
(C)謹慎於獨　　　　　　　(D)無欲則剛

**詳解: (C)**

《中庸》：「道，是片刻不可離開的啊！如果可以離開的，那就不是正道了。所以，君子在人看不到的地方也要警戒謹慎，在人聽不到的地方也要惶恐畏懼。沒有比隱暗處更顯現的，也沒有比細微處更顯著的。」故選(C)謹慎於獨：閒居獨處時，行為仍然謹慎不苟且。

---

29.莊子的寓言〈濠梁之辯〉中，惠施說：「子非魚，安知魚之樂？」他斷定莊子不知魚之樂，是因為他認為：
(A)物我兩忘　　　　　　　(B)不以物喜
(C)物是人非　　　　　　　(D)物我有別

**詳解: (D)**

惠施說：「你又不是魚，怎麼會知道魚的快樂呢？」他斷定莊子不知魚之樂，是因為他

認為物我有別，不可相通，故選(D)。

---

30.南陽宗定伯，年少時，夜行逢鬼……鬼便先擔定伯數里。鬼言：「卿太重，將非鬼也。」定伯言：「我新死，故重耳。」定伯因復擔鬼，鬼略無重。如是再三。定伯復言：「我新死，不知鬼悉何所畏忌？」鬼答言：「唯不喜人唾。」於是共行。道遇水，定伯命鬼先渡，聽之，了無聲。定伯自渡，漕漼作聲。鬼復言：「何以作聲。」定伯曰：「新死不習渡水爾，勿怪。」下列何者不是以上小說中所描述鬼的特質？

(A)走起路來速度很快　　　　　　　(B)沒什麼重量

(C)渡河的時候沒什麼聲音　　　　　(D)最討厭被人吐口水

**詳解: (A)**

翻譯：南陽郡人宋定伯，年輕時候，晚上趕路遇上一個鬼……鬼就先背宋定伯走了幾里路。鬼說：「你太重了，難道你不是鬼？」定伯說：「我是新鬼，所以身體沉重。」定伯於是又背鬼，鬼一點也不重。他們輪流換著背了一次又一次。定伯又說：「我是新鬼，不知道做鬼有什麼該畏懼忌諱的？」鬼回答說：「只有人吐的口水需要害怕。」於是又一起趕路。路上遇到河，定伯叫鬼先渡過去，聽它渡水，靜悄悄地一點聲音也沒有。定伯自己渡河，發出嘩啦的響聲。鬼又說：「你為什麼弄出聲音？」定伯說：「我剛剛死的，還不習慣渡河的緣故。不要責怪我。」文中並無提及(A)走起路來速度很快。

---

31.太史公曰：「知死必勇，非死者難也，處死者難。方藺相如引璧睨柱，及叱秦王左右，勢不過誅，然士或怯懦而不敢發；相如一奮其氣，威信敵國，退而讓頗，名重太山，其處智勇，可為兼之矣。」其中「知死必勇，非死者難也，處死者難。」意指何者才是最困難的事？

(A)了解死亡的意義　　　　　　　　(B)願意接受死亡

(C)把人處死　　　　　　　　　　　(D)面對死亡毫不畏懼

**詳解: (D)**

太史公說：「知道將死而不害怕，必定是很有勇氣；死並非難事，而怎樣對待這個死才是難事。當藺相如手舉璧玉斜視庭柱，以及呵斥秦王侍從的時候，就面前形勢來說，最多不過是被殺，然而一般士人往往因為膽小懦弱而不敢如此表現。相如一旦振奮起他的勇氣，其威力就伸張出來壓倒敵國。後來又對廉頗謙遜退讓，他的聲譽比泰山還重，他處事中表現的智慧和勇氣，可以說是兼而有之啊！」

由太史公說：「知道將死而不害怕，必定是很有勇氣；死並非難事，而怎樣對待這個死才是難事。」可知(D)面對死亡毫不畏懼，才是最困難的事。

32.古文常見省略主語，試判斷對於「管仲非仁者與？桓公殺公子糾，不能死，又相之。」的敘述，最正確的選項是：

(A)「不能死」的主語是「公子糾」　(B)「又相之」的主語是「管仲」

(C)「不能死」的主語是指「桓公」　(D)「又相之」的「之」，指的是「公子糾」

**詳解: (B)**

「管仲非仁者與？桓公殺公子糾，不能死，又相之。」

翻譯:「管仲不是一個有仁德的人嗎？齊桓公殺死公子糾，管仲不能為公子糾犧牲生命，又擔任齊桓公的宰相。」

(A)「不能死」的主語是「管仲」

(B)「又相之」的主語是「管仲」，正解

(C)「不能死」的主語是指「管仲」

(D)「又相之」的「之」，指的是「齊桓公」。

33.有一位學者閱讀《詩經》某句詩句後，試著白話翻譯如下：「沒見到美男子，卻見到這個傻呼呼的二愣子。」請問這首詩的原文，最適當的選項是：

(A)不如叔也，洵美且仁　　　　　　(B)碩人敖敖，說於農郊

(C)豈無他士？狂童之狂也且　　　　　(D)不見子都，乃見狂且

**詳解: (D)**

(D)不見子都，乃見狂且。子都：古時對美男子的通稱；狂且：狂妄而輕薄的人。

34.臺灣俗諺四句：「講一個影，生一個囝／乞食趕廟公／食果子，拜樹頭／死鴨仔硬嘴巴」。下列成語依序與上述俗諺意義相符的選項是：

(A)捕風捉影／反客為主／待價而沽／天花亂墜

(B)強詞奪理／喧賓奪主／待價而沽／禍從口出

(C)強詞奪理／喧賓奪主／飲水思源／亡羊補牢

(D)捕風捉影／喧賓奪主／飲水思源／強詞奪理

**詳解: (D)**

「講一個影，生一個囝：捕風捉影／乞食趕廟公：喧賓奪主／食果子，拜樹頭：飲水思源／死鴨仔硬嘴巴：強詞奪理」故選(D)。

35.「『黃帝之史倉頡見鳥獸蹄迒之跡……初造書契』，我願我是一枚梅花鹿或野山羊的蹄痕，清清楚楚的拓印在古代春天的原隰上，如同條理分明的版畫，被偶然經過的倉頡看到。」下列選項，何者最符合上文意旨？

(A)上古結繩而治，后世聖人易之以書契　　(B)上古穴居而野處，后世聖人易之以宮室
(C)作結繩而為網罟，以佃以漁　　　　　　(D)以體天地之撰，以通神明之德

**詳解: (A)**

「黃帝之史倉頡見鳥獸蹄迒之跡……初造書契」意旨合於(A)上古結繩而治，后世聖人易之以書契。書契，文字也。

36.「娶了紅玫瑰……。」以下這些句子重組後，文意最為通順的選項是：
(甲)白的便是衣服上沾的一粒飯黏子
(乙)白的還是「床前明月光」
(丙)久而久之，紅的變成牆上的一抹蚊子血
(丁)娶了白玫瑰
(戊)紅的卻是心口上的一顆硃砂痣
(A)甲戊丁丙乙　　　　　　　　　(B)丙乙丁甲戊
(C)戊甲丁乙丙　　　　　　　　　(D)乙丙丁戊甲

**詳解: (B)**

「娶了紅玫瑰
(丙)久而久之，紅的變成牆上的一抹蚊子血
(乙)白的還是「床前明月光」
(丁)娶了白玫瑰
(甲)白的便是衣服上沾的一粒飯黏子
(戊)紅的卻是心口上的一顆硃砂痣。」
文意最為通順，故選(B)丙乙丁甲戊。

37.以下是李白〈將進酒〉中的詩句，最能看出李白樂觀與自信的選項是：
(A)黃河之水天上來，奔流到海不復回　　(B)陳王昔時宴平樂，斗酒十千恣歡謔
(C)天生我材必有用，千金散盡還復來　　(D)鐘鼓饌玉不足貴，但願長醉不願醒

**詳解: (C)**

最能看出李白樂觀與自信的是：(C)天生我材必有用，千金散盡還復來。

38.「李白開元謁宰相，封一板上，題云：『海上釣鰲客李白』。相問曰：『先生臨滄海釣巨鰲，以何物為釣線？』白曰：『以風浪逸其情，乾坤縱其志，以虹霓為絲，明月為鉤。』相曰：『何物為餌？』曰：『以天下無義丈夫為餌。』時相悚然。」（王讜《唐語林》）最能符合上引文中李白所要表達的選項是：

(A)關懷百姓疾苦　　　　　　　(B)海釣樂趣無窮

(C)攘除奸凶之志　　　　　　　(D)從此退隱江湖

**詳解: (C)**

「李白在開元年間拜見宰相，在一塊板子上題字寫：『海上釣鰲客李白』。宰相李林甫問他：『先生面臨大海釣大龜，使用什麼當作釣線呢？』李白說：『用海面的風浪放逸我的性情，以天地縱放我的豪情壯志，以彩虹當作釣絲，以明月作為魚鉤。』宰相說：『用什麼當作魚餌呢？』李白說：『用天下無情義之人當作魚餌。』當時的宰相李林甫感覺到害怕。」可知李白(C)攘除奸凶之志。

◎閱讀下列文字，回答第 39 至 40 題：

「我獨坐在冥想。難得是寂寞的環境，難得是靜定的意境；寂寞中有不可言傳的和諧，靜默中有無限的創造。我的心靈，比如海濱，生平初度的怒潮，已經漸次的□□，只賸有疏鬆的海砂中偶爾的迴響，更有殘缺的貝殼，反映□□的輝芒。此時摸索潮餘的斑痕，追想當時洶湧的情景，是夢或是真，再亦不須辨問，祇此眉梢的輕緺，唇邊的微哂，已足解釋無窮奧緒，深深的蘊伏在靈魂的微纖之中。」（徐志摩〈北戴河海濱的幻想〉）

39.依次最適合填入□□的選項是：

(A)甦醒／滄浪　　　　　　　(B)消翳／星月

(C)膨脹／大海　　　　　　　(D)空洞／性靈

**詳解: (B)**

我的心靈，比如海濱，生平初度的怒潮，已經漸次的□□，只賸有疏鬆的海砂中偶爾的迴響。空格應填「消翳」，表達怒潮逐漸地消除。

更有殘缺的貝殼，反映□□的輝芒。空格應填「星月」，反映出輝芒，故選(B)。

40.下列哪個選項與上文的意思最為相近？

(A)雖無刎頸交，卻有忘機友　　　　　(B)此情無計可消除，才下眉頭，卻上心頭

(C)春來遍是桃花水，不辨仙源何處尋　　(D)此中有真意，欲辯已忘言

**詳解: ( D)**

由「此時摸索潮餘的斑痕，追想當時洶湧的情景，是夢或是真，再亦不須辨問，祇此眉梢的輕颭，唇邊的微哂，已足解釋無窮奧緒，深深的蘊伏在靈魂的微纖之中。」可知選(D)此中有真意，欲辯已忘言。

◎閱讀下列文字，回答第 41 至 42 題：

> 美麗的鳥，常有彩羽；快樂的生活，常有繽紛。彩羽繽紛，繽紛彩羽。鳥兒愛惜牠的彩羽；我們也採摘生活的繽紛。
>
> 又是新春，我們也要梳理一下心靈的羽翼，展翅而飛。將會遇見什麼？將會看到什麼？你我都是一樣的好奇，但願我們也都有足夠的勇氣。
>
> 也許只要一剎那的凝神，我們便可以捕捉一片彩羽了；也許只要一轉念的深思，我們便可以擁有一片彩羽。彩羽不是浮華，繽紛也不是虛幻。(宋晶宜《我與春天有約》)

41.本文作者認為「快樂」最主要是來自於：
(A)觀照萬物，處處留心　　　　(B)生活繽紛，多采多姿
(C)事事好奇，勇於冒險　　　　(D)愛惜羽毛，潔身自愛

**詳解: (A)**

由「也許只要一剎那的凝神，我們便可以捕捉一片彩羽了；也許只要一轉念的深思，我們便可以擁有一片彩羽。彩羽不是浮華，繽紛也不是虛幻。」可知選(A)觀照萬物，處處留心。

42.「又是新春，我們也要梳理一下心靈的羽翼，展翅而飛。」勉勵人應該：
(A)沉澱心靈，等待幸福　　　(B)珍惜青春，勇於追求
(C)不計毀譽，擇善固執　　　(D)把握機會，一飛沖天

**詳解: (B)**

由「新春」、「梳理羽翼」、「展翅而飛」，可知選(B)珍惜青春，勇於追求。

◎閱讀下列文字，回答第 43 至 44 題：

> 飛至孝，母留河北，遣人求訪迎歸。母有痼疾，藥餌必親。母卒，水漿不入口者三日。家無姬侍。吳玠素服飛，願與交驩，飾名姝遺之。飛曰：「主上宵旰，豈大將安樂時？」

卻不受。玠益敬服。少豪飲，帝戒之曰：「卿異時到河朔乃可飲！」遂絕不飲。帝初為飛營第，飛辭曰：「敵未滅，何以家為！」《宋史‧岳飛傳》

翻譯：岳飛十分孝順，母親留在黃河以北地區，他派人去探望母親，並且把母親迎接歸來。他的母親有很難治癒的疾病，餵藥時一定要親自奉上。他的母親過世之後，他不喝水不吃飯三天。他的家裡沒有女妾陪侍。吳玠一向佩服岳飛，想要和他結交，便妝扮一位有名的女子送給岳飛。岳飛說：「皇上勤於政事，大將怎麼可以安享快樂呢？」岳飛推辭不肯接受，吳玠更加尊敬佩服他了。岳飛年輕時候喜歡大量喝酒，皇帝告誡他說：「你在某天到達河朔的時候，才可以痛快喝酒。」岳飛就再也不喝酒了，皇帝當初想為岳飛建造府邸，岳飛推辭說：「敵人還沒有被消滅，憑什麼安家立業呢？」

43.岳飛「家無姬侍」的原因是：

(A)家境清寒，無力置姬侍　　　　(B)岳母節儉，不許置姬侍

(C)居無定所，不便置姬侍　　　　(D)國家危難，不願置姬侍

**詳解: (D)**

飛辭曰：「敵未滅，何以家為！」可知選(D)國家危難，不願置姬侍。

44.皇帝曰：「卿異時到河朔乃可飲！」其用意最有可能是告誡岳飛：

(A)侍奉老母痼疾，須保持清醒　　(B)軍人待遇微薄，應節省酒錢

(C)將帥應以身作則，不可飲酒　　(D)敵人未滅，大將應為國珍重

**詳解: (D)**

皇帝告誡他說：「你在某天到達河朔的時候，才可以痛快喝酒。」可知選(D)敵人未滅，大將應為國珍重。

◎閱讀下列文字，回答第 45 至 47 題：

台北市環保局今天表示，日前調查市售 34 款瓶裝水，發現有 3 成以上使用自來水為水源，水質可能與煮沸過的自來水相差無幾。

環保局表示，市售瓶裝水使用的水源分為地面水體、地下水體、自來水及海水 4 類。根據本次調查，34 件包裝飲用水中，有 12 件（35%）是使用自來水做為水源，經過淨水處理及包裝後販售，其餘才是使用地面或地下湧出的礦泉作為水源，分別占 10 件（29%）及 8 件（24%），另有 4 件（12%）使用海水做為水源。

環保局呼籲，民眾購買瓶裝水時不要只注意瓶身前面的廣告詞，也要多留意瓶身背後的詳細水源資訊，才能保障自身的權益。

環保局也指出，就價格而言，瓶裝水約比白開水貴 2500 倍；就碳足跡而言，每公升瓶裝水從原料、製造、配送、使用到廢棄回收各階段，共約排放 400 公克溫室氣體，遠高於白開水的 0.17 公克溫室氣體，超過 2350 倍；瓶裝水容器也不宜多次重複使用，各方面均不及自來水來得環保經濟。

另外，就衛生健康部分而言，有不少民眾誤以為瓶裝水水質較好，但事實上，環保局對自來水每月均定期檢驗，自來水處也是 24 小時連續監測，市售瓶裝水反而缺乏公開的檢驗把關程序，3 月間更出現知名瓶裝水驗出大腸桿菌及綠膿桿菌的案例。

環保局建議，民眾可自備容器，多喝白開水，為環保及自己的健康把關。

45.根據上文，下列選項何者正確？
(A)瓶裝水比自來水骯髒
(B)有些瓶裝水是使用自來水
(C)自來水絕對比瓶裝水檢驗更嚴格
(D)瓶裝水的水源應改用自來水

**詳解: (B)**

(A)瓶裝水並非絕對比自來水骯髒

(B)有些瓶裝水是使用自來水，正解

(C)自來水並非絕對比瓶裝水檢驗更嚴格

(D)市售瓶裝水使用的水源分為地面水體、地下水體、自來水及海水 4 類。

46.從這則新聞來看，為何瓶裝水比白開水更不環保？
(A)因為瓶裝水製造到回收的過程中，會造成更多的溫室氣體，促成溫室效應
(B)因為瓶裝水的水源來自地面水體、地下水體、自來水及海水，會破壞自然生態
(C)因為瓶裝水要經過層層過濾，許多水在過濾過程中流失，造成更大的浪費
(D)因為瓶裝水所使用的容器用完即丟，又無法回收，造成環境汙染

**詳解: (A)**

由「就碳足跡而言，每公升瓶裝水從原料、製造、配送、使用到廢棄回收各階段，共約排放 400 公克溫室氣體，遠高於白開水的 0.17 公克溫室氣體，超過 2350 倍；瓶裝水容器也不宜多次重複使用，各方面均不及自來水來得環保經濟。」可知選(A)因為瓶裝水製造到回收的過程中，會造成更多的溫室氣體，促成溫室效應。

47.下列選項何者不是這則新聞所透露出來的訊息？
(A)瓶裝水的水質不見得比白開水好
(B)瓶裝水的價格比白開水貴
(C)白開水是最環保的飲用水
(D)自來水最適合做為瓶裝水水源

詳解: (D)
(D)自來水並非最適合做為瓶裝水水源。


◎閱讀下列文字，回答第 48 至 50 題：


四圍的青山太高了，顯得晴空

如一描藍的窗

我們常常拉上雲的窗帷

那是陰了，而且飄著雨的流蘇

我原是愛聽磬聲與鐸聲的

今卻為你戚戚於小院子的陰晴

算了吧

管他一世的緣分是否相值於千年慧根

誰讓你我相逢

且相逢於這小小的水巷如兩條魚

鄭愁予＜水巷＞


48.由「顯得晴空／如一描藍的窗」句，可知從水巷仰望可見：
(A)一片藍色的大窗　　　　　(B)蔚藍蒼穹的一隅
(C)一望無垠的晴空　　　　　(D)四面環繞的丘陵

詳解: (B)
由「顯得晴空／如一描藍的窗」句，可知從水巷仰望可見蔚藍天空中的一個角落，
故選(B)。

49.詩中用「流蘇」比喻雨的：

(A)粗、大、久

(B)急、大、短

(C)輕、細、柔

(D)細、潤、久

詳解: (C)

流蘇：由彩絲或羽毛做成的穗狀飾物，常裝置在馬車、樓臺、旌旗或帳幕的邊緣。詩中以流蘇比喻雨的輕、細、柔，故選(C)。

50.末句「如兩條魚」最可能的喻意為：

(A)不願分離的深情

(B)狹窄侷促的水巷

(C)守望相助的鄰居

(D)兩肋插刀的朋友

詳解: (A)

「誰讓你我相逢，且相逢於這小小的水巷如兩條魚」作者以魚比喻不願分離的深情，故選(A)。

# 補教界最強的天王　國文-簡正老師

★ 吳佩軒 (原:高醫職治)　考取:108 年慈濟/後中醫

　　簡正老師的國文課，教學內容十分明確扎實，只要認真上課且確實做好每週的複習功課，就可以感覺到自己的國文能力在無形中進步。老師上課非常幽默風趣，積極正向的能量總能感覺累積的壓力又一掃而空。

★ 鄭又禎 (原:東海日文)　考取:108 年義守/後中醫 {非本科,一年考取}

　　將無邊無涯的國文知識濃縮成課綱及大學國文選等 9 冊講義，而這些知識也足夠應付了所有後中的考試。

★ 吳宛玫 (原:中國醫營養)　考取:108 年中國醫/後中醫 {一年考取}

　　簡正老師不論是上課節奏還是教材的提供都恰到好處。上國文課真如沐春風，老師把每位學生當成自己的孩子，殷切的期盼大家都能金榜題名，讓我有動力足以繼續前進。

★ 蔡宛庭 (原:長庚呼吸)　考取:108 年中國醫/後中醫

　　簡正老師上課十分有條理，只要跟著老師按部就班學習，便可建立起國文的基礎。

# 107 學年度私立醫學校院聯合招考轉學生考試

科目：國文　　　　　　　　　　　　簡正老師 解析

---

1. 下列各組「」內文字，皆實指顏色的選項是：
   (A)「黃」髮垂髫／白旄「黃」鉞 (B) 面紅耳「赤」／「赤」貧如洗
   (C)「素」昧平生／甘之若「素」 (D)「白」紙黑字／平「白」無故

**詳解：A**

(A)「黃」髮垂髫：黃色的／白旄「黃」鉞：黃色的。正解

(B) 面紅耳「赤」：紅色的／「赤」貧如洗：空無的。

(C)「素」昧平生：平日的／甘之若「素」：樸質無華的、清淡的

(D)「白」紙黑字：白色的／平「白」無故：憑空、無緣無故

---

2. 甲.「凝視她的表情，猶似面對一□平靜無波的池水。我從不放棄與她說
   話，直到她回應一個不具任何意義的語言。」(陳芳明〈奔流入海〉)
   乙.「波外翁給我的印象，身短、頭大，疏疏的長鬚，言語舉止，一□老輩
   風貌。」(臺靜農〈記波外翁〉)
   丙.「日子一久，也就把這事給忘了：牛魔王也好，鬼推磨也好，隨它去
   吧，只要我一□酣然，不知東方之既白。」(余光中〈牛蛙記〉)
   丁.「一□親戚朋友被你逗得哈哈大笑的時候，往往只有我敢挑戰你：如果
   是無醫，幹麼還要坐救護車？」(劉梓潔〈父後七日〉)
   以上文句，□內依序最適合填入的選項是：
   (A) 片、樣、生、群 (B) 泓、派、枕、干
   (C) 池、款、杯、屋 (D) 抹、襲、頓、厝

**詳解：B**

(B) 池水，量詞使用「泓」；風貌，量詞使用「派」；「酣然」指睡眠，量詞可使
用「枕」；親戚朋友，量詞可使用「干」。

---

3. 下列沒有錯字的選項是：
   (A) 只要能持之以恆、憤鬥不懈，相信人人都有成功的一天
   (B) 他仗著父親的勢力，在外行為相當囂張拔扈
   (C) 林老師為人正直坦蕩，氣度寬大恢宏，真有君子風範
   (D) 城市裡充斥著刮噪的噪音，折磨著人們的耳膜

**詳解：C**

(A)「奮」鬥不懈　(B)囂張「跋」扈　(D)「聒」噪

4. 下列「 」中的注音寫成國字後，前後字形相同的選項是：
   (A) 寸草春「ㄏㄨㄟ」／指「ㄏㄨㄟ」若定
   (B) 不「ㄎㄢ」一擊／「ㄎㄢ」測化石
   (C) 琴聲「一ㄡ」揚／環境「一ㄡ」渥
   (D) 名聞「ㄒㄧㄚˊ」邇／龜鶴「ㄒㄧㄚˊ」齡

詳解：D

(A) 暉／揮 (B)堪／勘 (C)悠／優 (D)遐／遐。

5. 「歌手張惠妹的歌藝精湛，唱起情歌纏綿□惻、動人心□，難怪能廣受大眾喜愛，不僅唱片 銷售成績□然，更因此成為□聲國際，家喻戶曉的歌唱天后。」上段文字，□內依序最適合填入的選項是：
   (A) 悱／匪／緋／斐 (B) 菲／扉／裴／緋 (C) 緋／斐／悱／誹
   (D) 悱／扉／斐／蜚

詳解：D

纏綿「悱」惻、動人心「扉」、成績「斐」然、「蜚」聲國際。故選(D) 悱／扉／斐／蜚。

6. 下列「 」成語，沒有錯字的選項是：
   (A) 這篇報導揭露了社會上「爾餘我詐」的事情，令人心生警惕
   (B) 父親是我們家的「中流砥柱」，他像大樹般，庇廕了這個家
   (C) 小朋友捐給災民的錢雖然不多，卻是「千里鴉毛」，愛心感動人
   (D) 他已經失業半年，如今「軟囊羞澀」，生活困窘

詳解：B

(A) 爾「虞」我詐 (C)千里「鵝」毛 (D)「阮」囊羞澀

7. 下列「 」內的詞語，那個選項的意思與其他不同？
   (A) 陶公少有大志，家「酷」貧，與母湛氏同居
   (B) 玉賢這個「酷」吏實在令人可恨
   (C) 歌者之貌，「酷」似郎之亡子
   (D) 雖讀儒書，卻又「酷」好佛典，敬重釋門

詳解：B

(A)非常 (B)嚴格的 (C)非常 (D)非常。

8. 下列文句，最精簡正確的選項是：
   (A) 他倆是莫逆之交，每回見面聊起來話不投機半句多
   (B) 看媽媽一副心事重重的模樣，原來是正掛心惦記著去露營的弟弟

(C) 經過大師的一番仔細精雕細琢，終於完成了這件巧奪天工的藝術品
(D) 他說話時理直氣壯，但內容似是而非，讓人啼笑皆非

**詳解：D**

(A) 莫逆之交，話不投機半句多：語意衝突
(B) 掛心，惦記：語意重疊
(C) 仔細，精雕細琢：語意重疊。

9. 下列文句「」內之成語，最不恰當的選項是：
　　(A) 這本新書裝幀真是「美輪美奐」
　　(B) 再不好好讀書，你就「胸無點墨」
　　(C) 韓國天團來訪，使得西門町「萬人空巷」
　　(D) 王老爺年事已高、久病纏身，可謂「日薄西山」

**詳解：A**

(A) 美輪美奐：形容房屋裝飾得極為華美。不可以使用於書本。
(B) 胸無點墨：胸中沒有一滴墨水。比喻人毫無學識。
(C) 萬人空巷：形容擁擠、熱鬧的盛況。
(D) 日薄西山：太陽已經接近西邊的山。比喻事物接近衰亡或人近老年，殘生將盡。

10. 下列文句「」內之成詞，最不恰當的選項是：
　　(A) 你對這種喪盡天良的人講仁義道德，豈不是「方枘圓鑿」，白費心機嗎
　　(B) 在我窮困潦倒的時候，常常在想天下之大，難道沒有我「立錐之地」
　　(C) 李經理成功的秘訣，就是時時「反覆無常」，不斷檢討自己的失誤
　　(D) 唐代雖有不少著名詩人，但恐怕只有杜甫能和李白「分庭抗禮」

**詳解：C**

(A) 方枘圓鑿：圓形的卯眼與方形的榫頭無法接合。比喻格格不入，互不相容。
(B) 立錐之地：插錐子的地方。比喻極微小的地方。
(C) 反覆無常：形容變動不定，一會兒這樣，一會兒又那樣。為負面成語。
(D) 分庭抗禮：彼此的關係對等，以平等的禮節相見。比喻平起平坐，地位相當。

11. 以下詩句與所詠人物，敘述有誤的選項是：
　　(A) 漢文有道恩猶薄，湘水無情弔豈知：賈誼
　　(B) 雲邊雁斷胡天月，隴上羊歸塞草煙：蘇武
　　(C) 可憐夜半虛前席，不問蒼生問鬼神：班超
　　(D) 勢分三足鼎，業復五銖錢：劉備

**詳解：C**

（C）可憐夜半虛前席，不問蒼生問鬼神：賈誼。

漢文帝為求賢在宣室召見被放逐的賈誼，賈生的才能在天下可以說是蓋世絕倫。奇怪的是談到半夜時，文帝將身子移向前去，問的不是天下百姓的事，而是有關鬼神之事。賈誼，西漢洛陽人，為文學家兼政論家。文帝召為博士，超遷至太中大夫，所論列多見施行，因遭毀忌，出為長沙王太傅，遷為梁懷王太傅，後懷王墮馬死，誼自傷為傅無狀，年餘亦卒，世人稱為「賈太傅」、「賈長沙」，又稱為「賈生」。其往長沙就任時，渡湘水作〈弔屈原賦〉以抒發哀怨；而於長沙王太傅時，見鴞鳥飛入屋內，以為不祥，而作〈鵬鳥賦〉，是《楚辭》到漢賦之間重要的辭賦家。著有〈陳政事疏〉、〈過秦論〉等著名的政論文章。

---

12. 「□首是瞻、□尾續貂、沐□而冠、為□作倀」，以上□依序最適合填入的選項是：
    （A）牛、馬、豬、蛇 （B）馬、狗、猴、虎 （C）馬、鼠、羊、牛
    （D）牛、虎、馬、鼠

**詳解：B**

馬首是瞻：瞻，看。馬首是瞻原指作戰時，士兵依主將的馬頭決定前進的方向。後比喻毫無主見，服從指揮或跟隨他人進退，不敢稍加違背。

狗尾續貂：比喻任官太濫，或事物以壞續好，前後不相稱。

沐猴而冠：沐猴，獼猴。沐猴而冠指獼猴性急躁，不能若人久著冠帶。比喻楚人的性情暴躁。後譏諷徒具衣冠而沒有人性的人。

為虎作倀：相傳被虎咬死的人，靈魂將成為鬼而為虎所役使。比喻助人為虐。

故選（B）馬、狗、猴、虎。

---

13. 「謹詹於民國一○七年六月二十四日（星期六）中午十二時，假吉兆大酒樓北平廳，為長男涓生與周偉帆次女子君小姐舉行結婚典禮，敬備□□，恭請 闔第光臨。」□□內最合於傳統禮節的選項是：
    （A）薄酌 （B）大餐 （C）華筵 （D）驚喜

**詳解：A**

（A）薄酌：謙稱自己準備的酒席不豐富。

---

14. 所謂「外來語」，又稱「借詞」，係從別種語言借用之辭彙。中文之「外來語」，以外語音譯或日製漢語二種為多。下列選項所摘文句，何者未使用外語音譯的「外來語」？
    (A) 那時燭也點了，水仙正香，兔燈、走馬燈都點起來，爐火又是融融照人顏色
    (B) 遲緩的車行中，退了冰的可樂瓶慢慢凝出一行行眼淚，哭在我的牛仔褲上，染深舊藍色的布面

(C) 這原是溫柔可愛的，只是當中隔了多少年的慢慢的死與腐爛，使我們對
　　於她那些過了時的邏輯起了反感
(D) 高跟鞋的摩登女郎在馬路邊的電光燈下，閣閣的走得很起勁，但鼻尖也
　　閃爍著一點油汗，在證明她是初學的時髦

**詳解：A**

(B) 遲緩的車行中，退了冰的「可樂」瓶慢慢凝出一行行眼淚，哭在我的牛仔褲
上，染深舊藍色的布面
(C) 這原是溫柔可愛的，只是當中隔了多少年的慢慢的死與腐爛，使我們對
　　於她那些過了時的「邏輯」起了反感
(D) 高跟鞋的「摩登」女郎在馬路邊的電光燈下，閣閣的走得很起勁，但鼻尖也
　　閃爍著一點油汗，在證明她是初學的時髦

---

15. 出版社為了推廣古書閱讀，為每一本古籍標註了淺顯易懂的副標題，下列
　　副標題最不適當的選項是：
　　(A) 《英雄本色—水滸傳》　　(B) 《歷史的長城—史記》
　　(C) 《上流社會禮儀—爾雅》　(D) 《人鬼情—牡丹亭》

**詳解：C**

(C) 《上流社會禮儀—儀禮》。

---

16. 「可以興，可以觀，可以群，可以怨。邇之事父，遠之事君，多識於鳥獸
　　草木之名。」最適合指哪一部經書的教化作用？
　　(A) 《詩經》 (B) 《尚書》 (C) 《易經》 (D) 《論語》

**詳解：A**

孔子說：「弟子們！何不去學學詩經呢？詩可以激發人的志氣，可以考見政教的
得失，可以溝通大眾的情志，可以抒發個人的抑鬱。近則懂得事親盡孝的道理，
遠則懂得事君盡忠的道理；並且可以多知道鳥、獸、草、木的名稱類別。」故選
(A) 《詩經》。

---

17. 下列有關中國古代時間概念的敘述，正確的選項是：
　　(A) 干支記年，一個「甲子」為五十年
　　(B) 「更」為古代表示夜間計時的用語，並將一夜分為五更
　　(C) 十二時辰之「寅時」，即凌晨一時至三時
　　(D) 「望」是農曆每月初一，「朔」是每月十五

**詳解：B**

(A) 干支記年，一個「甲子」為六十年
(C) 十二時辰之「寅時」，即凌晨三點到五點

(D)「望」是農曆每月十五，「朔」是每月初一

---

18. 古典章回小說的回目多用對偶的聯語，如《三國演義》第四十八回「宴長江曹操賦詩／鎖戰船北軍用武」。依對偶來判斷，《紅樓夢》某回目之上聯「西廂記妙詞通戲語」，則下聯最正確的選項是：
    (A) 瀟湘館春困發幽情 (B) 蘅蕪苑夜擬菊花題
    (C) 痴女兒遺帕惹相思 (D) 牡丹亭豔曲警芳心

**詳解：D**

對偶三要件：一、字數相等；二、詞性相同；三、平仄相反。故選(D) 牡丹亭豔曲警芳心，符合格律。

---

19. 下列「」內詞語與其指稱身分的對應，最正確的選項是：
    (A) 盡捲書籍賣，來問爾「東家」：主人
    (B)「北斗」七星高，哥舒夜帶刀：道士
    (C) 顧老相公家「西席」就是周先生了：食客
    (D) 雍也，可使「南面」：儒生

**詳解：A**

(B)「北斗」七星高，哥舒夜帶刀：星座名。由七顆星組合排列在北方的天空中，形狀很像古代舀酒的斗，故稱為「北斗七星」。從斗口到斗柄，依次是天樞、天璇、天璣、天權、玉衡、開陽和搖光七顆星。現在天文學裡，屬於大熊星座的一部分。也稱為「北斗」、「北斗星座」、「斗極」、「維斗」。

(C) 顧老相公家「西席」就是周先生了：家庭教師。也稱為「西賓」。

(D) 雍也，可使「南面」： 古代人君聽政之位居北，其面向南，故後指居人君之位。

---

20. 某公司開發了一款手機遊戲，結合中華傳統文化，打造一個奇山大川的虛擬世界，並出現如人頭蛇身、九尾妖狐，以及諸多怪魚異鳥、魔獸神畜的特殊生物。遊戲策畫者最可能由何本古籍，以取得靈感？
    (A)《山海經》 (B)《水經注》 (C)《天工開物》 (D)《聊齋志異》

**詳解：A**

由「出現如人頭蛇身、九尾妖狐，以及諸多怪魚異鳥、魔獸神畜的特殊生物。」可知選(A)《山海經》。中國古代的地理神話筆記。相傳為伯益所撰，但書中多有夏商地名，應成書於周秦之間。記述古代傳說中的山川、部族、物產、草木、鳥獸、風俗等，內容多怪誕靈異，保存了不少古代神話傳說及史地材料。初時被列為地理書籍，清《四庫全書》則錄入小說家類。

21. 「若你有春天／鎖不鎖得住東風／若你有桃花／染不染得紅半壁的天涯／百代下／若你在銅雀遇到二喬／且問她／若三月的東風不來／妳嫁是不嫁？」依詩意最可能取材自哪一部作品？
    (A)《西廂記》　(B)《金瓶梅》　(C)《紅樓夢》　(D)《三國演義》

**詳解：D**

「二喬」，漢太尉橋玄的二個女兒，本作「二橋」，皆容貌出眾，孫策納大橋，周瑜納小橋，橋姓後改為喬，故稱為「二喬」。唐‧杜牧〈赤壁〉詩：「東風不與周郎便，銅雀春深鎖二喬。」故選(D)《三國演義》。

22. 若曦如果想寫信給【甲】劉邦／呂后；【乙】曹丕／曹植；【丙】蘇洵／蘇軾。依序於書信中應使用的敬稱術語是：
    (A) 賢伉儷／賢喬梓／賢昆仲　(B) 賢昆玉／賢伉儷／賢喬梓
    (C) 賢伉儷／賢昆仲／賢喬梓　(D) 賢喬梓／賢昆玉／賢伉儷

**詳解：C**

【甲】劉邦／呂后：夫妻關係，；【乙】曹丕／曹植：兄弟關係；【丙】蘇洵／蘇軾：父子關係。故選(C) 賢伉儷／賢昆仲／賢喬梓。

23. 下列「　」內題辭使用，敘述正確的選項是：
    (A)「彤管流芳」用於祝賀音樂展演　(B)「功著杏林」用於祝賀老師退休
    (C)「熊夢徵祥」用於祝賀長官升遷　(D)「陶朱風高」用於祝賀商界開幕

**詳解：D**

(A)「彤管流芳」用於輓女喪　(B)「功著杏林」用於祝賀醫院開業
(C)「熊夢徵祥」用於祝賀生子。

24. 下列有關應用文書使用之敘述，正確的選項是：
    (A) 書信中的「大鑒」、「惠鑒」、「知悉」、「左右」皆是請求平輩受信人閱覽箋文的提稱語
    (B) 柬帖用語「敬備桃樽」係指恭敬地準備嬰孩出生後滿月宴客的酒席
    (C) 公文「函」的結構採用「主旨」、「說明」、「辦法」三段式，而且缺一不可
    (D)「術精岐黃」、「仁心仁術」皆可作為醫院開業的題辭

**詳解：D**

(A) 書信中的「大鑒」、「惠鑒」、「左右」皆是請求平輩受信人閱覽箋文的提稱語 。「知悉」對晚輩
(B) 柬帖用語「敬備桃樽」係指恭敬地準備祝壽宴客的酒席
(C) 公文「函」的結構採用「主旨」、「說明」、「辦法」三段式，「說明」、「辦法」

可以省略。

---

25.「昔韓娥東之齊,匱糧,過雍門,鬻歌假食。既去,而餘音繞樑欐,三日
不絕,左右以其人弗去。」關於上文的內容,敘述正確的選項是:
(A) 韓娥因歌聲不佳而得到假貨
(B) 韓娥在雍門以賣唱換取食物
(C) 韓娥因窮困,所以常以喝粥度日
(D) 韓娥連唱三日,人們還不讓她離去

**詳解:B**

「從前韓娥往東前往齊國,缺乏糧食,經過齊國雍門時,她就地賣唱來換取食物。
她走了以後,歌聲仍繞著欐樹,三天都不曾消逝,左右的人以為她還沒離去。」
故選(B) 韓娥在雍門以賣唱換取食物。

---

26. 下列敘述正確的選項是:
(A)「黃梅時節家家雨,青草池塘處處蛙;有約不來過夜半,閒敲棋子落
燈花。」詩中主角正在等待月亮東出
(B)「階下兒童仰面時,清明妝點最堪宜。游絲一斷渾無力,莫向東風怨
別離。」該則燈謎的答案是牧童
(C)「長門事,準擬佳期又誤,蛾眉曾有人妒。千金縱買相如賦,脈脈此情
誰訴?」是寫漢武帝皇后陳阿嬌的故事
(D)「入瓶過十日,愁落幸開遲。不借春風發,全無夜雨欺。香來清淨裡,
韻在寂寥時。絕勝山中樹,遊人或未知。」作者歌詠的是鯉魚

**詳解:C**

(A)「黃梅時節家家雨,青草池塘處處蛙;有約不來過夜半,閒敲棋子落
燈花。」詩中主角正在等待客人到來
(B)「階下兒童仰面時,清明妝點最堪宜。游絲一斷渾無力,莫向東風怨
別離。」該則燈謎的答案是風箏
(D)「入瓶過十日,愁落幸開遲。不借春風發,全無夜雨欺。香來清淨裡,
韻在寂寥時。絕勝山中樹,遊人或未知。」作者歌詠的是梅花

---

27. 下列曲文中,何者同時運用了視覺與聽覺的意象,形成「有聲有色」的效果:
(A) 原來姹紫嫣紅開遍,似這般都付與斷井頹垣
(B) 黃蘆岸、白蘋渡口,綠楊堤、紅蓼灘頭
(C) 秋蟬兒噪罷寒蛩兒叫,漸零零細雨灑芭蕉
(D) 江上晚來堪畫處,釣魚人一簑歸去

**詳解:C**

(C) 秋蟬兒噪罷寒蛩兒叫——有聲,漸零零細雨灑芭蕉——有色。

28. 「浮香繞曲岸，圓影覆華池。常恐秋風早，飄零君不知。」詩人所詠的對象最可能是：
    (A) 梅 (B) 荷 (C) 菊 (D) 蘭

**詳解：B**

「浮動的花香繚繞在曲折的岸邊，圓潤的葉影覆蓋在美麗的池塘上。我常常害怕秋風來得太早，荷花荷葉都飄零了，你卻還不知道。」故選(B) 荷。

29. 陳仲舉嘗歎曰：「若周子居者，真治國之器！譬諸寶劍，則世之干將。」
    （《世說新語・賞譽》）
    閱讀上文，敘述錯誤的選項是：
    (A) 陳仲舉以讚歎的語氣說出這句話
    (B) 「真治國之器」是指能治理國家的賢才
    (C) 句中所謂的「干將」意謂善於用兵打仗的將領
    (D) 周子居的才能為陳仲舉所賞譽

**詳解：C**

陳仲舉曾經讚歎說：「像周子居這樣的人，是真正是治國的人才！以寶劍來做比喻，則是現代的干將。」干將，春秋吳國人，相傳善鑄劍。後多借指利劍。(C) 句中所謂的「干將」意謂善於用兵打仗的將領，為錯誤的敘述。

30. 「秦人不暇自哀，而後人哀之；後人哀之，而不鑑之，亦使後人而復哀後人也。」（杜牧〈阿房宮賦〉）
    關於上文敘述最為正確的選項是：
    (A) 勉人應以歷史為鑑，不重蹈覆轍
    (B) 秦人不愛天下人，因此自取滅亡
    (C) 秦君暴橫殘忍，令後人不勝唏噓
    (D) 後人將秦史保留於典籍，以為借鏡

**詳解：A**

秦王來不及哀傷自己，而讓後人哀傷他；後人哀傷秦王，而不能當作借鏡，也會使更後來的人哀傷後來的人(指唐敬宗)。故選(A) 勉人應以歷史為鑑，不重蹈覆轍。

31. 「嫁得瞿塘賈，朝朝誤妾期。早知潮有信，嫁與弄潮兒。」（李益〈江南曲〉）
    關於上文敘述，最不正確的選項是：
    (A) 瞿塘賈不會弄潮，耽誤了夫人的時間
    (B) 詩中的商人婦獨守空閨

(C) 詩中運用潮信有期，隱喻商人屢屢失信
(D) 婦人後悔嫁作商人婦

**詳解：A**

「嫁給一個經常來往於瞿塘峽做生意的商人，他久久不返，再三耽誤歸期。假如早知江河中的潮水都能定期漲落，我情願嫁給那個隨同潮水有規律進退的弄潮兒。」(A) 瞿塘賈不會弄潮，耽誤了夫人的時間，為錯誤的選項。

---

32. 子曰：「君子疾沒世而名不稱焉。」意即：
    (A) 君子生病而死，名聲終究消散於天地之間
    (B) 君子懼怕的是無為善之實，以致名不符實
    (C) 君子討厭一輩子都在追求名聲的人
    (D) 君子應該默默行善，勿追求名聲

**詳解：B**

孔子說：「君子擔心的是死後名聲不被顯揚。」故選(B) 君子懼怕的是無為善之實，以致名不符實。

---

33. 「一萬匹飄著白鬃的藍馬／呼嘯著，疾奔過我的腳下／這匹銜著那匹的尾巴／直奔向冥冥，寞寞的天涯」根據詩意，此詩所吟詠的事物最有可能是：
    (A) 雨滴 (B) 雲朵 (C) 山巒 (D) 海浪

**詳解：D**

「飄著白鬃的藍馬」是海浪的形狀(藍色的海水，前端泡沫呈現白色)，「呼嘯」指海的聲音，「疾奔過我的腳下」是海浪的洶湧。「這匹銜著那匹的尾巴」形容海浪不斷打向岸邊，又再沖回海內，最後「奔向天涯」。故選(D) 海浪。

---

34. 「讓你底乾枯柔柔的／在我裡面展開、舒散／讓我底浸潤／舒展你的容顏／我必須熱，甚至沸／彼此才能相溶」。該詩中的「你」最可能是：
    (A) 茶葉 (B) 沉香 (C) 冰糖 (D) 巧克力

**詳解：A**

由「乾枯柔柔的」、「展開、舒散」、「我必須熱，甚至沸」可知為泡茶的關鍵字。故選(A) 茶葉。

---

35. 下列現代詩的題材均取自於古典文學人物的說明，敘述最不正確的選項是
(A) 「風靜了，我是／默默的雪。他在／敗葦間穿行，好落寞的／神色，這人一朝是／東京八十萬禁軍教頭／如今行船悄悄／向梁山落草／山是憂戚的樣子」取自於《水滸傳》人物林沖。
(B) 「水深及膝／淹腹／一寸寸漫至喉嚨／浮在河面上的兩隻眼睛／仍炯炯然／

望向一條青石小徑／兩耳傾聽裙帶撫過薊草的窸窣日日／月月／千百次升降於我脹大的體內／石柱上蒼苔歷歷／臂上長滿了牡蠣／髮，在激流中盤纏如一窩水蛇／緊抱橋墩／我在千噚之下等你／水來我在水中等你／火來／我在灰燼中你」取自於《莊子》人物尾生。

(C)「官人，我倆幾生修到／未得共枕／卻已同舟／在生命展示的未來風雨中互相護持／可是我底靈光／卻早在一剎中意識到／有一個如此的端午／有一些菖蒲與艾草／有一杯雄黃酒／我一生的修持／就毀在你堅持的真相」取自於《白蛇傳》人物白娘子。

(D)「為什麼要苦苦去挽救黃昏呢？／那只是落日的背影／也不必吸盡大澤與長河／那只是落日的倒影／與其窮追蒼茫的暮景／埋沒在紫靄的冷爐／何不回身揮杖／迎面奔向新綻的旭陽／探千瓣之光的蕊心？」取自於《西遊記》人物孫悟空。

**詳解：D**

余光中為《山海經》中「夸父逐日」而寫的新詩。

---

36. 閱讀下文後作答：

　　人之為學，不日進則日退。獨學無友，則孤陋而難成。久處一方，則習染而不自覺。不幸而在窮僻之域，無車馬之資，猶當博學審問，古人與稽，以求其是非之所在，庶幾可得十之五六。若既不出戶，又不讀書，則是面牆之士，雖子羔、原憲之賢，終無濟於天下。(顧炎武〈與友人論學書〉)
　　下列何者不是上文強調的道理？
(A) 為學應該博訪周諮　(B) 求學有如逆水行舟
(C) 既不出戶，又不讀書，則必一無所見　(D) 讀書人要心無旁騖

**詳解：D**

人們求學，若不能天天上進，就會天天後退。孤獨地學習，而不和朋友互相交流啟發，就必然學識淺薄難以成功；長久住在一個地方，就會不知不覺地沾染上當地的習氣。不幸住在窮鄉僻壤，沒有僱用車馬的盤費，猶須廣博地學習、詳細地考究，與古人相合，來探求學問中的對與錯，這樣差不多能得到五六成的正確知識。 如果既不出門拜訪師友，又不讀書，那就是不學無術的人，即使是像子羔、原憲那樣的賢能，也終究無濟於社會。故選(D) 讀書人要心無旁騖。

37. 閱讀下文後作答：
　　曾子之妻之市，其子隨之而泣。其母曰：「女還，顧反為女殺彘。」妻適市來，曾子欲捕彘殺之，妻止之曰：「特與嬰兒戲耳。」曾子曰：「嬰兒非與戲也。嬰兒非有知也，待父母而學者也，聽父母之教。今子欺之，是教子欺也。母欺子，子而不信其母，非所以成教也。」遂烹彘也。
　　（《韓非子・外儲說左上》）
　　下列哪個選項最能表達上文所要強調的觀念？
　　(A) 父母應該隨興教育孩子　(B) 對孩子的口腹之慾，父母可以不理會
　　(C) 父母對孩子應該以身作則，信守承諾　(D) 父母教導孩子應該寓教於樂

**詳解：C**

曾子的妻子要前往市場，她的兒子想要跟隨而哭泣，母親問：「你先在家，回頭回家時為你殺豬。」妻子從市場回來，曾子就要捕捉豬來宰殺，妻子阻止說：「只不過是和孩子開玩笑罷了。」曾子說：「孩子不可以跟他開玩笑。孩子還不懂事，是靠父母而學習的，聽父母的教導。現在妳欺騙他，是妳在教兒子欺騙。母親欺騙兒子，兒子不相信母親，並非是完成好的教育。」於是就烹煮了豬。故選(C) 父母對孩子應該以身作則，信守承諾。

---

38. 閱讀下文後作答：
　　夏王使羿射于方尺之皮，徑寸之的。乃命羿曰：「子射之，中，則賞子以萬金之費；不中，則削子以千邑之地。」羿容無定色，氣戰于胸中，乃援弓而射之，不中，更射之，又不中。夏王謂傅彌仁曰：「斯羿也，發無不中！而與之賞罰，則不中的者，何也？」傅彌仁曰：「若羿也，喜懼為之災，萬金為之患矣。人能遺其喜懼，去其萬金，則天下之人皆不愧於羿矣。」
　　（《說苑・后羿射箭》）
　　下列哪個選項最能表達上文的意旨？
　　(A) 重賞之下，必有勇夫　(B) 患得患失，難以成功
　　(C) 百步穿楊，箭無虛發　(D) 泰山崩於前而色不變

**詳解：B**

夏王讓后羿射直徑一寸，一平方尺大小的獸皮做的箭靶，於是夏王命令他說：「你射這個靶，射中目標那麼賞你一萬兩黃金；射不中目標，剝奪你擁有的封地。」后羿聽了，頓時緊張起來，臉色一陣紅一陣白，胸脯一起一伏，怎麼也平靜不下來。就這樣，他拉開弓，射出第一支箭，沒有中。射出了第二支箭，又沒有中。夏王問大臣彌仁：「這個后羿平時射箭是百發百中的，為什麼今天連射兩箭都脫靶呢？」彌仁說：「后羿是被患得患失的情緒害了。大王定下的賞罰條件成了他的包袱。所以，他的表現很不正常。如果人們能夠拋棄患得患失的情緒，把厚賞重罰置之度外，再加上刻苦訓練，那麼，普天下的人都不會比后羿差的。」故選(B) 患得患失，難以成功。

39. 閱讀下文後作答：醫扁鵲見秦武王，武王示之病，扁鵲請除。左右曰：「君之病，在耳之前，目之下，除之未必已也，將使耳不聰，目不明。」君以告扁鵲。扁鵲怒而投其石：「君與知之者謀之，而與不知者敗之。使此知秦國之政也，則君一舉而亡國矣。」

　　依據上文，敘述最為正確的選項是：
　(A) 扁鵲生氣拿石頭丟秦武王
　(B) 秦武王左右認為扁鵲不擅長看耳目之病
　(C) 秦武王不給扁鵲治療疾病，終將亡國
　(D) 武王應該與知之者謀，不應聽信不知者的讒言

**詳解：D**

醫生扁鵲拜見秦武王，秦武王把自己的病症給扁鵲看，扁鵲請求為他去除疾病。左右告訴說：「秦武王的病，在耳朵之前，眼睛之下，去除它未必能夠痊癒也，如果不能痊癒，將使得耳朵聽不清楚，眼睛看不明白。」秦武王於是告訴扁鵲。扁鵲生氣地拋下砭石說：「你與知道治病的人商量，卻受到不懂治病的人破壞此事。用這件事就可以知道秦國之政，而你這樣的舉動就可以讓秦國滅亡了。」故選(D) 武王應該與知之者謀，不應聽信不知者的讒言。

40. 閱讀下文後作答
　　肺病的特徵是慢吞吞的，使人有病的感覺而不一定時時有死的恐怖。病的感覺，便是覺得自己更嬌貴了，動彈不得，享受卻少不得。沒有死的恐怖，便得為將來生存下去打算，生存下去便少不得享受，享受便少不得錢，於是少爺口裏咽著十全大補膏，胸裏打著金錢算盤。
　　(蘇青〈聽肺病少年談話記〉)

　　下列敘述最為正確的選項是：
　(A) 治療肺病所費不貲　(B) 罹患肺病使人更渴望享受
　(C) 十全大補膏是治療肝病良藥　(D) 肺病患者對急切的死亡預兆感到驚恐

**詳解：A**

由「於是少爺口裏咽著十全大補膏，胸裏打著金錢算盤。」可知選(A) 治療肺病所費不貲。

41. 閱讀下文後作答

《105 年全民健康保險醫療統計電子書》:「105 年惡性腫瘤之全民健保就診人數為 642631 人,為當年死亡數之 13.46 倍,每十萬人口就診率為 2733 人,男性為 2572 人,女性為 2892 人;就診率隨年齡成長而上升,以 65 歲以上者之 9081 人為最高。若以戶籍所在地觀察,每十萬人口就診率最高者為嘉義縣之 3430 人;最低者為新竹縣之 2146 人。惡性腫瘤之平均每人健保醫療費用為 93126 點,其前三高之縣市依序為花蓮縣、臺東縣與南投縣。」

下列何者正確?

(A) 惡性腫瘤患者年齡越高,就診率越高
(B) 本調查說明女性較男性更易罹患惡性腫瘤
(C) 105 年全臺灣罹患惡性腫瘤之國民有 642631 人
(D) 花蓮縣、臺東縣與南投縣罹患惡性腫瘤之國民所佔比例最高

**詳解:A**

由「就診率隨年齡成長而上升,以 65 歲以上者之 9081 人為最高。」之敘述,可知選(A) 惡性腫瘤患者年齡越高,就診率越高。

42. 閱讀下文後作答

父親自己開方,用的是溫補之藥。母親認為此番的病是考試時服了西藥,把瘧疾過止,餘勢未消之故。母親爭辯說:「我沒學過醫,可是常聽爸爸說,瘧疾宜表不宜過。」父親卻相信奎寧治瘧並不是什麼過止。母親見父親不聽,便寫了幾封信,請外祖父的門生(包括姚圯塘)來給父親會診。來了七、八個人,倒有一大半是和母親的看法大致相同。姚醫生的看法卻和我父親差不多。最後,取了折中辦法,仍用原方,加一二味表藥。服了三、四帖,不見壞,也不見好。父親還是天天氣來,只是覺得容易疲勞而已。漸漸地,母親也不那麼焦急了,覺得這不是急病,拖個把月,慢慢打聽有什麼神醫,大概不會誤事。(茅盾〈父親的三年之病〉)

下列選項何者最為正確:

(A) 父親的門生中,以姚醫生之醫術最為高明
(B) 因服藥未見成效,作者的母親便不再理會父親病情
(C) 「瘧疾宜表不宜過」,可類比為治水時疏通勝於圍堵
(D) 作者的外祖父否定中醫、母親支持中醫

**詳解:C**

「瘧疾宜表不宜過」,指適合逐漸調養疏通,不適合用西藥強力過止。故選(C)「瘧疾宜表不宜過」,可類比為治水時疏通勝於圍堵 。

43. 閱讀下文後作答

似乎每一種生物都想改變命運，衝破牢籠。而他，畫家，但把每一種生物釘死在畫布上，使它們永世不得輪迴。畫布其實是一座監獄，由他把花和鳥以及什麼關進去。他厭惡這樣的工作。心一橫，把各種顏料淋漓盡致的澆到畫布上去，一罐紅、一罐藍，以及一罐又一罐什麼。然後，他在畫布的背面寫下這幅畫的名字：□□。　最適合此畫作命名選項是：
(A) 遺忘　(B) 禁錮　(C) 釋放　(D) 彩色

**詳解：C**

由「似乎每一種生物都想改變命運，衝破牢籠」的敘述，可知選(C) 釋放。

44-45 為題組，閱讀下文後作答

　　阿鴻失業多時，到廟裡求籤問事業，以下是他求到的籤詩：

「靈雞漸漸見分明，凡事且看子丑寅。雲開月出照天下，郎君即便見太平。」

44. 請問籤詩所要表達的意涵，與下列選項之意最為相近？
(A) 松柏後凋於歲寒，雞鳴不已於風雨
(B) 山重水複疑無路，柳暗花明又一村
(C) 不識廬山真面目，只緣身在此山中
(D) 欲窮千里目，更上一層樓

**詳解：B**

「靈雞漸漸見分明」、「雲開月出照天下」，有撥雲見日，漸入佳境的意涵，故選(B) 山重水複疑無路，柳暗花明又一村。

45. 如果籤詩中「子、丑、寅」是年份的指示，那麼阿鴻最有可能在哪一年找到工作？
(A) 鼠年　(B) 龍年　(C) 馬年　(D) 豬年

**詳解：A**

「子、丑、寅」搭配生肖，依序為「鼠、牛、虎」，故選(A) 鼠年。

46-47 為題組，閱讀下文後作答

　　二十世紀的不斷革命，犧牲了中國二、三千年累積下來無數的精神資本。我個人認為：現代中國在精神資本方面的貧困，遠超過在物質方面的匱乏。儒家講修齊治平，事實上，「修齊」便是先由個人內在修養作起，「治平」則是個人道德的延伸；以現代意義來說，即為公私領域的畫分。這是儒家的一個理想，但無法在現代社會實現。即好的政治是一個好的道德的延伸。所以，我們如要改造中國傳統，似應先從公私領域畫分清楚開始。個人道德不能直接轉化為合理的政治，因為其中有如何建立制度的問題，我們不可能從「家」

一步跳到「國」的層次。但是健全的個人才能逐漸導向政治的合理化,則是我所深信不疑的。(余英時〈中國近代個人觀的改變〉)

46. 儒家從「修齊」到「治平」的延伸,有何主要問題?
　　(A) 先私後公,以平天下為中心　(B) 沒有劃分公私領域的差別
　　(C) 個人道德為本,治平為末　(D) 太過輕視物質的匱乏

**詳解:B**

由「事實上,「修齊」便是先由個人內在修養作起,「治平」則是個人道德的延伸;以現代意義來說,即為公私領域的畫分。這是儒家的一個理想,但無法在現代社會實現。」的敘述,可知選(B) 沒有劃分公私領域的差別。

47. 為何個人道德不能直接轉化為合理的政治?
　　(A) 因為人擺脫不了私心自用　(B) 道德不具有普遍性
　　(C) 個人道德無法直接建立制度　(D) 未必人人都能成聖

**詳解:C**

個人道德不能直接轉化為合理的政治,因為其中有如何建立制度的問題,我們不可能從「家」一步跳到「國」的層次。可知(C) 個人道德無法直接建立制度。

48-50 為題組,閱讀下文後作答

　　您也曾面對侵入性的檢查或治療,卻因過程中可能遭遇的痛楚及焦慮而裏足不前嗎?近來坊間常見「舒眠」一詞,其所使用藥品為丙泊酚(Propofol)……。丙泊酚製劑為具醫療用途之麻醉劑,以靜脈注射方式用於全身麻醉,或於使用人工呼吸器病患、局部外科手術和侵入性檢查作為鎮靜使用,外觀呈現乳白色,俗稱「牛奶針」。丙泊酚須由受過麻醉或加護照顧訓練的醫師給藥,不應由執行病人診斷或手術處置之人給藥。應持續監視病人情況,且需隨時有維持呼吸道暢通、人工換氣、充分供氧及其他復甦設施可供使用。 為防制丙泊酚遭濫用而發生意外,行政院分別於 104 年 3 月 26 日及 104 年 8 月 10 日公告增列丙泊酚為第四級管制藥品及第四級毒品。依食藥署統計,自列管以來,全國使用丙泊酚的機構家數由 104 年的 1,149 家增至 106 年的 1,746 家(約 1.5 倍),其中又以診所增幅最大,由 104 年的 703 家增至 106 年的 1,122 家(約 1.6 倍),診所家數則以牙醫診所增幅最大。為加強丙泊酚之管理,食藥署於 105 年及 106 年針對使用量較大的診所、藥局及獸醫診療機構等進行專案稽查,查獲違規者均依法處辦。食藥署呼籲國人,使用丙泊酚前應向醫師說明個人身體狀況,並在有足夠急救設備的醫療單位,由受過麻醉或加護照顧訓練的醫師給藥,以維護用藥安全。
(衛生福利部食品藥物管理署〈舒眠或麻醉?您需瞭解的事〉)

48. 下列敘述最為正確的選項是：
　　(A) 自 104 年起，國內使用丙泊酚的機構逐年增加
　　(B) 自 104 年起，國內違規使用丙泊酚的牙醫診所逐年增加
　　(C) 經食藥署調查，105 至 106 年國內獸醫院丙泊酚用量最大
　　(D) 行政院自 104 年公告丙泊酚為第四級毒品，故各機構不應再使用

詳解：A
由「全國使用丙泊酚的機構家數由 104 年的 1,149 家增至 106 年的 1,746 家（約 1.5 倍）。」可知選(A) 自 104 年起，國內使用丙泊酚的機構逐年增加。

49. 下列選項，何者不是使用丙泊酚時必須注意之事項？
　　(A) 須隨時注意用藥者維持呼吸道暢通
　　(B) 應由受過麻醉或加護照顧訓練的醫師給藥
　　(C) 用藥時，周邊須準備供氧及其他復甦設施
　　(D) 凡遇痛楚、焦慮，有鎮靜需求者，即可要求用藥

詳解：D
由「食藥署呼籲國人，使用丙泊酚前應向醫師說明個人身體狀況，並在有足夠急救設備的醫療單位，由受過麻醉或加護照顧訓練的醫師給藥，以維護用藥安全。」可知(D) 凡遇痛楚、焦慮，有鎮靜需求者，即可要求用藥，是錯誤的敘述。

50. 下列選項，何者不是這則新聞稿所欲傳達的訊息？
　　(A) 近年國內出現違法使用或濫用丙泊酚之案例
　　(B) 患者在使用丙泊酚前須向醫師自述身體狀況
　　(C) 食品藥物管理署重視國民用藥安全，提倡依法合理用藥
　　(D) 在合法、依規的情況下，食藥署仍視丙泊酚為舒眠適宜補品

詳解：D
　　由「丙泊酚須由受過麻醉或加護照顧訓練的醫師給藥，不應由執行病人診斷或手術處置之人給藥。應持續監視病人情況，且需隨時有維持呼吸道暢通，人工換氣、充分供氧及其他復甦設施可供使用。」可知(D) 在合法、依規的情況下，食藥署仍視丙泊酚為舒眠適宜補品，為錯誤的敘述。

# 108 學年度私立醫學校院聯合招考轉學生考試

科目：國文　　　　　　　　　　　　　　簡正老師　解析

---

1.「陳主任雖然每天要處理繁多的事務，但他□□□□，從未延誤一件工作。」
□□□□不可填入哪一個選項？
(A)決斷如流　　　　　　　　(B)應付裕如
(C)看人行事　　　　　　　　(D)指揮若定

詳解：(C)
(A)決斷如流：決策或判斷事情果斷迅速
(B)應付裕如：形容處理事情從容不迫
(C)看人行事：根據對方的身分與自己的關係來處理事情，正解
(D)指揮若定：發令調度時，有條不紊，好像早有規劃。

---

2.「三里河寓所，曾是我的家，因為有我們仨。我們仨失散了，家就沒有了。
剩下我一個人，又是老人，就好比□□□□的羈旅倦客；□□□□，能不感歎
『人生如夢』『如夢幻泡影』」依序最合適填入□□□□的選項是：
(A)天涯歸來/鄉音無改　　　(B)馳騁游懷/海天遼闊
(C)無法言語/往事如煙　　　(D)日暮途窮/顧望徘徊

詳解：(D)
　(D)日暮途窮：天色已晚，路已到盡頭。比喻力竭計窮，陷入絕境/顧望徘徊：
四處張望，來回走動而不前。

---

3.「寂靜的我獨坐在寂靜的夜，那些生活的影子便□□□□，眼窩就會流出淚
水，提筆則更是淚流不止，毫無辦法，已成疾。」（章詒和《往事並不如煙·序》）
□□□□應填入哪一個選項？
(A)寤寐思服　　　　　　　　(B)草木零落
(C)與世浮沉　　　　　　　　(D)不期而至

詳解：(D)
(A)寤寐思服：醒著睡著都對她非常思念
(B)草木零落：草木凋零落下
(C)與世浮沉：隨世俗的眼光或潮流而行。形容沒有己見，隨波逐流
(D)不期而至：事先沒有約定而意外到來，沒有預料的到來，正解

4. 「因為沒有真正□□人才的地方，所以沒有真正人才出現；因為沒有澄明清晰的見解，所以沒有剛毅果敢的決策與□□。」(陳之藩〈勇者的聲音〉)依序最合適填入□□的選項是：
(A)培養／時代
(B)陶鑄／作為
(C)出產／制度
(D)化育／恆心

詳解：(B)
(B)陶鑄：用土作胚模以鑄造銅器。比喻造就人才／作為：行為與舉動。

5. 「歲月□□不久留，當年還就讀小學的小女娃兒，如今已是□□玉立的少女了；懂事的她，見到了經營水果攤的母親每天在熙熙□□的人群中叫賣著，於是決定每天下課後就來分擔母親的辛勞，鄰近攤位的婦人莫不對她□□讚嘆。」依序最合適填入□□的選項是：
(A)沖沖／婷婷／琅琅／咋咋
(B)匆匆／婷婷／攘攘／嘖嘖
(C)攸攸／亭亭／嚷嚷／咋咋
(D)悠悠／亭亭／攘攘／嘖嘖

詳解：(D)
(D)悠悠：安閒暇適的樣子／亭亭：形容女子身材修長苗條，體態秀美的樣子／熙熙攘攘：形容人來人往，喧鬧紛雜的樣子／嘖嘖：咂嘴作聲，表示讚美、驚奇。。

6. 「黃昏里，街上各處飛著小小的蝙蝠。望到天上的雲，同『晨曦中』的老鴰，背了小孩子們到門前站定了的女人們，一面搖動背上的孩子，一面總輕輕的唱著『憂鬱淒涼』的歌，『娛悅』到心上的『寂寞』。」上文『』中的語彙，運用最不合適的選項是：
(A)晨曦中
(B)憂鬱淒涼
(C)娛悅
(D)寂寞

詳解(A)老鴰，ㄌㄠ∨　•ㄍㄨㄚ，北方方言。指烏鴉。開頭已寫黃昏，故晨曦中最不合適。古詩詞中，常使用昏鴉，常出沒在黃昏，也不適合使用晨曦中。

7. 閱讀以下三短文，選出依序最合適填入□□的選項：
甲、隧道內如同幽浮，時間魔術師出手的好時機，車窗玻璃反映日光燈的流影，幻成泅泳的□□。（林俊穎〈遠行〉）
乙、他已把最美的身段留下／就不必再說什麼／推倒也罷／熔了更好／他最最在乎的／是那群鴿子　從此／失去一個咕咕的所在（辛鬱〈□□〉）
丙、妳對任何事都提不起興趣。已經到了生命的渡口，擁有一張橫渡□□的船票，看擺渡者何時幫妳劃位。（賴志穎〈獼猴桃〉）
(A)水母／銅像／冥河　　　　(B)河豚／橋樑／銀河
(C)海獺／燈塔／恆河　　　　(D)飛魚／招牌／星河

詳解:(A)
(A)用水母比喻日光燈的流影／由「最美的身段留下」、「推倒也罷／熔了更好」可知描寫對象為銅像／冥河，希臘神話中冥府的河流之一，該河環繞冥府七周，據說死者必須渡過冥河才能入冥府，而此河是由環繞世界的大河之神俄兄阿那斯的女兒所統治。

8. 文天祥〈正氣歌〉：「三綱實繫命，道義為之根。」詩中的「三綱」是指：
(A)知、仁、勇　　　　(B)詩、書、執禮
(C)君臣、父子、夫婦　　　(D)明明德、親民、止於至善

詳解:(C)
「三綱」：君臣、父子、夫婦之道。即君為臣綱，父為子綱，夫為婦綱。

9. 古人在詩歌或文章裡，常以□風表示季節，如以「楊柳風」表示「春」。下列哪個選項的說明最恰當：
(A)「東風」無力百花殘：秋
(B)瑤琴一曲來「薰風」：春
(C)莫道不銷魂，簾捲「西風」：夏
(D)明月照積雪，「朔風」勁且哀：冬

詳解:(D)
(A)春；(B)夏；(C)秋。

10.賈誼〈過秦論〉：「於是秦人拱手而取西河之外」，句中的「拱手」是形容「輕而易舉」。以下選項的意涵與此相近的是：
(A)馮唐易老　　　　(B)挾太山以超北海
(C)源不深而豈望流之遠　　(D)羽扇綸巾，談笑間，檣櫓灰飛煙滅

詳解:(D)
「拱手」是形容「輕而易舉」，與周瑜手搖羽扇頭戴綸巾，談笑之間，強敵的戰

船燒得灰飛煙滅，具有同樣意涵。

---

11.丘遲〈與陳伯之書〉:「魚游於沸鼎之中,燕巢於飛幕之上。」是比喻:
(A)性喜冒險犯難　　　(B)生活之自由自在
(C)表演技巧之高超　　(D)處境之危殆

詳解:(D)
丘遲〈與陳伯之書〉:「魚兒游在沸騰的鼎之中,燕子築巢在搖動的布幕上。」用來比喻危險。故選(D)處境之危殆。

---

12.下列文句「」中的詞語,前後意思相同的選項是:
(A)日「薄」西山,氣息奄奄/門衰祚「薄」,晚有兒息
(B)「逮」奉聖朝,沐浴清化/「迨」諸父異爨,內外多置小門
(C)臣不勝犬馬怖懼之情,謹「拜」表以聞/詔書特下,「拜」臣郎中
(D)是以「區區」,不能廢遠/余「區區」處敗屋中,方揚眉瞬目,謂有奇景

詳解:(B)
(A)接近/微薄;(B)直到/直到;(C)跪拜/任官、授職;(D)自稱的謙詞/志得意滿的樣子。

---

13.下列文句「」中的詞語,前後意思相同的選項是:
(A)最近「氣象」變化多端,難以預測/這棟建築年久失修,早已失去昔日豪華的「氣象」
(B)讓蝸牛停在掌心,珍惜剎那的「邂逅」/男女主角在雨中「邂逅」,沉醉冬季戀歌
(C)「青春」作賦,皓首窮經,筆下雖有千言,胸中實無一策/幸及風雪霽,「青春」滿江皋
(D)「生氣」不利健康,既傷神又傷身/近日霪雨霏霏,向日葵病懨懨的,缺乏「生氣」

詳解:(B)
(A) 氣候,一切大氣變化的現象,如風、雨、雷、電等/景況、氣派 (B)沒有事先約定而偶然相遇/沒有事先約定而偶然相遇 (C)比喻年輕/春天。因春天草木繁茂呈現青綠色,故稱為「青春」 (D)發怒/生動活潑而有朝氣。

---

14.台灣文學作品中,常運用日常生活語言。下列哪一個選項的敘述最為恰當:
(A)為了生活,他膜了幾畝田地耕作。—「膜」,意為承租、包辦
(B)始能度那近於似人的生活。—「度」,猜測之意
(C)製糖會社讓他的生活有了依靠。—「會社」,即「工會」,為勞工社團

> (D)他先糴了一些米，以備新春的糧食。—「糴」，賒借之意

詳解：(A)

(B)過、經歷；(C) 日本稱商業公司為「會社」，如「株式會社」即指股份有限公司；(D)ㄉㄧ╱，買入穀物。

---

15.（甲）貴賤禮隔，以「報」絕交之旨。（乙）節用而愛人，「使」民以時。（丙）誰習計會能為文收「責」於薛者乎。（丁）「道」千乘之國，敬事而信，節用而愛人。（戊）梁使三反，孟嘗君「固」辭不往也。（己）還來「就」菊花。以上「」中的字，作動詞使用的是哪一選項：
(A)甲乙丁己　　　　　　　(B)甲丙丁戊
(C)乙丙丁己　　　　　　　(D)乙丁戊己

詳解：(A)

（甲）告訴，動詞；（乙）支使，動詞；（丙）責，通「債」，名詞；（丁）道，引導、指引。通「導」，動詞；（戊）堅決地，副詞；（己）趨近、靠近，動詞。

---

16.由意思相異的兩個字所組成的詞語，只偏重其中一個字的意思，這類詞語稱為「偏義複詞」。請問下列「」中不是偏義複詞的選項是：
(A)明知投資一定賠錢，他仍不計「利害」，一意孤行
(B)領導者應賞罰分明，不宜因個人好惡，而有所「異同」
(C)消防員不顧個人「安危」，衝進火場協助救援
(D)如人飲水，「冷暖」自知

詳解: (D)

(A)利害，偏「害」；(B)異同，偏「異」；(C)安危，偏「危」。(D)冷暖，二字皆取用其義，非偏義複詞。

---

17.「情深意厚」一詞，在構詞上「情深」與「意厚」屬於並列關係。下列也是這樣構詞法的選項是：
(A)得道多助　　　　　　　(B)種瓜得瓜
(C)曲高和寡　　　　　　　(D)養尊處優

詳解:(D)

(D)「養尊」與「處優」，為並列關係。

---

18.日常生活中常見一些外來語，如「便當」一詞，即源於日語。下列文句「」內，不屬於外來語的選項是：
(A)餐廳有服務生代客「泊車」
(B)偶像明星都有很多「粉絲」

> (C)那家日式「涮」涮鍋好吃又便宜
> (D)便利商店提供「宅急便」服務

詳解: (C)

(A)泊車,停車。為英語 park 的音譯

(B)粉絲,為英語 fans 的音譯

(C)涮,一種烹飪方法。由進食者將切好的薄肉片,放入滾湯中,燙一下即刻取出,沾佐料而食,非外來語

(D)宅急便,宅急便是日本的大和運輸(雅瑪多運輸)於 1976 年所創造的宅配服務品牌及商標;並由於大和運輸的黑貓親子商標的緣故,所以也慣稱「黑貓宅急便」。

---

19.下列常用的詞語,用字完全正確的選項是:
  (A)勢力眼        (B)怨天尤人
  (C)名信片        (D)室內裝簧

詳解: (B)

  (A)勢「利」眼;(B)怨天尤人,正解;(C)「明」信片;(D)室內裝「潢」。

---

20.「一個作者早期的青年作品與晚期的成年作品不相同,並非不常見。這畢竟是個人的小事,但影響卻太大了。僅以海明威而論,他早年所寫西班牙內戰的小說,何其華麗;而他最後的短作《老人與海》又何其□□!這種變化與其說是文風的改易,不如說是思想的□□。」依序最合適填入□□的選項是:
  (A)美豔／退化        (B)精彩／進步
  (C)淡雅／成熟        (D)動人／延續

詳解:(C)

(C)淡雅,與前文「華麗」形成對比／文字隨著年齡的增加,而益發的「成熟」。

---

21.今有上聯「一代江山環古宇」,請按照對仗的規則,選出最適合的下聯:
  (A)天開景運年年盛        (B)百年奎壁煥華堂
  (C)百福年增世業長        (D)四海交遊晏子風

詳解:(B)

對聯上句末字為仄聲,貼於面對門的右邊,下句末字為平聲,貼於面對門的左邊。(A)下聯末字為「盛」,屬於仄聲,平仄不合格律,可刪。對偶三要件:一、字數相等;二、詞性相同;三、平仄相反。(C)、(D)二、四、六字平仄皆與上聯相同,沒有相反,可刪。唯有(B)百年奎壁煥華堂,合於格律,故選(B)。

22.文化部文化資產局函送各地方政府的公文如下：「本局辦理○○學年度重要傳統表演藝術校園合作推廣計畫，惠請轉知所屬國中、國小及高中（職）報名參與，請□□。」□□應填入以下哪一選項？
　(A)鑒核　　　　　　　　　　(B)查照
　(C)核備　　　　　　　　　　(D)備查

詳解：(B)
(B)文化部文化資產局函送各地方政府的公文，屬於平行函，期望目的用語使用「請查照」。

23.有關信箋「結尾敬辭」的用法敘述正確的選項是：
　(A)「泣請 鈞安」用於尊親　　(B)「恭請 福安」用於商界
　(C)「拜請 教安」用於政界　　(D)「即請 大安」用於平輩

詳解：(D)
(A)「泣請 鈞安」用於親友長輩，宜改為「敬請 鈞安」；(B)「恭請 福安」用於祖父母、父母；(C)「拜請 教安」用於教育界。

24.下列對「題辭」的說明哪個選項最恰當：
　(A)「詩題紅葉」、「直上青雲」是用於祝賀考試高中
　(B)「大展鴻猷」、「駿業宏興」是用於祝賀商店開幕
　(C)「蘭階吐秀」、「才子佳人」是用於祝賀他人生子
　(D)「民心所向」、「業紹陶朱」是用於祝賀民意代表當選

詳解：(B)
(A)「詩題紅葉」，比喻姻緣巧合，賀結婚。「直上青雲」，青雲，指顯要的地位。青雲直上比喻順利的迅速升到高位
(C)「蘭階吐秀」，賀生男。「才子佳人」，才子：有文學才華的男人；佳人：容貌美麗的女子。有才學的男子和美貌的女子。指才華傑出的男子與容貌秀美的女子。多指有愛情或婚姻匹配相當的男女
(D)「民心所向」是用於祝賀民意代表當選、「業紹陶朱」，陶朱公，即范蠡，春秋楚人。與文種同事越王句踐二十餘年，苦身戮力，卒以滅吳，尊為上將軍。蠡以大名之下，難以久居，且句踐為人，可與共患難，難與同安樂，遂浮海適齊，變姓名為鴟夷子皮。至陶，操計然之術以治產，因成巨富，自號陶朱公。賀商業。

25.「晉侯、秦伯圍鄭，以其無禮於晉，且貳於楚也。」(《左傳·燭之武退秦師》)下列哪一選項的解說最恰當？
　(A)鄭國背叛晉國，依附楚國
　(B)鄭國對晉國無禮，但國力僅次於楚國

(C)鄭國背叛楚國，對晉國無禮

(D)鄭國對晉國無禮，毀謗晉國比不上楚國

詳解：(A)

晉文公、秦穆公包圍鄭國，因為晉文公曾經逃亡到鄭國，鄭文公並沒有禮遇他，而且對晉國有二心，私自結交楚國。故選(A)鄭國背叛晉國，依附楚國。

26.「告別了白帝城，便進入了長約二百公里的三峽。在水路上，……你絕不會覺得造物主在作過於冗長的文章。」(余秋雨〈三峽〉)文中「文章」的意義，與下列哪個選項最接近：

(A)好鳥枝頭亦朋友，落花水面皆「文章」

(B)「文章」千古事，得失寸心知

(C)天恐「文章」中道絕，再生賈島在人間

(D)「文章」本天成，妙手偶得之

詳解：(A)

(A)斑斕美麗的花紋，(B)、(C)、(D)皆指文辭或泛指獨立成篇的文字。

27.「眾人道：『把梯子上去拆了，也得耳根清淨。』」(《水滸傳‧第七回》)。文中的「耳根」與下列哪個選項中的「耳根」意義相同：

(A)他酒喝多了，耳根子都紅了

(B)聞用耳根聞耶？用耳識聞？用意識聞耶

(C)教官要求所有同學頭髮必須與耳根齊

(D)不要取笑她了，她的臉已經紅到耳根

詳解：(B)

(B)耳邊。(A)、(C)、(D)皆指耳的根部。

28.陳列〈八通關種種〉：「有的則已難覓蹤跡，掩沒在荒野蔓草中。而八通關上的清營壘和日警的駐在所，如今也只剩下若干石階。」最接近本文意思的選項是：

(A)秦時明月漢時關，萬里長征人未還

(B)總為浮雲能蔽日，長安不見使人愁

(C)吳宮花草埋幽徑，晉代衣冠成古丘

(D)晴川歷歷漢陽樹，芳草萋萋鸚鵡洲

詳解：(C)

(C)吳國孫權所建造的太初宮，已經埋沒在幽僻的小徑中，晉代的顯貴人家，也成為一座座的古墳。道出今非昔比的感慨。

29.林徽因〈哭三弟恒——三十年空戰陣亡〉:「弟弟,我沒有適合時代的語言來哀悼你的死;它是時代向你的要求,簡單的,你給了。這冷酷簡單的壯烈是時代的詩,這沉默的光榮是你。」選出解說最合適的選項:
(A)林徽因之所以「沒有適合時代的語言」,是因為她認為白話文無法寫祭文
(B)林徽因認為林恒死得太簡單
(C)林徽因用「冷酷簡單的壯烈是時代的詩」,來悼念林恒為國犧牲
(D)林徽因認為林恒沉默而死是一種光榮

詳解:(C)
由詩題〈哭三弟恒——三十年空戰陣亡〉,可知選(C)林徽因用「冷酷簡單的壯烈是時代的詩」,來悼念林恒為國犧牲。

30.請在下列文句中,選出語言、文意最合乎邏輯的選項:
(A)挫敗感就像是惡靈般,把我推向深淵,淹沒我的希望,撕裂我的信心
(B)沒有櫻桃樹就沒有華盛頓,沒有蘋果樹就沒有牛頓,可見樹有多重要
(C)父母與小孩之間有代溝,我們要當一個挖溝者,努力把溝挖掉
(D)快與慢是祖先傳給我們的精神,所以我們要傳給下一代

詳解:(A)
(B)沒有櫻桃樹一樣會有華盛頓,沒有蘋果樹一樣會有牛頓
(C)父母與小孩之間有代溝,我們要當一個「填」溝者,努力把溝「填滿」
(D)快與慢是祖先傳給我們的「節奏」,所以我們要傳給下一代。

31.古文常見省略主語,如:「事畢,出,遊於觀之上,喟然而歎。」(〈禮運·大同〉)「出,遊於觀之上」省略了主語「孔子」。《論語》:「管仲非仁者與?桓公殺公子糾,不能死,又相之。」下列敘述正確的選項是:
(A)「不能死」的主語是「桓公」　　(B)「不能死」的主語是「公子糾」
(C)「又相之」的主語是「管仲」　　(D)「又相之」的主語是「公子糾」

詳解:(C)
(A)「不能死」的主語是「管仲」　　(B)「不能死」的主語是「管仲」
(D)「又相之」的主語是「管仲」。

32.杏林子〈現代寓言〉:「有段時間,荷花承受太多的讚賞,等到掌聲漸息,他反而若有所失,渾身不自在。造物者說:『酗酒的人,沉醉於酒精之中;賭博的人,迷失於數字之間……』」下列哪個選項的說明最恰當:
(A)慣於擁有,反而欠缺內省的智慧
(B)凡事謹守中庸之道,勿太過與不及
(C)大自然是一本大書,要用心讀,用力念
(D)分享的快樂是加倍的,分擔的痛苦是輕省的

詳解:(A)
由「荷花承受太多的讚賞,等到掌聲漸息,他反而若有所失,渾身不自在」,可知選(A)慣於擁有,反而欠缺內省的智慧。

33.下文所說的「君子」和「小人」區分的原則是:
子之武城,聞弦歌之聲。夫子莞爾而笑,曰:「割雞焉用牛刀?」子游對曰:「昔者偃也聞諸夫子曰:『君子學道則愛人,小人學道則易使也。』」子曰:「二三子,偃之言是也。前言戲之耳。」(《論語》)
(A)學問多寡          (B)本性善惡
(C)道德優劣          (D)地位高下

詳解:(D)
孔子前往武城,聽到弦歌的聲音,笑著說:「殺雞何必使用牛刀呢?」子游回答說:「以前,我曾聽夫子說過『在上位的人學禮樂,就能愛護人民;百姓學禮樂,就容易聽從政令。』」孔子說:「各位弟子,子游說得很對,我剛才說的話,只是開玩笑的。」可知「君子」和「小人」區分的原則是依(D)地位高下。

34.閱讀下文,選出解說最合適的選項:
此夜月色倍明于常時,又謂之「月夕」。此際金風薦爽,玉露生涼,丹桂香飄,銀蟾光滿,王孫公子,富家巨室,莫不登危樓,臨軒玩月,或開廣榭,玳筵羅列,琴瑟鏗鏘,酌酒高歌,以卜竟夕之懽。至如鋪席之家,亦登小小月臺,安排家宴,團子女,以酬佳節。雖陋巷貧窶之人,解衣市酒,勉強迎歡,不肯虛度。此夜大街賣買,直到五鼓,玩月遊人,婆娑於市,至曉不絕。蓋金吾不禁故也。(吳自牧《夢粱錄中秋》)
(A)中秋之夜月光滿盈,貴族豪門不敢接近危險高樓,只靠在窗邊賞月,飲酒作樂,直至清晨
(B)至於商販人家,也登上小小樓台賞月,並安排家族餐宴子女們也回家團聚,共度佳節
(C)但是居住在陋巷貧窮的人們,則衣衫襤褸且無錢買酒,只能望月虛度
(D)中秋之夜,京城街道買賣生意昌隆,熱鬧非凡百姓們聚集在市集上賞月,流連忘返,一直到宵禁時刻才散去

詳解：(B)

由「至如鋪席之家，亦登小小月臺，安排家宴，團子女，以酬佳節」可知選(B)
至於商販人家，也登上小小樓台賞月，並安排家族餐宴子女們也回家團聚，
共度佳節。

35.閱讀下文，選出解說最合適的選項：

> 漢五年，既殺項羽，定天下，論功行封。群臣爭功，歲餘功不決。高祖以蕭何功
> 最盛，封為酇侯，所食邑多。功臣皆曰：「臣等身被堅執銳，多者百餘戰，少者
> 數十合，攻城略地，大小各有差。今蕭何未嘗有汗馬之勞，徒持文墨議論，不戰，
> 顧反居臣等上，何也？」高帝曰：「諸君知獵乎？」曰：「知之。」「知獵狗乎？」
> 曰：「知之。」高帝曰：「夫獵，追殺獸兔者狗也，而發蹤指示獸處者人也。今諸
> 君徒能得走獸耳，功狗也。至如蕭何，發蹤指示，功人也。且諸君獨以身隨我，
> 多者兩三人。今蕭何舉宗數十人皆隨我，功不可忘也。」
> 群臣皆莫敢言。(司馬遷《史記‧蕭相國世家》)
> (A)高祖以「功狗」比擬蕭何對他的忠心耿耿
> (B)高祖以「功人」比擬爭功群臣領軍征戰的貢獻
> (C)高祖感念蕭何率領家族投效漢營的忠心
> (D)群臣對於高祖之論功行封，始終心生不滿，而且敢怒不敢言

詳解：(C)

漢五年，劉邦打敗項羽，建立漢朝，論功行封侯。群臣爭取功勞，一年多來功勞
始終難以決定。漢高祖劉邦認為蕭何功勞最大，首先封為酇侯，食邑眾多。功臣
都說：「我們披著盔甲，拿著武器，多的歷經百次戰役，少的也參與數十回合，
攻城略地，只是大小有所差別而已。現在蕭何未有汗馬功勞，連戰場都沒上過，
只會耍筆桿，發議論，沒有作戰，封賞為什麼反而在我們之上？」劉邦說：「你
們都知道打獵這件事吧！」臣子回答：「知道。」劉邦說：「打獵，追殺野獸的是
狗，而指示野獸的巢穴、去向，讓狗去追殺的，卻是人。你們只會追殺，不過是
『功狗』而已。至於像蕭何指揮衝殺，是『功人』。況且你們雖然勇敢，卻多數
是單身跟隨我出戰，最多只有兩三人。現在蕭何一家幾十口人都參加軍隊作戰，
功勞是不可以忘記的。」群臣聽完，都不敢再說話了。可知選(C)高祖感念蕭何
率領家族投效漢營的忠心。

36.關於下文的說明，下列哪個選項最不合適？

陋室空堂，當年笏滿床。衰草枯楊，曾為歌舞場。蛛絲兒結滿雕梁，綠紗今又糊在蓬窗上。說甚麼脂正濃、粉正香，如何兩鬢又成霜？昨日黃土隴頭送白骨，今宵紅燈 帳底臥鴛鴦。金滿箱，銀滿箱，展眼乞丐人皆謗。正嘆他人命不長，那知自己歸來喪！訓有方，保不定日後作強梁。擇膏粱，誰承望流落在煙花巷！因嫌紗帽小，致使鎖枷槓，昨憐破襖寒，今嫌紫蟒長。亂烘烘 你方唱罷我登場，反認他鄉是故鄉。甚荒唐，到頭來 都是為他人作嫁衣裳。

(A)本文主旨在慨嘆世事無常、轉頭成空

(B)「擇膏粱，誰承望流落在煙花巷」句中「膏粱」指富家子弟，「煙花巷」指妓院

(C)「訓有方，保不定日後作強梁」句中「強梁」指國家的棟樑

(D)「為他人作嫁衣裳」指只是為他人辛苦忙碌罷了

答案：(C)

詳解：

簡陋的房間、空無一物的廳堂,當年可是堆滿了許多的笏板呢！那些衰敗的雜草、枯黃的柳楊，曾經也是有許多歌舞表演的場地。蜘蛛絲結滿了華美的雕棟梁柱，綠色的紗現在又在蓬窗上。說什麼胭脂正濃郁、撲上的粉正香，怎麼兩旁的髮鬢又霜白了呢？昨日的黃土堆裡埋葬了白骨，今晚紅絲床帳下，卻睡臥著鴛鴦般的情人。即使有金子、銀子滿箱，但轉眼間還不成了乞丐，人人皆來謗罵。正在感嘆別人的命不長，哪知道自己轉眼間也要辦喪事了。古人訓示曾說，誰能保證在將來的日子裡，不會因為什麼緣故，而成了盜匪小偷呢？如果能選擇富有，又有誰想要流浪在煙花青樓呢？多少人因為不滿足於自己所獲得的功祿，而淪落得扛起了枷鎖成為囚犯，昨日還在自憐只穿得破舊棉襖而寒冷的，今天可能成了達官貴人，嫌自己的官袍太長。人生的舞台總是亂哄哄，你才剛表演完，就換我登場了，反而將他鄉認做是自己的故鄉。真是太荒唐了，凡事到頭來，還不都是為了別人做嫁衣裳。(C)「強梁」指盜匪小偷。

37.閱讀下文，選出解說最合適的選項：

> 景公出獵，上山見虎，下澤見蛇。歸，召晏子而問之曰：「今日寡人出獵，上山則見虎，下澤則見蛇，殆所謂之不祥也？」晏子曰：「國有三不祥，是不與焉。夫有賢而不知，一不祥；知而不用，二不祥；用而不任，三不祥也。所謂不祥，乃若此者也，今上山見虎，虎之室也；下澤見蛇，蛇之穴也。如虎之室，如蛇之穴而見之，曷為不祥也。」（《晏子春秋》）
> (A)景公出獵遇到虎、蛇而不驚疑，顯現其性格穩重的王者之風
> (B)晏子認同打獵遇虎、蛇，乃國家不祥之兆
> (C)晏子認為國之根本，在於用人唯賢，知賢善任
> (D)晏子認為遇虎、蛇雖不祥，若能夷平虎、蛇之穴，則能避禍趨吉

詳解：(C)

齊國的景公出去打獵，上山時看見老虎，到沼澤地看見蛇。回去後，叫來晏子問他說：「今天我出外打獵，上山看見老虎，到沼澤看見蛇，大概是所謂的不祥吧？」晏子說：「國家有三種不祥的情況，這不在其中。就是有賢能的人卻不知道，一不祥；知道賢能但是不用，二不祥；用他但是不委以重任，三不祥。所謂不祥，就是像這種情況。今天上山看見老虎，那山是老虎的家；到沼澤看見蛇，那沼澤是蛇的穴。去老虎的家，去蛇的穴，看見牠們，何來什麼不祥呢？」可知選(C)晏子認為國之根本，在於用人唯賢，知賢善任。

38.閱讀下文，選出解說最合適的選項：

> 石曼卿隱於酒，謫仙之流也，然善戲。嘗出報慈寺，馭者失控，馬驚，曼卿墮馬。從吏驚，遽扶掖升鞍，市人聚觀，意其必大詬怒。曼卿徐著鞍，謂馭者曰：「賴我石學士也，若瓦學士，則固不破碎乎？」（惠洪《冷齋夜話》）
> (A)石曼卿常飲酒遣性，才學超脫，又精通戲曲，善於粉墨登場
> (B)石曼卿因為酒癮發作，馭馬失控而摔落地上，引來街市人潮圍觀
> (C)石曼卿墮馬，因為市人圍觀取笑而惱羞成怒，並辱罵馭者
> (D)石曼卿以詼諧風趣的方式輕責馭者，並化解尷尬

詳解：(D)

石曼卿隱居於喝酒當中，就像李白謫仙這一類的人，然而喜歡開玩笑。曾經離開報慈寺時，馬伕失控，坐騎受驚，石曼卿落馬。隨從驚怕，連忙扶他上馬，路人聚集圍觀，認為他必然生氣責罵。石曼卿從容上馬坐好後，對馬伕說：「幸虧我是石學士，若是瓦學士，豈不碰碎了？」可知選(D)石曼卿以詼諧風趣的方式輕責馭者，並化解尷尬。

39.閱讀下文，選出解說最合適的選項：

> 公輸子削竹木以為鵲，成而飛之，三日不下，公輸子自以為至巧。子墨子謂公輸
> 子曰：「子之為鵲也，不如匠之為車轄。須臾劉三寸之木，而任五十石之重。故
> 所為功，利於人謂之巧，不利於人謂之拙。」(《墨子‧魯問》)
> (A)公輸子做木鵲所花的時間，不必超過三天，自以為工藝精巧
> (B)墨子認為公輸子製作車轄的技藝高於其製作木鵲的技藝
> (C)公輸子向墨子請益如何提升工藝技巧
> (D)墨子認為公輸子的工藝對人無利，不能算是精巧

詳解：(D)

公輸班用木塊和竹片精心設計製成了一隻鵲鳥，完成後就飛上天空，翱翔三天都
沒有掉下來，公輸般也自以為精巧。墨子對公輸般說：「你做的這隻鵲鳥，還不
如馬車軸上的木銷。木匠一眨眼砍出的三寸木銷，便能承載五十石重的貨物。所
以所做的功，只要對人民有利的就叫做巧；對人民無利的，就叫做拙。」可知選
(D)墨子認為公輸子的工藝對人無利，不能算是精巧。

40.「亮之器能政理，抑亦管、蕭之亞匹也，而時之名將無城父、韓信，故使功
業陵遲，大義不及邪？蓋天命有歸，不可以智力爭也。」(《三國志‧諸葛亮傳》)
　　選出解說最合適的選項：
　　(A)以「管（仲）、蕭（何）」烘托諸葛亮的政治才能
　　(B)以「城父、韓信」讚譽諸葛亮的軍事才能
　　(C)蕭何、韓信皆漢武帝股肱，一文一武，興漢有功
　　(D)此段文字旨在說明諸葛亮之所以功敗垂成，只因無名將相佐

詳解：(A)

「諸葛亮的才幹是擅長治國理政，或許也僅次於管仲、蕭何，然而當時缺少像王
子城父、韓信這樣的名將，因而使功業衰落，匡復漢室的使命不能完成吧？大抵
而言，天命已有所歸屬，不可以用智與力爭取啊！」可知選(A)以「管（仲）、蕭
（何）」烘托諸葛亮的政治才能。

41.「八月蝴蝶來，雙飛西園草。感此傷妾心，坐愁紅顏老。」李白〈長干行〉
請推敲詩句的意涵，最接近本文情境的選項是：
　　(A)落花人獨立，微雨燕雙飛
　　(B)感時花濺淚，恨別鳥驚心
　　(C)離恨恰如春草，更行更遠還生
　　(D)等是有家歸未得，杜鵑休向耳邊啼

詳解：(A)

「八月蝴蝶飛來，雙飛在西邊花園的草地。有感於此，傷了我的心，深深地發愁讓我的紅顏逐漸老去。」可知選(A)落花人獨立，微雨燕雙飛。

---

42.孟子推崇孔子為「聖之時者」，是說孔子進退、處事，皆能適合時宜。以下能夠為「聖之時者」作註解的選項是：
　　(A)君子博學於文，約之以禮
　　(B)老者安之，朋友信之，少者懷之
　　(C)邦有道，危言危行；邦無道，危行言遜
　　(D)且而與其從辟人之士也，豈若從辟世之士哉

詳解：(C)

國家政治清平時，就言語正直，行為端正。國家政治不清平時，就行為端正，說話委婉謙遜。所有言行舉止，端賴國家是否有道，符合「聖之時者」，進退、處事，皆能適合時宜。

---

43.「我開始在顏真卿的字中，看到戰亂中生命一絲不苟的端正，那種『　』的歷史的莊嚴，其實遠不是『造型美術』四個字能夠解答，而更是一種生命的實踐罷。」（蔣勳〈我與書畫的緣分〉）『　』應填入哪一個選項？
　　(A)人不知而不慍，不亦君子乎
　　(B)知其不可而為之
　　(C)造次必於是，顛沛必於是
　　(D)仰之彌高，鑽之彌堅，瞻之在前，忽焉在後

詳解：(C)

(C)急遽倉促的時候一定和仁同在，挫折困窮的時候也一定和仁同在，都不會因困頓挫折而有所改變。

---

44.「林花謝了春紅，太匆匆。無奈朝來寒雨晚來風。胭脂淚，相留醉，幾時重。自是人生長恨水長東。」（李煜〈相見歡〉）下列哪一個選項的解說最不恰當：
　　(A)世間好物不堅牢，美好的時光總留不住
　　(B)這首詞以「相見歡」為題，以期待他日相聚破題
　　(C)美好的花兒怎經得起風雨的摧殘
　　(D)人生恨事多，如東逝水，不止不休，永無盡頭

詳解：(B)

「樹林間的紅花已經凋謝，實在是去得太匆忙了。無可奈何花兒怎麼能禁得起那淒風寒雨晝夜摧殘呢？飄落遍地的紅花，被雨水淋過，像是美人雙頰上的胭脂和著淚水流淌。花兒和憐花人相互留戀，如醉如癡，什麼時候才能再重逢呢？人生從來就是令人怨恨的事情太多，就像那東逝的江水，不休不止，永無盡頭。」(B)

「相見歡」為詞牌，並非題目。

45-46 為題組，閱讀下文後作答：

> 蒹葭蒼蒼，白露為霜。所謂伊人，在水一方。遡洄從之，道阻且長；遡游從之，
> 宛在水中央。
> 蒹葭萋萋，白露未晞。所謂伊人，在水之湄。遡洄從之，道阻且躋；遡游從之，
> 宛在水中坻。
> 蒹葭采采，白露未已。所謂伊人，在水之涘。遡洄從之，道阻且右；遡游從之，
> 宛在水中沚。（《詩經‧蒹葭》）

翻譯：

蘆葦長得茂盛，清晨的露水變成霜。我所懷念的心上人啊。就站在對岸河邊上。
逆流而上去追尋她（他），追隨她（他）的道路險阻又漫長。順流而下尋尋覓覓，
她（他）彷彿在河水中央。

蘆葦長得茂盛，清晨露水尚未曬乾。我那魂牽夢縈的人啊，她（他）就在河水對
岸。逆流而上去追尋她（他），那道路坎坷又艱難。順流而下尋尋覓覓，她（他）
彷彿在水中小洲。

蘆葦長得茂盛，清晨露滴尚未被蒸發。我那苦苦追求的人啊，她（他）就在河岸
一邊。逆流而上去追尋她（他），那道路彎曲又艱險。順流而下尋尋覓覓，她（他）
彷彿在水中的高地。

---

45.詩中的「白露為霜」、「白露未晞」、「白露未已」，所指涉的意涵最適合的選項
　　是？
　　(A)道長又阻　　　　　　　　(B)時間流逝
　　(C)伊人如露　　　　　　　　(D)霜寒露重

詳解：(B)
「白露為霜」、「白露未晞」、「白露未已」為時間的遞進，故選(B)時間流逝。

---

46.「蒼蒼」、「萋萋」、「采采」的意思為何選出適合的選項：
　　(A)茂盛　　　　　　　　　　(B)蒼翠
　　(C)勁挺　　　　　　　　　　(D)枯萎

詳解：(A)
「蒼蒼」、「萋萋」、「采采」，皆解釋為(A)茂盛。

47-48 為題組，閱讀下文後作答：

工之僑得良桐焉，斲而為琴，絃而鼓之，金聲而玉應，自以為天下之美也；獻之太常，使國工視之，曰：「弗古」，還之。工之僑以歸，謀之漆工，作斷紋焉；又謀之篆工，作古窾焉。匣而埋諸土，朞年，出之，挽之適市，貴人過而見之，易之以百金，獻諸朝。樂官傳視，皆曰：「希世之珍也！」工之僑聞之，嘆曰：「悲哉！世也，豈獨一琴哉？莫不然矣！而不早圖之，其與亡矣。」遂去，入於宕冥之山，不知其所終。（劉基〈工之僑獻琴〉）

翻譯：

工之僑得到好的桐木，砍削它當作琴，加上琴弦而彈奏，發出如叩鐘擊磬一般悅耳動聽的聲音，從此自認為這是天下最好的琴，於是將琴獻給太常官。太常官便派朝廷最優秀的樂工驗收這張琴，樂工看了以後說：「這不是古琴。」就把這張琴退還給工之僑。工之僑把琴抱回以後，便和漆工商議，請他在琴上刻些斷紋。又和雕刻花紋的工匠商議，請他在琴體題上古字。然後裝在盒子裡，埋在土中。一週年後挖出來，抱到市場賣。有位顯貴的人經過時看見，用百金把它買下來獻給朝廷。朝中樂官爭相傳看，紛紛讚歎：「真是世上稀有的珍寶啊！」工之僑聽了這件事以後，感嘆著說：「這樣的世道人心真是可悲啊！又怎麼只有對待這張琴是這樣呢？其實朝廷中沒有一件事不是如此的。」

47.工之僑所以遁隱，這是因為：
　(A)不願被世俗所感染
　(B)逃避貴人發現琴為仿古
　(C)無意追求金錢與奢侈的盛名
　(D)唯恐有朝一日被樂官發現琴係仿古

詳解：(A)
工之僑所以遁隱，是因為朝廷只注重外在，卻不重內涵，故選(A)不願被世俗所感染。

48.本文主旨在諷諭：
　(A)貪圖小利只求速成的人
　(B)徒慕風雅不重實際的人
　(C)趨炎附勢只圖表面的人
　(D)好高騖遠投機取巧的人

詳解：(B)
本文主旨在諷諭朝廷中只重外在，卻不重視內涵的官員，故選(B)徒慕風雅不重實際的人。

49-50 為題組，閱讀下文後作答：

> 寶元元年，党項圍延安七日，臨於危者數矣。范侍郎雍為帥，憂形於色。有老軍校出，自言曰：「某邊人，遭圍城者數次，其勢有近於今日者。虜人不善攻，卒不能拔。今日萬萬無虞，某可以保任。若有不測，某甘斬首。」范嘉其言壯人心，亦為之小安。事平，此校大蒙賞拔，言知兵善料敵者首稱之。或謂之曰：「汝敢肆妄言，萬一不驗，須伏法。」校笑曰：「君未之思也。若城果陷，何暇殺我邪！聊欲安眾心耳。」（沈括《夢溪筆談》）

翻譯：

寶元元年，党項軍隊圍困延州七天，多次瀕於危急。侍郎范雍擔任延州主帥，憂慮神情表現在臉色上。有一個老軍校出來，自稱說：「我是邊地人，遭遇圍城多次，那時有和今天很相似的形勢。胡虜之人不善於攻城，最後攻占失敗。今日之事絕對沒有危險，我可以承擔責任。如果有不測之事，我甘願被斬首。」范雍讚賞他的話能激勵人心，也因此稍微安定。戰事平息後，這個軍校大受獎賞提拔，說他是知曉軍事善於預測敵情的首推人選。有人問他道：「你竟敢隨意亂說，萬一不應驗，你要伏法被斬的。」軍校笑著說：「你沒有想過這件事。倘若城果然被攻陷，哪有時間來殺我呢！我姑且用這些話安定人心罷了。」

49.在老軍校對范雍所說的話裡，其中哪一句最能「壯人心」？
(A)若有不測，某甘斬首
(B)虜人不善攻，卒不能拔
(C)今日萬萬無虞，某可以保任
(D)某邊人，遭圍城者數次，其勢有近於今日者

詳解：(A)
「如果有不測之事，我甘願被斬首。」以自身生命擔保，最能「壯人心」，故選 (A)若有不測，某甘斬首。

50.下列文句如果在□中加入主語，哪個選項最為恰當：
(A)虜人不善攻，□卒不能拔──延安
(B)其言壯人心，□亦為之小安──范雍
(C)此校大蒙賞拔，□言知兵善料敵者首稱之──虜人（党項）
(D)若城果陷，何暇殺我邪！□聊欲安眾心耳──范雍

詳解：(B)
(A)虜人不善攻，□卒不能拔──虜人
(C)此校大蒙賞拔，□言知兵善料敵者首稱之──范雍
(D)若城果陷，何暇殺我邪！□聊欲安眾心耳──軍校。

# 109 學年度私立醫學校院聯合招考轉學生考試

科目：國文　　　　　　　　　　　　　　　　簡正老師 解析

一、單選題(60%)

---

1.「□手稱慶」、「黃髮垂□」、「□首微笑」、「輕捋□鬚」，以上□依序應
填入哪一選項？
(A)額/髭/頷/髫　(B)額/髫/頷/髭　(C)頷/髭/額/髫　(D)頷/髫/額/髭

---

詳解：(B)
額手稱慶：舉手齊額，表示慶幸
黃髮垂髫：老人小孩
頷首微笑：點頭微笑
輕捋髭鬚：輕輕摸著嘴邊的短毛。故選(B)額/髫/頷/髭。

---

2.下列哪一個選項沒有錯別字？
(A) 老朱經商投資失敗，晚年流落街頭，相貌寒瘡，讓人不忍足睹。
(B) 蛋仔竭盡全力，仍不敵圍棋高手薇薇，不禁對她甘敗下風。
(C) 強強老師講解鞭闢入裡，言簡意賅，被各大補習班爭相延聘。
(D) 阿宏聽人說話總是段章取義，導致朋友都不敢對他傾訴衷腸。

---

詳解：(C)
(A)寒「傖」　(B) 甘「拜」下風　(D)「斷」章取義。

---

3.下列哪一個選項沒有錯別字？
(A) 他病入膏盲，已到了藥石罔效的地步。
(B) 罹患嚴重的疾病，常讓人形容枯槁。
(C) 唯有斧底抽薪消除積水，才能有效預防登革熱。
(D) 技術精湛的雷射換膚，能讓人容光換發。

---

詳解：(B)
(A)病入膏「肓」　(C)「釜」底抽薪　(D)容光「煥」發。

---

4.「日夜煎熬」、「炒作新聞」等用語中，「煎」、「熬」、「炒」都是烹飪的
方式。試問「炒作」的「炒」，與哪一種烹飪動作類似？
(A) 慢火久煮(B) 反覆翻動(C) 熱油急爆(D) 大火快煮

---

詳解：(B)
炒：一種烹飪方法。把食物置鍋內，以少量的油略為翻攪至熟者。故選(B)反覆
翻動。

5.《禮記・學記》云:「凡學之道,嚴師為難。師嚴然後道尊,道尊然後民知敬學。」文中「嚴師為難」意謂:
(A) 不易得到真正嚴格的老師。(B) 嚴格教學不容易做到。
(C) 學生不易接受嚴格的老師。(D) 尊敬老師是難能可貴的。

詳解:(D)

《禮記・學記》說:「凡是學習之道,尊敬老師是最難能可貴的。老師被尊敬,然後所傳授的道理才會被尊重,老師傳授的道理被尊重,人民才知道要謹慎學習。」故選(D)尊敬老師是難能可貴的。

6.下列對《荀子・勸學》解讀的選項,何者最為妥當?
(A) 不登高山,不知天之高也;不臨深溪,不知地之厚也。—「不入虎穴,焉得虎子」的意思
(B) 質「的」張而弓矢至焉—「的」是「之」的意思。
(C) 淑人君子,其儀一兮。其儀一兮,心如「結」兮。—「結」字形容心志之堅定。
(D) 蓬生麻中,不扶而直;白沙在涅,與之俱黑。—指容易因為環境影響而混淆是非的人。

詳解:(C)
(A)「不聞先王之遺言,不知學問之大也」的譬喻
(B)箭靶
(D)指人容易受環境影響。

7.下列哪一個選項的「息」字是「停止」的意思?
(A)《莊子・天下》:「以衣食為主,以蕃息畜藏。」
(B)《荀子・大略》:「子貢問於孔子曰:『賜倦於學矣,願息事君。』」
(C)《莊子・逍遙遊》:「鵬之徙於南冥也,水擊三千里,摶扶搖而上者九萬里,去以六月息者也。」
(D)《紅樓夢》:「瞬息間則又樂極悲生,人非物換,究竟是到頭一夢。」

詳解:(B)
(A)生長    (C)氣,此指「風」    (D)呼吸、氣息。瞬息:比喻極短的時間。

8.以下四個選項中的「文章」一詞,其中哪一個與其他三個的意思不同?
(A) 子貢曰:「夫子之文章,可得而聞也。」(《論語・公冶長》)
(B) 奧窔之間,簟席之上,斂然聖王之文章具焉,佛然平世之俗起焉。(《荀子・非十二子》)
(C) 鷹隼乏采,翰飛戾天,骨勁而氣猛也。文章才力,有似於此。(《文心雕龍・風骨》)

(D) 瞽者無以與乎文章之觀，聾者無以與乎鐘鼓之聲。（《莊子·逍遙遊》）

詳解：(C)
　(A)、(B)、(D)指德行事功、禮樂法度。(C)文辭或泛指獨立成篇的文字。

9.以下哪一選項的「微」字，可解釋為「無、沒有」？
(A) 「式微式微，胡不歸！」（《詩經·邶風·式微》）
(B) 「微斯人，吾誰與歸？」（范仲淹〈岳陽樓記〉）
(C) 「吾觀三代以下，世衰道微。」（顧炎武〈廉恥〉）
(D) 「從數騎出，微行，入古寺。」（方苞〈左忠毅公軼事〉）

詳解：(B)
(A) 衰落 (C) 衰落 (D) 暗中。

10.諸葛亮曾說：「親賢臣，遠小人，此先漢所以興隆也；親小人，遠賢臣，此
　　後漢所以傾頹也。」文中「小人」一詞與哪一選項的「小人」意思最為接近？
(A) 君子喻於義，「小人」喻於利。
(B) 乘車者君子之位也，負擔者「小人」之事也。
(C) 「小人」有母，皆嘗小人之食矣，未嘗君之羹，請以遺之。
(D) 君子之德，風；「小人」之德，草。草上之風，必偃。

詳解：(A)
親賢臣，遠「小人」，指無德智修養、人格卑劣的人。
(A)無德智修養、人格卑劣的人。(B)、(C)、(D)指平民百姓。

11.以下「」中的字義解釋，前後相同的選項是：
(A) 王師北定中原日，家祭無忘告「乃」翁。／「乃」所願，則學孔子也。
(B) 楚莊王伐鄭，鄭伯肉袒牽羊以「逆」。／凡事如是，難可「逆」料。
(C) 民惟邦本，本「固」邦寧。／諸侯義而撫之，百姓欣而奉之，國可以「固」。
(D) 少小不努力，老大「徒」傷悲。／非吾「徒」也。小子鳴鼓而攻之，可也。

詳解：(C)
(A)你／若、如果 (B)迎接／預先
(C) 穩固／穩固 (D) 白白的、平白／門人、弟子。故選(C)。

12.下列選項的敘述，何者為是？
(A) 「聖人不病。以其病病，是以不病。」四個「病」字中，有兩個動詞，兩個
　　名詞。
(B) 「道可道，非常道。」三個「道」字中，有兩個動詞，一個名詞。
(C) 「物物而不物於物。」四個「物」字中，有兩個動詞，兩個名詞。

(D) 「以差觀之，因其所大而大之，則萬物莫不大。」三個「大」字中，有兩個
　　動詞，一個形容詞。

詳解：(C)

「聖人不病。以其病病，是以不病。」四個「病」字中，有三個動詞：不「病」、
「病」病、不「病」，一個名詞病「病」。

(B) 「道可道，非常道。」三個「道」字中，有一個動詞：道可「道」，二個名詞：
　　「道」可道，非常「道」。

(C) 「物物而不物於物。」四個「物」字中，有兩個動詞：「物」物而不「物」於
　　物，兩個名詞：物「物」而不物於「物」。正解

(D) 「以差觀之，因其所大而大之，則萬物莫不大。」三個「大」字中，有一個
　　名詞：所「大」，指「大的部分」；一個動詞：「大」之，認為它大；一個形容
　　詞：莫不「大」，沒有不「大的」。

---

13. 「《最後的貴族》裡，她回憶了幾位敬重的長輩，寫他們每個人不同的性情，
　　□□或熱烈的友誼，被出賣時的□□，被孤立時的□□，最最熱望又最不可
　　及的自由。」依次最適合填入□□的選項是：
(A) 淡泊／憤怒／寂寞(B) 淡泊／寂寞／憤怒
(C) 鮮明／憤怒／淡泊(D) 鮮明／寂寞／憤怒

詳解：(A)

□□或熱烈的友誼，「淡泊」與「熱烈」映襯。被出賣時的□□，心情必定是「憤
怒」。被孤立時的□□，感受是「寂寞」。

---

14. 「他開始識字，開始讀書，當然，他也要讀報紙、聽音樂或看電視、電影，
　　古往今來的撰述者啊！各種方式的知識傳遞者啊！我的孩子會因你們得到什
　　麼呢？你們將飲之以瓊漿，灌之以□□，還是哺之以□□？他會因而變得
　　□□□□，還是學會奸猾詭詐？當我把我的孩子交出來，當他向這世界
　　□□□□，世界啊，你給他的會是什麼呢？」（張曉風〈我交給你們一個孩
　　子〉）　　上文各空格，依序最適合填入的選項是：
(A) 醍醐／糟粕／正直忠信／求知若渴
(B) 醍醐／糟粕／求知若渴／正直忠信
(C) 糟粕／醍醐／正直忠信／求知若渴
(D) 糟粕／醍醐／求知若渴／正直忠信

詳解：(A)

(A) 醍醐灌頂：將牛奶中精煉出來的乳酪澆到頭上。佛家以此比喻灌輸智慧，使
　　人得到啟發，澈底醒悟／糟粕：酒糟、米糟或豆糟等渣滓。比喻粗劣無用的東西
　　／正直忠信，與「奸猾詭詐」對比／求知若渴，探求知識像口渴想喝水一樣迫切。
　　形容求知願望十分迫切。

15.以下三短文中的□□，依序最適合填入的選項是：
甲、「是的，鬼，就像一個懂得拚命張牙舞爪的生字……悄然成形的□□，似
　　魚鉤，牢牢鉤住我欲言又止的上唇。」（陳大為〈從鬼〉）
乙、「褥瘡的確是居家宿敵。我見過護理師於另一案家用剪刀剪去病人腰薦部
　　的壞黑死皮，濃汁應聲噴薄流出，令人心驚的□□。」（吳妮民〈週間旅行〉）
丙、「這種僵滯的時候就特別覺得文明系統□□嚴重，它不嘎吱兩聲磨蹭一下
　　是動不了的。」（柯裕棻〈清晨〉）
(A) 枝枒/潮汐/加速(B) 問號/湧泉/鏽蝕
(C) 面具/海浪/污染(D) 傘柄/溪流/腐朽

詳解：(B)
　(B)「問號」的形狀像「魚鉤」/「濃汁應聲噴薄流出」可知選「湧泉」/由「它
不嘎吱兩聲磨蹭一下是動不了的」可知選「鏽蝕」。

16.下列何者不是形容生命的短暫？
(A) 寄蜉蝣於天地。　　　　(B) 人生如白駒過隙。
(C) 浮雲易散，朝露易乾。(D) 浪淘盡、千古風流人物。

詳解：(D)
　(D) 長江之水滾滾東流，淘盡了多少千古風流的歷史人物。並非形容生命的短
暫。

17.修辭有借代法，即不直接說出所要說的人、事、物，而借用其他事物來替代。
　　下列何者不是借代法？
(A) 曹操〈短歌行〉：「何以解憂，唯有杜康。」
(B) 白居易〈與元微之書〉：「形骸且健，方寸甚安。」
(C) 諸葛亮〈出師表〉：「臣本布衣，躬耕於陽。」
(D) 周敦頤〈愛蓮說〉：「菊，花之隱逸者也；牡丹，花之富貴者也；蓮，花之
　　君子者也。」

詳解：(D)
(A)杜康，借代為「酒」　　(B)方寸，借代為「內心」
(C)布衣，借代為「百姓」　(D) 轉化(擬人)。

18.下列哪一個選項的疊字是狀聲詞？
(A) 無邊落木「蕭蕭」下，不盡長江「滾滾」來。
(B) 天長地久有時盡，此恨「綿綿」無絕期。
(C) 大絃「嘈嘈」如急雨，小絃「切切」如私語。
(D) 「青青」子衿，「悠悠」我心。

詳解：(C)

(A)蕭蕭：落葉聲，滾滾：形容翻湧浮沉的樣子
(B)綿綿：形容連續不絕
(C)嘈嘈：聲音雜亂，切切：形容聲音細小
(D)青青，形容草木翠綠的顏色。衿，衣服前有鈕扣的部分。青衿指舊時學生士人的服飾。悠悠，憂思的樣子。

---

19.下列選項，何者不是形容聲音？
(A) 如一條飛蛇，在黃山三十六峰半山腰裡盤旋穿插。
(B) 如秋水，如寒星，如寶珠，如白水銀裡頭養著兩丸黑水銀。
(C) 像一線鋼絲拋入天際。
(D) 像東洋煙火，一個彈子上天，隨化作千百道五色火光，縱橫散亂。

詳解：(B)
(B)那雙眼睛，如秋水(清亮有神)，如寒星(明澈晶亮)，如寶珠(光彩照人)，如白水銀裡頭養著兩丸黑水銀(黑白分明)。非形容聲音。

---

20.下列選項，何者運用誇飾修辭法？
(A) 風雨如晦，雞鳴不已。(B) 青青河畔草，鬱鬱園中柳。
(C) 誰謂河廣，曾不容舠。(D) 星垂平野闊，月湧大江流。

詳解：(C)
 (C) 誰謂河廣，曾不容舠：意為黃河窄，竟容不下一艘小船。舠，音ㄉㄠ，刀形的小船。運用誇飾修辭法。

---

21.趙孟頫的字有一種天生的貴氣，一切喜怒哀樂、窘窮憤懣，都可以被他寫的雍容華貴。人生豈是沒有苦難？筆墨中怎可能沒有滄桑？而趙孟頫依然從容以對，那是天生的華貴之氣戰勝了內心的苦惱。晚明的傅山瞧不起趙孟頫，但又忍不住學趙孟頫，學了以後又說不過爾爾，如同董其昌一輩子都在吹噓自己比趙孟頫高明。傅山狂鬱，董其昌淡雅，卻始終在趙孟頫的優雅中俯首。
（侯吉諒〈筆下含情〉）
依據上文，敘述最妥當的選項是：
(A) 趙孟頫的字雍容華貴，完全是來自於他的天生貴氣。
(B) 傅山曾經學習過趙孟頫的字，但始終對自己的書法不滿。
(C) 董其昌對於他人說趙孟頫比他高明的評語，始終淡然視之。
(D) 作者認為傅山、董其昌與趙孟頫的書法風格相互模仿。

詳解：(A)
由「趙孟頫的字有一種天生的貴氣，一切喜怒哀樂、窘窮憤懣，都可以被他寫的雍容華貴。」可知選(A)趙孟頫的字雍容華貴，完全是來自於他的天生貴氣。

22.「野桐花開了落了，相思花也開了落了，若有花魂將轉往何處？我這樣問的時候，四時依然無動於衷的來去。」（凌拂〈痕跡〉）下列哪一個選項最接近本文所表達的情感？
(A) 惟有牡丹真國色，花開時節動京城。
(B) 此夜曲中聞折柳，何人不起故園情。
(C) 最是人間留不住，朱顏辭鏡花辭樹。
(D) 清明時節雨紛紛，路上行人欲斷魂。

詳解：(C)
由「四時依然無動於衷的來去」可知選(C)最是人間留不住，朱顏辭鏡花辭樹。

23.《老子》云：「五色令人目盲，五音令人耳聾，五味令人口爽，馳騁畋獵令人心發狂，難得之貨令人行妨。是以聖人為腹不為目，故去彼取此。」下列哪一個選項的解說不妥當？
(A) 「口爽」意指滿足口腹之欲。
(B) 人若是過度沈溺於感官享受，將使感官失去正常功能。
(C) 人若是沉迷於追逐獵物與稀有寶物，他的心會逐漸地兇狠狂妄，行為遠離常道！
(D) 聖人但求吃飽肚子，而不任由感官慾望無限擴張。

詳解：(A)
《老子》說：「過分追求色彩的享受，最後令人視覺遲鈍；過分追求聲音的享受，最後令人聽覺不靈；過分追求味道的享受，最後令人味覺差錯；過分放縱馳騁打獵，最後令人內心發狂；過分追求金銀珠寶，最後令人行事有所妨礙。所以聖人，只求滿足身體的需求，而不追求更高的享受，所以要去除心裡無盡的慾望，而選擇純樸無華的生活。」(A)「口爽」意指令人味覺差錯。

24.南郭惠子問於子貢曰：「夫子之門何其雜也？」子貢曰：「君子正身以俟，欲來者不距，欲去者不止。且夫良醫之門多病人，櫽栝之側多枉木。是以雜也。」（《荀子‧法行》）
依據上文，敘述最適當的選項是：
(A) 南郭惠子批評子貢收太多學生。　(B) 子貢認為好醫生自然病人就會多。
(C) 子貢主張應該努力教化所有的人。(D) 本文並沒有論及孔子的相關議題。

詳解：(B)
南郭惠子問子貢說：「先生的弟子，人員怎麼如此混雜呢？」子貢說：「君子端正己身以待，想要來求學的人都不拒絕，想要離去的也不阻止。況且像良醫的門前多病人，矯形器的旁邊多曲木。所以夫子的弟子才那麼混雜啊！」故選(B)子貢認為好醫生自然病人就會多。

25.孟子曾說：「離婁之明，公輸子之巧，不以規矩，不能成方員；師曠之聰，
　　不以六律，不能正五音。」這段話是主張人要：
(A) 三思而後行。　　(B) 依循規則而行。
(C) 勇於挑戰陳規。　(D) 敢於挑戰自我。

詳解：(B)
孟子曾說：「離婁的好眼力，公輸般的高超巧手，不使用圓規曲尺，就不能繪製
方圓；師曠的敏銳耳力，不依六律，就不能使五音純正。」可知選(B)依循規則
而行。

26.暮投石壕村，有吏夜捉人。老翁踰牆走，老婦出門看。吏呼一何怒？婦啼一
　　何苦？聽婦前置詞：三男鄴城戍。一男附書至，二男新戰死。存者且偷生，
　　死者長已矣。室中更無人，唯有乳下孫。有孫母未去， 出入無完裙。老嫗力
　　雖衰，請從吏夜歸。急應河陽役，猶得備晨炊。夜久語聲絕，如聞泣幽咽。
　　天明登前途，獨與老翁別。（杜甫〈石壕吏〉）
根據上文，下列哪一選項的解說不妥當？
(A) 不言征兵、點兵、招兵，卻說「有吏夜捉人」，可見作者深知縣吏身負保衛
　　　國家重責。
(B) 「暮投石壕村」的主詞是杜甫，點出以下所記為親眼所見。
(C) 「猶得備晨炊」，指老婦願意代替老翁到軍中服役。
(D) 「天明登前途，獨與老翁別」，可見最終老翁歸家，老婦已被捉走。

詳解：(A)
　　　傍晚時投宿於石壕村，碰到正在徵兵的官吏在晚上抓人。老頭子翻過牆悄悄
逃走，老太婆則走出房門看望。官吏憤怒的大呼小叫，而老婦人的啼哭是何等哀
苦啊！聽老婦走上前去訴說：「三個兒子都入伍於鄴城。一個兒子捎了信回來說
另兩個兒子最近剛戰死。沒死的是苟且的活，死去的則是永久的終止。這家中再
也沒有別的人，就只一個吃奶的小孫子。要哺乳孫子媳婦還沒改嫁過來，而我進
出門已經沒一條完整裙子了。我這老太婆雖然體力衰退，但你今晚請你也把我帶
回吧。河陽這一役我可以應急，還能為兵士們準備晨炊。」深夜了，已經沒有了
說話聲，只聽到隱約間低微的抽噎。天明時我起身趕回家，只能與老頭子一人告
別。
(A)不言征兵、點兵、招兵，卻說「有吏夜捉人」，可知縣吏強押百姓從軍。

27.前年我回油棕園和萬嶺新村去，白頭宮女的心情。所有的物都抹上時間的光
　　暈。房子老了，椰子樹、紅毛丹、芒果、酸仔還在，連油棕樹上的蕨類都變
　　少，樹木亦有暮年之人的形色。（鍾怡雯〈北緯五度〉）
根據上文，下列哪一選項的解說不妥當？
(A) 客從遠方來，遺我一端綺；相去萬餘里，故人心尚爾。

(B) 四顧何茫茫，東風搖百草；所遇無故物，焉得不速老。
(C) 服食求神仙，多為藥所誤；不如飲美酒，被服紈與素。
(D) 不惜歌者苦，但傷知音稀；願為雙鳴鶴，奮翅起高飛。

詳解：(B)

(B)「四處看過去廣大而無邊際，春風吹生了枯萎的野草。眼前一切都沒有舊物，像草之榮生一般，人怎能逃脫快速老去的命運呢？」與題幹皆「感傷人與物同時老去。」

---

28.杞子奔齊，逢孫、楊孫奔宋。孟明曰：「鄭有備矣，不可冀也。攻之不克，圍之不繼，吾其還也。」滅滑而還。(《左傳》)

根據上文，下列敘述何者不妥當？
(A) 「杞子奔齊，逢孫、楊孫奔宋」，「奔」是逃亡投奔之意。
(B) 「鄭有備矣，不可冀也」，言事蹟已敗露，鄭國早有準備。
(C) 「攻之不克，圍之不繼」，謂已無法攻克鄭國。
(D) 「滅滑而還」，言遭受滑鐵盧，無功而返。

詳解：(D)

杞子逃奔到齊，逢孫、楊孫逃奔到宋。孟明說：「鄭國已經有防備，沒有希望了。想要攻打是不會勝利，想要包圍也不能持久，我們還是回去吧！」滅掉滑國而回去。故選(D)。

---

29.下列元曲曲文，何者寫秋景？
(A) 濕冥冥柳煙花霧，黃鶯亂啼蝴蝶舞。（張可久〈落梅風〉）
(B) 枯藤老樹昏鴉，小橋流水人家，古道西風瘦馬。（馬致遠〈天淨沙〉）
(C) 見楊柳飛棉滾滾，對桃花嘴臉醺醺。（王實甫〈民歌〉）
(D) 淡淡遙山，萋萋芳草，隱隱殘霞。（貫雲石〈蟾宮曲〉）

詳解：(B)

(A) 春 (B) 秋 (C) 春 (D) 春。

---

30.管仲曰：「吾始困時，嘗與鮑叔賈，分財利多自與，鮑叔不以我為貪，知我貧也。吾嘗為鮑叔謀事而更窮困，鮑叔不以我為愚，知時有利不利也。吾嘗三仕三見逐於君，鮑叔不以我為不肖，知我不遭時也。吾嘗三戰三走，鮑叔不以我為怯，知我有老母也。公子糾敗，召忽死之，吾幽囚受辱，鮑叔不以我為無恥，知我不羞小節而恥功名不顯于天下也。生我者父母，知我者鮑子也。」（《史記‧管晏列傳》）

根據上文，下列敘述何者最妥當？
(A) 管仲與鮑叔合夥經商，分錢時多分給自己。
(B) 管仲在國君徵召他出仕時，曾拒絕三次。

(C) 管仲在公子糾敗亡後，為了盡忠於公子糾，因而下獄。

(D) 鮑叔因為管仲為他做事，因而事業發達，財運亨通。

詳解：(A)

管仲說：「當初我貧困的時候，曾經同鮑叔一起做生意，分紅時往往給自己比較多，而鮑叔不將我看成貪心的人，他知道我貧窮。我曾經替鮑叔謀劃事情，卻讓他更加困窮，鮑叔不認為我愚笨，他知道時機有利和不利。我曾經三次做官又三次被國君斥退，鮑叔不把我當無能之人看待，他知道我沒有遇上好時運。我曾經三次打仗三次退卻，鮑叔不認為我膽小，他知道我家中還有老母要養。公子糾爭王位失敗之後，召忽為此自殺，而我被關在深牢中忍辱苟活，鮑叔不認為我無恥，他知道我不會因為失去小節而感到羞愧，卻會為功名不曾顯耀於天下而感到羞恥。生我的是父母，瞭解我的卻是鮑叔啊！」可知選(A) 管仲與鮑叔合夥經商，分錢時多分給自己。

---

31.「蜀僧抱綠綺，西下峨眉峯。為我一揮手，如聽萬壑松。客心洗流水，餘響入霜鐘。不覺碧山暮，秋雲暗幾重？」（李白）這首詩主要是描寫什麼？：

(A) 詩歌詠唱　　(B) 參禪講道

(C) 遊山玩水　　(D) 聽人彈琴

詳解：(D)

「蜀僧抱一張綠綺琴，他來自西面的峨眉峯。為我揮手彈奏名曲，好像聽到萬壑松濤風。我的心靈像被流水洗滌，餘音繚繞和著秋天霜中的鐘聲。不知不覺青山已經披上夜色，秋雲也似乎暗淡了幾重。」故選(D)聽人彈琴。

---

32.夫大木為杗，細木為桷，欂櫨、侏儒，椳、闑、扂、楔，各得其宜，施以成室者，匠氏之工也。玉札、丹砂，赤箭、青芝，牛溲、馬勃，敗鼓之皮，俱收並蓄，待用無遺者，醫師之良也。登明選公，雜進巧拙，紆餘為妍，卓犖為傑，校短量長，惟器是適者，宰相之方也。（韓愈〈進學解〉）

根據上文，下列哪一選項在文中曾有論述？

(A) 好醫師會準備各式各樣的藥材，以備各種病情之需。

(B) 好醫師必須先自行嘗試過各種藥材。

(C) 好醫師治病所用的藥，劑量一定要夠。

(D) 好醫師治病時，只會挑選品質優良的藥材加入配方。

詳解：(A)

　　粗大的木材做成屋樑，細小的木材做成屋椽，柱上的斗拱、樑上的短柱、門臼、門檻、門閂、門楔，各用合適的材料建造，用來做成房屋，這是木匠的工巧。貴重的地榆、朱砂、天麻、青芝，輕賤的牛溲尿、馬屁勃，破鼓的牛皮，都收藏蓄積，以備使用時無所欠缺，這是良醫所具備的。公平地提拔人才，各方面的人才都加以任用，行事綽有餘裕的人，可以表現他的優點，卓越超群的人，可以表現他的才能。衡量每個人的長短，就他的才器給予適當職位，這是宰相用人的方

法。故選(A) 好醫師會準備各式各樣的藥材，以備各種病情之需。

---

33.下列詩詞，何者是送別之作？
(A) 明月裝飾了你的窗子，你裝飾了別人的夢。（卞之琳）
(B) 青山隱隱水迢迢，秋盡江南草未凋。（杜牧）
(C) 浮雲遊子意，落日故人情。（李白）
(D) 此時相望不相聞，願逐月華流照君。（張若虛）

詳解：(C)

　　李白送別的詩作「送友人」：「青山橫北郭，白水繞東城。此地一為別，孤蓬萬里征。浮雲遊子意，落日故人情。揮手自茲去，蕭蕭班馬鳴。」

　　青山橫互在城郭的北側，護城河環繞在城郭的東方。我們即將在這裡離別，你就要像飛蓬一樣踏上萬里征程。空中的白雲飄浮不定，像你從此遊蕩各地，無法與你重逢；即將下山的太陽捨不得沉沒，也像我對你的依戀之情。我們揮手告別，從這裡各奔前程，友人騎的馬蕭蕭地嘶叫著，增添了我的離愁。故選(C)。

---

34.良嘗閒從容步游下邳圯上，有一老父，衣褐，至良所，直墮其履圯下，顧謂良曰：『孺子，下取履！』良鄂然，欲毆之。為其老，彊忍，下取履。(《史記‧留侯列傳》)
根據上文，下列何者解說最適當？
(A) 張良與父親一同散步，並幫他撿拾掉到橋下的鞋子。
(B) 張良遇到一無禮老者，忍不住拿鞋子毆打了對方。
(C) 張良看到老人的鞋子掉到橋下，就把自己的鞋子脫下給對方穿。
(D) 張良對老人的古怪要求感到驚訝，但仍配合了對方。

詳解：(D)

張良曾經閒暇時候，在下邳縣橋上散步，有一個老翁，穿著麻布衣服，走到張良所在的地方，把自己的鞋子扔到橋下，回頭對張良說：「小子，下去把我的鞋子撿上來！」張良很驚愕，想打他。因為看他年老，強行忍住，下去取回了鞋子。故選(D) 張良對老人的古怪要求感到驚訝，但仍配合了對方。

---

35.子墨子起，再拜，曰：「請說之。吾從北方，聞子為梯，將以攻宋。宋何罪之有？荊國有餘於地，而不足於民，殺所不足，而爭所有餘，不可謂智；宋無罪而攻之，不可謂仁；知而不爭，不可謂忠；爭而不得，不可謂強；義不殺少而殺眾，不可謂知類。」公輸盤服。（《墨子‧公輸》）
根據上文，下列何者並不是墨子用來說服公輸盤不該攻打宋國的理由？
(A) 荊國的人口和軍力不足，應先養精蓄銳再考慮。
(B) 宋國沒有犯錯，隨意攻打它不符合仁義道德。
(C) 公輸盤明知不應打宋國，卻不與主君爭諫，顯示他的不忠。
(D) 公輸盤不願殺少量的人，卻願意殺大量的人，顯示他欠缺類推的思維方式。

詳解：(A)

墨子起身，再一次對公輸盤行拜禮，說：「請讓我說說。我在北方聽說你造雲梯，將用它攻打宋國。宋國有什麼罪呢？楚國有多餘的土地，人口卻不足。現在犧牲不足的人口，掠奪有餘的土地，不能認為是智慧。宋國沒有罪卻攻打它，不能說是仁。知道這些，不去爭辯，不能稱作是忠。爭辯卻沒有結果，不能算是強。你奉行義，不去殺那一個人，卻去殺害眾多的百姓，不可說是明智之舉。」公輸盤信服了他的話。故選(A)。

36.江畔何人初見月？江月何年初照人？人生代代無窮已，江月年年只相似。不知江月待何人，但見長江送流水。（張若虛〈春江花月夜〉）
根據上文，下列何者對本文的說明最適當？
(A) 藉江月之景表達對時間流逝的感慨。
(B) 藉江水長流表達對未來的積極期盼。
(C) 藉明月長照表達對過往事跡的回憶。
(D) 藉江月距離表達對遠方主君的思念。

詳解：(A)

江邊上什麼人最初看見月亮？江上的月亮哪一年最初照耀著人？人生一代代地無窮無盡，只有江上的月亮一年年地總是相像。不知江上的月亮等待著什麼人，只見長江不斷地送走流水。故選(A)藉江月之景表達對時間流逝的感慨。

37.孔子論君子。下列何者不符合君子的德行？
(A) 人不知而不慍　(B) 和而不同　(C) 比而不周　(D) 思不出其位

詳解：(C)
(C) 子曰：「君子周而不比，小人比而不周。」

38.孔子說：「君子公正而不偏私，小人偏私而不公正。」
以下歌詠歷史人物的對聯，何者配對不妥當？
(A) 剛直不阿，留得正氣沖霄漢；幽愁發憤，著成信史照塵寰。—司馬遷
(B) 世上瘡痍，詩中聖哲；民間疾苦，筆底波瀾。—杜甫
(C) 泗水文章昭日月，杏壇禮樂冠華夷。—孔子
(D) 九歌不盡三閭憤，一死長留萬代名。—宋玉

詳解：(D)
(D) 屈原。

39.關於孔子的言行，下列敘述何者不妥當？
(A) 教人「見賢思齊，見不賢而內自省」。
(B) 認為結交直、諒、多聞的朋友對自己有益。

(C) 曾說「民為貴，社稷次之，君為輕」。
(D) 認為「不義而富且貴，於我如浮雲」。

詳解：(D)
(C)「民為貴，社稷次之，君為輕。」為孟子之說。

40.文學作品中常見將抽象聽覺具體形象化的寫法，例如白居易的〈琵琶行〉將
　　激越的琵琶聲以「銀瓶乍破水漿迸，鐵騎突出刀槍鳴」具體形象化。下列文
　　句中何者使用這樣的寫法？
(A) 那低咽的簫聲又傳來了，幽幽的，如同一隻到處漫遊的火焰微弱的螢蟲，飛
　　到她的心中。
(B) 我躲進有紗窗的屋裡，聽蚊蚋撞玻璃門的聲音、青蛙跳水的聲音。
(C) 一陣風掠過去，周遭的椰樹都沙沙的鳴了起來。
(D) 陽光好亮，透過葉隙叮叮噹噹擲下一大把金幣。

詳解：(A)
(A)以「如同一隻到處漫遊的火焰微弱的螢蟲」，將簫聲形象化。
　　「對於任何東西、現象、問題、人、事件，□□□□不認識過去，不理解現
　　在，不能判斷未來，你又有什麼資格來做我們的國家領導人？」（龍應台〈在
　　迷宮中仰望星斗〉）

41.上文□□□□可用甲、乙、丙、丁四段文句補足。請問哪一選項的順序最妥
　　當？
（甲）不理解它的現在，
（乙）如果不認識它的過去，
（丙）又何從判斷它的未來？
（丁）你如何理解它的現在到底代表什麼意義？
(A) 甲丙乙丁(B) 甲丁乙丙(C) 乙丙甲丁(D) 乙丁甲丙

詳解：(D)
由「認識過去，才能理解現在；由理解現在，才能判斷未來。」文字有時間層遞
的脈絡，故選(D)乙丁甲丙。

42.「仔細看，舌上布滿眾多乳突，□□□□這裡，有人的挑剔和憎愛，有人的
　　饕餮和品鑑，華麗又齷齪。」（黃信恩〈扼口〉）
上文□□□□可用甲、乙、丙、丁四段文句補足。請問哪一選項的順序最妥當？
（甲）味蕾萬千，酸甜苦鹹於此共榮。
（乙）這是口腔裡最聖潔也最邪惡的一塊肌肉。
（丙）生命的滋味，讚美與咒詛都來自同條舌根，
（丁）禍端與祝福於此共載，善緣與惡緣從此締結。

(A) 甲丙丁乙(B) 乙甲丙丁(C) 丙乙甲丁(D) 丁甲丙乙

詳解：(A)

作者描述舌頭的善與惡，由文意前後銜接，最順當的排列應為：（甲）味蕾萬千，酸甜苦鹹於此共榮。（丙）生命的滋味，讚美與咒詛都來自同條舌根，（丁）禍端與祝福於此共載，善緣與惡緣從此締結。（乙）這是口腔裡最聖潔也最邪惡的一塊肌肉。故選(A)甲丙丁乙。

43.「直到現在，我一直是頑固的和平主義者，最恨看到勾心鬥角的場面，□□□□」（周芬伶〈紅唇與領帶〉）
上文□□□□可用甲、乙、丙、丁四段文句補足。請問哪一選項的順序最妥當？
（甲）從好的方面來看是寬容，其實是姑息。
（乙）這使我產生一種心理習慣，對於人性的小奸小惡特別敏感。
（丙）但也特別昏聵，有時竟到視若無睹的地步，
（丁）遇事總抱持著息事寧人的態度，缺乏批判的精神。
(A) 甲丙乙丁　(B) 甲丙丁乙　(C) 乙丁丙甲　(D) 乙丙丁甲

詳解：(D)

（乙）這使我產生一種心理習慣，對於人性的小奸小惡特別敏感。（丙）但也特別昏聵，有時竟到視若無睹的地步，（丁）遇事總抱持著息事寧人的態度，缺乏批判的精神。（甲）從好的方面來看是寬容，其實是姑息。由文意理解，可知選(D)乙丙丁甲。

44.家銘參加尋寶猜謎活動，他拿到一首詩：「昌獵關西紂獵東，紂憐崇虎棄非熊。危邦自謂多麟鳳，肯把王綱取釣翁。」依照這首詩的指示，他應該去的地點是：
(A) 關帝廟　(B) 西王母廟　(C) 姜太公廟　(D) 齊天大聖廟

詳解：(C)

呂尚，字子牙，東海人。本姓姜，其先封於呂，從其封姓，故稱為「呂尚」。周初賢臣，年老隱於釣，周文王出獵，遇於渭水之陽，相談甚歡，曰：「吾太公望子久矣。」因號「太公望」。載與俱歸，立為師。後佐武王克殷，封於齊，後世稱為「姜太公」。也稱為「呂望」、「姜尚」。由「釣翁」的線索可知選(C)姜太公廟。

45.下列選項何者不是書信的代稱？
(A) 魚雁　(B) 尺素　(C) 尺牘　(D) 傳狀

詳解：(D)

(D) 傳狀：傳是指「傳記」；狀是指「行狀」或「事狀」。一般而言，「傳」是記載人物事蹟使之可流傳於後世；「狀」則為寫傳、墓誌銘提供原始資料，故「狀」

比「傳」類文體詳細。但從內容來說，兩者是相近的，因此姚鼐《古文辭類纂》將其合為一類。

簡言之，「傳狀」就是人物的傳記，如明‧宋濂〈秦士錄〉與清‧方苞〈左忠毅公軼事〉皆屬於傳狀類的古文。

※閱讀下文，回答46-48題：

夏天的河水像初生育後的母乳，非常□□。河的聲音喧嘩，河岸的野薑花大把大把地香開來，影響了野蕨的繁殖慾望，蕨的嫩嬰很□□，一莖一莖綠賊賊地，採不完的。

不上學的午後，我偷偷用鐵釘在鋁盆沿打一個小孔，繫上塑膠繩，另一頭綁在自己的腰上，拿著殼篩，溜去河裡摸蛤蜊。「撲通！」下水，水的壓力很舒服，我不禁「啊啊啊！」地呼氣。河砂在腳趾縫搔養、流動，用腳指一掘，就踩到蛤蜊了，摸起來丟在鋁盆，「咚！咚！咚！」蛤蜊們在盆裡水中伸舌頭吐砂，十分頑皮，我一粒一粒地按它們的頭，叫它們安靜些。有時，篩到玻璃珠、螺絲釘、鈕釦，視為珍寶，尤其鈕釦我可以辨認是哪一家嬸子洗脫的釦子，當然不還她，拿來縫布娃娃的眼睛。啊！我沒有家，沒有親人，沒有同伴，但擁有一條奔河，及所有的蛤蜊、野蕨、流砂。(簡媜〈漁父〉)

---

46.上文中□□，依序最適合填入的選項是：
(A) 枯竭／氾濫 (B) 香甜／微小 (C) 豐沛／茂盛 (D) 混濁／脆弱

詳解：(B)

母乳，宜填「香甜」，嫩嬰，想必「微小」。故選(B)香甜／微小。

---

47.對於文中「我沒有家，沒有親人，沒有同伴，但擁有一條奔河，及所有的蛤蜊、野蕨、流砂。」的解讀，下列何者不妥當？
(A) 河流是文中主角最好的同伴。
(B) 文中主角能在大自然中自得其樂。
(C) 文中主角覺得自己像孤兒一樣，寂寥落寞。
(D) 文中主角想像自己雖然無依無靠，但有奔河相伴，仍然十分幸福。

詳解：(C)

「我沒有家，沒有親人，沒有同伴」為作者想像，但擁有一條奔河，及所有的蛤蜊、野蕨、流砂，則感到心滿意足。

48.本文應該是描寫人生的哪個階段？
(A)童年　(B)青年　(C)新婚後　(D)老年

詳解：(A)
由「不上學的午後」，描寫出作者童年摸蛤蜊的樂趣。

※閱讀下文，回答49-50題：

近日小人妄造非語，士人有展年科場之說，商賈有京城榷酒之議，吏憂減俸，
　　兵憂減廩。雖此數事，朝廷所決無，然致此紛紛，亦有以見陛下勤恤之德，
　　未信於下，而有司聚斂之意，或形於民。方當責己自求，以消讒慝之口。而
　　臺官又勸陛下以嚴刑悍吏捕而戮之，虧損聖德，莫大於此。而又重以買燈之
　　事，使得因緣以為口實，臣實惜之。方今百冗未除，物力凋弊，陛下縱出內
　　帑財物，不用大司農錢，而內帑所儲，孰非民力？與其平時耗於不急之用，
　　曷若留貯以待乏絕之供？故臣願陛下將來放燈與凡遊觀苑囿宴好賜予之類，
　　皆飭有司，務從儉約。
（蘇軾〈諫買浙燈狀〉）

49.根據上文，下列何者為蘇軾反對宋神宗推行之政事？
(A) 科舉考試延後舉辦。　　　　　(B) 裁減軍公教之薪資。
(C) 實施酒品由朝廷專賣之制度。(D) 設置京城邏卒搜捕異議分子。

詳解：(D)
由「而臺官又勸陛下以嚴刑悍吏捕而戮之，虧損聖德，莫大於此」可知選(D)
設置京城邏卒搜捕異議分子。

50.承上題，哪一選項是蘇軾對買燈的主張？
(A) 買燈應完全停辦。　　　　　(B) 買燈一事不宜鋪張浪費。
(C) 買燈應全部支用國庫預算。　(D) 買燈預算應全部從皇宮內帑支付。

詳解：(B)
由「故臣願陛下將來放燈與凡遊觀苑囿宴好賜予之類，皆飭有司，務從儉約。」
可知選(B)買燈一事不宜鋪張浪費。　(B)

# 110 學年度私立醫學校院聯合招考轉學生考試

科目：國文　　　　　　　　　　　　　　簡正老師 解析

一、單選題(60%)

---

1.選出用字完全正確的選項：
　(A) 以偏蓋全往往不能客觀地判斷
　(B) 戰火下的流離失所，多少人能感同深受
　(C) 想在舞臺上嶄露頭角，使出了混身解數
　(D) 年久失修的古廟已岌岌可危，恐將面臨傾倒的命運

---

詳解：(D)

(A) 以偏「蓋」全：概 (B) 感同「深」受：身 (C)「混」身解數：渾 。

---

2.下列各「」中的用字，哪一個選項是正確的？
(甲) 名聞「遐」邇　　　　　(乙) 毫無「暇」疵
(丙) 引人「暇」思　　　　　(丁) 好整以「瑕」
(戊) 樂享「霞」齡　　　　　(己) 席不「暇」暖
(A) 甲、丁　　　(B) 甲、己　　　(C) 乙、戊　　　(D) 丙、丁

---

詳解：(B)

(乙) 毫無「瑕」疵 (丙) 引人「遐」思 (丁) 好整以「暇」(戊) 樂享「遐」齡。

---

3.下列選項，前後「」內的詞意義不相同的是：
(A) 鄰邑相「望」，雞狗之音相聞／舉頭「望」明月
(B) 視而不「見」，聽而不聞／昨夜「見」軍帖，可汗大點兵
(C) 臨別「贈」言／應共冤魂語，投詩「贈」汨羅
(D) 此則岳陽樓之大「觀」也／予「觀」夫巴陵勝狀，在洞庭一湖

---

詳解：(D)

(A)看見／看見 (B) 看見／看見 (C)送／送 (D)景觀／看。

---

4.「這裏的天氣本來□熱得很，外面又傳來汽車的刺耳的□音，他心煩□極了。」
上文□中，依序最適合填入的選項是：
(A) 噪／燥／躁　　　　　(B) 躁／噪／燥
(C) 燥／噪／躁　　　　　(D) 躁／燥／躁

---

詳解：(C)

(C) 燥熱／噪音／煩躁。

---

5.我國古代計量單位的名稱,「度」指長度,「量」指容量,「衡」指重量。下列哪一個選項 「」中的詞語屬於「衡」?
(A) 「咫尺」天涯
(B) 「錙銖」必較
(C) 「斗斛」之祿
(D) 「千尋」鐵鎖

詳解:(B)
(A) 咫尺:形容距離很近
(B) 錙銖:錙與銖都是極小的計算單位,用以比喻極細微,指重量,正解
(C) 斗斛:微薄的俸祿
(D) 千尋:尋,計算長度的單位,古代八尺為一尋。千尋形容極長。

6.下列選項,前後「」內的字音相同的是:
(A) 綠野平「疇」/舉世無「儔」
(B) 「珠」光寶氣/容色「姝」麗
(C) 「兢」兢業業/球隊「競」爭
(D) 學業中「輟」/點「綴」繽紛

詳解:(A)
(A)ㄔㄡˊ/ㄔㄡˊ,正解 (B)ㄓㄨ/ㄕㄨ
(C)ㄐㄧㄥ/ㄐㄧㄥˋ(D)ㄔㄨㄛˋ/ㄓㄨㄟˋ。

7.選出用字完全正確的選項:
(A) 以、巴兩國在聯合國從中握旋下,暫時獲得和平
(B) 眾人對他的行為感到不恥,紛紛投以輕蔑的眼神
(C) 鐵達尼號電影劇情中,纏綿悱惻的愛情令人動容
(D) 理想的政治人物應該要同瘝在抱,盡力關心民瘼

詳解:(C)
(A) 「握」旋:斡 (B) 不「恥」:齒 (D) 「同」瘝:痌。

8.選出用字完全正確的選項:
(A) 國內疫情持續升溫,一日之間爆發十六例本土確疹
(B) 疫情已升至三級警戒,上班須帶口罩並採分流上班
(C) 凡是違反居家隔離規定者,相關單位務必嚴格取諦
(D) 防疫期間應恪遵各項防疫規定,確實做好自我防護

詳解:(D)
(A) 確「疹」:診 (B) 「帶」口罩:戴 (C) 取「諦」:締。

9.唐‧孟浩然〈宿桐廬江寄廣陵舊遊〉:「山暝聽猿愁,滄江急夜流。風鳴兩岸葉,月照一孤舟。建德非吾土,維陽憶舊遊。還將兩行淚,遙寄海西頭。」詩中「建德非吾土,維陽憶舊遊。」意謂:

(A) 建德舊景縈繞心懷，戀戀不捨　　(B) 隻身孑然，無以為家
(C) 身居異地，思念故友　　　　　　(D) 國破家亡，思憶親人

詳解：(C)

　　唐‧孟浩然〈宿桐廬江寄廣陵舊遊〉：「山色昏暗聽到猿聲令人發愁，桐江蒼茫夜以繼日向東奔流。兩岸風吹樹動枝葉沙沙作響，月光如水映照江畔一葉孤舟。建德風光雖好卻非我的故土，我仍然懷念揚州的故交老友。相思使我抑不住涕淚兩行，遙望海西頭把愁思寄到揚州。」可知選(C) 身居異地，思念故友。

---

10. 葉公問孔子於子路，子路不對。子曰：「女奚不曰：『其為人也，發憤忘食，樂以忘憂，不知老之將至云爾。』」(《論語‧述而》) 文中「不對」之意為：
(A) 無敬　　　(B) 不屑　　　(C) 無錯　　　(D) 不答

詳解：(D)

葉公問子路有關孔子的為人，子路不回答。孔子說：「你為什麼不回答說：『他的為人，發憤時連飲食也會忘記，快樂時一切的憂愁都會拋開，甚至連快衰老都不知道，如此而已。』」文中「不對」之意為：不回答，故選(D) 不答。

---

11. 子曰：「君子不器。」下列哪一個選項的詮釋最適合？
(A) 君子開來繼往，不為工匠之事
(B) 君子體用兼備，非特為一才一藝而已
(C) 君子遠庖廚，不親手庖割事
(D) 器小易盈，君子所不取

詳解：(B)

君子不器：比喻君子體用兼備，不只一才一藝而已。可知選(B)。

---

12.「中國文字有許多特性，首先最顯著的就是□□□□。由於這種情形，如果不借助書面文字，有時便引起誤會。例如：我們可能要求別人做事必須『機動』，他卻誤以為必須「激動」。除此之外，中國文字還有□□□□的情形，例如『生』字，便可用在『生產』、『學生』、『半生不熟』、『生怕』……等詞彙中。再者，由於中國文字□□□□，更增添了中國文字的趣味，如『日』、『月』、『山』、『水』，幾乎都可以從字面上得知其義。除此之外，許多中國文字還有□□□□的特殊美感，如『十』、『美』、『中』、『北』、『燕』……等字，都足以說明這種特色。」(《陳嘉英／陳智弘編《課堂外的風景─與文對話》) 上文□□□□中，依序應填入哪一個選項？
(A) 單音獨體／一音多義／形體對稱／以形表義
(B) 以音表義／音義分離／單音獨體／形音分離
(C) 一音多字／一字多義／以形表義／形體對稱

(D) 形音分離／以音表義／形聲兼義／形義分離

詳解：(C)

　　由「必須『機動』，他卻誤以為必須「激動」」，可知為「一音多字」。「『生』字，便可用在『生產』、『學生』、『半生不熟』、『生怕』……等詞彙中」可知為「一字多義」。「如『日』、『月』、『山』、『水』，幾乎都可以從字面上得知其義」」，可知為「以形表義」。「如『十』、『美』、『中』、『北』、『燕』」，可知為「形體對稱」。故選(C)。

13.孔子曰：「君子有三戒：少之時，血氣未定，戒之在□；及其壯也，血氣方剛，戒之在□；及其老也，血氣既衰，戒之在□。」（《論語·季氏》）上文□中，依序最適合填入的選項是：
(A) 色／鬥／得　　(B) 得／鬥／色
(C) 鬥／色／得　　(D) 得／色／鬥

詳解：(A)

孔子說：「君子有三種事情應引以為戒：年少的時候，血氣還不成熟，要戒的是美色；等到身體成熟，血氣方剛，要戒的是與人爭鬥；等到老年，血氣已經衰弱，要戒的是貪慾。」故選(A) 色／鬥／得。

14.(甲) 山寺剛做完一場荒涼的夢／晨鐘便以潑墨的方式／一路□了過來。 (乙) 正當深冬水落時，邊沿許多部分都露出一堆堆石頭，被陽光雨露□得白白的，中心 滿潭綠水，清瑩澄澈，反映著一碧群峰倒影。
以上二段引文中□，依序最適合填入的選項是：
(A) 灑／漂　(B) 潑／映　(C) 醒／刷　(D) 響／洗

詳解：(A)

以「潑墨」的方式，填入「灑」最能傳神表達「潑」的動作。陽光雨露將石頭「漂白」，更為順當。

15.「學未至圓通，合己見則是，違己見則非。如以南方之舟，笑北方之車；以鶴脛之長，憎鳧脛之短也。夫不責己之有見，而責人之異見，豈不悖哉！」（袁宗道〈答友人〉）本段文字用了哪些修辭法？
(甲)摹寫　　(乙)譬喻　　(丙)誇飾　　(丁)排比
(A) 甲、乙　(B) 甲、丁　(C) 乙、丙　(D) 乙、丁

詳解：(D)

「學習未到圓融通達，合於自己的見解就認為是對的，違背自己的見解就認為是錯的。就像是用南方的船隻，嘲笑北方的車子；用鶴小腿的長，憎惡野鴨小腿的短。不苛責自己的見解，反而苛責別人不同的見解，這難道不是違背常理嗎？」

「如以南方之舟，笑北方之車；以鶴脛之長，憎鳧脛之短也。」同時採譬喻與排比的修辭。

---

16.王安石的〈泊船瓜洲〉:「京口瓜洲一水間，鐘山只隔數重山。春風又綠江南岸，明月何時照我還？」在「春風又綠江南岸」句中，「綠」字的詞性是：
(A) 介詞　　(B) 動詞　　　(C) 副詞　　(D) 名詞

詳解：(B)

王安石的〈泊船瓜洲〉:「京口和瓜洲不過一水之遙，鐘山也只隔著幾重青山。溫柔的春風又吹綠了大江南岸，天上的明月，你什麼時候才能夠照著我回家呢？」「綠」字的詞性是：動詞，吹綠。

---

17.下列人際關係用語，使用正確的選項是：
(A) 請問您的「寒舍」在哪兒　(B) 我的「府上」在台中
(C) 哪一位是您的「內人」　　(D) 這位是「尊夫人」嗎

詳解：(D)

(A) 請問您的「府上」在哪兒
(B) 我的「寒舍」在台中
(C) 哪一位是您的「夫人」。

---

18.以農曆言，今年歲次「辛丑」，後年歲次應是：
(A) 癸卯　　(B) 壬寅　　　(C) 壬辰　　(D) 癸巳

詳解：(A)

天干與地支，為古代計算序數的文字，干支即主幹、分枝之意。古以甲、乙、丙、丁、戊、己、庚、辛、壬、癸為十天干；子、丑、寅、卯、辰、巳、午、未、申、酉、戌、亥為十二地支。兩兩相配，始於甲子，終於癸亥，六十為一循環。常用於曆法。今年歲次「辛丑」，依此類推，後年歲次應是：(A) 癸卯。

---

19.(甲) 白雲怡意／清泉□□
(乙) 清風明月本□□／近水遙山皆有情
(丙) 山光撲面經新雨／江水□□為晚潮
上列三對聯語中□□，依序最適合填入的選項是：
(A) 悅耳／無邊／東流　　(B) 澄明／無雙／一去
(C) 洗心／無價／回頭　　(D) 潺湲／無意／奔騰

詳解：(C)

對聯上句末字為仄聲，貼於面對門的右邊。下句末字為平聲，貼於面對門的左邊。
(A)悅耳，耳為仄聲，應為平聲，可刪。(B) 無雙，雙為平聲，應為仄聲，可刪。

對偶三要件：一、字數相等；二、詞性相同；三、平仄相反。(丙)撲面與奔騰，詞性沒有相同，(D)可刪。唯有(C) 洗心／無價／回頭，合於格律，故選(C)。

---

20.下列哪一個選項不是對句？
(A) 白珪玷可滅，黃金諾不輕　　(B) 兄弟敦和睦，朋友篤信誠
(C) 待士慕謙讓，蒞民尚寬平　　(D) 言行既無擇，存沒自揚名

詳解：(D)
對偶三要件：一、字數相等；二、詞性相同；三、平仄相反。(D) 言行既無擇，存沒自揚名，詞性沒有相同，平仄沒有相反。

---

21.「有一支淘金隊伍在沙漠中行走，大家都步伐沉重，痛苦不堪，只有一人快樂地走著，別人問：『你為何如此愜意？』他笑著說：『因為我帶的東西最少。』」（胡可瑜〈化繁就簡任自然〉）
上文所要傳達的意旨是：
(A) 常帶微笑傳播歡樂　　(B) 簡單才能活得逍遙
(C) 身外無事自然悠閒　　(D) 拋棄煩惱才能自在

詳解：(B)
由「他笑著說：『因為我帶的東西最少。』」可知選(B) 簡單才能活得逍遙。

---

22.「曾經我有太多的夢想，太多的希望，而在花園裡播下太多的種子，雖然不是每粒種子都能發芽、成長，但整座花園還是顯得太過擁擠、太過雜亂，每一棵樹、每一朵花都因缺乏足夠的養分而發育不全。」（王溢嘉〈在心靈的花園裡〉）
上文所要傳達的意旨是：
(A) 做事須講究方法　　(B) 知足才能心安泰
(C) 凡事要懂得取捨　　(D) 勤勞才能有收穫

詳解：(C)
播種太多，導致擁擠的敘述，表達出「取捨」的重要，故選(C) 凡事要懂得取捨。

---

23.「我們寧願青年煩悶，不願青年消沉。煩悶至少是對於現實的欠缺還有敏感，還可能激起努力；消沉對現實的欠缺根本就麻木不仁，絕不會引起改善的企圖。」（朱光潛〈談修養〉） 上文所要傳達的意旨是：
(A) 喪失鬥志，是最令人失望而可悲的事
(B) 在艱難困苦中消沉，就只會徒增煩惱
(C) 困境中懷抱希望，總是勝於無所希冀
(D) 意志消沉的人，不配享受成功的果實

詳解：(A)

由「消沉對現實的欠缺根本就麻木不仁，絕不會引起改善的企圖。」可知選(A) 喪失鬥志，是最令人失望而可悲的事。

24.下列哪一個選項是表達物是人非的感慨？
(A) 原來姹紫嫣紅開遍，似這般都付與斷井頹垣
(B) 牡丹雖好，他春歸怎占的先
(C) 當年不肯嫁春風，無端卻被秋風誤
(D) 人面不知何處去，桃花依舊笑春風

詳解：(D)
(D)人面桃花：唐人崔護於清明日獨遊長安城南，在一人家邂逅一位女子。第二年的清明日，崔護想起這段往事，又再次造訪那戶人家，卻見大門深鎖，因此在門上題詩曰：「去年今日此門中，人面桃花相映紅。人面只今何處去，桃花依舊笑春風。」。後以「人面桃花」比喻男子思念的意中人或與意中人無緣再相見，表達物是人非的感慨。

25. 「知止而后有定，定而后能靜，靜而后能安，安而后能慮，慮而后能得。」下列字詞的解釋，正確的選項是：
(A) 定：行事穩重　(B) 靜：居處清幽(C) 安：安家立業　(D) 慮：思慮周密

詳解：(D)
「能夠知其所止，然後意志才有定力；意志有了定力，然後心才能靜下來，不會妄動；能做到心不妄動，然後才能內心安定；能夠內心安定，然後才能處事精當，思慮周詳；能夠思慮周詳，才能得到至善的境界。」(A) 定：意志有定力　(B) 靜：心靜不妄動　(C) 安：內心安定。

26.下列哪一選項的成語運用是妥當的？
(A) 年屆古稀，致仕還鄉，可以「含飴弄孫」矣
(B) 演唱會盛況空前，歌迷們齊開「悠悠之口」大聲唱和
(C) 在忙完整個專案之後，我已經累得「不遺餘力」了
(D) 一場突如其來的地震，嚇得超市裡的眾人「屏氣凝神」臉色蒼白

詳解：(A)
(A)含飴弄孫：上了年紀的人當可含飴自甘，弄孫為樂，不問餘事，以恬適自娛。
(B)悠悠之口：悠悠，平庸凡俗。口，指言談。全句是指閒言閒語。悠悠又有眾多的意思，通常表示很多人說閒話，不適用於唱和
(C)不遺餘力：毫不保留，竭盡全力，非使用於疲累
(D)屏氣凝神：屏住呼吸，集中精神。謂專心一意，不適合用於地震。

27.「有耳莫洗潁川水，有口莫食首陽蕨。含光混世貴無名，何用孤高比雲月？吾觀自古賢達人，功成不退皆殞身。子胥既棄吳江上，屈原終投湘水濱。陸機雄才豈自保？李斯稅駕苦不早。華亭鶴唳詎可聞？上蔡蒼鷹何足道。君不見吳中張翰稱達生，秋風忽憶江東行。且樂生前一杯酒，何須身後千載名？」（李白〈行路難〉）

下列哪一個選項最符合上文所示的人生態度？

(A) 顯貴無常，急流勇退　　　(B) 養身通達，志在清高

(C) 人生苦短，即時行樂　　　(D) 順處逆境，切莫孤高

詳解：(A)

「不要學許由用潁水洗耳，不要學伯夷和叔齊隱居采薇而食。在世上活著貴在韜光養晦，為什麼要隱居清高自比雲月呢?我看自古以來的賢達之人，功績完成之後不自行隱退都死於非命。伍子胥被吳王棄於吳江之上，屈原最終抱石自沉汨羅江中。陸機如此雄才大略也無法自保，李斯以自己悲慘的結局為苦。陸機是否還能聽見華亭的別墅間的鶴唳？李斯是否還能在上蔡東門牽鷹打獵？你不知道吳中的張翰是個曠達之人，因見秋風起而想起江東故都。生時有一杯酒就應盡情歡樂，何須在意身後千年的虛名？」故知選(A) 顯貴無常，急流勇退。

28. 孟子推崇孔子為「聖之時者」。下列符合這個論述的選項是：

(A) 君子博學於文，約之以禮

(B) 老者安之，朋友信之，少者懷之

(C) 邦有道，危言危行；邦無道，危行言遜

(D) 且而與其從辟人之士也，豈若從辟世之士哉

詳解：(C)

(C) 邦有道，危言危行；邦無道，危行言遜。孔子說：「當國家有道清平之世，說話可以據理而道，直言無諱，行為也可以依據正道，直行不屈；當國家政治黑暗的時候，行為仍然可依道直行，正而不卑屈，但說話則應婉順謙遜，小心謹慎。」本章是孔子教人明哲保身之道。符合孔子為「聖之時者」，能依照當時狀況做出因時制宜的處置。

29.錢大昕〈奕喻〉：「吾求吾失且不暇，何暇論人哉！」下列符合這個論述的選項是：

(A) 子貢方人。子曰：「賜也，賢乎哉？夫我則不暇！」

(B) 子曰：「天何言哉！四時行焉，百物生焉，天何言哉！」

(C) 子曰：「君子不重則不威。」

(D) 「君子之德，風；小人之德，草。草上之風，必偃。」

詳解：(A)

錢大昕〈奕喻〉：「我找自己的錯誤都來不及了，那有餘閒去批評別人呢？」意同

於(A)子貢常批評別人。孔子說：「賜啊！你自己很賢能嗎？至於我，則沒有空閒批評別人的過錯。」

---

30.柳永〈雨霖鈴〉：「寒蟬淒切，對長亭晚驟雨初歇。」文中的季節，和下列哪一個選項相同？
(A) 遙知兄弟登高處，遍插茱萸少一人
(B) 近寒食雨草萋萋，著麥苗風柳映隄
(C) 晝長吟罷蟬鳴樹，夜深爐落螢入幃
(D) 候館梅殘，溪橋柳細

詳解：(A)
「寒蟬淒切，對長亭晚驟雨初歇。」：秋。(A) 秋 (B) 春 (C) 夏 (D) 春。

---

31.下列哪一個選項是描寫送別時的黯然神傷？
(A) 十年生死兩茫茫，不思量，自難忘
(B) 春花秋月何時了，往事知多少
(C) 花自飄零水自流，一種相思，兩處閒愁
(D) 樽前擬把歸期說，未語春容先慘咽

詳解：(D)
(A) 蘇軾想念死去十年的妻子
(B) 李煜感慨故國淪亡的哀痛，良辰美景倏忽已過
(C) 李清照傾訴相思、別愁之苦。
(D) 歐陽修抒發送別時的黯然神傷，正解。

---

32.「一條美麗的銀蠹魚／從《水經注》裡游出來。」這首短詩最恰當的題目是：
(A) 讀書樂　(B) 曬書　　(C) 神話故事　　(D) 潛水

詳解：(B)
銀蠹魚是一種白魚，從《水經注》裡游出來，想必是曬書使然，故選(B)。

---

33.(甲) 還有搖盪的水草　　　　　(乙) 遊人從橋上望去
　(丙) 那魚就在水草和石頭間滑動　(丁) 可以清晰地看到水下的鵝卵石
　將上文四句排序成文，最恰當的選項是：
　(A) 乙／丁／甲／丙　　　　(B) 丙／甲／乙／丁
　(C) 乙／丙／甲／丁　　　　(D) 乙／丙／丁／甲

詳解：(A)
依文義排列：(乙) 遊人從橋上望去　(丁) 可以清晰地看到水下的鵝卵石
　　　　　　　(甲) 還有搖盪的水草　(丙) 那魚就在水草和石頭間滑動 。

34.子曰：「君子之於天下也，無適也，無莫也，義之與比。」下列有關孔子行誼的記述，最 接近上文中「君子」的選項是：

(A) 子之所慎：齊、戰、疾。

(B) 子絕四：毋意、毋必、毋固、毋我。

(C) 夫子溫、良、恭、儉、讓以得之。

(D) 子之燕居，申申如也，夭夭如也。

詳解：(B)

孔子說：「君子對於天下的事，沒有絕對要如此做，也沒有絕對不如此做，做與不做之間，一切都要以義當作依歸。」意同於(B) 子絕四：毋意、毋必、毋固、毋我。孔子斷絕四件事：不臆測、不武斷、不固執、不私己。同樣傳達出天下無絕對的事。

35.「潘岳妙有姿容，好神情。少時挾彈出洛陽道，婦人遇者，莫不連手共縈之。左太沖絕醜， 亦復效岳遊遨，於是群嫗齊共亂唾之，委頓而返。」（《世說新語‧容止》）以下哪一個選 項最適用於形容左太沖？

(A) 見賢思齊　　(B) 扶貧濟弱　　(C) 東施效顰　　(D) 行俠仗義

詳解：(C)

　　潘岳姿態容貌都很美好，神態風度也很優雅。年少時挾著彈弓走在洛陽街頭，看見他的婦女都會拉著手把他圍起來觀看。左思長得非常醜，也想學潘岳去街頭招搖，結果婦女們看到他就都向他亂吐唾沫，弄得他垂頭喪氣地回去了。故選(C)東施效顰。

36.閱讀下文

　　你常常在暗暗猜測別人對你的看法，並且總是以為人家對你有敵意，於是，你常常先武裝了自己。因為舉目所見到處鬼影幢幢，所以你也就不停地對著幻影比畫招式。親愛的，想想那大戰風車的唐吉軻德吧，你當然看見了他的可笑，但可曾發現自己與他相似的多心？因此何不丟棄你的盾牌與尖矛呢？當你緊握著它們，你就是在給自己製造心的戰場。當你放下了它們，才能欣賞風車在風中悠悠轉動的無爭與美麗。（朵朵〈多心〉）

關於上文的詮釋，哪一個選項是正確的？

(A) 以小人之心度君子之腹，只是自尋煩惱

(B) 過度的猜忌與防備，會傷害關心你的人

(C) 放下猜忌的矛戟，才能享受人生的美景

(D) 處世不可有害人之念，不可無防人之心

詳解：(C)

由「因此何不丟棄你的盾牌與尖矛呢？當你緊握著它們，你就是在給自己製造心的戰場。當你放下了它們，才能欣賞風車在風中悠悠轉動的無爭與美麗。」可知選(C) 放下猜忌的矛戟，才能享受人生的美景。

---

37.閱讀下文

> 他們要砍去愛國西路的茄冬樹，砍去這個城市最茂盛的回憶。生存就是這樣一件無奈的事，優勢的一方可以強橫決定衝突的結果。所以他們認為茄冬影響了市民的地下路權，他們又挑剔茄冬的釋氧量太少，根本對台北沒有好處。總之，為了建設、為了進步，犧牲這些樹絕對是必要而且合理的。(蔡珠兒〈樹殤〉)

關於上文的詮釋，哪一個選項是正確的？

(A) 作者以樹為喻呼籲大眾重視環保
(B) 作者以樹為喻感慨時間流變的無情
(C) 作者以樹為喻感慨人事變遷
(D) 作者以樹為喻寫出社會轉型的風貌

詳解：(D)

由「總之，為了建設、為了進步，犧牲這些樹絕對是必要而且合理的。」可知選(D) 作者以樹為喻寫出社會轉型的風貌。

---

38.閱讀下文

> 兒童的可貴在于單純，因為單純而不以無知為恥，因為單純而又無所忌諱，這兩點正是智慧的重要特徵。相反，偏見和利欲是智慧的大敵。偏見使人滿足于一知半解，在自滿自足中過日子，看不到自己的無知。利欲使人顧慮重重，盲從社會上流行的意見，看不到事物的真相。這正是許多大人的可悲之處。不過，一個人如果能保持住一顆童心，同時善于思考，就能避免這種可悲的結局，在成長過程中把單純的慧心轉變為一種成熟的智慧。由此可見，智慧與童心有著密切的聯系，它實際上是一種達于成熟因而不會輕易失去的童心。(周國平〈時光村落裏的往事〉)

關於上文的詮釋，哪一個選項是不正確的？

(A) 大人盲從社會上流行意見，以致於無法擁有智慧
(B) 兒童的可貴在於日後都能達于智慧
(C) 保持住一顆童心又善於思考才能有慧心
(D) 智慧是一種達于成熟的童心

詳解：(B)

文中並未提及(B) 兒童的可貴在於日後都能達于智慧。

※閱讀下文，回答 39-40 題：

> 屬王虐，國人謗王。召公告曰：「民不堪命矣！」王怒，得衛巫，使監謗者。以告，則殺之。國人莫敢言，道路以目。王喜，告召公曰：「吾能弭謗矣，乃不敢言。」召公曰：「是障之也。防民之口，甚於防川。川壅而潰，傷人必多，民亦如之。是故為川者，決之使導；為民者，宣之使言。……」王弗聽，於是國人莫敢出言。三年，乃流王於彘。（《國語‧周語上》）

翻譯：周屬王殘暴無道，老百姓紛紛責罵他。召公對屬王說：「老百姓已不堪忍受暴虐的政令了！」屬王聽了勃然大怒，找到一個衛國的巫者，派他暗中監視敢於指責自己的人，一經巫者告密，就橫加殺戮。於是人們都不敢隨便說話，在路上相遇，也只能以眼神表達內心的憤恨。周屬王頗為得意，告訴召公說：「我能制止毀謗，老百姓再也不敢說什麼話了。」召公回答說：「你這樣做只能堵住人們的嘴，防範老百姓的嘴，比防備河水氾濫更加危險。河道因堵塞而造成決口，就會傷害很多人。倘使堵住老百姓的口，後果也將如此。因而治水者只能排除壅塞而加以疏通，治民者只能善於開導而讓人說話。……」周屬王不聽，於是老百姓再也不敢公開發表言論斥責他。過了三年，人們最後把這個暴君放逐到彘地。

39.「使監謗者。以告，則殺之。」如果加上人稱代詞應是「(甲)使監謗者。(乙)以告，(丙) 則殺之。」正確的選項是：
(A)(甲)(乙) 同
(B)(乙)(丙) 同
(C)(甲)(丙) 同
(D)(甲)(乙)(丙)皆異

詳解：(C)
「(甲)使監謗者。(乙)以告，(丙) 則殺之。」(甲、屬王)派衛巫暗中監視敢於指責自己的人，(乙、巫者)告密，(丙、屬王)就橫加殺戮指責的人。故選(C)(甲)(丙)同。

40.「防民之口，甚於防川」，意謂：
(A) 禁止人民講話，比堵住河水更危險
(B) 預防人民口出謗言，比預防河水可能氾濫更緊急
(C) 人民言論所帶來的災禍，如同山洪暴發式的危險
(D) 堵住人民的嘴巴，如同全力堵住河水的氾濫

詳解：(A)
防範老百姓的嘴，比防備河水氾濫更加危險。可知選(A) 禁止人民講話，比堵住河水更危險。

※閱讀下文，回答 41-42 題：

> 孔子行，聞哭聲甚悲。孔子曰：「驅！驅！前有賢者。」至，則皋魚也，被褐擁鎌，哭於道旁。孔子辟車與之言曰：「子非有喪，何哭之悲也？」皋魚曰：「吾失之三矣。少而學，遊諸侯，以後吾親，失之一也；高尚吾志，間吾事君，失之二也；與友厚而小絕之，失之三矣！樹欲靜而風不止，子欲養而親不待也。往而不可得見者親也！吾請從此辭矣！」立槁而死。孔子曰：「弟子誡之，足以識矣！」於是門人辭歸而養親者十有三人。(《韓詩外傳‧皋魚之死》)

翻譯：孔子外出，聽到哭聲很悲哀。孔子說：「快趕車，快趕車，前面有賢者。」到了哭聲之處，原來是皋魚，他披著麻布短襖，擁著鎌刀，在道旁哭。孔子下車對他說：「你又沒有喪事，為什麼哭得這麼悲傷呢？」皋魚說：「我做錯三件事情。年少時出外學習，周遊諸侯，回來後雙親已死了，這是第一件過失。因為我的志向高遠，隔絕侍奉國君的機會，這是第二件缺失。我和朋友交往深厚，但因為小事而斷絕來往，這是第三件缺失。樹木想要靜下來而風卻不停止，當你想贍養雙親，可是他們卻已無法等待。逝去就永遠追不回來的是時光；過世後就再也見不到面的是雙親。請讓我從此告別人世吧！」於是站立不動，枯槁而死。孔子說：「同學們應引以為戒，經歷過這件事，足以讓人知道該怎麼做了。」於是，學生們辭別回家，贍養雙親的有十三個人。

---

41.「被褐擁鎌」句中的「被」字，和哪一選項中的「被」字音、義相同？
(A) 寡人不祥，「被」於宗廟
(B) 操吳戈兮「被」犀甲
(C) 遺風餘思，「被」於來世者如何哉
(D) 微管仲，吾其「被」髮左衽矣

詳解：(B)
「被褐擁鎌」句中的「被」字：ㄆㄧ，同「披」，穿。
(A) ㄅㄟˋ，受　　(B) ㄆㄧ，同「披」，穿
(C) ㄅㄟˋ，影響　(D) ㄆㄧ，同「披」，被髮，披頭散髮。

---

42.「高尚吾志，間吾事君」句中的「間」字，和哪一選項中的「間」字意義相同？
(A) 遂與外人「間」隔
(B) 子房之不死者，其「間」不能容髮
(C) 月出於東山之上，徘徊於斗牛之「間」
(D) 禹，吾無「間」然矣

詳解：(A)
「高尚吾志，間吾事君」句中的「間」字：隔離。(A) 隔離 (B) 空隙(C) 兩者之中 (D) 間：音ㄐㄧㄢˋ，空隙。此處指其間隙而非議之。

※閱讀下文，回答 43-44 題：

> 子路為蒲宰，為水備，與其民修溝瀆。以民之勞煩苦也，人與之一簞食、一壺漿。孔子聞之，使子貢止之。子路忿不說，往見孔子曰：「由也以暴雨將至，恐有水災，故與民 修溝洫以備之。而民多匱餓者，是以簞食壺漿而與之。夫子使賜止之，是夫子止由之行仁也。夫子以仁教，而禁其行，由不受也。」孔子曰：「汝以民為餓也，何不白于君，發倉廩以賑之？而私以爾食饋之，是汝明君之無惠而見己之德美矣。汝速已則可，不則汝之見罪必矣。」
> （《孔子家語‧致思》）

翻譯：子路為蒲宰時，為了防備大水，就率領蒲邑的民眾修建溝渠。因為百姓的勞動煩重而且辛苦，子路就發給每人一筐飯食、一壺湯水。孔子聽了這件事，就派子貢去阻止子路。子路有點生氣，很不高興，就去拜見孔子，說：「我以為暴雨將要來了，擔心有大水災，所以就率領民眾修理溝渠以作防備，但民眾卻因為缺少糧食忍受饑餓，所以就發給他們每人一筐飯食、一壺湯水。老師您讓子貢制止我，這是老師阻止我施行仁德。老師用仁德教育弟子而禁止弟子施行它，我沒有辦法接受。」孔子說：「如果民眾饑餓，你應當向國君報告，請求開放糧倉的糧食救濟他們，而不該私自以自己的食物救濟民眾，因為這是向民眾表明國君沒有恩惠，而顯示自己的德行之美。你現在停止還來得及，否則，一定會被加之以罪的。」

43.子路「忿不說」是因為他認為孔子：
(A) 另派子貢，取而代之
(B) 言行不一，自相矛盾
(C) 拒絕饋贈，不通人情
(D) 體恤災民，毫無限度

詳解：(B)
子路「忿不說」是因為他認為孔子：老師您讓子貢制止我，這是老師阻止我施行仁德。老師用仁德教育弟子而禁止弟子施行它，我沒有辦法接受。可知選(B) 言行不一，自相矛盾。

44.依據上文，最符合孔子之意的選項是：
(A) 不宜冒進而突顯長官失德
(B) 要實行仁政應先以身作則
(C) 不可將服務人民當成施恩
(D) 要把國家資源給最需要者

詳解：(A)
孔子說：「如果民眾饑餓，你應當向國君報告，請求開放糧倉的糧食救濟他們，而不該私自以自己的食物救濟民眾，因為這是向民眾表明國君沒有恩惠，而顯示自己的德行之美。你現在停止還來得及，否則，一定會被加之以罪的。」可知選(A) 不宜冒進而突顯長官失德。

※閱讀下文，回答 45-46 題：

> 甘戊使於齊，渡大河。船人曰：「河水間耳，君不能自渡，能為王者之說乎？」甘戊曰：「不然，汝不知也。物各有短長，謹願敦厚，可事主不施用兵；騏驥騄駬，足及千里，置之宮室，使之捕鼠，曾不如小狸；干將為利，名聞天下，匠以治木，不如斤斧。今持楫而上下隨流，吾不如子；說千乘之君，萬乘之主，子亦不如戊矣。」（劉向《說苑》）

翻譯：甘戊出使到齊國，渡大河，船夫說：「河面很窄，你卻不能夠以自己的力量渡河，有足夠能力替國君遊說嗎？」甘戊說：「不是這樣的，你不知道。世間萬物，各有自己的短處和長處，謹慎老實厚道忠誠的人，能輔助主人，不能被派去用兵；千里駿馬日行千里，但讓牠置於宮室內，使牠捕捉老鼠，一定不如一隻小貓；干將寶劍非常銳利，天下聞名，木匠用它來劈砍木柴，一定不如一把斤頭。現在你用船槳划船，讓船順著水勢起伏漂流，我不如你；然而遊說各個小國大國的君主，你就不如我了。」

---

45.文中船人說：「河水間耳，君不能自渡，能為王者之說乎？」是何種態度？
(A) 感嘆同情 (B) 體恤憂慮 (C) 輕蔑鄙視 (D) 自我抬舉

詳解：(C)
船夫說：「河面很窄，你卻不能夠以自己的力量渡河，有足夠能力替國君遊說嗎？」可知選(C) 輕蔑鄙視。

---

46.下列哪一個選項最能表達本文的意旨？
(A) 鐘鼎山林，各有天性　　　(B) 尺有所短，寸有所長
(C) 百里不同風，千里不同俗　(D) 舜何人也，禹何人也，有為者亦若是

詳解：(B)
由「今持楫而上下隨流，吾不如子；說千乘之君，萬乘之主，子亦不如戊矣。」可知選(B) 尺有所短，寸有所長。

---

※閱讀下文，回答 47-48 題：

> 鬱金香開花之後，春天就要到了。
> 春天到了，第一聲春雷之後，天氣就開始覆雨翻雲，變得易喜易怒。每一年，當冬天提著裙裾，步下離別的階梯之前，我都會在花盆裡埋下一些種子，鬱金香、風信子，或是洋水仙，幾乎變成了我迎接春天的一個固定儀式。伴隨著難以抵抗的憂心，當我興致勃勃的埋下種子時。折騰又將開始了，彷彿宿命的罪，要有註定的罰，那似乎也是我迎接春天的一種儀式。
> 頸椎開始痠疼，在春天，這個溼與冷合奏的季節，我只能變成一個病人，很難成為一個詩人，謳歌春天的來臨。

我了解人生是那麼的有限,當你的身體響起警報聲,我應明白,時日沒有想像中的多。在還能擁有的時段裡,必須欣賞自己,而且以最合適自己的方式使用自己。一向年光有限身,不能再賒欠光陰,如果我有能力可以完成、或還有我想完成的事情。(吳淡如 〈願意冒險春天泡在醋缸裡〉)

---

47.「在還能擁有的時段裡,必須欣賞自己,而且以最合適自己的方式使用自己。」這句話的意涵詮釋,最貼切的選項是:

(A) 對於有限的時間,應努力保持青春

(B) 人到了體力衰退,才明白時不我與

(C) 人生的價值在於珍惜時間,並努力完成自己的理想

(D) 透露一個詩人變成一個病人

詳解:(C)

「在還能擁有的時段裡,必須欣賞自己,而且以最合適自己的方式使用自己。」意涵接近於(C) 人生的價值在於珍惜時間,並努力完成自己的理想。

---

48.文中「伴隨著難以抵抗的憂心,當我興致勃勃的埋下種子時。」作者「憂心」的事情是:

(A) 春天到了,天氣就開始覆雨翻雲

(B) 頸椎在春天又要開始痠疼

(C) 人生是那麼的有限

(D) 鬱金香、風信子、洋水仙種子不能長出來

詳解:(B)

作者「憂心」的事情,指下文「頸椎開始痠疼,在春天,這個溼與冷合奏的季節。」故選(B) 頸椎在春天又要開始痠疼。

---

※閱讀下文,回答 49-50 題:

生病也是生活體驗之一種,甚或算得一項別開生面的遊歷。這遊歷當然是有風險,但去大河上漂流就安全嗎?不同的是,漂流可以事先做些準備,生病通常猝不及防;漂流是自覺的勇猛,生病是被迫的抵抗;漂流,成敗都有一份光榮,生病卻始終不便誇耀。不過,但凡遊歷總有酬報:異地他鄉增長見識,名山大川陶冶性情,激流險阻錘煉意志,生病的經驗是一步步懂得滿足。發燒了,才知道不發燒的日子多麼清爽。咳嗽了,才體會不咳嗽的嗓子多麼安詳。剛坐上輪椅時,我老想,不能直立行走豈非把人的特點搞丟了?便覺天昏地暗。等到又生出褥瘡,一連數日只能歪七扭八地躺著,才看見端坐的日子其實多麼晴朗。後來又患「尿毒症」,經常昏昏然不能思想,就更加懷戀起往日時光。終於醒悟:其實每時每刻我們都是幸運的,因為任何災難的前面都可能再加一個「更」 字。(史鐵生《病隙碎筆》)

49.作者將「生病」看成是「一項別開生面的遊歷」，是想表達：
(A) 君子無入而不自得，以曠達心胸看待生病
(B) 以遊歷想像生病，在想像中人就不會被生病所拘禁限制
(C) 將生病視為一場必經的遊歷，從中提取對生命的反思
(D) 以輕鬆的心情面對生病，才可真正認識疾病

詳解：(C)

作者將「生病」看成是「一項別開生面的遊歷」，是想表達(C) 將生病視為一場必經的遊歷，從中提取對生命的反思。

50.透過「生病」，作者領悟了：
(A) 不以物喜，不以己悲
(B) 超越自己的痛苦，活在當下
(C) 生病是生命的激流險阻，可以錘煉人的意志
(D) 珍惜當下的生命，因為下一時刻可能更嚴峻

詳解：(D)

終於醒悟：其實每時每刻我們都是幸運的，因為任何災難的前面都可能再加一個「更」 字。可知選(D) 珍惜當下的生命，因為下一時刻可能更嚴峻。

# 104 學年度私立醫學校院聯合招考轉學生考試

科目：英文　　　　　　　　　　　　　　　張文忠老師 解析

## 一、字彙

---

1. In order to solve the problems of overpopulation in overcrowded cities, engineers have begun huge projects working on ways to improve the cities' _____ and the public transportation.

   (A) rehabilitation　(B) conjuncture　(C) infrastructure　(D) evacuation

【解答】C (為了解決過度擁擠的都市裏，人口過多的問題，工程人員開始大型計畫構築道路改善城市的營建工程和大眾運輸。)

【解析】infrastructure 營建工程

---

2. The implications for telemedicine are far-reaching, and have the potential to completely _____ the health care industry for the better.

   (A) paste　(B) transform　(C) breakthrough　(D) depict

【解答】B (遠距醫學的應用無遠弗屆，有潛能把健康照護變得更好。)

【解析】transform…for the better 把…變得更好

---

3. Beekeepers are usually _____ so that they will not feel severe pains of bee stings.

   (A) desensitized　(B) delineated　(C) devastated　(D) defrauded

【解答】A (養蜂人已經都麻木習慣了，所以蜜蜂的叮咬不再使他們感覺疼痛。)

【解析】desensitize 使…失去知覺→de(去除)+sens(sense)+it+ize

---

4. The explosion was so powerful that it _____ many buildings in the southern suburbs.

   (A) flourished　(B) validated　(C) obliterated　(D) manifested

【解答】C (爆炸威力很強大，整個南方的郊區建築物幾乎全毀。)

【解析】obliterate 消滅　ob(不)+liter(說話)+ate

---

5. Jennifer got married at age 18, but in _____, she thinks she should have waited till she was older.

   (A) backward　(B) dilemma　(C) prestige　(D) retrospect

---

【解答】D (Jennifer 在 18 歲時就結婚了，回顧反省過後，她覺得可以再等幾年。)
【解析】In retrospect　回顧

---

6. Some independent film makers like to shoot movies in Kaohsiung City because the city government _____ the film productions.
   (A) substitutes　(B) subsidizes　(C) subordinates　(D) subjugates

【解答】B (有些獨立製片的電影工作者，喜歡在高雄拍片，因為市政府會補助款項。)
【解析】subsidize　補助

---

7. Going into the outer space will give you the sense of weightlessness, and you'll experience the blackness of space and see the _____ of the earth.
   (A) repugnance　(B) resemblance　(C) benevolence　(D) curvature

【解答】D (到外太空會給你無重力的感覺，體驗到太空的黝黑和看清楚地球輪廓的圓弧。)
【解析】curvature　弧度

---

8. Some of the animals in the zoo can be _____. Biting is a serious possibility.
   (A) compassionate　(B) enchanting　(C) amicable　(D) aggressive

【解答】D (動物園的某些動物具攻擊性，可能會咬人。)
【解析】aggressive　有攻擊性的→ag+gress+ive

---

9. Whether as workers or objects of affection, dogs have certainly proven themselves beneficial to humans in many ways.
   (A) fondness　(B) influence　(C) burden　(D) pride

【解答】A (無論當成勞力或寵物，狗在很多方面，證實是對人類有益的。)
【解析】affection　喜歡=fondness

---

10. The flower known as the daisy resembles a miniature sun with its yellow disc and rays of white or pink.
    (A) bright　(B) multicolored　(C) gigantic　(D) tiny

【解答】D (我們熟知的小野菊花，很像小型的太陽，有黃色圓盤，白色或粉紅色的光芒。)
【解析】miniature→mini+ature 小型的 = tiny

## 二、語法與用語

11. The hip pop star must be so popular. Fans _____ in the queue for over 5 hours to buy her concert tickets.
    (A) had waited　(B) waited　(C) are waiting　(D) have been waiting

【解答】D

【解析】for over 5 hours 得知，句子要用現在完成進行式的 have been waiting

12. Some people can plan to awaken at a certain time in the morning. _____ more than fifteen minutes or so off schedule.
    (A) Rarely they are　　(B) Rarely are they
    (C) Rarely have they　(D) Rarely they have

【解答】B

【解析】Rarely 為否定副詞，放句首，句子要倒裝

13. Experts say that many more people would have survived from the fire if they _____.
    (A) would get off the building as quickly as possible
    (B) had gotten off the building immediately
    (C) got off the building at once
    (D) have gotten off the building right away

【解答】B

【解析】與過去相反的假設語氣

$$\begin{cases} \underline{\text{would have survived}} \text{ if } \underline{\text{they had gotten}}\ldots \\ \text{would have} + \text{Vpp if S} + \text{had} + \text{Vpp} \end{cases}$$

14. According to the research by psychologists, fans of heavy metal and rock music are usually _____ and enjoy taking risks.
    (A) actively physically　(B) physically active
    (C) physical actively　　(D) physical active

【解答】B

【解析】are physically active
　　　　Adv ──→ Adj
　　　　本題考 be 動詞之句型

15. _____ they have a new baby, they rarely get a good night's sleep.
    (A) Despite that    (B) Even    (C) Now that    (D) Unless

【解答】C

【解析】Now that = because當連接詞用

16. San Francisco is a paradise for cultural activities and attractions. Some like to visit historical museums, _____ others like to visit art galleries.
    (A) whereas    (B) despite of    (C) accordingly    (D) in that

【解答】A

【解析】Whereas 連接前後語意相反的兩個句子

17. Although the city is relatively unaffected by extreme weather in comparison with other cities, there are now more typhoons than _____.
    (A) it used to    (B) there used to be    (C) was there    (D) it has been

【解答】B

【解析】than 後方接 SV.
　　　　used to be 以前曾經有…

18. He's the best opponent I've _____ this season, a great player.
    (A) come out    (B) taken away    (C) come across    (D) taken up

【解答】C

【解析】come across 遭遇

19. Japanese _____ one of the most popular courses at the university since the Asian studies program was established.
    (A) has become    (B) became    (C) become    (D) is

【解答】A

【解析】S + have + Vpp since + S +Vpt 之since句型

20. To take advantage of the sales promotion of the supermarket, many shoppers start to buy things _____.
    (A) at large    (B) in terms    (C) off base    (D) in bulk

【解答】D

【解析】buy…in bulk 大量(集體)採購、團購

三、語文填空

Passage 1

A solar-powered airplane landed in India on March 10, __21__ the second leg of its bid to become the first aircraft to circle the world by solar energy alone. Solar Impulse 2, __22__ in Abu Dhabi, will make 12 stops on its 22,000-mile (35,000 km) journey.

21. (A) will complete　(B) to be completed　(C) completing　(D) completed

【解答】C

【解析】SV, Ving→故挑 C

22. (A) which launched　(B) that has started　(C) it took off　(D) would rise

【解答】A

【解析】S, Adj.Cl, V→故挑 A

Passage 2

Life has taught me that sometimes when people behave badly with you, it is because of some unhappiness that they are carrying around with them, __23__ that has nothing to do with you. I wish I __24__ more gentle with people in that situation and not reacted so angrily. __25__ you find out what's really going on, the whole relationship can change.

23. (A) due to　(B) a problem　(C) it is because　(D) you know

【解答】B

【解析】a problem 當成 unhappiness 之同位語

24. (A) had been　(B) was　(C) can be　(D) would be

【解答】A

【解析】S + wish(that) + 假設語氣，與過去相反，故挑 had + Vpp

25. (A) Because　(B) Once　(C) Finally　(D) At last

【解答】B

【解析】缺連接詞，once(一旦)符合上下文語意

## Passage 3

According to the World Resources Institute, approximately 38% of the world's population could face chronic water shortages by the year 2025. It is estimated that humans use 45 times as ___26___ water as they did three centuries ago. All over the globe, humans are pumping water out of the ground faster than it can be ___27___. The United Nations recently outlined the severity of the problem, saying that more people will suffer a high level of water stress if consumption continues at current rates.

Several factors contribute to water shortages. Irrigation, which grows 40 percent of the world's food and makes it possible to feed the plant's 6.2 billion people, ___28___ the largest percentage of water use. Another problem is that people don't see the need to conserve water. If people can ___29___ the seriousness of the situation, they may be more willing to take action and use less water. In addition, it has been found that some places were rife with broken water pipes, leaky toilets, and faulty plumbing ___30___ a lot of water was simply being wasted.

---

26. (A) more　(B) many　(C) much　(D) less

【解答】C

【解析】much + 不可數名詞(water)

---

27. (A) replenished　(B) refurbished　(C) abolished　(D) vanished

【解答】A

【解析】replenish 補充

　　　　re(再) + plen(plenty 多) + ish

---

28. (A) comes up with　(B) accounts for　(C) comes by　(D) keeps up with

【解答】B

【解析】account for 解釋、說明。　佔…比率

---

29. (A) discern　(B) disdain　(C) disperse　(D) distract

【解答】A

【解析】discern = understand = make out = comprehend 理解

---

30. (A) in where　(B) which　(C) wherever　(D) whereby

【解答】D

【解析】whereby = because of which 因此

Passage 4

    As a person reads, he has his own writing experience to fall back upon. His understanding of what he reads, and his feelings about it, are ___31___, and deepened, by his possession of writing as a ___32___ of communicating. As a child begins to learn reading, he begins to acquire the rudiments of writing. ___33___ these two skills are always acquired together is important and not coincidental. As the child learns to read words, he needs to understand that a word is something he can write himself, though his muscle control may temporarily prevent him ___34___ it clearly. That he wields such power over the words he is struggling to decipher ___35___ the reading experience a satisfying one right from the start.

---

31. (A) necessary affected　(B) necessarily affecting

    (C) necessary affecting　(D) necessarily affected

【解答】D

【解析】…are necessarily affected

        be ＋　Adv　＋　Vpp

---

32. (A) mean　(B) meaning　(C) means　(D) meanings

【解答】C

【解析】a means of communicating.

    方法手段

---

33. (A) That　(B) It　(C) Which　(D) What

【解答】A

【解析】That 帶領 N.Cl 當主詞

    That (these two skills are always acquired together) is important…

                S　　　　　　　　　　　　V　C

---

34. (A) to write　(B) to writing　(C) write　(D) from writing

【解答】D

【解析】prevent ＋ O ＋ from ＋Ving 阻止

---

35. (A) make　(B) makes　(C) making　(D) made

【解答】B

【解析】名詞子句當主詞，動詞加 S

四、閱讀測驗

Passage 1

If we want to live longer, we can no longer afford to inhale air contaminated with particulate matter. Particulate matter—also known as particulates—is microscopic solid or liquid matter floating in the Earth's atmosphere. Sources of particulate matter can be natural or man-made. Particulates which occur naturally may originate from volcanoes, dust storms, or forest fires. Human activities, such as the burning of fossil fuels in vehicles, coal combustion, and various industrial processes also generate significant amounts of particulates.

Fine particles, with a diameter of 2.5 micrometers or less, are the most lethal form of air pollution because they are able to penetrate deep into the lungs and blood streams unfiltered, which in turn may cause permanent DNA mutations, heart attacks, and premature death. In addition, particulate matter exposure is also linked to an increased risk of stroke by its narrowing effects on the arteries.

Particulate matter can clog minute pores of plant leaves and interfere with photosynthesis functions. It has been found that high particulate matter concentrations in the atmosphere can lead to stunted growth or mortality in some plant species.

36. According to the passage, which of the following activities is unlikely to generate particulates?
    (A) burning coal
    (B) meditation
    (C) driving a truck that runs on diesel
    (D) emission from factories

【解答】B
【解析】such as the    burning of fossil fuels (C)
                coal combustion (A)
                various industrial processes (D)

        故挑(B)

37. What is the main idea of the passage?
    (A) causes and impacts of particulates
    (B) methods of improving air quality
    (C) geographical areas affected by particulates
    (D) composition analysis of particulates

【解答】A
【解析】Cause and impacts (effects) of particulates 是文章主題，從第一句話得知

38. According to the passage, which of the following is NOT a possible health effect of particulates?
    (A) death at an early age       (B) burst of blood vessels in the brain
    (C) change in the genetic material    (D) insomnia

【解答】D

【解析】DNA mutations = change in the genetic material (C)

        premature death = death at an early age (A)

        stroke = burst of blood vessels in the brain (B)

        故挑(D)

39. In the last paragraph, what does the word "minute" refer to?
    (A) an official record of a meeting    (B) sixty seconds    (C) tiny    (D) breathing

【解答】C

【解析】minute (adj.) 小的 = tiny

40. According to the passage, which of the following statements is NOT true about the impact of particulates on plants?
    (A) Particulates interfere with photosynthesis functions of plants.
    (B) Particulates block holes of plant leaves.
    (C) Particulates prevent plants from growing and developing as much as they should.
    (D) Particulates nourish plants by providing extra nutrients.

【解答】D

【解析】interfere with photosynthesis (A)

        clog minute of plant leaves (B)

        stunted growth = prevent…from growing (C)

        故挑(D)

Passage 2

Various research centers are studying identical twins in order to discover the "heritability" of behavioral characteristics—that is, the degree to which a trait is due to genes instead of environment. They have reached some startling conclusions. One study found, for example, that optimism and pessimism are both very much influenced by genes, but only optimism is also affected by environment. According to another study, genes influence our coffee consumption, but not consumption of tea.

Anxiety seems to be 40 to 50 percent heritable. Another study tells us that happiness does not depend much on money or love or professional success; instead, it is 80 percent heritable! Among the traits that appear to be largely heritable are shyness, attraction to danger (thrill seeking), and choice of career.

---

41. According to the passage, which of the following traits is NOT heritable?
    (A) love to drink tea　(B) love to skydive　(C) be nervous　(D) be pessimistic

【解答】A

【解析】but not consumption of tea　挑(A)

---

42. What is the best title for this passage?
    (A) Human Traits　(B) Heritability of Behavioral Characteristics
    (C) Coffee, Tea, and Personality　(D) Optimism and Pessimism

【解答】B

【解析】(B)為主題句，答案在主題句。

　　　　in order to discover the "heritability" of behavioral characteristics.

---

43. According to the passage, which of the following statements is NOT true?
    (A) A person's consumption of coffee is influenced by his or her genes.
    (B) Many behavioral characteristics are the results of genes, not environment.
    (C) Shyness and thrill seeking are heritable to some degree.
    (D) Happiness mainly depends on love and professional success.

【解答】D

【解析】文章第七行

　　　　"… happiness does not depend on love or professional success."

---

44. What is the main idea of the passage?
    (A) Some behavioral characteristics are found to be heritable to some degree.
    (B) It is difficult to find out what personalities are influenced mainly by genes.
    (C) Both optimism and pessimism are influenced mainly by genes.
    (D) Money and love cannot buy happiness.

【解答】A

【解析】(A)答案即是文章第一句話的主題句

<u>Passage 3</u>

　　Our current phase of overconsumption began about 30 years ago, when Americans began committing close to half of their annual expenditures to no necessities. It was the beginning of a gradual decline in the cost of consumer goods, the growth of everyday credit-card use and the rise of big-box stores and discount retailers that pushed their way into communities nationwide, forcing down prices and profits for those competing around them.

　　In the past decade, the cost of cell phones, toys, computers and televisions has plunged, thanks in part to overseas manufacturing. The rise of "fast fashion"—popularized by the growth of clothing outlets like Gap, Forever 21 and American Eagle selling $10 T-shirts and $30 jeans—is now driven by low-cost imports H&M and Uniqlo. Today the average U.S. household has about 248 pieces of clothing and 29 pairs of shoes. It purchases, on average, 64 garments and seven pairs of shoes annually, at a total cost of $1,141 a year, or $16 per item.

---

45. When did the latest period of overconsumption start?

　(A) right after World War II 　　　　(B) in 1980s

　(C) at the beginning of 21st century 　(D) in the past decade

---

【解答】B

【解析】30 years ago 所以挑 in <u>the</u> 1980s (出題老師漏掉了 the)

---

46. According to the passage, which of the following statements is NOT the reason for Americans' overconsumption?

　(A) Americans frequently use credit-cards for everyday shopping.

　(B) The price of consumer goods has been going down.

　(C) More and more discount retailers set up in communities.

　(D) All clothing outlets are selling low-cost garments.

---

【解答】D

【解析】答案在第三行

　　　1. decline in the cost of consumer goods (B)

　　　2. the growth of credit-card use. (A)

　　　3. the rise of discount retailers. (C)

　　　故挑(D)

47. According to the passage, which of the following brands is an import?
    (A) H&M    (B) Gap    (C) American Eagle    (D) Forever 21

【解答】A
【解析】imports H&M (在第 11 行)

48. How many pieces of clothing does the average American household buy every year?
    (A) 29    (B) 16    (C) 64    (D) 248

【解答】C
【解析】on average, 64 garments.

49. The meaning of the word "plunged" in the passage is closest to _____.
    (A) fallen    (B) driven    (C) picked    (D) merged

【解答】A
【解析】plunge 一頭栽下，所以挑 fall

50. What might be the best title for this passage?
    (A) Americans' Overconsumption    (B) Economic Development in the U.S.
    (C) Fast Fashions in the U.S.    (D) Americans' Favorite Clothing Outlets

【解答】A
【解析】答案就是主題句！

## 補教界最強的天王　英文-張文忠老師

**吳佩軒 (原:高醫職治)　考取:108 年慈濟/後中醫**
老師會將重要的文法解說的非常清楚仔細,能讓學生發現其中有許多概念其實是通用的。老師單字本整理非常完整,這在面對單字越考越難的後中英文考試時,對學生是十分有幫助的。

**吳萱郁 (原:交大電物)　考取:108 年中國醫/後中醫**
1.以出題者的角度解析題目,傳授解題技巧。
2.格林法則,讓學生更有效率的背單字。
3.單字、文法、閱讀、作文講義不論是內容與詳解皆鉅細靡遺。
4.逐字審閱批改學生的作文練習。

# 105 學年度私立醫學校院聯合招考轉學生考試

科目：英文　　　　　　　　　　　　張文忠老師　解析

## 一、字彙

1. There's a lot more of coughs and colds and allergies and asthmas, which were not so ＿＿＿ earlier.
   (A) precursory　(B) prevalent　(C) declining　(D) dazzling

【解答】B (有許多的咳嗽、感冒、過敏和氣喘發生，以前沒這麼流行過。)
【解析】prevalent (adj.) ⇒ pre+val(foot)+ent

2. My sister doesn't like to do dishes because it is a ＿＿＿ chore.
   (A) tired　(B) busy　(C) lazy　(D) tedious

【解答】D (我姐姐不喜歡洗盤子，因為那是枯燥乏味的工作。)
【解析】tedious ⇒ ted(tire)+ious=boring 無聊的

3. There is a ＿＿＿ need for something to be done to save the Great Wall, the most famous Chinese architecture.
   (A) pleasing　(B) pressure　(C) press　(D) pressing

【解答】D (有迫切需要的工作來拯救中國最著名的建築－萬里長城。)
【解析】a pressing need=有迫切之需要

4. With a growing number of ＿＿＿ concerning food safety, the DT Food Company was among the first companies that decided to settle out of court with their customers.
   (A) sues　(B) lawsuits　(C) complement　(D) compliment

【解答】B (食品安全有越來越多的爭訟，DT 食品公司是幾家最先願意與顧客和解的公司。)

5. Ten climbers ＿＿＿ on Jade Mountain (Yushan) during the bad weather were rescued by a helicopter this morning.
   (A) strode　(B) stranded　(C) stroke　(D) spread

【解答】B (受困於玉山的惡劣氣候中，十位登山客今晨由直昇機救援下山。)

---

6. In fact, a master's degree is an essential _____ for the position.

  (A) prerequisite　(B) predicament　(C) premiere　(D) prediction

【解答】A (事實上，碩士學位是這個職位的先決條件。)

【解析】prerequisite=per(前)+requi(require)+site

---

7. International interest in the _____ qualities of the Mediterranean diet began in the 1950s, when medical doctors started to link occurrence of heart disease with diet.

  (A) economical　(B) continuing　(C) revealing　(D) therapeutic

【解答】D (全世界對地中海飲食之關注始於 1950 年代，當時醫生才正開始將飲食與心臟病視為相關，重視其治療的用途。)

---

8. He was dying from _____ because his diet doesn't contain the right amount of nutrients.

  (A) malnutrition　(B) malfunction　(C) malpractice　(D) malformation

【解答】A (他死於營養不良，因為他的飲食缺乏適當的營養。)

【解析】malnutrition⇒mal(bad不良)+nutrition

---

9. It is estimated that _____ is associated with more than 110,000 deaths in the United States, and more than $6.1 billion is spent on health care related to overweight problem.

  (A) arthritis　(B) asthma　(C) obesity　(D) allergy

【解答】C (根據評估，肥胖與 11 萬個美國公民的死亡有關，而且在過重的體重問題上花費超過 61 億美元。)

---

10. The picture-bride system, according to author Yen Le Espiritu, was a form of "arranged marriage facilitated by the exchange of photographs."

  (A) advanced　(B) hindered　(C) ceased　(D) deprived

【解答】A (根據 Yen Le Espiritu 之說法，"新娘圖片"的制度，是一種由交換照片的方法所"促成"的婚姻(相親)安排之方式。)

【解析】faciliate⇒fac(make)+il+iate驅動；促成

## 二、語法與用語

11. Although some people _____ eat insects for food, most people never would.
    (A) voluntary　(B) volunteer　(C) voluntarily　(D) vulnerable

【解答】C

【解析】voluntarily eat insects
　　　　　Adv.　　　v.

12. Analysts estimate that the Boeing Company _____ over 1,000 aircrafts to China by the end of next year.
    (A) will have sold　(B) had sold　(C) have sold　(D) sales

【解答】A

【解析】從 by the end of next year 知道要接未來完成式。

13. On this you can _____: I will always love you till death do us part.
    (A) rest assured　(B) rest assure　(C) rest assume　(D) rest apart

【解答】A

【解析】rest assured＝放心
　　　　連綴＋Adv.

14. Leo _____ many important historical figures during his life, and he looks forward to meeting many more.
    (A) met　(B) has met　(C) has been meeting　(D) has been met

【解答】B

【解析】從 during his life (一生之中)，挑完成式。

15. The material culture of the Paleo-Indians differed little from _____ of other Stone Age peoples found in Asia, Africa, and Europe.
    (A) whom　(B) them　(C) those　(D) that

【解答】D

【解析】用 that 代替前述之 material culture。

16. _____ tilted toward the sun, the more heat it receives and the hotter it is.

    (A) The earth is most      (B) The more the earth is

    (C) The earth is more than   (D) As more as the earth is

【解答】B

【解析】The more SV, the more SV=越…就越…

17. Parkish and many other scientists argue that genetic engineering can help address the urgent problems of food shortage by increasing crop quantities, _____ crop varieties that resist pests and disease.

    (A) offering   (B) offers   (C) offered   (D) offer

【解答】A

【解析】by increasing與offering之結構

18. _____ the promise of the field, and the brilliant people who work in it, biomimetics has led to surprisingly very few business successes.

    (A) Because of   (B) Despite   (C) Because   (D) Although

【解答】B

【解析】Despite=儘管

19. Marie is one of those persons who enjoy _____ from first to last at the party.

    (A) herself   (B) themselves   (C) himself   (D) itself

【解答】B

【解析】who enjoy themselves修飾those persons

20. Writers sometimes make references to things outside the text, _____ that the reader will understand the references.

    (A) assume   (B) assumed   (C) assuming   (D) have assumed

【解答】C

【解析】SV, Ving之句型

## 三、語文填空

Passage 1

　　A report says thousands of children as young as eight are working in ___21___ conditions on tobacco farms in countries of South Asia, putting them ___22___ cancer, respiratory problems and nicotine poisoning. However, all the Ministries of Foreign Affairs of these countries have ___23___ comment on the report.

---

21. (A) impending　(B) hazardous　(C) research　(D) monitoring

【解答】B

【解析】working in <u>hazardous</u> conditions　在危險的工作環境中

---

22. (A) in advantage of　(B) at crossroads　(C) at the power of　(D) at the risk of

【解答】D

【解析】putting them <u>at the risk of</u> cancer，置身於罹患癌症之危險

---

23. (A) declined to　(B) willed to　(C) admitted to　(D) forgot to

【解答】A

【解析】have <u>declined to</u> comment… 拒絕評論

---

Passage 2

　　In the past, there was a stigma associated with homeschooling because it was traditionally for students who had behavioral or learning ___24___ and could not keep up with the rest of the class. Today, there are many compelling arguments for educating one's children at home. Some of them stem from ___25___ with the mainstream education system. Teacher shortages and lack of funding mean that, in many schools, one teacher is responsible for 30 or 40 pupils; children are often ___26___ the attention they need. Bullying and increasing classroom violence have also motivated some parents to remove their children from school. To these parents, homeschooling provides a way for them to monitor their children's education more closely. Children can also choose what and when to study, thus ___27___ them to learn at their own pace. Advocates of homeschooling point out that homeschooled children do just as well or better than those who are classroom-taught, and a striking number gain ___28___ to prestigious universities.

24. (A) advantages　(B) performances　(C) styles　(D) difficulties

【解答】D

【解析】learning difficulties 學習困難

---

25. (A) dissatisfaction　(B) satisfaction　(C) understanding　(D) commitment

【解答】A

【解析】dissatisfaction with the mainstream education system
　　　　不滿意於主流的教育制度

---

26. (A) bequeathed of　(B) deprived of　(C) supplied with　(D) satisfied with

【解答】B

【解析】Children are often deprived of the attention they need.
　　　　兒童缺乏必須的注意力。

---

27. (A) to enable　(B) enabled　(C) enabling　(D) have enabled

【解答】C

【解析】SV, thus+Ving表目的之句型，故挑enabling

---

28. (A) warrant　(B) certificate　(C) license　(D) admission

【解答】D

【解析】a striking number gain admission to…universities
　　　　許多人獲得大學入學許可

---

## 補教界最強的天王　英文-張文忠老師

**張榮脩 (原:中國醫藥學)　考取:108 年中國醫/後中醫 + 高醫/後西醫**

　　英文方面:背單字需要的是方法,格林法則六堂課其實就是方法的實踐應用,他不是聖經,但可以很明確地傳達出一個訊息:「找尋一套方法可以大大增進背誦效率」

---

**李宗融 (原:陽明醫工)　考取:108 年中國醫/後中醫**

　　英文: 張文忠老師,這科請放心交給老師,文法及作文按著老師的腳步走,英文一定會有顯著的進步,好好把握住教材內容,英文是很好投資的一科。

## Passage 3

Nearby Brenham County, schools canceled all classes for Friday __29__ heavy rains and just further north, a "low grade" tornado __30__ parts of Brazos County about 12:30 p.m. Thursday. No one has been reported __31__, but several buildings suffered roof damage and trees were uprooted, according to the county's emergency management office.

29. (A) because　(B) in spite of　(C) due to　(D) unless

【解答】C

【解析】canceled all classes for Friday <u>due to</u> heavy rain…
因為大雨周五停課

30. (A) ripped through　(B) running into　(C) managed in　(D) resulted in

【解答】A

【解析】<u>ripped through</u> parts of Brazos
破壞了Brazos的部分地區

31. (A) injure　(B) induring　(C) having injure　(D) injured

【解答】D

【解析】No one has been reported+<u>Adj.</u> 故挑 <u>injured</u>
據報導無人受傷

## Passage 4

When I heard about Professor Duneier's Sociology MOOC, I was excited but also a bit anxious because I had never taken a completely online course before. In __32__ of the class, I e-mailed Professor Duneier with many of my questions. He graciously replied, but for him, too, this was going to be a new experience. Knowing this actually helped me to relax a little. One __33__ I had about distance learning was that self-motivation and self-discipline would play a __34__ role in my success. I knew it would be easy to fall behind because the classes were not going to be at a set time. This turned out to be true. I also knew that learning __35__ the internet might also pose other problems.

32. (A) apprehension　(B) collaboration　(C) anticipation　(D) assumption

【解答】C

【解析】<u>In anticipation of</u> the class 期盼能上這門課

33. (A) anticipation    (B) assumption    (C) achievement    (D) disappointment

【解答】B

【解析】one <u>assumption</u> (I had) about distance learning was that...

　　　　對於遠距教學，我的一個想法是...

34. (A) crucial    (B) virtual    (C) uncritical    (D) optional

【解答】A

【解析】play a <u>crucial</u> role in 扮演一個重要的角色

35. (A) by    (B) into    (C) of    (D) via

【解答】D

【解析】learning <u>via</u> the internet might also pose other problems.

　　　　經由網路學習，可能也有問題產生。

四、閱讀測驗

Passage 1

　　The invention of the electric telegraph gave birth to the communications industry. Although Samuel B. Morse succeeded in making the invention useful in 1837, it was not until 1843 that the first telegraph line of consequence was constructed. By 1860 more than 50,000 miles of lines connected people east of the Rockies. The following year, San Francisco was added to the network.

　　The national telegraph network fortified the ties between East and West and contributed to the repaid expansion of the railroads by providing an efficient means to monitor schedules and routes. Furthermore, the extension of the telegraph, combined with the invention of the steam-driven rotary printing press by Richard M. Hoe in 1846, revolutionized the world of journalism. Where the business of news gathering had been dependent upon the mail and on hand-operated presses, the telegraph expanded the amount of information a newspaper could supply and allowed for more timely reporting. The establishment of the Associated Press as a central wire service in 1846 marked the advent of a new era in journalism.

36. According to the passage, how did the telegraph enhance the business of news gathering?

(A) By monitoring schedules and routes for the railroads

(B) By expanding the railroads

(C) By allowing for more timely reporting

(D) By adding San Francisco to the network

【解答】C

【解析】第二段the telegraph expanded…and allowed for more timely reporting.

---

37. It can be inferred from the passage that _____.

(A) Morse's invention did not immediately achieve its full potential

(B) Morse did not make a significant contribution to the communications industry

(C) the extension of the telegraph was more important than its invention

(D) journalists have the Associated Press to thank for the birth of the communications industry

【解答】A

【解析】第一段Morse succeeded in making the invention useful in 1837, it was not until 1843 that the first telegraph line of consequence was constructed. (文章提及一直到1843年才構築電報線路，故挑(A) Morse之發明並未立刻見到其用途之普遍。)

---

38. According to the passage, which of the following is NOT true about the growth of the communications industry?

(A) The telegraph helped connect the entire nation.

(B) People could use the telegraph in San Francisco in 1861.

(C) Morse invented the telegraph in 1837.

(D) The telegraph lead to the invention of the rotary printing press.

【解答】D

【解析】第二段combined with the invention of…rotary printing press，所以不是 lead to(導致…之因果關係)

本題之The telegraph lead(有誤)應該是led才對！

Passage 2

　　Globalization is the integration of international trades, products, business ties, cultures and etc. Since the 1970s, more and more countries have opened their markets for each other and helped transform the world economy into a free global market. Based on the World Bank's report, one of its major proponents, economic globalization has reaped many benefits and helped reduce poverty in many developing countries. Globalization advocates claim that economies in developing countries have received many benefits from new opportunities that they can promote their goods worldwide through the internet. Research also shows that with the integration of local economies into the world economy, there has been a great income increase in twenty four countries with more than three billion people of their population.

　　However, critics suggest that economic globalization is actually harming the local economy and is widening the gap between the rich and the poor. For instance, with large-scale manufacturers begin to produce the same goods in a more efficient way or when big companies like COSTCO or Carrefour get in the local areas, home-based businesses and small businesses will be crowded out for sure. Moreover, the poor people, the illiterate, unskilled workers, and aboriginal peoples in the developing countries never benefit from the integration of world economy.

　　Despite the pros and cons of globalization, there seem to be no turning back on this issue. With the advances in technology, we are already living in an interconnected world that allows us to exchange goods and ideas. The real challenge now is to figure out a way to create a fair global market that benefit all.

---

39. What is the best title for this passage?

　　(A) The benefit of globalization for the world as a whole

　　(B) The benefit of globalization in developing countries

　　(C) Globalization, Pros and Cons

　　(D) The historical origins of globalization

---

【解答】C

【解析】文章用了Globalization advocates claim that SV

　　　　　　　　However, critics suggest that SV

　　　　所以挑(C) Globalization, Pros and Cons

　　　　　　　　　　　贊成　　　反對

40. According to the World Bank's report, what is the major benefit from globalization?
    (A) It reduces people's salaries.
    (B) It puts people to work.
    (C) It improves the quality of people's lives.
    (D) It allows more job opportunities.

【解答】C
【解析】第三行 reduce poverty in many developing countries
　　　　 =improves the quality of people's lives.

41. What does the word "advocates" refer to?
    (A) supporters　(B) opponents　(C) enemies　(D) intruders

【解答】A
【解析】advocate (N.)贊成者=supporters

42. In the passage, what does the phrase "crowded out" refer to?
    (A) find out a solution　　　　(B) get out of globalization
    (C) bring out the best in people　(D) put out of business

【解答】D
【解析】crowded out驅除=put out(business)將企業消滅

43. What is the conclusion for this passage?
    (A) Globalization is beneficial for developing countries.
    (B) Globalization should take everyone's interest into consideration.
    (C) Globalization is bad for developing countries.
    (D) Globalization will fail.

【解答】B
【解析】結論以 a fair global market that benefit all
　　　　 =take everyone's interest into consideration最接近原意。

Passage 3

　　What used to be thought of as prestigious is now being considered as a toxic asset. Student loan debt is soaring as the rising generation is diving head first into an era where young adults are unable to save and invest their money. This isn't only taking a toll on their personal lives, but it is causing long-term harm to America's economy.

　　Student debt is climbing every year. This is limiting graduates' income and holding them back from buying a home, a car, and even from getting married. A report issued by John Burns estimates that the heavy debt is reducing home sales by 8 percent. In fact, every $250 paid towards student loan debt reduces the amount that a consumer can borrow for a mortgage by $44,000. According to USA Today, a new study from student aid experts, based on government financial data, shows the average debt is now $33,000. The hole we are digging our graduates in just keeps getting deeper and deeper with very little hope.

---

44. What does the word "toxic" mean?

　　(A) harmful　　(B) indifferent　　(C) tasteful　　(D) functioning

【解答】A

【解析】toxic 之字義為 "有毒的,有害的"

---

45. According to the report, which is true?

　　(A) The reporter encourages students in America to apply for tuition loan.

　　(B) Student loan debt helps boom American economy.

　　(C) Fewer students involve loan debts in Europe.

　　(D) Student loan debt causes long term harm to America's economy.

【解答】D

【解析】第一段之結束句子 it is causing long-term harm to America's economy.

---

46. According to the report, most students with loan debt are held back from _____.

　　(A) entering a private company　　(B) searching for a job

　　(C) buying a home　　　　　　　　(D) getting divorced

【解答】C

【解析】第二段第一行 …and holding them back from buying a home.

47. According to the report, a lot of young adults are not able to save money because _____.

(A) they like to go to expensive restaurants
(B) they have to pay back student loans
(C) they still need to go to graduate programs
(D) they need to support their families

【解答】B

【解析】第一段第二行young adults are unable to save and invest their money.

Passage 4

Modern technology has changed our everyday life drastically. For example, with the advance of internet technology, written communications are conducted in electronic form and the delivery time is no more than a few seconds, even from one country to another.

Computer technology has also made it possible to run a house electronically. From turning lights on and off on a regular schedule to starting the coffee and cooking the hot cereal, computers are taking care of people at home. Many modern machines (e.g., kitchen appliances) contain computer chips that allow their owners to program them. For instance, you can "instruct" a microwave oven how to cook a certain dish. You can program your electric or gas range, dishwasher, washing machine and dryer, etc., to "do the housework" on their own. Most entertainment equipment operates with computer technology too: some examples are radios, television sets, VCRs (i.e., videocassette recorders), which can be set up electronically to go on and off, go to certain channels or stations, record specific programs at certain times, and so on. Computers can even start cars automatically so that on cold winter mornings you can get into a warmed-up vehicle and drive off. And of course, the typical U.S. family has a microcomputer (a computer that fits on a table or desk) in their home, which they use for everything from keeping household records and writing letters to playing computer games.

Although much of the technology in our everyday lives has positive effects, there are some uses that raise controversial issues and questions. For example, are interactive media (i.e., a combination of television, telephone and computer) going to control minds, destroy privacy, and cause people to forget about family life and personal relationships? What effects will the genetic engineering of foods (e.g., changing the gene structure of fruits and vegetables) have on people's health? High-tech medical treatments (organ transplants, changing the gene structure, etc.) can increase the longevity of individuals, but can they improve the health and happiness of human beings in general? Only time will tell, but in the meantime, science and technology will continue to move forward.

48. These paragraphs would most likely appear in _____.
    (A) a novel    (B) a technology textbook    (C) a science fiction    (D) a poem

【解答】B

【解析】本文無 "人、事、時" 或故事，不可挑小說、詩歌之答案。

49. What is the overall message of these paragraphs?
    (A) Longevity is the ultimate goal of technology.
    (B) Convenience is the ultimate goal of technology.
    (C) Technology will continue to influence our everyday life.
    (D) In general, technology has negative effects on people's life styles.

【解答】C

【解析】Overall message答案在結論句
       Science and technology will continue to move forward
       故挑：Technology will continue to influence our everyday life.

50. What would be the best title for these paragraphs?
    (A) How to prevent abuses of modern technology
    (B) How to run a house electronically
    (C) Written communications and modern technology
    (D) Technology and everyday life

【解答】D

【解析】文章最好的標題為Technology and everyday life.
       與上題一樣，在結論句。

## 補教界最強的天王　英文-張文忠老師

**王世杰 (原:南大生科)　考取:108 年慈濟/後中醫**
英文:張文忠老師教學十分活潑，而對句子拆解、句意判讀、字根教學十分得心
應手，讓原本對英文十分畏懼的我也能學文法、背單字。

**蔣孟蓉 (原:輔大生科)　考取:108 年中國醫/後中醫**
文忠老師傳授了許多很棒的解題技巧及思考路徑針對不同類型的英文考題,老師
以淺顯易懂的方式教文法,使我很快就能上手!

# 106 學年度私立醫學校院聯合招考轉學生考試

科目：英文　　　　　　　　　　　　　張文忠老師 解析

## 一、字彙

---

1. In an era of globalization, all the educational systems can learn from each other. In other words, no educational system is _____ from others.
   (A) boundless　(B) dependent　(C) isolated　(D) limited

---

【解答】C (在全球化的時代裡，所有教育制度都可相互學習，換言之，沒有一個教育制度可與其他區隔。)

【解析】be isolated from 與…相隔離。

---

2. Microsoft has _____ a "faster, more powerful" Surface Pro tablet, with a battery life of 13.5 hours.
   (A) assassinated　(B) launched　(C) recounted　(D) calculated

---

【解答】B (微軟發表了"較快，較強大"的 Surface Pro tablet，電池壽命可長達 13.5 小時。)

【解析】launch 發出，開創

---

3. When the girls _____ a bear in the forest, they froze like statues, too scared to move or call for help.
   (A) observed　(B) encountered　(C) conducted　(D) surveyed

---

【解答】B (在森林中遭遇熊的時候，女孩們像雕像一樣僵化不動，嚇得不敢動也不敢求救。)

【解析】encounter = be encountered with

---

4. In Roman times, sugar cane was known in Europe as a great _____, and it was rare and expensive for many centuries after that.
   (A) spendthrift　(B) wonder　(C) extravagance　(D) luxury

---

【解答】D (在羅馬的時代裡，甘蔗在歐洲是有名的奢侈品，稀少而又昂貴，此情景延續了好幾個世紀。)

【解析】luxury (N)奢侈豪華，比 extravagance(揮霍無度)更好。

5. Dubai Police have revealed their first robot officer, giving it the task of _____ the city's malls and tourist attractions.
(A) combating　(B) nurturing　(C) patrolling　(D) pacifying

【解答】C（杜拜的警方發表了第一個機器人警察，任務是巡邏賣場和遊客中心。）
【解析】patrol (V) = pat (foot) + rol (roll)

6. How we _____ the ocean's resources for generations to come is an imperious problem to be resolved.
(A) eliminate　(B) disembark　(C) prompt　(D) sustain

【解答】D（如何維護海洋的資源給下一代是最需要解決的問題。）
【解析】sustain = sus + tain = support 支持，維護

7. Pelvic organ prolapse results from a weakening of connective tissue or loss of _____ support.
(A) muscular　(B) parental　(C) charismatic　(D) prenatal

【解答】A（骨盆器官脫出起因於結締組織的弱化或是肌肉支撐無力。）
【解析】muscular 肌肉(的)

8. He judged her to be _____, and easily weary of the pleasure of the moment.
(A) changeless　(B) festering　(C) invariable　(D) capricious

【解答】D（他判斷這個女生很善變，很快就厭倦當時的快樂。）
【解析】capricious = capric(Wild goat 山羊) + ious 任性的，善變的

9. The poster for the horror movie features an image of a _____ killer.
(A) menacing　(B) lenient　(C) amiable　(D) lucrative

【解答】A（這部恐怖電影的海報描繪了一個凶惡的殺手。）
【解析】memace = men (bat) + ace 威脅的

10. The waiter tried to _____ the furious customer.
(A) enhance　(B) soothe　(C) revise　(D) originate

【解答】B（服務生想安撫憤怒的顧客。）
【解析】soothe = assuage = pacify 安撫

二、語法與用語

11. _____ his lack of military background, Lincoln made several strategic decisions
    that led the Union to the victory in the Civil War.
    (A) Although    (B) Despite    (C) Even    (D) Owing to

【解答】B

【解析】Despite his lack of military background, Lincoln made several strategic
　　　　介　+　N　　　　　　　　　　　　S　　V

　　　decisions that led the Union to the victory in the Civil War.

12. You _____ for 3 straight hours. It's time to take a rest.
    (A) drive    (B) have been driven    (C) have been driving    (D) had driven

【解答】C

【解析】You have been driving for 3 straight hours. It's time to take a rest.
　　　　現在完成進行式 for +一段時間

13. _____ I would like you to work on is the revision exercise on the website.
    (A) Who    (B) What    (C) How    (D) That

【解答】B

【解析】What I would like you to work on is the revision exercise on the website.
　　　　S = N. Cl =疑+S + V　　　　　V

14. High cholesterol puts a person _____ a heart attack or stroke caused by a blood
    clot, so balanced diet is essential.
    (A) on risk at    (B) in risk at    (C) in risk on    (D) at risk of

【解答】D

【解析】at risk = in danger/peril/jeopardy 陷入危險中

15. Today, bubble tea shops occupy nearly every corner of Taiwan streets, _____ like
    wildfire across Asia.
    (A) spreading    (B) spreads    (C) spread    (D) had spread

【解答】A

【解析】SV, Ving

16. Whoever stole those computers _____ a mystery.
    (A) remains    (B) remain    (C) remaining    (D) are remaining

【解答】A

【解析】Whoever stole those computers remains a mystery.
    S = N. Cl =疑+S + V              V
    *名詞子句當主詞，動詞為單數，故挑 remains。

17. If I had been able to run my own theater, I _____ all my plays myself.
    (A) would definitely direct    (B) were definitely to direct
    (C) will definitely direct      (D) would definitely have directed

【解答】D

【解析】與過去事實相反之假設語氣：If S + had + Vpp, S + would have + Vpp

18. _____ years for the newborns to master all the necessary skills for daily life.
    (A) They spend    (B) It spends    (C) It takes    (D) They take

【解答】C

【解析】
    It takes years for the newborns to master all the necessary skills for daily life.
    *人+ spend +時/錢+ (in) + Ving
    物+ take +時+ to + Vrt        It takes 2 days to …
    物+ cost +人+ to + Vrt        It costs me 10 dollars

19. _____ by the boy's behavior, she complained to the head teacher.
    (A) She was annoyed    (B) She annoyed    (C) Annoyed    (D) Annoying

【解答】C (head teacher 校長)

【解析】*Vpp, SV 之分詞構句

    *本題不可挑 A，會形成兩句子，沒有連接詞。

20. Sitting by the window at a table for two, Elliot began _____ his coffee while
    looking for a third sugar to add into it.
    (A) stirring    (B) stirred    (C) stir    (D) stirringly

【解答】A

【解析】begin + to + Vrt = begin + Ving 開始做…

## 三、語文填空

<u>Passage 1</u>

The human brain is a remarkably complex organic computer, taking in __21__ sensory experiences, processing and storing this information, and recalling and integrating selected bits at the right moments. The destruction __22__ by Alzheimer's disease has been likened to the erasure of a hard drive, beginning with the most recent files and working backward. As the illness progresses, old __23__ new memories gradually disappear until even loved ones are no longer recognized. Unfortunately, the computer analogy __24__; one cannot simply reboot the human brain and reload the files and programs. The problem is that Alzheimer's disease does not only erase information; it destroys the very hardware of the brain, which __25__ more than 100 billion nerve cells (neurons), with 100 trillion connections among them.

---

21. (A) a scanty touch with    (B) a wide variety of
    (C) face-to-face            (D) a full volume of

【解答】B

【解析】take in a wide variety of sensory experiences…

收入許多不同的感官經驗。

---

22. (A) was caused    (B) causing    (C) that caused    (D) caused

【解答】D

【解析】<u>The destruction</u> (caused by Alzheimer's disease) <u>has been likened</u> to the

　　　　　S　⌣　Vpp ph　　　　　　　　V

erasure of a hard drive, beginning with the most recent files and working backward.

---

23. (A) as well as    (B) so long as    (C) except for    (D) as soon as

【解答】A

【解析】old as well as new memories gradually disappear…

老舊與新穎的記憶逐漸消失

---

24. (A) takes up    (B) fills in    (C) breaks down    (D) holds on

【解答】C

【解析】the computer analogy breaks down 與電腦相比，卻是失效的

---

**25.** (A) drops out of　(B) is composed of　(C) makes fun of　(D) looks forward to

【解答】B

【解析】...brain, which is composed of more than 100 billion ...

大腦，是由數千億個神經元所組成的...

---

Passage 2

The tale of the Titanic is a story of superlatives — a ship so strong and so grand 　26　 in water so cold and so deep. Some people are 　27　 by the sheer size of the boat 　28　. Others are fascinated by the stories of the 2,208 people who were 　29　. It took 2 hours and 40 minutes for the Titanic to sink. After the announcement, "Women and children first," one coward tried to escape by jumping into the lifeboats dressed in women's clothing. 　30　, most men were honorable and many were heroic. The captain stayed on the bridge, the band played on, the wireless radio operators continued sending their distress signals until the bitter end. One hundred years later, the stories of how the passengers spent their final moments are still compelling.

---

**26.** (A) sinking　(B) to sink　(C) by sinking　(D) was sinking

【解答】A

【解析】SV, Ving 之句型

---

**27.** (A) awesome　(B) awing　(C) to be awed　(D) awed

【解答】D

【解析】Some people are awed by the sheer size of the boat itself.

be awed by =被...所驚嚇

---

**28.** (A) itself　(B) oneself　(C) themselves　(D) selfless

【解答】A

【解析】Some people are awed by the sheer size of the boat itself.

反身代名詞，強調正前方之名詞

29. (A) boarding　(B) on board　(C) across the board　(D) go by the board

【解答】B

【解析】Others are fascinated by the stories of the 2,208 people <u>who were on board</u>.

待在船上的人

30. (A) Furthermore　(B) However　(C) Subsequently　(D) Accordingly

【解答】B

【解析】"Women and children first," one <u>coward</u> tried to escape by jumping into the

懦夫

lifeboats dressed in women's clothing. However, most men were honorable and many were <u>heroic</u>.

英雄

*前後語意不同，用 However。

Passage 3

In spite of the fact that women-owned businesses have grown at twice ___31___ businesses in general over the last decade, today there are only 17% of startups with a female founder. It turns out men still run the world. There have been many women who have ___32___ in the workforce, leaving a path for other women to follow. But still women are falling behind ___33___ antiquated workplace policies and environments. ___34___ there is no magic piece of legislation or workplace policy that can be adopted to ___35___ the playing field overnight, there are small steps that can have a big impact.

31. (A) the end of　(B) the mercy of　(C) the rate of　(D) the sight of

【解答】C

【解析】at twice the rate of　以兩倍之比率(成長)

　　　　at the rate of　以...之比率

32. (A) blazed the trail　(B) dropped the ball

　　(C) made the pace　(D) turned the knife

【解答】A

【解析】There have been many women <u>who have blazed the trail in the workforce,</u>

leaving a path for other women to follow.

在勞力市場開疆辟土(當開路先鋒，殺出血路)

---

33. (A) as for   (B) now that   (C) even if   (D) because of

【解答】D

【解析】But still women are falling behind because of antiquated workplace policies and environments.

因為古老的工作政策與環境，婦女依然瞠乎其後。

---

34. (A) However   (B) Since   (C) Unless   (D) While

【解答】D

---

35. (A) delay   (B) level   (C) wonder   (D) solve

【解答】B

【解析】雖然沒有神一般的法律或工作策略可以一夜之間 level the playing field (整平土地⇒解決問題)，會有幾個小步驟可以有點效果。

---

四、閱讀測驗

Passage 1

　　Culture is by no means a separate part of society or politics. Elizabethan era is generally known as one of the most glorious periods in English history not simply because of its political and military strength, but also because of its vigorous cultural power. For those of us in the twenty-first century, the success of William Shakespeare's plays is as well known as Queen Elizabeth's defeat of the Spanish Armada. By permitting the establishment of permanent public playhouses, Elizabethan era created the cultural conditions that nurtured theatrical creativities. "Literature is part of history," Jean E. Howard writes, just as "the literary text [is] as much a context for other aspects of cultural and material life as they are for it." Shakespeare's works, which constitute a part of the Elizabethan history, worked hand in hand with other aspects of material life at that time to shape our conceptualization of the Elizabethan era. Thus seen, a seemingly minor cultural policy that permits the building of playhouses had enormous effects on subsequent ages' impression of the era. Cultural policies are undeniably integral parts of society and politics, and they might have a lasting effect on history.

36. What is the main idea of this paragraph?

　　(A) Culture separates society and politics.

　　(B) Elizabethan era was militarily strong.

　　(C) Queen Elizabeth's defeat of the Spanish Armada.

　　(D) Culture has colossal influence.

【解答】D (文化有巨大之影響。)

【解析】結論句：(本題考同義字)

　　　　Thus seen, a seemingly minor cultural policy that permits the building of

　　　　playhouses had <u>enormous effects</u> on subsequent ages' impression of the era.

　　　　　　　　　　(=colossal influence)

37. What is the meaning of "era"?

　　(A) A long and distinct period of history.

　　(B) A beautiful piece of memory.

　　(C) A mistake in Elizabeth's court.

　　(D) A statue.

【解答】A ("Era"之字義為何？)

【解析】A long and distinct period of history.

　　　　*era = epoch　時代　　(本題考同義字)

38. According to the passage, what happened between Queen Elizabeth and the

　　Spanish?

　　(A) Queen Elizabeth won a victory over Spanish warships.

　　(B) Spain triumphed over Queen Elizabeth.

　　(C) Queen Elizabeth conquered Spain.

　　(D) Queen Elizabeth beat Spanish infantry.

【解答】A (伊莉莎白皇后與西班牙之間是？)

【解析】原文是 Queen Elizabeth's <u>defeat</u> of the Spanish Armada. (本題考同義字)

39. Which of the following is closest to the meaning of "conceptualization"?

　　(A) The action of giving orders authoritatively.

　　(B) The action or process of forming an idea of something.

　　(C) The action or process of examining something.

　　(D) The action or process of remembering something.

【解答】B (conceptualization 是什麼意思？)(本題考單字)

【解析】原文：to shape our conceptualization of the Elizabethan era.

(形成伊莉莎白時代之觀念體系)

= The action or process of forming an idea of something.

---

40. Which of the following best explains why Jean E. Howard is quoted in the passage?
    (A) Jean E. Howard is a good example of Elizabethan writer.
    (B) Jean E. Howard explains the interconnection between literature and culture.
    (C) Jean E. Howard loves the material life of Elizabethan history.
    (D) Jean E. Howard permitted the publishing of literature and history texts.

---

【解答】B (為何本文要引用 Jean E. Howard 的話語？)

【解析】本文為："Literature is part of history,"

"the literary text is as much a context for other aspects of cultural and material life ..."

所以答案 explains the interconnection between literature and culture.

Passage 2

During the past 10 years, there have been many studies showing a positive association between religion and health. In general, many of the effects of religion on health are thought to be attributable to better health behavior habits and social support, although many studies have found independent effects of religiousness. Another possibility is that religiousness and religious coping are related to positive outcomes through their enhancement of self-regulation. Religions posit desirable and undesirable characteristics and encourage their adherents to develop the former and suppress the latter. Take, for example, the seven deadly sins in Christianity: pride, envy, gluttony, lust, sloth, anger, and greed. We know that gluttony, anger, and sloth lead to poor physiological regulation and poorer health. But greed for material gain, envy at the possessions or abilities of others, and overweening pride may also result in poorer emotional regulation.

At their best, religions also provide ways of developing self-regulation. For example, Christians are enjoined to practice certain virtues to help combat the "deadly sins"—patience is the antidote to anger, liberality to greed, diligence to sloth, kindness to envy, abstinence to lust, and humility to pride. All of the world's major religions—Buddhism, Islam, Judaism, Vedanta, and Taoism—at their best promote temperance, self-control, patience, and compassion. The relationship between religion and health may become a fascinating topic for discussion.

41. According to the passage, which of the following statement about religion is TRUE?

    (A) The connection between religion and health remains negative.

    (B) Non-religious people tend to be healthier than religious people.

    (C) Religion can promote self-regulation.

    (D) Intolerance, injustice, and hatred are virtues that should be promoted and cultivated.

【解答】C (下列敘述何者正確？) (本題考同義字)

【解析】原文為 At their best, religions also provide ways of developing self-regulation.

42. Better health behavior habits and social support could _____.

    (A) facilitate interpersonal communication　(B) contribute to good health

    (C) make one stay away from compassion　(D) develop virtues

【解答】B (較好的健康行為習慣可以：) (這題是送分題)

43. The word "adherents" in the passage is closest in meaning to "_____".

    (A) promoters　(B) examiners　(C) founders　(D) followers

【解答】D (adherents 是什麼意思？)

【解析】followers　追隨者

44. How does religion help regulate emotions?

    (A) Religions encourage their adherents to construct undesirable characteristics.

    (B) Religions encourage certain emotions such as gluttony, lust, and sloth.

    (C) Religions encourage their adherents to be good and to shun evil.

    (D) Religions ignore desirable and undesirable characteristics.

【解答】C (宗教如何撫平情緒？) (本題也是送分，其他選項太離譜。)

【解析】原文：Religions … encourage their adherents to develop the former (desirable characteristics)

45. What is the main idea of the second paragraph?

    (A) Self-regulation can be developed through exposure to diverse ideas and viewpoints.

    (B) Self-regulation results in emotional behavior.

    (C) Buddhism, Islam, Judaism, Vedanta, and Taoism are world's major religions.

    (D) Religions may promote specific beliefs that facilitate self-regulation.

【解答】D(第二段之主題為何?)

【解析】Religions may promote specific beliefs that <u>facilitate</u> self-regulation.

本文在第二段之主題句:

又是考同義字

… religions also provide ways of <u>developing</u> self-regulation.

<u>Passage 3</u>

It would be hard to find a work of science fiction with a greater real-world impact than *Star Trek*. The futuristic television show, created by Gene Roddenberry, debuted in the USA in 1966. While creating exciting stories about "strange new worlds and new civilizations," Roddenberry used the space drama to comment on social and ethical issues.

The crew of the starship Enterprise was racially diverse, a landmark achievement in the 1960s. Working together, they used reason, compassion, and determination to solve problems while exploring the unknown. Of course, as the show took place hundreds of years in the future, the crew possessed an endless supply of fantastic weapons and devices. Many of these creations went on to influence real-world medical, military, communication, and other inventions.

The original series aired for just three seasons, but fan interest steadily grew, leading to the release of a cartoon series in the 1970s. That was followed by a number of live action movies. Then, in 1987, a brand new television series set in the *Star Trek* universe debuted. Even after Gene Roddenberry's death in 1991, more TV series and movies were made. Eventually, the franchise was "rebooted" with the 2009 blockbuster film simply entitled *Star Trek*.

Over the decades, the franchise has stayed true to Roddenberry's vision. *Star Trek* continues to address important issues such as medical ethics, disease, and war. So, despite taking place in the distant future, each *Star Trek* movie as well as TV show has something to say about the world we live in now.

---

46. What is the author's purpose in writing the passage?

(A) To celebrate the achievement of new civilizations.

(B) To trace back to the development of science fiction.

(C) To demonstrate the impact of *Star Trek* on the world.

(D) To criticize some historical events of *Star Trek* series.

---

【解答】C(本文目的為何?)(送分題)

47. Who is credited with the *Star Trek* success?

    (A) the crew of the starship　　(B) Gene Roddenberry

    (C) the film industry of the USA　(D) the TV series

【解答】B (Star Trek 之成功歸功於？)

【解析】原文為…, created by Gene Roddenberry.

48. Which of the following statements is TRUE?

    (A) The original *Star Trek* TV show was set in the late 20th century.

    (B) A new *Star Trek* live action TV show was filmed in the 1970s.

    (C) *Star Trek* productions attempt to link story lines with real-world issues.

    (D) Only one film based on *Star Trek* has been produced.

【解答】C (下列何者正確？)

【解析】原文：

    (1) …to comment on social and ethical issues.

    (2) …to influence real-world medical, military, communication, and other inventions.

    (3) …to say about the world we live in now.

49. The word "rebooted" in the last sentence of paragraph 3 is closest in meaning to "_____".

    (A) reminded　(B) returned　(C) restarted　(D) regulated

【解答】C (rebooted 是什麼意思？)

【解析】= restarted

50. Which of the following is NOT mentioned as the follow-ups of the original *Star Trek* series?

    (A) soap opera series　(B) cartoon series

    (C) live action movies　(D) television series

【解答】A (下列何者不是 Star Trek 系列之後續製作？)

【解析】soap opera series 肥皂劇　(其他答案文章皆有提到。)

# 107 學年度私立醫學校院聯合招考轉學生考試

科目：英文　　　　　　　　　　　　　　　張文忠老師 解析

## 一、字彙

---

1. The committee believed that she is a strong candidate, given that her resume looks _____.

　(A) notorious　　(B) limited　　(C) enhanced　　(D) impressive

【解答】D (委員會深信她是強棒的候選人，因為她的履歷看起來亮麗耀眼。)

【解析】look + adj

---

2. The Eiffel Tower is the most popular _____ in the world.

　(A) urbanization　　(B) monument　　(C) profit　　(D) destruction

【解答】B (艾菲爾鐵塔是世界上最受歡迎的紀念碑。)

【解析】monument = monu (memo 記憶) + ment

---

3. The insurance companies will _____ the accident victims.

　(A) emerge　　(B) preclude　　(C) compensate　　(D) derive

【解答】C (保險公司會補償意外的受害者。)

【解析】compensate = reimburse = make up for 補償

---

4. We are confronting a period of _____ high food prices which has never been seen before.

　(A) unprecedentedly　　(B) consequentially　　(C) subserviently　　(D) primarily

【解答】A (我們正面對著史無前例食物高昂價格的時代)

【解析】unprecedentedly= un + precede + (e)+ nt + ed + ly = 史無前例

---

5. Politicians urge passage of _____ laws to protect an individual's right to privacy.

　(A) stabbing　　(B) scholastic　　(C) straggle　　(D) stringent

【解答】D (政治人物推動緊急法案的通過，以保護隱私權。)

【解析】stabbing (adj.) 刺穿的；傷感情的

　　　　straggle (vi.) 分離 Weeds straggle over the garden. (花園裏野草蔓延。)

6. Many factors can make one thing transform into another. For instance, pollution can cause harmless plants to _____ into toxic killers.
   (A) deter　　(B) mutate　　(C) revive　　(D) nourish

【解答】B (諸多因素會變化事物。例如，汙染使無害植物突變成致命殺手。)
【解析】mutate into 突變成⋯

7. After several failed attempts, I turn to realize that it can be difficult to _____ our ideals with reality.
   (A) recall　　(B) release　　(C) retake　　(D) reconcile

【解答】D (失敗多次後，我終於了解，與現實妥協是艱難的。)
【解析】compromise = bargain = come to terms = negotiate = reconcile + with 與⋯妥協

8. Our next door neighbors moved in last year and have kept a very low _____ since then. Not many people know that they are the relatives of the royal family in Japan.
   (A) profile　　(B) décor　　(C) rigor　　(D) statue

【解答】A (隔壁鄰居去年搬來，一直保持低調，沒多少人知道他們是日本皇室的親戚。)
【解析】keep a low profile 保持低調

9. During the wedding ceremony, usually the bride's father would _____ her to the altar.
   (A) evade　　(B) escort　　(C) hasten　　(D) combine

【解答】B

10. I don't know that woman with a little dog, but she just gave me a _____ look, which made me uncomfortable.
   (A) coefficient　　(B) prolific　　(C) contemptuous　　(D) circulatory

【解答】C (帶著小狗的女人我不認識，她輕蔑的看了我一眼，讓我感覺不舒服。)
【解析】be contemptuous of 傲慢的

## 二、語法與用語

---

11. _____ two chromosomes can be identical, even in twins.

    (A) No     (B) None     (C) Neither     (D) Not

【解答】A(不會有兩個完全相同的染色體,連雙胞胎都不一樣。)

【解析】No two identical fingerprints ⇨ 托福考題

---

12. With a larger group of friends people are not familiar with on social media, they

    may become more obsessed with _____.

    (A) how they perceive         (B) how are they perceived

    (C) how do they perceive     (D) how they are perceived

【解答】D(許多人不熟悉社會媒介,對他們被報導的很氣餒。)

【解析】這個英文句子是錯的,要刪去 are 和 on

---

13. A lot of celebrities _____ to the wedding cannot come.

    (A) inviting     (B) to invite     (C) invited     (D) invite

【解答】C(受邀的名流很多不能到宴會現場。)

【解析】invited 當形容詞修飾 celebrities

---

14. It was so hot on our vacation. I wish it _____ nicer.

    (A) is     (B) had been     (C) has been     (D) are

【解答】B(度假時天氣好熱,多希望天氣好一點。)

【解析】S + wish (that) + S + had + Vpp 與過去相反之假設語氣。

---

15. _____ Anopheles mosquito bites a human being or other animal suffering from a

    certain disease, it carries off the disease germs in its saliva.

    (A) An     (B) However an     (C) Whenever an     (D) That an

【解答】C(瘧蚊叮咬生病的人獸時,會帶走病菌於唾液中。)

【解析】兩句子缺連接詞

---

16. Joe and Monica arrived at school on time _____ the traffic jam.

    (A) due to     (B) as well as     (C) although     (D) in spite of

【解答】D(雖然交通阻塞,Joe 和 Monica 依然準時到校。)

【解析】in spite of = despite = regardless of = irrespective of 盡管

17. The winners of the World's 20 Best Restaurants 2018 awards _____ at a glamorous ceremony in Paris on Tuesday, June 19.

(A) was announcing　(B) announced　(C) were announced　(D) was announced

【解答】C (2018 年世界前廿最家餐廳獎賞於六月十六週二於巴黎盛大典禮時頒發。)

【解析】此句子缺動詞之被動式，主詞是 winners 故挑 were

18. _____ does not circle around the earth was proven by Galileo.

(A) Since the rest of the universe　　(B) That the rest of the universe

(C) As the rest of the universe　　(D) The rest of the universe

【解答】B (宇宙中許多部分並未環繞地球，此說法為 Galileo 所證實。)

【解析】名詞子句當主詞

19. _____ coffee at the corner coffee shop did I realize that I left my wallet at home.

(A) Not I ordered until　　(B) Under not ordered I

(C) Not until I ordered　　(D) Until not I ordered

【解答】C (在轉角咖啡店點咖啡時，才知道錢包沒帶出門。)

【解析】not 否定副詞放句首，句子要倒裝

20. If the earthquake _____ hit that country at that time, many people would not _____ homeless.

(A) had not, have become　　(B) has not, become

(C) did not, have become　　(D) did not, become

【解答】A (如果地震當時沒衝擊那個國家,就不會有人無家可歸。)

【解析】與過去相反之假設語氣⇨If + S + had + Vpp, S would have + Vpp

三、語文填空

Passage 1

Some scientists are busy ___21___ genes of animals and plants to create new varieties that are ___22___ to insects and to herbicides. A new, golden-colored rice, high in Vitamin A is also a product of genetic alteration. ___23___ these "biotech" varieties seem to offer clear advantages, critics continue to reveal the risks of genetic alteration of foods.

21. (A) alter          (B) alteration          (C) altering          (D) altered

【解答】C

【解析】be busy + Ving 忙著…

22. (A) resistant          (B) pertinent          (C) retained          (D) persisted

【解答】A

【解析】be resistant to = be immune to = be inoculated to 對…有抵抗力

23. (A) Unless          (B) While          (C) Because          (D) Whenever

【解答】B

【解析】前後語意相反用 while 連接

[句型解析]

1. Some scientists are busy <u>altering</u> genes of animals and plants to create new varieties that are <u>resistant</u> to insects and to herbicides.

   (有些科學家忙著改變動植物的基因，以製造新的物種，可以抵抗昆蟲和除草劑。)

   ✦ be busy + Ving 忙著…

   ✦ be resistant to 對…有抵抗力

2. A new, golden-colored rice, high in Vitamin A is also a product of genetic alteration.

   (新種類黃金米，維生素 A 有含量，亦是基改產品。)

3. <u>While</u> these "biotech" varieties seem to offer clear advantages, critics continue to reveal the risks of genetic alteration of foods.

   (雖然此「高科技」的物種似乎有明顯的優點，批評家繼續提出基改食品的危險。)

Passage 2

　　The amount of time young children in the UK spend with screens like TVs, computers, smartphones and tablets has been the subject of ___24___.

　　The UK's culture secretary Matt Hancock condemns children's unlimited and unsupervised access to smartphones. He urges teachers to ban them in schools, and calls for parents to set boundaries for their children on the use of them.

　　However, according to Andy Przybylski, associate professor at the University of Oxford, there is no substantial evidence to ___25___ the idea that screen time is inherently bad for young children.

| 24. (A) mobility | (B) denial | (C) gadget | (D) debate |
|---|---|---|---|

【解答】D (語意)

| 25. (A) support | (B) research | (C) overcome | (D) surrender |
|---|---|---|---|

【解答】A (語意)

[句型解析]

1. The amount of time young children in the UK spend with screens like TVs, computers, smartphones and tablets has been the subject of debate.
   (英國孩童在螢幕前度過的時光,如電視,電腦,手機,平板電腦,是爭議的主題。)

2. The UK's culture secretary Matt Hancock condemns children's unlimited and unsupervised access to smartphones.
   (英國文化部長 Matt Hancock 譴責孩童無限制無人控管的使用手機。)

3. He urges teachers to ban them in schools, and calls for parents to set boundaries for their children on the use of them.
   (他要求老師在學校禁用,並且要求家長對手機使用設限。)

4. However, according to Andy Przybylski, associate professor at the University of Oxford, there is no substantial evidence to support the idea that screen time is inherently bad for young children.
   (然而,根據牛津大學助理教授 Andy Przybylski 的說法,沒有證據證明螢幕對孩童有絕對的傷害。)

Passage 3

With the increase of overseas students ___26___ campus, it is important for universities to be ___27___ of the major issues these students face. Many of these overseas students ___28___ with language barriers, cultural barriers and life barriers. Hence, the Student Union, the counseling department and the college orientation department will be organizing an orientation to ___29___ educate these students. All of the overseas students will be ___30___ to attend.

---

26. (A) on          (B) in          (C) of          (D) at

【解答】A
【解析】on campus 在校園裡

---

27. (A) afraid       (B) aware       (C) apart       (D) afford

【解答】B
【解析】be aware of

---

28. (A) struggle     (B) devote      (C) radiate     (D) preserve

【解答】A
【解析】struggle with language barriers 征服語言障礙

---

29. (A) prepositionally  (B) effectively  (C) formerly  (D) equivalently

【解答】B
【解析】to effectively educate these students 有效教導學生

---

30. (A) blasted      (B) examined    (C) argued      (D) required

【解答】D  (be required …)

---

[句型解析]

1. With the increase of overseas students on campus, it is important for universities to be aware of the major issues these students face.
   (因為校園裡海外學生增多，大學必須知道這些學生要面對的主要問題。)
   ✦ on campus 校園裡
   ✦ be aware of 知道

2. Many of these overseas students struggle with language barriers, cultural barriers and life barriers.
   (很多海外學生必須征服語言障礙，文化衝突，以及生活隔閡。)

3. Hence, the Student Union, the counseling department and the college orientation department will be organizing an orientation to <u>effectively</u> educate these students.
（因此，大學輔導部門裡的學生聯盟組織將組成輔導單位<u>有效</u>教導學生。）

4. All of the overseas students will be <u>required</u> to attend.
（所有的海外學生都被<u>要求</u>參加。）

<u>Passage 4</u>

　　Men and women often have different ideas of what's important—and at what point "important" topics should be raised. A woman told me, with lingering astonishment, of a conversation with her boyfriend. Knowing he had seen his friend Oliver, she asked, "What's new with Oliver?" He replied, "Nothing." ___31___, later in the conversation it came out that Oliver and his girlfriend had decided to get married. "That's nothing?" the woman gasped in ___32___. For men, "Nothing" may be a ritual ___33___ at the start of a conversation. A college woman missed her brother but rarely called him because she found it difficult to get talk going. A ___34___ conversation began with her asking, "What's up with you?" and his replying, "Nothing." Hearing his "Nothing" as meaning "There is nothing personal I want to talk about," she supplied talk by filling him in on her news and ___35___ hung up in frustration. But when she thought back, she remembered that later in the conversation he had mumbled, "Christie and I got into another fight." This came so late and so low that she didn't pick up on it. And he was probably equally frustrated that she didn't.

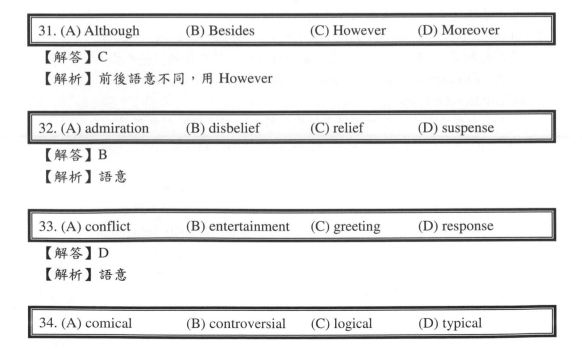

31. (A) Although　　(B) Besides　　(C) However　　(D) Moreover

【解答】C

【解析】前後語意不同，用 However

32. (A) admiration　　(B) disbelief　　(C) relief　　(D) suspense

【解答】B

【解析】語意

33. (A) conflict　　(B) entertainment　　(C) greeting　　(D) response

【解答】D

【解析】語意

34. (A) comical　　(B) controversial　　(C) logical　　(D) typical

【解答】D
【解析】A <u>typical</u> conversation began with her asking, …典型的對話模式

---

35. (A) eventually　　(B) fundamentally　(C) initially　　(D) merrily

【解答】A
【解析】…and <u>eventually</u> hung up in frustration. 最後沮喪的掛掉電話

## [句型解析]

1. Men and women often have different ideas of what's important—and at what point "important" topics should be raised.
   (男女常對重要性有不同觀念，而且重要主題該提出何種看法也截然不同。)

2. A woman told me, with lingering astonishment, of a conversation with her boyfriend.
   (有個女性帶著一直揮之不去的驚訝告訴我，她跟男友的一段對話。)

3. Knowing he had seen his friend Oliver, she asked, "What's new with Oliver?"
   (明知道他去找朋友 Oliver，她問道，「Oliver 最近怎樣？」)

4. He replied, "Nothing."
   (他說，沒甚麼。)

5. <u>However</u>, later in the conversation it came out that Oliver and his girlfriend had decided to get married.
   (但是，後來陸續對話後，知道 Oliver 和女友已經決定結婚。)

6. "That's nothing?" the woman gasped in <u>disbelief</u>.
   (這樣還說沒事，這位女士氣呼呼的不敢相信。)

7. For men, "Nothing" may be a ritual <u>response</u> at the start of a conversation.
   (對男人來說，「沒事」可能只是一開始對話時，禮貌性的<u>回答</u>而已。)

8. A college woman missed her brother but rarely called him because she found it difficult to get talk going.
   (一個女大學生想念哥哥，卻很少打電話給他，因為很難找到話題。)

9. A <u>typical</u> conversation began with her asking, "What's up with you?" and his replying, "Nothing."
   (一個常見的對話方式是她問，「最近好嗎？」回答是「沒事」。)

10. Hearing his "Nothing" as meaning "There is nothing personal I want to talk about," she supplied talk by filling him in on her news and <u>eventually</u> hung up in frustration.
    (聽到他說「沒事」如同意味著「我沒甚麼私人的事要告訴妳，」她的回答卻是她自己的所有事情，最後沮喪的掛掉電話。)

11. But when she thought back, she remembered that later in the conversation he had mumbled, "Christie and I got into another fight."

（但是她回想起來，記得他曾喃喃自語的說了些什麼，「Christie 和我又吵架了。」）

12. This came so late and so low that she didn't pick up on it.

（這句話低沉而又模糊，她一時沒有聽進去。）

13. And he was probably equally frustrated that she didn't.

（他應該也跟她一樣沮喪，為她沒接話而難過吧!）

四、閱讀測驗

Passage 1

　　Sports are ubiquitous. Sky TV has at least thirteen sports channels. Throughout the world there is a proliferation of newspapers and magazines totally dedicated to sports. Sports personalities have become cultural icons, worshipped like movie stars and sought after by sponsors and advertisers alike. Where sports were once for fun and amateurs, they are now the stuff of serious investment.

　　Of course, sports have always mattered. But the point is that in the past sports knew their place. Now they invade areas of life where previously they had no presence: fashion, showbiz, business. They are a worldwide obsession.

　　We seriously believe that sports are something we can still do, however badly or however well. Tens of thousands set off on the London and New York Marathons. Amateur soccer matches take place all over the world every weekend. Playing a sport is a democratic activity.

36. What is the meaning of the word "ubiquitous"?
    (A) To pass out of sight　　　　(B) Moving or functioning rapidly
    (C) Responsive to the feelings of others　(D) Existing or being everywhere

【解答】D
【解析】ubiquitous = ubi (over) + quit + ous　無所不在的

37. Which of the following statements about "sports personalities" is NOT mentioned?
    (A) It is about how the characters of great sportsmen and sportswomen are admired.
    (B) Sports stars appear in commercials.
    (C) Sports fans treat sports players as celebrities.
    (D) The personalities of sports stars stop influencing the world when they are not playing sports.

【解答】D
【解析】常識題

---

38. What does "in the past sports knew their place" mean?

(A) In the past, sports were like people and knew where they were going.

(B) In the past, sports existed in their professional fields only.

(C) In the past, sports were related to certain arenas which were booked before sporting events took place.

(D) In the past, sports were obsessed with fashion, showbiz, business.

---

【解答】B
【解析】僅在自己領域

---

39. Why is playing a sport "a democratic activity"?

(A) People can vote for the winner of the sporting activity.

(B) Everyone can win in a sports competition.

(C) Everyone can play sports and have fun.

(D) Amateur players can play better than professional players.

---

【解答】C
【解析】常識題

---

40. What is the best title for this article?

(A) The Importance and Influence of Sports　(B) The History of Sports

(C) The Future of Sports　　　　　　　　(D) Sky TV and Sports

---

【解答】A

[句型解析]

1. Sports are ubiquitous. (運動無所不在。)

2. Sky TV has at least thirteen sports channels. (雲端電視至少有 13 個運動頻道。)

3. Throughout the world there is a proliferation of newspapers and magazines totally dedicated to sports.
(全世界都有報紙雜誌擴增運動的報導。)

4. Sports personalities have become cultural icons, worshipped like movie stars and sought after by sponsors and advertisers alike.
(運動名人成了文化偶像,像電影明星一樣受崇拜,受贊助者與廣告商的追求。)

5. Where sports were once for fun and amateurs, they are now the stuff of serious investment.

(他們現在是重要的投資目標，以前卻只是樂趣和業餘活動而已。)

6. Of course, sports have always mattered. (當然，運動一直是重要的。)

7. But the point is that in the past sports knew their place.
(重點是，以前運動有其影響領域。)

8. Now they invade areas of life where previously they had no presence: fashion, showbiz, business.
(現在他們卻走進我們前所未有的生活，像流行服飾，商展，企業。)

9. They are a worldwide obsession. (這是全世界擺脫不了的。)

10. We seriously believe that sports are something we can still do, however badly or however well.
(我們真的認為運動是我們持續會做的，無論是好是壞。)

11. Tens of thousands <u>set off</u> on the London and New York Marathons.
(數萬人<u>出發</u>參加倫敦，紐約的馬拉松跑步。)

12. Amateur soccer matches take place all over the world every weekend.
(每週世界各地都舉辦業餘足球比賽。)

13. Playing a sport is a democratic activity. (運動就是全民的活動。)

<u>Passage 2</u>

Athens, Greece

Athens is a very unusual city. About 14 million people live there. Tourists love Athens because it has many beautiful, old monuments, and the food is great. At night, the seafood restaurants are very popular. Food in Athens is very reasonable for tourists. It doesn't cost you an arm and a leg. Traffic is a problem in the city, because there are too many cars for the old streets. There are also subways, trains, and buses. The weather is very good in summer. But in winter, it can get very cold.

Vancouver, Canada

Vancouver is one of the most beautiful cities in the world. It's near the mountains and the pacific ocean. There are many great parks where visitors can walk, ride a bicycle, or just relax. The city has good public transportation, with buses and fast trams that go everywhere. There are about 610,000 people in Vancouver, but it's a very clean city, and there's not much pollution. Two bad points—prices there are very high, and the weather is not very good. Vancouver is famous for rain! However, there are many good museums for those rainy days, and in the evening, the city has great restaurants and nightclubs to visit.

**Tainan, Taiwan**

Tainan is the site of the main Dutch colony on the island. It became the country's first capital until 1887 when the capital made a brief appearance in Taichung before settling in Taipei. In the early years, settlements developed on a harbor that is now Anping. The Japanese did a lot of urban planning and restructuring of the city in the early part of the 20th century. Tainan is known for its history, temples, traditional lifestyles and traditional snack food. It really is a culture-rich and traditional city, and rarely a week goes by without some special religious celebration or parade. Tainan has a population of about three-quarters of a million people, making it the fourth largest city in Taiwan. The public transportation in the city is lacking, and most people ride scooters to get around. There is a bus system, but it is under-used and infrequent.

---

41. Which of the following information is NOT given for all the three cities?
    (A) Population       (B) Weather
    (C) Food or restaurants    (D) Public transportation

【解答】B
【解析】未提及台南的天氣。

---

42. Which is the best title for the passage?
    (A) Old Museums in the World    (B) Cities for Next Holiday
    (C) Cheap Cities to Live         (D) Cities with Great Nightlife

【解答】B

---

43. What are the disadvantages of traveling in Vancouver?
    (A) Weather and living cost       (B) Nightclubs and museums
    (C) Weather and public transportation    (D) Weather and air quality

【解答】A
【解析】Two bad points—prices there are very high, and the weather is not very good. (缺點有兩個，物價高昂，天氣不是很好。)

---

44. Which of the following transportation means is NOT mentioned in Athens?
    (A) Trains    (B) Subways    (C) Trams    (D) Buses

【解答】C
【解析】Tram (電車)

45. Which of the following is NOT true about Tainan?

(A) The city has buildings of colonial influences.

(B) Buses are not the main means for people to get around.

(C) The settlements started in a harbor.

(D) The city rarely has religious activities.

【解答】D

【解析】It really is a culture-rich and traditional city, and rarely a week goes by without some special religious celebration or parade.

(這是個文化與傳統風華的都市,每週都有宗教慶典和遊行。)

[句型解析]

Athens, Greece (希臘雅典)

1. Athens is a very unusual city. (雅典是很奇特的城市。)

2. About 14 million people live there. (大約有一千四百萬人口。)

3. Tourists love Athens because it has many beautiful, old monuments, and the food is great.

(觀光客喜歡雅典因為有許多美麗的古老記念碑,以及美食。)

4. At night, the seafood restaurants are very popular. (入夜時海鮮餐廳大受歡迎。)

5. Food in Athens is very reasonable for tourists.

(對觀光客而言,雅典的食物價格合理。)

6. It doesn't cost you an arm and a leg. (不會貴到張口咋舌。)

7. Traffic is a problem in the city, because there are too many cars for the old streets.

(城裡的交通是個問題,太多車輛擠在老舊的街道上。)

8. There are also subways, trains, and buses. (城裡有地鐵,火車,公車。)

9. The weather is very good in summer. (夏天天氣很好。)

10. But in winter, it can get very cold. (冬天卻是天寒地凍。)

Vancouver, Canada (加拿大溫哥華)

1. Vancouver is one of the most beautiful cities in the world.

(溫哥華是世界最美麗城市之一。)

2. It's near the mountains and the pacific ocean. (地點依山傍海。)

3. There are many great parks where visitors can walk, ride a bicycle, or just relax.

(遊客可以散步,騎單車,或休憩的公園眾多。)

4. The city has good public transportation, with buses and fast trams that go everywhere.

(城裡公共運輸很方便,公車電車四通八達。)

5. There are about 610,000 people in Vancouver, but it's a very clean city, and there's not much pollution.

（溫哥華有六十一萬人口，都市乾淨，沒有太多汙染。）

6. Two bad points—prices there are very high, and the weather is not very good.

（缺點有兩個，物價高昂，天氣不是很好。）

7. Vancouver is famous for rain! （溫哥華是個雨都。）

8. However, there are many good museums for those rainy days, and in the evening, the city has great restaurants and nightclubs to visit.

（然而，下雨天就去博物館吧，黃昏後，有許多餐廳夜店等著您的造訪。）

Tainan, Taiwan（台灣台南）

1. Tainan is the site of the main Dutch colony on the island.

（台南是島上荷蘭人殖民的主要區域。）

2. It became the country's first capital until 1887 when the capital made a brief appearance in Taichung before settling in Taipei.

（1887 年以前是首都，在當時台中短暫時期是首都，後來定都於台北。）

3. In the early years, settlements developed on a harbor that is now Anping.

（早期居民聚集於安平港。）

4. The Japanese did a lot of urban planning and restructuring of the city in the early part of the 20th century.

（廿世紀初，日本人有許多都市計畫和都市重建。）

5. Tainan is known for its history, temples, traditional lifestyles and traditional snack food.

（台南以歷史，宮廟，傳統的生活型態，和傳統小吃聞名。）

6. It really is a culture-rich and traditional city, and rarely a week goes by without some special religious celebration or parade.

（這是個文化與傳統風華的都市，每週都有宗教慶典和遊行。）

7. Tainan has a population of about three-quarters of a million people, making it the fourth largest city in Taiwan.

（台南人口約 43 萬，是台灣第四大城市。）

8. The public transportation in the city is lacking, and most people ride scooters to get around.

（大眾運輸不足，大多數人騎機車。）

9. There is a bus system, but it is under-used and infrequent.

（有公車，搭乘人數不多，班次稀少。）

Passage 3

For centuries, researchers have been investigating how the human brain produces and comprehends human languages. According to ancient Greeks, injuries to the head could affect language use, which refers to the term *aphasia*, meaning language problems associated with a head injury. The best way to examine language in the brain was by checking injuries to the head or brain and pinpointing their location and then examining the type of language impairment, through a **postmortem** examination of a patient's brain. Much of the brain damage in senior people was the result of strokes, whereas in younger people the damage was often caused by a **trauma**. Among victims, as many people know, a stroke in the right side of the brain affects the left side of the body and vice versa. Through studying brain injuries, human language is much more present in the left hemisphere than in the right. Interestingly, bilingual patients with head injuries show that sometimes one language is affected while the other is not, which illustrates how brain stores language.

Paul Broca, a French surgeon, discovered that speech production was hampered by injuries to the left frontal cortex. Patients with injuries to the left frontal cortex can frequently comprehend language well but are unable to produce much speech. This area of the brain has been called Broca's area. People suffering from speech loss due to injury there have Broca's aphasia.

The opposite type of injury also occurs, in which a patient can produce words that sound normal but is difficult to comprehend speech. Usually the words are mixed together, which really makes no sense. This region of brain becomes known as Wernicke's area, named after Karl Wernicke, a German doctor who found the correlation between comprehension difficulties and this area of the brain in the 1870s.

Obviously, language production and comprehension are correlated with each other. There is a bundle of nerves called the arcuate fasciculus that connects Broca's area to Wernicke's area. When the arcuate fasciculus is injured, the resulting aphasia is called conductive aphasia. Patients with the injury usually have good comprehension of language and can speak well. But their speech is mixed with unnatural stops and pauses.

---

46. What is the best title of this article?
    (A) Language Loss and the Brain
    (B) How the Brain Functions with Language Acquisition
    (C) What the German and French Discovered about Brains
    (D) Brain Trauma and Examination

【解答】A

【解析】從 central idea 找到答案。

According to ancient Greeks, injuries to the head could affect language use, which refers to the term *aphasia*, meaning language problems associated with a head injury.

（根據古希臘的說法，腦部傷害會影響語言使用，有個術語—失語症，就是指腦部傷害的語言問題。）

---

47. Where in the brain is speech production positioned?
    (A) In the left and right cortex　(B) In the temporal lobe
    (C) In the left frontal cortex　　(D) In Wernicke's area

【解答】C

【解析】Paul Broca, a French surgeon, discovered that speech production was hampered by injuries to the left frontal cortex.

（法國醫生 Paul 發現產生語言會受到阻撓，如果左前方皮質層受傷害）

---

48. What does the word "trauma" mean?
    (A) A birth defect　(B) An injury　(C) A blood clot　(D) A work of theater

【解答】B

【解析】單字考題

---

49. What does the word "postmortem" mean?
    (A) During surgery　　　　　　(B) That was sick
    (C) With computers and monitors　(D) After death

【解答】D

【解析】單字考題

---

50. What is the name of the damaged part that causes conductive aphasia?
    (A) Broca's area　　　　　(B) The frontal lobe
    (C) The arcuate fasciculus　(D) Wernicke's area

【解答】C

【解析】There is a bundle of nerves called the arcuate fasciculus that connects Broca's area to Wernicke's area.

（在 Broca 區和 Wernicke 區相連的神經軸突，稱為弓形束。）

When the arcuate fasciculus is injured, the resulting aphasia is called conductive aphasia.

(弓形束受傷導致的失語症稱為傳導性失語症。)

**[句型解析]**

1. For centuries, researchers have been investigating how the human brain produces and comprehends human languages.
   (幾百年來，研究者在調查人腦如何產生語言，理解語言。)

2. According to ancient Greeks, injuries to the head could affect language use, which refers to the term *aphasia*, meaning language problems associated with a head injury.
   (根據古希臘的說法，腦部傷害會影響語言使用，有個術語—失語症，就是指腦部傷害的語言問題。)

3. The best way to examine language in the brain was by checking injuries to the head or brain and pinpointing their location and then examining the type of language impairment, through a **postmortem** examination of a patient's brain.
   (在腦部檢視語言最好的方法，是從腦部受傷位置找出語言傷害的種類，經由病人腦部的驗屍檢察。)

4. Much of the brain damage in senior people was the result of strokes, whereas in younger people the damage was often caused by a **trauma**.
   (老年人大多數的腦部傷害是中風造成，然而年輕人是受傷造成。)

5. Among victims, as many people know, a stroke in the right side of the brain affects the left side of the body and vice versa.
   (受害者中，眾所皆知，右腦的中風會影響身體的左側，反之亦然。)

6. Through studying brain injuries, human language is much more present in the left hemisphere than in the right.
   (從腦部傷害研究，人類語言以左腦司管較為常見。)

7. Interestingly, bilingual patients with head injuries show that sometimes one language is affected while the other is not, which illustrates how brain stores language.
   (有趣的是，腦部傷害的病人若是雙語者，會只有一種語言受影響，另一個不會，從這可以看出大腦是如何管理語言的。)

8. Paul Broca, a French surgeon, discovered that speech production was hampered by injuries to the left frontal cortex.
   (法國醫生 Paul 發現語言的產生會受到阻撓，如果左前方皮質層受傷害。)

9. Patients (with injuries) (to the left frontal cortex) can frequently comprehend language well but are unable to produce much speech.
   (左前方皮質層受傷害的病人可以懂語言，但是不大能說話。)

10. This area of the brain has been called Broca's area. (這區域稱之為 Broca 區。)

11. People (suffering from speech loss) (due to injury there) have Broca's aphasia.

(失語症的病患若是這區域造成就 稱之為 Broca 失語症。)

12. The opposite type of injury also occurs, in which a patient can produce words that sound normal but is difficult to comprehend speech.
(相對的一邊的傷害也會發生，病患會說出似乎正常的話語，但卻無法使人理解。)

13. Usually the words are mixed together, which really makes no sense.
(通常這些字是混雜在一起的，而其實是無意義的字詞。)

14. This region of brain becomes known as Wernicke's area, named after Karl Wernicke, a German doctor who found the correlation between comprehension difficulties and this area of the brain in the 1870s.
(這個區域喚作 Wernicke 區域，依照德國醫生 Karl Wernicke 命名，他在 1870 年代發現腦部的這區塊與理解困難的相互關係。)

15. Obviously, language production and comprehension are correlated with each other.
(淺而易見的是語言的產生和理解是互為關係的。)

16. There is a bundle of nerves called the arcuate fasciculus that connects Broca's area to Wernicke's area.
(在 Broca 區和 Wernicke 區相連的神經軸突，稱為弓形束。)

17. When the arcuate fasciculus is injured, the resulting aphasia is called conductive aphasia. (弓形束受傷導致的失語症稱為傳導性失語症。)

18. Patients with the injury usually have good comprehension of language and can speak well. (受此傷害的病人會懂得語言，也能正常表達。)

19. But their speech is mixed with unnatural stops and pauses.
(但是語言卻混雜著部正常的停止。)

## 補教界最強的天王　英文-張文忠老師

**葉千榕（原:長庚物治）　考取:108 年義守/後中醫（全國第四）**
　　老師的講義編排很完整，文法、句型教得很仔細，也有一套完整的系統，全部弄懂後會豁然開朗。對於解題閱讀測驗非常有幫助。後中單字考非常多，老師的格林法則讓我在背單字上事半功倍，也更有效率。

**王培紋（原:中國醫藥妝）　考取:108 年義守/後中醫**
　　張文忠老師的格林法則讓我在無底的英文單字深淵中找到曙光。

# 108 學年度私立醫學校院聯合招考轉學生考試

科目：英文　　　　　　　　　　　　　　　張文忠老師 解析

## 一、字彙

---

1. The project has become highly _____ due to the history and sensitivity of the site.
   (A) entrepreneurial　　(B) residential　　(C) controversial　　(D) circumstantial

【解答】C (由於歷史因素和當地的敏銳反映，該計畫變得爭議不休。)

---

2. The _____ between the incomes of the rich and the poor countries seems to be increasing.
   (A) submergence　　(B) emergence　　(C) intelligence　　(D) divergence

【解答】D (貧富國家之差距越演越烈))

---

3. People with weak immune systems are _____ to getting diseases.
   (A) mandatory　　(B) justified　　(C) vicious　　(D) susceptible

【解答】D (免疫系統虛弱的人容易生病。)

【解析】be susceptible to = 容易…的 (107 慈濟中醫)

---

4. Very little _____ falls in dry deserts.
   (A) pesticide　　(B) modification　　(C) sabotage　　(D) precipitation

【解答】D (乾燥沙漠很少落雨。)

---

5. Animals such as mice, pigeons, and squirrels _____ quite well to living in the city.
   (A) adapt　　(B) admit　　(C) accept　　(D) allure

【解答】A (像是老鼠、鴿子、松鼠的動物適應了都市的生活。)

【解析】adapt to + Ving 適應

---

6. Chris was _____ to try ballet, but when he did try, he loved it.
   (A) overt　　(B) reluctant　　(C) hypothetical　　(D) inviolable

【解答】B (Chris 不願嘗試芭雷，但一試過後，便深愛不已。)

【解析】be reluctant to + Vrt 不願

7. The building _____ to the school is a hospital, so if you don't feel well, just go next door.
   (A) concurrent　　(B) consequent　　(C) adjacent　　(D) assigned

【解答】C (學校附近的大樓是醫院，覺得不舒服就到隔壁去。)

8. The research center plans to _____ a new smartphone survey next year.
   (A) dispute　　(B) conduct　　(C) scatter　　(D) surpass

【解答】B (研究中心預計明年執行新的智慧手機的研究。)

【解析】conduct a survey 做研究

9. "Avengers: Endgame" is already the year's highest- _____ film.
   (A) grossing　　(B) grueling　　(C) frivolous　　(D) forensic

【解答】A (復仇者聯盟是年度收入最高的電影。)

10. Do the over-50s need rules? Regulations? Guidelines—strict but fair—to help them through life without _____ themselves or those around them?
    (A) encouraging　　(B) braving　　(C) embarrassing　　(D) tackling

【解答】C (年過半百的人要守規矩吧? 嚴格但公平的原則可幫他們度過下半生，而不困擾自己與他人。)

【解析】embarrass = humiliate = mortify = abash 使..感覺困窘

11. The island was used to _____ child refugees.
    (A) accommodate　　(B) accentuate　　(C) accumulate　　(D) accelerate

【解答】A (這島嶼用來收容難民兒童。)

【解析】be used to + Vrt 被用來…

12. More and more companies are closing offices and factories and sending work to other areas of the country or to other countries where labor is cheaper. This is called _____.
    (A) liquidating　　(B) manipulating　　(C) merging　　(D) outsourcing

【解答】D (越來越多公司關閉辦事處和工廠，轉移工作到勞力低價的國家，這叫做外包。)

13. To many Americans, it is _____ that people in other parts of the world do not drink milk since to Americans it is a "natural" food.

　　(A) benignant　　(B) detrimental　　(C) disparaging　　(D) inconceivable

【解答】D (對許多美國人而言，世界其他地區的人不喝天然食物的牛奶，真是不可思議。)

14. A haiku, a special Japanese poetry, does not need to rhyme, but it should _____ a moment of one's life.

　　(A) calculate　　(B) camouflage　　(C) capture　　(D) castrate

【解答】C (日本詩歌俳句不用押韻，但必須描繪生命的時刻。)

【解析】capture 原意是「捕捉」。

15. "Smart Swarm" refers to the animal's ability to _____ its movements so precisely and change direction in a flash.

　　(A) coordinate　　(B) decentralize　　(C) resemble　　(D) stipulate

【解答】A ("Smart Swarm"指動物準確協調動作，瞬間改變方向。)

16. Singapore _____ 90 percent of its trash for reasons of space.

　　(A) incarcerated　　(B) incinerated　　(C) incorporated　　(D) incubated

【解答】B (因為空間關係，新加坡焚燒百分之九十的垃圾。)

【解析】incinerate ⇨　in + cin (candle) + er + ate　焚燒

## 二、語法與用語

17. Roy Garside was asked to purchase two seats by the airline due to his _____ weight.

　　(A) consideration　　(B) considered　　(C) considering　　(D) considerable

【解答】D (因為龐大的體重，Roy Garside 被要求買兩個座位。)

【解析】adj. + N

18. _____ in soft, black feathers, the bird of paradise performs a dance show.

　　(A) Covering　　(B) To cover　　(C) Covered　　(D) By covering

【解答】C (天堂鳥在柔暖黑麗的羽翼中舞著。)

【解析】V pp, SV 之分詞構句

---

19. The availability of penicillin during World War II saved many lives that otherwise
    _____.
    (A) would be lost　　(B) would have been lost　　(C) had lost　　(D) had been lost

【解答】B (二戰期間盤尼西林拯救許多性命，否則難以挽回。)

【解析】與過去相反之假設語氣 ⇨　would have + Vpp

---

20. A visitor to a factory sees only noisy chaos, whereas the superintendent sees a
    _____.
    (A) perfectly synchronized flow of work
    (B) perfectly synchronizing flow of work
    (C) perfect synchronization flow of work
    (D) perfect synchronizing flow of work

【解答】A (參觀工廠的訪客只有看到吵雜混亂，而主管看到的是完美順暢的工作流程。)

【解析】adv. + adj. + N

---

21. The world needs to act fast if we _____ in stabilizing climate change and thereby
    prevent its worst impacts.
    (A) succeed　　(B) will succeed　　(C) are to succeed　　(D) should succeed

【解答】C (如果我們未來要穩定氣候改變防止最惡劣的影響，這世界必須迅速反映。)

【解析】be to + Vrt　表未來

---

22. Scientists _____ virologists study viruses to discover how they work and how to
    stop people from getting them.
    (A) are　　(B) calling　　(C) called　　(D) who called

【解答】C (被稱之為病毒專家的科學家，研究病毒以了解其習性，並防止人類受害。)

【解析】過去分詞表被動

---

23. Its legitimacy _____ ancient ritual and childish stories, not from a system based
    on reason and intended to achieve good governance.
    (A) takes from　　(B) traces from　　(C) originates to　　(D) stems from

【解答】D (其合法性起源於古老典禮與童稚的傳說，而非理性的制度，目的是獲得統治權。)

【解析】stem from = result from = originate from = spring from = spring from　起源於

24. Although _____ opposition to the liberal policies in recent history, many experts believe that it is necessary to maintain a strong workforce by hiring foreign laborers.

    (A) being　　(B) its being　　(C) there has　　(D) there has been

【解答】D (雖然最近歷史有對自由政策的反對意見，許多專家認為必須雇用外勞維持勞動力。)

【解析】in recent history　接完成式

25. Tom is diagnosed _____ skin cancer.

    (A) with　　(B) to　　(C) in　　(D) by

【解答】A (Tom 被診斷出皮膚癌。)

【解析】be diagnosed with + 疾病 ⇨ 被診斷出

## 三、短文填空

Passage 1

　　Do teachers who know more about their subjects have a more positive impact on their students? When we look at teachers' knowledge of facts and concepts, __26__ measured by test scores and college grades, the relationship to student learning is unclear and may be indirect. Teachers who know more facts about their subjects do not necessarily have students who learn more. But teachers who know more may make clearer presentations and recognize student difficulties more __27__. They are prepared for any student questions and do not have to be evasive or vague in their answers. __28__, knowledge is necessary but not __29__ for effective teaching because being more knowledgeable helps teachers be clearer and more organized.

26. (A) as　　　　　(B) with　　　　　(C) like　　　　　(D) alone

【解答】A

【解析】連接詞 + 分詞

27. (A) already　　(B) ready　　(C) ready all　　(D) readily

【解答】D

【解析】快速的

28. (A) Despite　　(B) Thus　　(C) Likewise　　(D) In contrast

【解答】B

【解析】因此

29. (A) sufficient　　(B) deficient　　(C) defective　　(D) proficient

【解答】A

【解析】足夠的

[句型解析]

1. Do teachers (*who know more about their subjects*) have a more positive impact on
　　　　　　　　adj.cl 修飾　teachers

their students?

(對自己專業很了解的老師對學生正面影響較大嗎?)

2. When we look at teachers' knowledge of facts and concepts, <u>as</u> measured by test scores and college grades, the relationship to student learning is unclear and may be indirect.

(檢視老師的知識觀念,<u>如同</u>大學評估成績一樣,發現其相互關係不清楚,而且可能是間接的。)

3. Teachers (who know more facts about their subjects) do not necessarily have students who learn more.

(熟悉自己專業的老師不一定使學生學的更多。)

4. But teachers who know more may make clearer presentations and recognize student difficulties more <u>readily</u>.

(但是懂得多的老師表達較清晰,更<u>快</u>知道學生學習的困難。)

5. They are prepared for any student questions and do not have to be evasive or vague in their answers.

(他們準備學生會問的問題,不會回答時,有所規避或空泛。)

6. <u>Thus</u>, knowledge is necessary but not <u>sufficient</u> for effective teaching because being more knowledgeable helps teachers be clearer and more organized.

(<u>因此</u>,知識是必要的,但有效教學仍嫌<u>不足</u>,因為有學問可以使老師更有組織更清晰。)

<u>Passage 2</u>

On a summer morning in North Carthage, Missouri, it is Nick and Amy's fifth wedding anniversary. Presents ___30___ and reservations made when Amy disappears from their rented mansion on the Mississippi River. Under the ___31___ pressure from the police and Amy's parents, the town golden boy parades an endless series of lies, deceits, and inappropriate behavior. Nick is ___32___ evasive, and he's definitely bitter—but is he really a killer? ___33___ the cops close in, every couple in town is wondering how well they know each other.

---

30. (A) wrapped　　(B) are being wrapped　　(C) raped　　(D) are being raped

【解答】B

【解析】正在打包

---

31. (A) negligible　　(B) shrinking　　(C) mounting　　(D) delectable

【解答】C

【解析】巨大的

---

32. (A) odd　　(B) old　　(C) oddly　　(D) oldly

【解答】C

【解析】怪異的

---

33. (A) Is　　(B) As　　(C) Has　　(D) Does

【解答】B

---

〔句型解析〕

1. On a summer morning in North Carthage, Missouri, it is Nick and Amy's fifth wedding anniversary.

   (夏日早晨的密蘇里州北 Carthage，Nick 和 Amy 結婚五周年紀念日那天。)

2. Presents <u>are being wrapped</u> and reservations made when Amy disappears from their rented mansion on the Mississippi River.

   (正在包裝禮物，訂位時，Amy 從密西西比河畔租屋處消失。)

3. Under the <u>mounting</u> pressure from the police and Amy's parents, the town *golden boy* parades an endless series of lies, deceits, and inappropriate behavior.

   (由於警方和 Amy 父母巨大的壓力，城裡這有成就的男人曾有無止盡的謊言、欺騙和惡行。)

4. Nick is <u>oddly</u> evasive, and he's definitely bitter—but is he really a killer?
(他怪異的迴避，而且很痛苦，但兇手真的是他嗎?)

5. <u>As</u> the cops *close in*, every couple in town is wondering how well they know each other.
(警方*步步進逼時*，城裡每對夫妻都在思考，到底了解對方多少。)

Passage 3

    Today, there are approximately twenty million Muslims in China, and Haji Noor Deen Mi Guang Jiang is a well-known and respected calligrapher. What makes him unique is that he is a master of Arabic calligraphy. Deen has once said, "As a Chinese Muslim calligrapher, I have a deep sense of __34__ in promoting, propagating, and carrying forward this intricate skill and precious cultural heritage." He has taught his __35__ in lectures and workshops at many __36__ institutions in the U.S. and the U.K., such as Harvard University, the University of Cambridge, and Boston University.

| 34. (A) imagination | (B) responsibility | (C) regret | (D) talent |
|---|---|---|---|

【解答】B

| 35. (A) complement | (B) gift | (C) talent | (D) craft |
|---|---|---|---|

【解答】D

| 36. (A) prestigious | (B) impassioned | (C) envisioned | (D) profound |
|---|---|---|---|

【解答】A

［句型解析］

1. Today, there are approximately twenty million Muslims in China, and Haji Noor Deen Mi Guang Jiang is a well-known and respected calligrapher.
(中國今日約有兩千萬穆斯林，而米廣江是一位聞名的伊斯蘭書法家。)

2. What makes him unique is that he is a master of Arabic calligraphy.
(他的獨特之處是他是阿拉伯文書法家。)

3. Deen has once said, "As a Chinese Muslim calligrapher, I have a deep sense of <u>responsibility</u> in promoting, propagating, and carrying forward this intricate skill and precious cultural heritage."
(他曾說，身為中國伊斯蘭書法家，我有很深刻的<u>責任感</u>，必須提倡、推廣)、促進此一細膩而珍貴的文化遺產。)

4. He has taught his <u>craft</u> in lectures and workshops at many <u>prestigious</u> institutions in

the U.S. and the U.K., such as Harvard University, the University of Cambridge, and Boston University.

(他在英美許多傑出大學課堂與工作室，如哈佛、劍橋、波士頓大學教導他的技藝。)


Passage 4

In political science, populism is the idea that society is separated into two groups  37   one another—"the pure people" and "the corrupt elite," according to the book, Populism: A very short introduction. The term, populism, is often used as a kind of shorthand political   38  . For example, Jeremy Corbyn, Britain's Labour leader, has been accused of populism over his party's slogan "for the many, not the few."  39   to represent the unified "will of the people," populists stand in opposition to an enemy, often embodied by the current system, the establishment. The term was generally attached to the left in the past, but now populism can be anywhere on the political   40 .

---

37. (A) at odds with　　(B) for the sake of　　(C) in spite of　　(D) on account of

【解答】A
【解析】be at odds with　與…爭吵

---

38. (A) figure　　　　(B) insult　　　　(C) party　　　　(D) powerhouse

【解答】B
【解析】insult 羞辱

---

39. (A) Its claim　　(B) To claim　　(C) Claiming　　(D) Claimed

【解答】C
【解析】分詞構句 ⇨ Ving, SV

---

40. (A) campaign　　(B) constituency　　(C) dichotomy　　(D) spectrum

【解答】D
【解析】Political spectrum　政治範疇

[句型解析]

1. In political science, populism is the idea that society is separated into two groups <u>at odds with</u> one another—"the pure people" and "the corrupt elite," according to the book, Populism: A very short introduction.
(根據 Populism: A very short introduction 這本書，政治學說，庶民主義是指社會分隔成兩個相互<u>鬥爭的</u>團體，平民與貪腐的菁英分子。)

2. The term, populism, is often used as a kind of shorthand political <u>insult</u>.
(此術語是立即的政治<u>羞辱</u>。)

3. For example, Jeremy Corbyn, Britain's Labour leader, has been accused of populism over his party's slogan "for the many, not the few."
(比如說，英國勞工領袖 Jeremy Corbyn 因為政治宣傳用語「為多數人，不是為少數人」而被控訴為庶民主義。)

4. <u>Claiming</u> to represent the unified "will of the people," populists stand in opposition to an enemy, often embodied by the current system, the establishment.
(<u>宣稱</u>自己是人民意志團結的庶民主義者，常與現代制度和規範相左。)

5. The term was generally attached to the left in the past, but now populism can be anywhere on the political <u>spectrum</u>.
(以前，此術語即是左派，今日此庶民主義卻一直出現於政治<u>範疇</u>中。)

四、閱讀測驗

<u>Passage 1</u>

While anxiety in its various forms has undoubtedly been with humans from time immemorial, certain modern lifestyle factors may have exacerbated the problem, and anxiety management needs to include a close analysis of lifestyle and thought patterns followed by appropriate modification.

During the past two decades, researchers have discovered that decreases in sleep time and quality can cause changes in nervous systems. Notably, anxiety can be **augmented** by excessive caffeine, alcohol, and recreational drugs such as marijuana, cocaine, and amphetamines. In particular, caffeine use can profoundly raise the anxiety levels in those predisposed individuals, particularly the patients with generalized anxiety disorder (GAD). Recent research has also empirically established that in addition to food and fluid intake, factors such as social discrimination against obesity and physical inactivity may also significantly aggravate anxiety.

41. According to the passage, which of the following statements is <u>NOT</u> true?
    (A) Poor sleep is related to anxiety.
    (B) Too much caffeine can cause trouble sleeping.
    (C) Anxiety level is associated with drug use.
    (D) Sleeping problems may predispose some people to alcohol problems.

【解答】D
【解析】全文無提及睡眠會造成酗酒。

42. In the context of the passage, the word "augmented" <u>**most**</u> closely corresponds to which of the following words?
    (A) attacked　(B) increased　(C) audited　(D) segmented

【解答】B
【解析】augment (v.) = enlarge = increase 增強擴大

43. Which of the following is <u>**NOT**</u> mentioned in the passage as a factor that can trigger anxiety or make anxiety worse?
    (A) aggressive behavior　　　　(B) sleeping problem
    (C) indulgent alcohol consumption　(D) stigma toward overweight people

【解答】A
【解析】全文無提及攻擊行為造成焦慮。

44. Which of the following statements can be inferred from the passage?
    (A) Dormant lifestyles can exacerbate social hierarchy.
    (B) Making lifestyle changes can help reduce anxiety level.
    (C) Alcohol may help cope with disrupted sleep.
    (D) People are less likely to develop GAD if they are biologically predisposed to anxiety.

【解答】B
【解析】全文敘述造成焦慮的生活型態。

45. What is this passage <u>**mainly**</u> about?
    (A) Major psychological factors underlying anxiety disorder.
    (B) Alcohol addiction treatment.
    (C) The association of anxiety with unhealthy lifestyle.
    (D) Signs and symptoms of anxiety disorder.

【解答】C

【解析】主題為焦慮與不健康的生活型態之關係。

[句型解析]

1. While anxiety in its various forms has undoubtedly been with humans from time
　　連　　 S　　　　　　　　　　 V

immemorial, certain modern lifestyle factors may have exacerbated the problem, and
　　　　　　　　　　　 S　　　　　　　　 V　　　　　　　　　　 連

anxiety management needs to include a close analysis of lifestyle and thought patterns
　　　 S　　　　　 V₁

followed by appropriate modification.

(雖然不同形式的焦慮，從遠古時期便與人類糾纏不已，某些生活型態使問題加
劇，何況憂慮情緒管理必須包含緊密的生活型態分析，以及適當改變所跟隨而來
的思維形式。)

2. During the past two decades, researchers have discovered that decreases in sleep
time and quality can cause changes in nervous systems.
(過去廿年來，研究者發現，睡眠時間和品質的減少與低落會造成神經系統的
改變。)

3. Notably, anxiety can be **augmented** by excessive caffeine, alcohol, and recreational
drugs such as marijuana, cocaine, and amphetamines.
(顯而易見的是，焦慮會因為過多的咖啡因，酒精，刺激藥物如大麻、可待因，
安非他命而增強擴大。)

4. In particular, caffeine use can profoundly raise the anxiety levels in those
predisposed individuals, particularly the patients with generalized anxiety disorder
(GAD).
(特別是咖啡因會大大提高焦慮的層次於易罹患焦慮疾病的人，尤其是 GAD 的
病人。)

5. Recent research has also empirically established that in addition to food and fluid
intake, factors such as social discrimination against obesity and physical inactivity
may also significantly aggravate anxiety.
(最近的研究依據經驗法則確定，除了食物和飲料的攝取，如社會歧視肥胖和
肢障的因素，也會明顯的惡化焦慮。)

## Passage 2

　　The trips to resorts in Florida, Arizona and California were a great chance for medics to network. And the visits were all expenses paid. But such events laid the groundwork for a national crisis. From 1996 to 2001, American drug giant Purdue Pharma held more than 40 national "**pain management symposia**" at picturesque locations. The healthcare professionals had been specially invited, whisked to the conferences to be drilled on promotional materials about the firm's new star drug, OxyContin, and recruited as advocates, the US government later documented. But OxyContin was to become ground zero in an opioid crisis that has now engulfed the United States.

　　The pill comprises oxycodone, a semi-synthetic opioid loosely related to morphine and originally based on elements of the opium poppy. Such strong painkillers were traditionally used to ease cancer pain, but beginning in the mid-1990s, pills based on oxycodone began being branded and aggressively marketed for chronic pain instead—a nagging back injury from manual labor or a car accident, for example.

　　Prescriptions issued for OxyContin in the US increased tenfold from 1996 to 2002. A bulletin from the American Public Health Association in 2009, reviewing the rise of prescription opioids, is titled, *The promotion and marketing of OxyContin: Commercial triumph, public health tragedy*. This document also asserted that Purdue had played down the risks of addiction. By 2002, opioids prescribed by doctors were killing 5,000 people a year in America and that number tripled over the following decade.

---

46. What figurative language does the author apply in his/her use of quotation marks, as in "pain management symposia"?
    (A) metaphor　(B) irony　(C) overstatement　(D) personification

【解答】B

【解析】a good chance + national crisis ⇨ irony

---

47. Which of the following statements is **NOT** true?
    (A) It is illegal to prescribe opioids in the mid-1990s in the US.
    (B) Oxycodone was used to ease acute pain.
    (C) Purdue Pharma did not tell the whole truth about OxyContin.
    (D) Successful marketing strategies led to the high sales of OxyContin.

【解答】A

【解析】文章未提及其適法性。

48. What is the **best** title for this article?
    (A) Drug Addictions in America
    (B) America's Opioid Crisis
    (C) OxyContin: A Successful Business Story
    (D) Physiological Foundation of OxyContin

【解答】B

[句型解析]

1. The trips to resorts in Florida, Arizona and California were a great chance for medics to network.
   (到佛州，亞利桑納州，和加州的旅遊勝地是醫療從業人士躍上網路世界的好機會。)

2. And the visits were all expenses paid. (此旅行都已經付費。)

3. But such events laid the groundwork for a national crisis.
   (但這種行為是國家危機的原因。)
   ✦ lay the groundwork for ⇨ 是…之原因

4. From 1996 to 2001, American drug giant Purdue Pharma held more than 40 national "**pain management symposia**" at picturesque locations.
   (從 1996 到 2001 年，美國大藥廠 Purdue Pharma 在幾個風光明媚的地區，舉辦超過四十次的全國「疼痛管理研討會」。)

5. The healthcare professionals had been specially invited, whisked to the conferences to be drilled on promotional materials about the firm's new star drug, OxyContin, and recruited as advocates, the US government later documented.
   (健康專業人士都特別受到邀請，匆忙與會，接受訓練以便了解公司推廣的新穎明星藥物—OxyContin 並且受徵招成了促銷者，此事後來為美國政府列為記錄。)

6. But OxyContin was to become ground zero in an opioid crisis that has now engulfed the United States.
   (但是 OxyContin 在止痛危機中將變成起始點，即將吞沒美國。)

7. The pill comprises oxycodone, a semi-synthetic opioid loosely related to morphine and originally based on elements of the opium poppy.
   (此藥片包含 oxycodone，這是一種半合成的止痛藥，接近嗎啡類似罌粟的成分。)

8. Such strong painkillers were traditionally used to ease cancer pain, but beginning in the mid-1990s, pills based on oxycodone began being branded and aggressively marketed for chronic pain instead—a nagging back injury from manual labor or a car accident, for example.

(此強烈止痛藥物傳統上用於減輕癌症病患疼痛，但起始於九零年代中期的此一藥物開始成了商標，並且進攻市場當成慢性疼痛藥物—例如惱人的手工或車禍造成的背部傷害。)

9. Prescriptions issued for OxyContin in the US increased tenfold from 1996 to 2002.
   (從 1996 年到 2002 年，在美國，處方中開列 OxyContin 增加了十倍。)

10. A bulletin from the American Public Health Association in 2009, reviewing the rise of prescription opioids, is titled, *The promotion and marketing of OxyContin: Commercial triumph, public health tragedy.*
    (2009 年美國公共衛生協會名為「商業勝利，健康悲劇，*OxyContin* 的促銷」公告中評論此一處方的流行。)

11. This document also asserted that Purdue had <u>played down</u> the risks of addiction.
    (這文件也說，Purdue 也刻意壓低上癮的危險性。)

12. By 2002, opioids prescribed by doctors were killing 5,000 people a year in America and that number tripled over the following decade.
    (2002 年之前，醫生開的止痛藥一年在美國害死五千人，而且這數目三倍於後來的十年。)

Passage 3

　　Advertisers are willing to pay top dollar for a good tune. It might seem strange for advertisers to spend a large amount of money on music alone. After all, the direct connection between music in a commercial and the amount of money the company will make from it is difficult to quantify. But advertisers know that a memorable song will do most the work of catching and keeping people's attention, sometimes regardless of the product. Catching people's attention can be much more important to sales than trying to get any particular information across about the product or service being advertised.

　　Music also has the power to be retained in a person's memory long after it has been heard. We've all had the experience of trying to get a catchy song out of our head. This phenomenon encourages advertisers to use music to "get inside the heads" of customers. One very important reason for using popular music and popstars in commercials is to have a direct message permeate a particular demographic, or group, within the general population. For example, it doesn't take a marketing whiz to know that young people are the main consumers of soft drinks. This leads soft drink makers to choose recording artists who are popular with young people to help sell their products. In the same way, popular musicians and styles of music from the 1970s might be used to sell luxury cars or other items for more sophisticated tastes.

49. The **most** important thing about making commercials is _____.
(A) choosing popular music producers (B) getting inside the heads of advertisers
(C) catching and keeping people's attention (D) developing the 'right' product

【解答】C
【解析】第 5 句

50. Choosing effective music in commercials means to use music _____.
(A) that appeals to the targeted group of consumers
(B) only from the latest hits
(C) that symbolizes urban tastes
(D) that promotes social image

【解答】A
【解析】第 12 句

[句型解析]

1. Advertisers are willing to pay top dollar for a good tune.
(廣告商願意花大錢於好作品。)

2. It might seem strange for advertisers to spend a large amount of money on music alone.
(但是廣告商花大錢於音樂倒是怪事。)

3. After all, the direct connection between music in a commercial and the amount of money (the company will make from it) is difficult to quantify.
(畢竟在廣告中的音樂,與公司行號可以從中獲利的直接關係,難以用數據表示。)

4. But advertisers know that a memorable song will do most the work of catching and keeping people's attention, sometimes regardless of the product.
(但廣告商知道,一首朗朗上口的歌可以牢牢抓住人心,不論是何產品都一樣。)

5. Catching people's attention can be much more important to sales than trying to get any particular information across about the product or service being advertised.
(比起廣告產品或服務資訊被理解,引起注意力對銷售而言較為重要。)
✦get … across = 使…理解

6. Music also has the power to be retained in a person's memory long after it has been heard.
(音樂在聆聽後,有一股力量長期停駐在人們的記憶裡。)

7. We've all had the experience of trying to get a catchy song out of our head.
(我們都有經驗,想要從腦袋裡找出一首迷人的歌謠。)

8. This phenomenon encourages advertisers to use music to "get inside the heads" of customers.

(此一現象鼓舞了廣告商運用音樂植根於顧客的大腦裡。)

9. One very important reason for using popular music and popstars in commercials is to have a direct message permeate a particular demographic, or group, within the general population.

(在廣告中運用流行音樂和流行明星會有直接訊息穿透一般群眾的某一特殊族群，或團體。)

10. For example, it doesn't take a marketing whiz to know that young people are the main consumers of soft drinks.

(比如說，不需要行銷專家也知道，年輕人是偏愛無酒精飲料的消費者。)

11. This leads soft drink makers to choose recording artists who are popular with young people to help sell their products.

(因此無酒精飲料製造商會選擇受年輕人歡迎的唱片藝者促銷產品。)

12. In the same way, popular musicians and styles of music from the 1970s might be used to sell luxury cars or other items for more sophisticated tastes.

(一樣的，七零年代流行音樂家和音樂風格會被用來促銷豪華車種或其他更高尚品味物品。)

## 補教界最強的天王　英文-張文忠老師

**蔡宛庭 (原:長庚呼吸)　考取:108 年中國醫/後中醫**

　　張文忠老師上課十分有趣，文法也教得清楚明瞭，閱讀會帶著大家分析句子、列出同義字，作文也會寫出架構讓大家知道如何下筆。

**鄭又禎 (原:東海日文)　考取:108 年義守/後中醫**

　　老師有著豐富的教學經驗，透過格林法則及同義字學習，使我在背單字上有舉一反三的效果。上課跟著老師精選的摹寫範文開始，加上一些佳句，最後寫出一屬於自己的英文作文，漸漸會發現自己的英文程度提昇了。

**陳秉緯 (原:成大材料)　考取:108 年義守/後中醫 {一年考取}**

　　單字是閱讀的基礎，需要長期累積，老師提供的格林法則是一個不錯的方法，可以快速背完同義字。

**陳冠霖 (原:中正通訊工程)　考取:108 年中國醫/後中醫 + 慈濟/後中醫**

　　很推薦老師的文法，老師會先從考點單元開始上，課前預習，課後複習，至少我的文法有被老師救起來。

# 109 學年度私立醫學校院聯合招考轉學生考試

科目：英文　　　　　　　　　　　　　　　張文忠老師 解析

一、字彙（1-10 題，請選出**最適當**的選項）

---

1. The immigrant workers work hard but get _____or low wages.
   (A) abundant　　(B) hasty　(C) meager　(D) extraordinary

---

Ans: (C) (移工努力工作，卻得到很微薄的薪資。)

解析: meager cultural resource 貧乏的文化資源

---

2. In order to conduct further investigation, the police have _____ the victim's body from the ground.
   (A) exhumed　　(B) exceeded　　(C) executed　　(D) expatriated

---

Ans: (A) (為近一步研究，警方從地底挖掘屍體。)

解析: ex (外) + hume (泥土、人類) ⇨ inhume 埋葬

---

3. This house costs the couple a ____$200 million! This is way too expensive!
   (A) stimulating　　(B) staggering　　(C) simmering　　(D) stemming

---

Ans: (B) (房屋價格使這對夫妻花費不貲，高達二億元，太貴了。)

解析: staggering 令人吃驚的貴

The external debts of Taiwan are staggering. (台灣外債高的驚人。)

---

4. After the outbreak of COVID-19, people suffered from injustice and _____ imposed on them by government.
   (A) invalidity　　(B) inhibition　　(C) iniquity　　(D) initiation

---

Ans: (C) (COVID-19 爆發後，人們遭受政府不公正且不平等的對待。)

解析: in (不) + iqu (equal) + ity　不平等的

---

5. The local _____ were very satisfied with the mayor's new policy to increase the supply of housing.
   (A) accumulators　(B) parameters　　(C) residents　　(D) devastations

---

Ans: (C) (當地居民滿意於市長增加住屋的供應之政策。)

6. Professor Johnson _____ his speech in order not to bore anyone.
   (A) assumed　(B) abbreviated　(C) arbitrated　(D) aggregated

Ans: (B) (Johnson 教授解演說簡化，以免大家無聊。)

解析: ab + brevi (brief) + ate = condense = curtail　簡化

7. All presidential hopefuls have made _____ to have an honest and fair election.
   (A) pledges　(B) surges　(C) ridges　(D) ledges

Ans: (A) (總統選舉可望當選的候選人，都誓願有誠實而公正的選舉。)

解析: make pledges to + Vrt 誓願…

8. The COVID-19, an ongoing global _____ of coronavirus disease 2019, is generally
   believed to have its first outbreak in Wuhan, China.
   (A) cordial　(B) contagious　(C) pandemic　(D) warming

Ans: (C) (持續中的冠狀病毒 COVID-19 傳染病，被認定爆發於中國武漢。)

解析: pandemic = epidemic 傳染病

9. The 4-year-old child _____ made her first professional tour as a violinist last year.
   (A) savvy　(B) expertise　(C) rapport　(D) prodigy

Ans: (D) (四歲的神童去年開始首次的小提琴巡迴表演。)

解析: prodigal (adj.) 浪費鋪張的　prodigal in expenditures (揮霍無度)
　　　prodigious (adj.)　異常驚人的　a prodigious storm　(疾風驟雨)
　　　child prodigy　神童

10. The book reveals that microbes and cells are _____ , and that this symbiotic
    relationship is essential to all life as we know it.
    (A) conspirators　(B) collaborators　(C) competitors　(D) contractors

Ans: (B) (書本上說，微生物和細胞是相互合作者，此共生狀態，就我們所知，
　　　對生物而言都是重要的。)

解析: col + labor + ator　合夥

二、語法與用法（11-20 題，請選出**最適當**的選項）

---

11. By 2022, our local theater _____ for thirty years.

(A) will be running　(B) will run　(C) will have been running　(D) will be run

---

Ans: (C) (到 2022 年，我們地方劇團就經營卅年了。)

解析: 未來完成(進行)式

---

12. Advertising _____children and teenagers can be destructive and should be controlled.

(A) aiming at　(B) is aiming at　(C) is aimed at　(D) aimed at

---

Ans: (D) (目標在於孩童與青少年的廣告，可能有破壞性，需要控管。)

解析: Advertising (aimed at children and teenagers) can be destructive and
　　　　　　　S　　　　　　Vpp 修飾 advertising　　　　V
should....

---

13. _____ were invented, patients had to be held down by force during painful operations.

(A) As anesthetics　　　　　(B) Because anesthetics

(C) Before anesthetics　　　　(D) Anesthetics

---

Ans: (C) (發明麻醉藥之前，病人動手術時必須被用力壓制。)

解析: before 當連接詞，帶領副詞子句

---

14. Each of the candidates' names _____ written on pieces of paper, folded in half, and placed in the appropriate box.

(A) has　(B) are　(C) was　(D) were

---

Ans: (C) (每個候選人的名字都寫在紙上，對折，放在專屬的箱子裡。)

解析: each of the＋Ns＋ 單數動詞

---

15. We hardly ever saw our cousins _____ living nearly each other.

(A) however　(B) despite　(C) although　(D) even though

---

Ans: (B) (我們很少看到表兄妹，雖然住在附近而已。)

解析: despite (介)＋Ving

---

16. My house, _____ , looked as it were new.

(A) painting　　　　　(B) have been painted

(C) having painted　(D) having been painted

---

Ans: (D) (粉刷後，我家就像新的一樣。)

解析: My house, <u>having been painted</u> , looked as it were new.
　　　　S　　　　分詞修飾 house　　　V

17. While digging in the pit, the paleontologists found a human-like skull with a
    jawbone _____.
    (A) as same as an ape　　　　　　　(B) which is the same to that of an ape
    (C) similar as an ape　　　　　　　(D) similar to that of an ape

Ans: (D) (掘坑時，古生物學家發現像人類的頭蓋骨，有像人猿的顎骨。)

解析: 前方提及的單數(a jawbone) 用 that 代替

18. The greatest classes are the ones _____ teachers and students have a loving
    relationship.
    (A) in which　　　　(B) in where　　(C) in that　　(D) in them

Ans: (A)

解析: 還原關代　teachers and students have a loving relationship in <u>the classes</u>.
　　　　　　　　　　　　　　　　　　　　　　　　　　　　　　　　　which

19. _____ average, human adults contract between two and five colds annually, while
    children catch as many as six to ten.
    (A) On　　　(B) To　　(C) At　　(D) With

Ans: (A) (平均來說，成年人每年感冒二到五次，兒童高達六到十次。)

解析: on average 平均來說

20. Neither Mary nor her friends _____ the answer.
    (A) knows　　(B) know　　(C) is knowing　　(D) are knowing

Ans: (B)

解析:① neither … nor 之主詞在後方　②know 不用進行式

三、語文填空（21-35 題，請選出**最適當**的選項）

Passage 1

When people think of the Arctic, they probably imagine a pure and beautiful – __21__ harsh environment. So it is an unwelcome surprise, perhaps, that the region's native animals and people are among the most chemically contaminated on Earth.
Recently, various studies were conducted to __22__ the levels of toxic chemicals in the bodies of Arctic animals, as well as in the native Inuit people. The statistics are

alarming. Both the animals, and the Inuit who participated in the studies showed unusually high levels of man-made toxins.

These included older pollutants like dioxins and PCBs which many governments have been trying to __23__ since the 1970s. Such chemicals are known to __24__ our hormones and damage the immune system. The studies also found newer compounds – ones that currently have widespread approval for use in flame retardants – __25__ in the Inuits' bodies at a ratio of five to one compared to levels found in other Canadians.

| | | | |
|---|---|---|---|
| 21. (A) thus | (B) hence | (C) albeit | (D) therefore |
| 22. (A) evaluate | (B) criticize | (C) differentiate | (D) multiply |
| 23. (A) take on | (B) dig in | (C) phase out | (D) continue with |
| 24. (A) facilitate to | (B) interfere with | | |
| (C) contribute to | (D) communicate with | | |
| 25. (A) bringing up | (B) building up | | |
| (C) falling down | (D) cutting down | | |

Ans: 21. (C)   22. (A)    23. (C)   24. (B)   25. (B)

[句型解析]

I.

1. When people think of the Arctic, they probably imagine a pure and beautiful –albeit harsh–environment.
   (人們一想起北極，可能想到白雪皚皚的美景，雖然環境是惡虐不堪的。)

2. So it is an unwelcome surprise, perhaps, that the region's native animals and people are among the most chemically contaminated on Earth.
   (所以，也許區域內動物和人類是地球上受到最大的化學污染，此種驚訝是不愉悅的。)

II.

1. Recently, various studies were conducted to *evaluate* the levels of toxic chemicals in the bodies of Arctic animals, as well as in the native Inuit people.
   (最近啟動許多研究評估，北極動物與當地原住民 Inuit 人，身體內有毒化學物質的濃度。)

2. The statistics are alarming. (數字是令人驚訝的。)

3. Both the animals, and the Inuit (who participated in the studies) showed unusually high levels of man-made toxins.
   (動物與參與研究的 Inuit 人，體內有高濃度的人為毒素。)

III.

1. These included older pollutants like dioxins and PCBs which many governments have been trying to *phase out* since the 1970s.

(包含以前的汙染物質，像是 dioxins 和多氯聯苯，這是七十年代以來各國政府就逐步淘汰的。)

✦ phase out　逐步淘汰

2. Such chemicals are known to *interfere with* our hormones and damage the immune system.

(這種化學物質會干擾荷爾蒙，而且會破壞免疫系統。)

3. The studies also found newer compounds – ones that currently have widespread

同位語 ＝ compounds

approval for use in flame retardants –*building up* in the Inuits' bodies at a ratio of five to one compared to levels found in other Canadians.

(研究也發現廣泛使用於阻燃劑的的化合物，逐漸累積於 Inuit 人的體內，與加拿大人比起來，比例為五比一。)

✦build up　逐漸累積

The collection has been built up over the last seventeen years.

(這些收藏是過去的 17 年裡逐漸累積的。)

Passage 2

Languages seem to be __26__ a smaller number, as languages like English seem to eat up regional ones. The three languages used the most by first language speakers today are Mandarin Chinese, English, and Spanish. English is being used more and more as the main language for business, science, and popular culture.

Evidence __27__ that the dominant languages are __28__ out the local tongues of various regions in the world. Linguists estimate that of the approximately 6,500 languages worldwide, about half are endangered or on the __29__ of extinction. According to some linguists, the estimated rate of language extinction is one lost in the world every two weeks. If this sounds like the world is losing a species, __30__ a way it is.

| 26. (A) alleviating at | (B) connecting with | (C) converging to | (D) oozing with |
|---|---|---|---|
| 27. (A) summons | (B) suggests | (C) supposes | (D) suspects |
| 28. (A) squeezing | (B) triggering | (C) helping | (D) expediting |
| 29. (A) brink | (B) face | (C) shadow | (D) pendant |
| 30. (A) by | (B) in | (C) on | (D) out |

Ans: 26. (C) 27. (B)   28. (A)   29. (A)   30. (B)

[句型解析]

1. Languages seem to be *converging to* a smaller number, as languages like English seem to eat up regional ones.
   (語言似乎匯集於較少數語系中，因為像英文似乎就攻陷了各個區域。)

2. The three languages used the most by first language speakers today are Mandarin Chinese, English, and Spanish.
   (今日最常做為母語使用的三種語言，分別是，中文、英文和西班牙語。)

3. English is being used more and more as the main language for business, science, and popular culture.
   (商業、科學，和大眾文化中，英文為主的使用程度越來越高。)

4. Evidence *suggests* that the dominant languages are *squeezing* out the local tongues of various regions in the world.
   (證據顯示，主要的語言正在排擠世界各個區域當地的語言。)

5. Linguists estimate that of the approximately 6,500 languages worldwide, about half are endangered or on the *brink* of extinction.
   (語言學家評估，瘸世界大約有 6,500 種語言，有一半在危險或滅絕的邊緣。)
   ✦on the brink/verge/edge of 在…邊緣

6. According to some linguists, the estimated rate of language extinction is one lost in the world every two weeks.
   (有些語言學家說，語言滅絕的速率是每兩週消失一種。)

7. If this sounds like the world is losing a species, *in* a way it is.
   (如果這聽起來像是世界有物種滅絕的話，就某種方式來看，其實就是。)


Passage 3

For Beethoven, the spring of 1825 would not be a favorable season to him. Not only __31__ he continuously lose his hearing, but he also felt more isolated from people around him. For example, he complained to his nephew about "you, and my contemptible brother, and the detestable family that I am __32__ with." Besides, 1825 even saw Beethoven __33__ by police for he was taken to be a vagrant due to his shabby appearance. __34__ still, Beethoven's doctor ordered him to move to the countryside and shy from drinking wine and eating his favorite food, since the composer developed a serious intestinal illness. This trip away, unlike the previous ones, was far less joyable because Beethoven feared __35__ his life. In the end, Beethoven recovered from his illness, and completed *Heiliger Dankgesang* at that time as well.

| 31. (A) does | (B) do | (C) did | (D) done |
| 32. (A) affected | (B) afflicted | (C) affiliated | (D) afriended |
| 33. (A) detain | (B) detaining | (C) been detaining | (D) detained |
| 34. (A) Worse | (B) Bad | (C) Worsen | (D) Worsening |
| 35. (A) to | (B) in | (C) with | (D) for |

Ans: 31. (C)　32. (B)　33. (D)　34. (A)　35. (D)

[句型解析]

1. For Beethoven, the spring of 1825 would not be a favorable season to him.
   (對貝多芬來說，1825 年的春天是不幸的季節。)

2. Not only *dose* he continuously lose his hearing, but he also felt more isolated from people around him.
   (不僅逐漸失去聽覺，也感受到自己與週遭人群的孤立。)

3. For example, he complained to his nephew about "you, and my contemptible brother, and the detestable family that I am *afflicted* with."
   (比如說，他向姪兒抱怨「你，我那不成材的兄弟，以及折磨我的家。」)
   ✦ be afflicted with 被…折磨

4. Besides, 1825 even saw Beethoven *detained* by police for he was taken to be a vagrant due to his shabby appearance.
   (此外，1825 年，還因為邋遢的外表，被當成遊民而被警方拘留。)

5. *Worse* still, Beethoven's doctor ordered him to move to the countryside and shy from drinking wine and eating his favorite food, since the composer developed a serious intestinal illness.
   (更慘的是，醫師要求他搬到鄉下，戒酒，不可以吃愛吃的食物，因為這位作曲家得了嚴重的腸炎。)

6. This trip away, unlike the previous ones, was far less joyable because Beethoven feared *for* his life.
   (這趟出門，跟以往不同，讓他更不開心，因為貝多芬擔心生命的安危。)

7. In the end, Beethoven recovered from his illness, and completed *Heiliger Dankgesang* at that time as well.
   (最後，貝多芬復元了，也同時完成了「感恩聖歌。」)

四、閱讀測驗（36-50 題，請選出**最適當**的選項）

Passage 1

Marco Polo undertook the journey to the Far East when he was only 15 years old. He traveled with his father and uncle, and after the trip was over he completed a book about what he had seen. It was full of information about the cultures and geography of the Asian lands he had visited this remote part of the world before. Polo's reports were **unparalleled** in their level of excitement and detail.

Polo arrived home in Venice in 1295. Then, three years later, he was called to fight in a war between the cities of Venice and Genoa and had the misfortune to be taken and held by the Genoan side. While waiting to be freed, he met a writer named Rustichello da Pisa, who greatly admired the stories Polo told him. Rustichello da Pisa wrote them down in the form of a book that was published and called *The Description of the World or The Travels of Marco Polo*. It became very popular and was much admired by many people. However, some people did not believe it was true and said it should be called *The Million Lies*. Despite this, the book contributed greatly to an increased interest in the Far East.

Christopher Columbus knew about the travels of Marco Polo when he first sailed westward with the objective of finding a new route to the Eastern lands in 1492. In fact, one writer at the time **claimed** that Columbus had read and studied the book prior to asking Portugal to finance his voyage. **However, he may have got the information through word of mouth**. A library in Seville has a copy of Polo's book that was owned by Columbus. It has notes written in it, possibly by Columbus himself. However, these notes appear to have been written only after Columbus's third trip to the Americas, so did he read Polo's book before 1492, or didn't he? It's up to future researchers to try to discover the answer.

---

36. What is the passage mainly about?
    (A) It gives information about the cultures and geography of the Far East.
    (B) It shows how Marco Polo's journey affected the world.
    (C) It explains why Christopher Columbus decided to make his voyages.
    (D) It summarizes what Marco Polo wrote about in his book.

Ans: (B) (①II-7 ②第二段都在陳述對哥倫布的影響。)

---

37. In Paragraph 1, the word "unparalleled" could best be replaced by _____.
    (A) marvelous   (B) distinctive   (C) ambiguous   (D) matchless

Ans: (D) (無與倫比的)

---

38. In Paragraph 3, which of the following best states the essential information in the underlined sentence in the passage?
    (A) Someone may have written down what he said.
    (B) The information may have been false.
    (C) Someone may have told him the information.

(D) He may have given someone else the information.

Ans: (C) (III-3)

39. In Paragraph 3, the word "claimed" can be best replaced by which of the following words?
    (A) opposed　(B) suspected　(C) asserted　(D) deciphered

Ans: (C) (宣稱)

40. According to the passage, which of the following statements is true?
    (A) Christopher Columbus met Marco Polo.
    (B) Rustichello da Pisa financed Christopher Columbus' voyage.
    (C) Marco Polo's stories were folklore.
    (D) Christopher Columbus sailed with the goal to find a new route to the Eastern lands.

Ans: (D) (III-1)

[句型解析]

I.

1. Marco Polo undertook the journey to the Far East when he was only 15 years old.
   (馬可波羅十五歲時到東方旅行。)

2. He traveled with his father and uncle, and after the trip was over he completed a book about what he had seen.
   (他與父親，舅父一同旅行，結束後，他將見聞寫成書。)

3. It was full of information about the cultures and geography of the Asian lands he had visited this remote part of the world before.
   (書中充滿世界上那遙遠亞洲土地的文化與地理區域。)

4. Polo's reports were **unparalleled** in their level of excitement and detail.
   (馬可波羅的報導，在刺激性與細節描述上無與倫比。)(37 題)

II.

1. Polo arrived home in Venice in 1295. (馬可波羅在 1295 年回到威尼斯的家。)

2. Then, three years later, he was called to fight in a war between the cities of Venice and Genoa and had the misfortune to be taken and held by the Genoan side.
   (然後，三年後，他受徵召參加威尼斯與幾內亞的戰爭，不幸成為敵方的戰俘。)
   ✦ be taken held by...被...俘虜

3. While waiting to be freed, he met a writer named Rustichello da Pisa, who greatly admired the stories Polo told him.

(等待釋放時，他遇見作家 Rustichello da Pisa 此人非常喜愛馬可波羅所說的故事。)

4. Rustichello da Pisa wrote them down in the form of a book that was published and called *The Description of the World or The Travels of Marco Polo.*
(Rustichello da Pisa 將故事寫成書，名為「馬可波羅遊記。」)

5. It became very popular and was much admired by many people.
(很快流行起來，並大受歡迎。)

6. However, some people did not believe it was true and said it should be called *The Million Lies.*
(然而，有人懷疑其真實性，而且說應該命名為「一派胡言。」)

7. Despite this, the book <u>contributed</u> greatly <u>to</u> an increased interest in the Far East.
(雖然如此，此書引起對遠東的熱誠。)
❖ contribute ..to ... 有所貢獻於...

### III.

1. Christopher Columbus knew about the travels of Marco Polo when he first sailed westward with the objective of finding a new route to the Eastern lands in 1492.
(哥倫布在 1492 年想要找到通往東方國度的航道時，就知道馬可波羅的旅行。)

2. In fact, one writer at the time **claimed** that Columbus had read and studied the book prior to asking Portugal to finance his voyage.
(事實上，當時有作者宣稱，哥倫布在要求葡萄牙資助旅程之前詳讀過這本書。)

3. **However, he may have got the information through word of mouth.**
(然而他有可能是道聽塗說。) (38 題)

4. A library in Seville has a copy of Polo's book that was owned by Columbus.
(Seville 的圖書館有一本馬可波羅的書，那是哥倫布的。)

5. It has notes written in it, possibly by Columbus himself.
(上面有哥倫布本人的筆記。)

6. However, these notes appear to have been written only after Columbus's third trip to the Americas, so did he read Polo's book before 1492, or didn't he?
(然而，筆記好像是哥倫布第三次到美洲後才寫的，所以，他是在 1492 年之前讀的嗎?)

7. It's up to future researchers to try to discover the answer.
(答案就等後代研究者去釐清了。)

<u>Passage 2</u>

With more than 10 billion nerve cells, the human brain is by all odds the most complicated thing in the universe. Scientists still know relatively little about how the brain works. Averagely, the adult human brain weighs about three pounds and bulks the size of a grapefruit. In men the average weight is about 1370g; in women about 1200g.

The brain is the physical organ most associated with mind, a non-technical term used to refer to the functions of the brain like problem-solving and remembering. It is part of the invisible world of thought, including cognitive aspects such as perception and imagination, as well as non-cognitive aspects such as emotion. No one knows yet how mind and brain are related. In other words, no one knows much about what happens in the brain when it is functioning.

It is suggested that man ought to do better than he does with his much greater number of nerve cells in that the ant achieves its marvelous community organization with only 250 nerve cells. However, the ants run their society by instinct not by thought. In fact, it seems likely that ants cannot think at all; they use their nerve cells for receiving impressions of the outside world, not for coping with it.

Deep inside man's brain is a core called "old brain," which dinosaurs possessed millions of years ago. This core plays a part in arousing and satisfying primitive needs like hunger and sexuality. The old brain is covered by the dome of the neo-cortex, or "new brain," which enables man to look ahead. It is the brain's analytical computer, processing data and responsible for sensory perception, attention, memory, etc. Of all the forms of life, only man has the ability to plan for his future.

---

41. How big is the adult human brain?

    (A) It is approximately the size of a mushroom.

    (B) It is approximately the size of a grapefruit.

    (C) It is approximately the size of a grape.

    (D) It is approximately the size of an egg.

    Ans: (B) (I-3)

---

42. According to the passage, which of the following statements is correct?

    (A) Scientists know how the mind works. (II-4)

    (B) Scientists know how the mind is structured.

    (C) Scientists know how the mind and brain are related. (II-3)

    (D) Scientists know how the brain is structured.

    Ans: (D) (IV 全段介紹舊腦與新腦—structure of the brain)

43. What can be inferred from the passage?

(A) Ants run their society by insight. (III-2)

(B) The connection between human brain and mind is bi-directional. (II-3)

(C) Man's brains let human beings do things other creatures cannot do.

(D) Dinosaurs have the ability to plan for the future. (IV-5)

Ans: (C) (IV-5)

44. According to the passage, which part of the human brain serves as the brain's analytical computer?

(A) The mind.        (B) The old brain.

(C) The new brain.    (D) Both new brain and old brain.

Ans: (C) (IV-2,3,4)

45. What is the best title for the passage?

(A) The Human Mind        (B) The Human Brain

(C) The Human Instincts    (D) The Human Nerve Cells

Ans: (B)

[句型解析]

I.

1. With more than 10 billion nerve cells, the human brain is <u>by all odds</u> the most

               = definitely

complicated thing in the universe.

(大腦擁有百億神經細胞，<u>絕對是</u>宇宙中最複雜的。)

2. Scientists still know relatively little about how the brain works.

(科學家對大腦如何運作，所知依然不多。)

3. Averagely, the adult human brain weighs about three pounds and bulks the size of a grapefruit.

(一般來說，成人的大腦大約三磅重，體積約與葡萄柚一樣大小。)

4. In men the average weight is about 1370g; in women about 1200g.

(男人平均重量為 1370g，女人約 1200g)

II.

1. The brain is the physical organ most associated with mind, a non-technical term used to refer to the functions of the brain like problem-solving and remembering.

(大腦是與心智最為相關的器官，心智是用來指大腦的功能之一般用語，大概是說解決問題，或記憶這樣的事。)

2. It is part of the invisible world of thought, including cognitive aspects such as perception and imagination, as well as non-cognitive aspects such as emotion.

(這是思維那看不見的世界，包含認知，如知覺或想像，以及非認知的情感層次。)

3. No one knows yet how mind and brain are related.

(沒人知道腦與心智的相互作用。)

4. In other words, no one knows much about what happens in the brain when it is functioning.

(換言之，沒人知道大腦產生功能時，是怎麼一回事。)

III.

1. It is suggested that man ought to do better than he does with his much greater number of nerve cells in that the ant achieves its marvelous community organization with only 250 nerve cells.

(我們認為腦神經細胞數量越多，我們能表現得更好，因為螞蟻僅有 250 個神經細胞，就可以完成驚人的社區組織。)

2. However, the ants run their society by instinct not by thought.

(但是螞蟻的社會組織是由本能生成，而非思維。)

3. In fact, it seems likely that ants cannot think at all; they use their nerve cells for receiving impressions of the outside world, not for coping with it.

(事實上，有可能的是，螞蟻完全不會思考，用神經細胞接受外在世界的影響，而非複製。)

IV.

1. Deep inside man's brain is a core called "old brain," which dinosaurs possessed millions of years ago.

(人腦的內部深層是個叫「舊腦」的核心，且恐龍百萬年前就有。)

2. This core plays a part in arousing and satisfying primitive needs like hunger and sexuality.

(此核心之功能是刺激與滿足原始的欲望，如飢餓和性慾。)

3. The old brain is covered by the dome of the neo-cortex, or "new brain," which enables man to look ahead.

(舊腦被新皮質層丘，或「新腦」覆蓋，使我們看得到前方。)

4. It is the brain's analytical computer, processing data and responsible for sensory perception, attention, memory, etc.

5. Of all the forms of life, only man has the ability to plan for his future.

(所有生命形式中，只有人類可以計畫未來。)

Passage 3

What does a red ribbon mean to you? For different people and at different times, a red ribbon may denote various meanings. One of these meanings is that the red ribbon is the universal symbol of awareness and support for people living with HIV. By wearing a red ribbon, people try to raise awareness on and during the run up to World AIDS Day.

Acquired Immune Deficiency Syndrome (AIDS) is a spectrum of conditions caused by infection with human immunodeficiency virus (HIV). At the beginning stage of infection, a patient may not have any symptoms or experience influenza-like illness for a short period. AIDS is threatening after the infection progresses, since it makes the function of the immune system decline drastically and that increases the risk of developing other inflections such as tuberculosis.

There are three major ways for people to contract HIV: sexual contact, significant exposure to infected body fluids or tissues, and from mother to child during pregnancy, delivery, or breastfeeding. In order to prevent from getting infected with HIV, it is recommended to use condoms consistently. According to the statistics, when a couple uses condoms all the time, the rate of HIV infection is less than 1% per year even though one of them is HIV positive. In comparison with male condoms, some evidence suggests that female condoms may provide an equivalent protection. At the moment, a vaccine for HIV or AIDS is still under development. Currently, the most effective vaccine trial, RV 144, is reported to have a partial reduction in the risk of transmission of roughly 30% and this excites the research teams all over the world with a hope for developing a truly effective vaccine. Bearing this hope in mind, the research community keeps conducting further trials of the RV 144.

One of the negative impacts of HIV/AIDS is the stigma it causes. This stigma is various in form, including ostracism, rejection, discrimination, avoidance of HIV-infected people, and many others. People who are afraid of stigma-oriented violence are unwilling to seek HIV testing, return for their results, or secure treatment. As a result, for these people, a manageable chronic illness may turn into a death and this will perpetuate the further spread of HIV. It is not far-fetched to point out that AIDS stigma often happens in conjunction with other stigmas, such as homosexuality, bisexuality, promiscuity, prostitution, and drug use. It is everyone's responsibility to fight against discrimination in order to bring proper, equal medical treatment to those infected patients.

Apart from stigmas, there are also many misconceptions about HIV and AIDS. The most common three misconceptions are that people will get infected through casual contact, that to have sex with a virgin will cure AIDS, and that only gay and drug users are possible to contract HIV. Ridiculous as they may seem to be, some conspiracy theories have contended that HIV was inadvertently or deliberately created by scientists. For example, a worldwide Soviet active measures operation, Operation INFEKTION, spreads the claim that the United States is behind the creation of such a disease. According to the surveys, some people in fact believe in such a theory.

---

46. Which of the following is NOT discussed in the passage?

(A) How a red ribbon is related to AIDS. (I-3)

(B) How people might be infected with HIV. (III-1)

(C) Misconceptions about HIV and AIDS. (V-1)

(D) Criminal transmission of HIV.

Ans: (D)

---

47. AIDS may not be transmitted through _____.

(A) sex    (B) delivery    (C) breastfeeding    (D) ostracism

Ans: (D) (ostracism 排斥，放逐) (III-1)

---

48. According to the passage, people are unwilling to seek HIV testing because _____.

(A) AIDS brings about disgrace and a negative reputation. (IV-3)

(B) AIDS is still incurable.

(C) effective vaccines are not affordable.

(D) the stigma associated with AIDS is unforeseen.

Ans: (A)

---

49. According to the passage, which of the following statements is WRONG?

(A) The infection of HIV makes the function of the immune system decline drastically. (II-3)

(B) HIV transmission can happen to both heterosexual and homosexual people. (IV-5)

(C) All the patients will develop various symptoms right after contracting HIV. (II-1)

(D) A vaccine for HIV or AIDS is still under development. (III-5)

Ans: (C)

50. Which of the following is the best title for the passage?
    (A) HIV/AIDS: The Effective Prevention
    (B) HIV/AIDS: Things You Know and Probably Don't Know
    (C) HIV/AIDS: Positives and Negatives
    (D) HIV/AIDS: Dos and Don'ts

Ans: (B) (V-1)

[句型解析]

I.

1. What does a red ribbon mean to you? (紅色緞帶對你的意義是甚麼?)

2. For different people and at different times, a red ribbon may denote various meanings.
   (不同人,在不同時間,紅色緞帶有不同寓意。)
   ✦ denote 意味著

3. One of these meanings is that the red ribbon is the universal symbol of awareness and support for people living with HIV.
   (其中一個是,紅色緞帶是認知與支持 HIV 病患全球的象徵。)

4. By wearing a red ribbon, people try to raise awareness on and during the run up to World AIDS Day.
   (帶上紅色緞帶,人們想喚起認知與上漲的情緒於世界愛滋日。)


II.

1. Acquired Immune Deficiency Syndrome (AIDS) is a spectrum of conditions caused by infection with human immunodeficiency virus (HIV).
   (後天免疫不足症候群,是許多症狀由於人類免疫不足病毒感染造成。)

2. At the beginning stage of infection, a patient may not have any symptoms or experience influenza-like illness for a short period.
   (感染初期,病人可能沒有症狀,或短暫時間有像感冒一樣的狀況。)

3. AIDS is threatening after the infection progresses, since it makes the function of the immune system decline drastically and that increases the risk of developing other inflections such as tuberculosis.
   (愛滋病在感染進程後有威脅性,因為會使免疫系統功能快速下降,而且增加其他感染的危險性,如肺結核。)

III.

1. There are three major ways for people to contract HIV: sexual contact, significant exposure to infected body fluids or tissues, and from mother to child during pregnancy, delivery, or breastfeeding.

(感染 HIV 途徑有三個主要的方式，性行為，接觸受感染體液或組織，懷孕時，生產時或餵食母乳時母體傳給幼兒。)

2. In order to prevent from getting infected with HIV, it is recommended to use condoms consistently.

(為了避免感染，建議全程必須帶保險套。)

3. According to the statistics, when a couple uses condoms all the time, the rate of HIV infection is less than 1% per year even though one of them is HIV positive.

(根據統計，若情侶全程帶保險套，每年感染率低於 1%，即使其中一人是 HIV 陽性反應。)

4. <u>In comparison with</u> male condoms, some evidence suggests that female condoms
　　= Compared with

may provide an equivalent protection.

(與男性帶保險套比起來，有些證據說女性保險套的使用可以提供相同的保護。)

5. At the moment, a vaccine for HIV or AIDS is still under development.

(在今天，HIV 或 AIDS 的疫苗還在研發當中。)

6. Currently, the most effective vaccine trial, RV 144, is reported to have a partial reduction in the risk of transmission of roughly 30% and this excites the research teams all over the world with a hope for developing a truly effective vaccine.

(現今最有效的疫苗實驗，RV 144，根據報導，有部分的降低危險性，約為 30%，而且這也激起了全世界的研究團隊的希望，可以研發有效的疫苗。)

7. Bearing this hope in mind, the research community keeps conducting further trials of the RV 144.

(研究團隊胸臆中懷抱著希望，對 RV144 持續的研究著。)

IV.

1. One of the negative impacts of HIV/AIDS is the stigma it causes.

(HIV/AIDS 的負面影響是招致而來的羞辱。)

2. This stigma is various in form, including ostracism, rejection, discrimination, avoidance of HIV-infected people, and many others.

(此羞辱在形式上是多樣的，包含排斥、拒絕、歧視，逃避感染 HIV 病人，還有許多其他狀況。)

3. People (who are afraid of stigma-oriented violence) are unwilling to seek HIV
　　adj.cl 修飾 people

testing, return for their results, or secure treatment.

(人們害怕與羞辱一起發生的暴力，不願接受 HIV 檢驗，不回院看檢驗結果，不願接受治療。)

4. As a result, for these people, a manageable chronic illness may turn into a death and this will perpetuate the further spread of HIV.

(因此，這些人本來可以處理的慢性疾病會造成死亡，使得愛滋病毒一直散佈著。)

5. It is not far-fetched to point out that AIDS stigma often happens in conjunction with other stigmas, such as homosexuality, bisexuality, promiscuity, prostitution, and drug use.

(這麼說並不牽強，對愛滋之羞辱，常與其他侮辱相連接，如同性戀，雙性戀，雜交，賣淫，和吸毒。)

6. It is everyone's responsibility to fight against discrimination in order to bring proper, equal medical treatment to those infected patients.

(大家共同的責任就是對抗歧視，以帶來罹患者適當、平等的醫療。)


V.

1. Apart from stigmas, there are also many misconceptions about HIV and AIDS.

(除羞辱外，對 HIV/AIDS 也有許多誤解。)

2. The most common three misconceptions are that people will get infected through casual contact,

that to have sex with a virgin will cure AIDS, and that only gay and drug users are possible to contract HIV.

(常見的三個誤解是，偶爾接觸也會感染，與處女性交可以治療愛滋，只有男同和嗑藥者會感染愛滋。)

3. Ridiculous as they may seem to be, some conspiracy theories have contended that HIV was inadvertently or deliberately created by scientists.

(雖然很荒謬，有些未證實的理論爭議說，HIV 是科學家不經意或故意製造的。)

✦ Ridiculous as they may seem to be = Although they may seem to be ridiculous

4. For example, a worldwide Soviet active measures operation, Operation INFEKTION, spreads the claim that the United States is behind the creation of such a disease.

(比如說，一個蘇俄世界活躍組織 INFEKTION，散播一個說法，美國是幕後指使者。 )

5. According to the surveys, some people in fact believe in such a theory.

(根據此一說法，有的人就堅定相信此一理論。)

# 110 學年度私立醫學校院聯合招考轉學生考試

科目：英文　　　　　　　　　　　　　　　Julia 老師 解析

## I. Vocabulary

1.If the _____ lasts any longer, the government will have to restrict the supply of water to homes and businesses.
(A) drone　　(B) drought　　(C) dough　　(D)drain

**Ans:** (B)

如果乾旱持續下去，政府將不得不限制家庭和企業的供水。

2.The slow food movement aimed to promote and protect local and traditional foods at a time when industrial food production and globalization were on the _____.
(A) toss　　(B) raise　　(C) soar　　(D) rise

**Ans:** (D)

在工業化食品生產和全球化興起的時候，慢速飲食運動旨在推動保護當地和傳統食品。

3.The building _____ to the school is a post office; so if you want to send a parcel, just go next door.
(A) concurrent　　(B) androgynous　　(C) adjacent　　(D) repellent

**Ans:** (C)

學校的旁邊是郵局；所以如果你想寄包裹，就去隔壁吧。

4.The wedding was a (an) _____ affair, with fewer than 20 guests attending.
(A) over-loaded　　　　(B) red-handed
(C) low-key　　　　　　(D) populous

**Ans:** (C)

婚禮很低調，參加的賓客不到 20 人。

5.If you keep adding sugar to your coffee so _____, you will get diabetes soon.
(A) miserly　　　　　　(B) lavishly
(C) parsimoniously　　　(D) conservatively

**Ans:** (B)

如果你一直在咖啡中如此大量地加糖，你很快就會患上糖尿病。

6.The Dow Jones Industrial Average hit record lows, and the paper wealth of his shares just _____.
 (A) evaporated (B) existed (C) exceeded (D) excited

**Ans:** (A)

道瓊工業指數創下歷史新低，他股票的面值蒸發了。

7.Hunger marketing seems like a formula for success, but it can _____. This is why companies must carefully evaluate the strategy.
 (A) backache (B) backfire (C) float (D) saunter

**Ans:** (B)

飢餓行銷似乎是成功的秘訣，但它可能會適得其反，這就是為什麼公司必須仔細評估策略的原因。

8.Cash grants were part of the financial _____ given to developers of new solar power technology.
 (A) incentives (B) discomforts (C) collapses (D) stunts

**Ans:** (A)

現金補助是給太陽能技術開發商的財政獎勵的一部分。

9.Under the threat of COVID-19, people who have not been vaccinated are _____ to the disease.
 (A) gratifying (B) gravitational (C) insensitive (D) vulnerable

**Ans:** (D)

在 COVID-19 的威脅下，未接種疫苗的人很容易感染這種疾病。

10.Ethical _____ is difficult to handle because no decision is without its cost; what is right in one aspect could be wrong in others.
 (A) resolution (B) dilemma (C) amenity (D) supplement

**Ans:** (B)

道德困境難以處理，因為任何決定都不是沒有代價的；一方面是對的，在其他方面可能是錯的。

## II.  Grammar

---

11. The food chain is contaminated because of larger fish _____ smaller fish which have mistaken plastic for food and then eaten it.

(A) consume      (B) consumed      (C) consuming      (D) consumption

**Ans:** (C)

食物鏈受到污染，因為大魚吃小魚，將塑料誤認為食物然後吃掉。

---

12. The psychologist _____ at the University of Oxford developed a new method to test animal intelligence.

(A) that is study                (B) who had studied

(C) who was studied             (D) which studied

**Ans:** (B)

曾在牛津大學學習的心理學家開發了一種測試動物智力的新方法。

---

13. After _____ the angry mob shouting for his resignation, the President summoned his loyal aides to his office.

(A) he hearing              (B) their hearing

(C) heard                   (D) hearing

**Ans:** (D)

在聽到憤怒的暴徒要求他辭職後，總統召集了他的忠實助理到他的辦公室。

---

14. She _____ tennis on and off for three years.

(A) playing            (B) has been playing

(C) is playing         (D) is played

**Ans:** (B)

她斷斷續續地打網球已經三年了。

---

15. _____, the news about the terrible rail disaster shocked the audience.

(A) Watching TV last night

(B) To watch TV last night

(C) While watching TV last night

(D) While they were watching TV last night

**Ans:** (D) (昨晚他們在看電視時，可怕的鐵路災難消息震驚了觀眾。)

---

16.Emma's face turned red when her teacher accused her _____ lying.
(A) of　　(B) with　　(C) in　　(D) by

**Ans:** (A)

當 Emma 的老師指責她撒謊時，她的臉變紅了。

17. _____ that college would cost his parents most of their savings, he dropped out after six months.
(A) After realized　　(B) Being realized
(C) Had realized　　(D) Realizing

**Ans:** (D)

意識到上大學會花掉他父母的大部分積蓄後，他在六個月後退學了。

18.Local residents have been forced to think of ways to conserve water, _____ other cities have had made changes to avoid water scarcity.
(A) just as (B) likewise (C) in contrast (D) in addition

**Ans:** (A)

當地居民被迫想辦法節約用水，就像其他城市為了避免水資源短缺而做出改變一樣。

19.A carbon footprint is the amount of greenhouse gases, such as carbon dioxide (CO2), _____ by a country or a person in one year.
(A) emitting (B) emitted
(C) being emitting (D) to emit

**Ans:** (B)

(碳足跡是一個國家或一個人在一年內排放的溫室氣體量，例如二氧化碳。

20.I was about to pay for the pomegranate when _____ that I had left my wallet at home.
(A) it suddenly dawned on me (B) suddenly dawned on me
(C) it suddenly dawned on (D) it suddenly dawned me

**Ans:** (A)

我正要買紅石榴時，我突然發現到我把錢包忘在家裡了。

## III. Cloze

### Passage 1

The tropical boxfish, roughly the shape of a box, looks as if it would have trouble moving through the water.  __21__ , the boxfish is in fact an excellent swimmer that cuts through the water extremely smoothly. Ronald Fricke and his colleagues created a model which was placed inside a wind tunnel, a  __22__  that was used to study how air moved around solid objects. Amazingly, the boxfish shape reportedly performed over 65 percent better than today's compact cars. It should be possible to __23__  an efficient shape for use in the body of a car to reduce its air resistance. Less air resistance would mean less fuel required to run a car—something which is  __24__  to all drivers in times of expensive fuel. Thus, engineers set to work to try to solve the __25__  of how this unlikely shape could be so efficient. Their efforts were rewarded, and the car they created would be the Mercedes Bionic concept car.

(C)21. (A) Therefore　　(B) Accordingly　　(C) Nonetheless　(D) Exponentially

(D)22. (A) cable　　　(B) problem　　(C) premium　　(D) device

(A)23. (A) reproduce　(B) terminate　　(C) evade　　(D) amortize

(B)24. (A) unpractical　(B) vital　　(C) scruffy　　(D) fierce

(D)25. (A) porcupine　　(B) gibberish　　(C) periwinkle　(D) riddle

熱帶箱河魨，大致呈方形，看起來好像在水中移動有困難，但箱河魨其實是一名出色的游泳運動員，可以極其順暢地劃過水面。Ronald Fricke 和他的同事創造了一個放置在風洞內的模型，該裝置用於研究空氣如何圍繞固體物體移動。令人驚訝的是，據報導，箱河魨的形狀的性能比今天的掀背車好65%以上。應該可以複製出一種用於汽車車身的有效形狀，以減少空氣阻力。空氣阻力越小，汽車行駛所需的燃料就越少—這對所有司機來說，在燃料昂貴的時候都是至關重要的，因此，工程師們開始著手解決這個不太可能的形狀如何如此高效的謎團，他們的努力得到了成果，他們創造出賓士的仿生概念車。

Passage 2

Human migration is the permanent change of __26__ by an individual or group; it excludes movements such as nomadism, migrant labor, commuting, and tourism, all of which are transitory in nature. Migrations fall into several broad __27__. First, internal and international migrations may be distinguishable. Within any country there are movements of individuals and families from one area to another (for example, from rural areas to the cities), and this is __28__ movements from one country to another. Migrating to a new country is more complicated. Second, migration may be voluntary or forced. Most voluntary migration, internal or external, is undertaken __29__ better economic opportunities or housing. Forced migrations usually involve people who __30__ by governments during war or other political upheavals or who have been forcibly transported as slaves or prisoners. Intermediate between these two types of migrations are the voluntary migrations of refugees fleeing from war, famine, or natural disasters.

| | | | |
|---|---|---|---|
| (A)26. (A) residence | (B) habit | (C) shutter | (D) oppression |
| (D)27. (A) batteries | (B) retaliations | (C) insulations | (D) categories |
| (A)28. (A) distinct from | (B) invisible to | (C) account for | (D) differ in |
| (B)29. (A) weaning from | (B) in search of | (C) wreaking on | (D) in search to |
| (C)30. (A) expelling | (B) expelled | (C) have been expelled | (D) have expelled |

人類遷徙是個人或群體永久改變居住地；它不包括游牧、移民勞工、通勤和旅遊等流動，因為這些都是暫時性的。遷移分為幾大類。首先，國內和國際移民可能是有區別的，在任何國家內，都有個人和家庭從一個地區到另一個地區的流動（例如，從農村地區到城市），這與從一個國家到另一個國家的流動不同，移民到一個新的國家更為複雜。其次，遷移可能是自願的，也可能是被迫的，大多數的自願移民，不管是內部或外部，都是為了尋找更好的經濟機會或居住環境；被迫遷徙通常涉及在戰爭或其他政治動盪期間，被政府驅逐、或作為奴隸或囚犯被強行運送的人；介於這兩種遷移之間的是逃離戰爭、飢荒或自然災害的難民的自願遷移。

## Passage 3

Languages are __31__ complex and wonderfully complicated organs of culture: they __32__ the quickest and the most efficient means of communicating within their respective culture. To learn a foreign language is to learn another culture; in a poet's words, "As many languages as one speaks, so many lives one lives." A culture and its languages are as __33__ as brain and body: while one is a part of the other, neither can function without the other. In learning a foreign language, the best beginning is with the __34__ linguistic elements of the language, such as its gestures, and its body language. Eye contact is extremely important in English. Direct eye contact __35__ understanding, or, as the English maxim has it, seeing eye-to-eye. We can never see eye-to-eye with native speakers of English until we have learned to look directly into their eyes.

| | | | | |
|---|---|---|---|---|
| (C) 31. (A) poorly | (B) deficiently | (C) marvelously | (D) ordinarily |
| (A) 32. (A) embody | (B) prevent | (C) encumber | (D) participate |
| (B) 33. (A) untouched | (B) inseparable | (C) distant | (D) independent |
| (D) 34. (A) verbal | (B) grammatical | (C) lexical | (D) non-verbal |
| (D) 35. (A) distracts in | (B) stands by | (C) results from | (D) leads to |

語言是極其複雜的文化表現：它們體現了各自文化中最快捷、最有效的交流方式。學習一門外語就是學習另一種文化；用一位詩人的話來說，"一個人說多少種語言，就有多少種生活在他身上。" 一種文化與其語言就像大腦和身體一樣密不可分：一個是另一個的一部分，沒有另一個就不能發揮作用。在學習一門外語時，最好的開始是從語言的非語言元素開始，例如手勢和肢體語言。眼神交流在英語中非常重要，直接的目光接觸增強理解，或者如英國格言所說的 "眼對眼"就是觀點一致，在我們學會直視他們的眼睛之前，我們永遠無法與以英語為母語的人觀點一致。

## IV. Reading

## Passage 1

Are you too concerned about your weight? Do you try everything you can just to make yourself look better? It is not a bad thing to lose weight moderately but you have to be aware of the risk of **anorexia**. Individuals with anorexia have a tendency to control weight recklessly by means of throwing up, intensive exercise or intended starvation. All of them eventually will lead to weight loss desired by the patients and at the time, loss of appetite, too. However, once they are skinny, the patients may still be on a diet or exercise **frantically** because they feel that they are not slim enough. As a result, in the most severe cases, anorexia can lead to death because of heart failure or other problems. The most difficult part of the treatment is that sufferers do not want to admit that they have problems; so, they do not want a cure. Therefore, people with eating disorder problems should not hesitate to seek medical help. With professional counseling and nutritional supports, most patients are able to learn to deal with their fear of eating and go back to their normal eating habits.

---

(B)36. "Anorexia" is a (an) ___ disorder.

    (A) learning (B) eating (C) sleeping (D) reading

(C)37. What do some anorexia patients do when they think they are not slim enough?

    (A) They try eating more. (B) They try sleeping more.

    (C) They try exercising more. (D) They try talking more.

(C)38. The word "frantically" is closest in meaning to ___.

    (A) calmly    (B) passively    (C) hectically  (D) systematically

(A)39. According to the passage, what is the most difficult part of the anorexia treatment?

    (A) Patients refuse to admit their problems.

    (B) There are few anorexia specialists.

    (C) Effective medicine is costly.

    (D) It is difficult to identify the symptoms.

(D) 40. What can be inferred about the purpose of the anorexia treatment?

    (A) To encourage patients to lose weight rapidly

    (B) To prohibit patients from eating all kinds of meat

    (C) To teach patients how to chew food carefully

    (D) To help patients cope with their fear of eating

---

Passage 2

    As adolescents begin to explore romantic relationships and sex, many teens experience violence in dating, which can include physical violence (e.g., being hit or kicked), emotional violence (e.g., threats or bullying designed to harm self-worth), and sexual violence (being forced to engage in sexual activity against one's will). Roughly 25% of adolescents report these experiences and these youths often do not do well in school and suffer from mental health and behavioral problems.

    Of the various kinds of dating violence, scientists list some possible factors that place adolescents at risk for sexual violence. One of the most important factors is alcohol use: Heavy drinking usually **impair**s a female's ability to send a clear message regarding her intentions. Females are also more at risk when they adhere to more traditional gender stereotypes, because their view of the female gender role includes being relatively **submissive** to a male's desires.

What factors make teenage boys likely to commit acts of violence? One contributing factor is a boy's home life: Boys are more at risk when they were abused as children or witnessed domestic violence, because this leads them to believe that violence is a normal part of romantic relationships.

According to a study, the level of dating violence is surprisingly high in boys who have just begun to date. At the start of high school, about one boy in seven admits to having perpetrated violence, which underscores the importance of effective prevention programs. One effective program for reducing sexual violence is "Safe Dates." Targeted for middle- and high-school students, the program features a brief play, a poster contest, and nine hour-long interactive sessions devoted to topics such as how to overcome gender stereotypes and how to prevent sexual assaults. Teens who participate in "Safe Dates" are less likely to be victims of sexual violence and are less likely to perpetrate it.

(B)41. According to the passage, which of the following statements is true?
  (A) Females who defy traditional gender stereotypes are at higher risk of sexual violence.
  (B) Alcohol use is one of the most important factors that put adolescents at risk for sexual violence.
  (C) A victim under alcohol influence can always consciously give consent to sexual activities.
  (D) Approximately one-fifth adolescents report observing dating violence.

(C)42. According to the passage, the word "impairs" is closest in meaning to _____.
  (A)repairs　　(B) expedites　　(C) weakens　　(D) enhances

(A)43. According to the passage, the word "submissive" is closest in meaning to _____.
  (A) surrendering　　(B) defiant　　(C) ignorant　(D) desensitizing

(B)44. According to the passage, which is the most likely factor for teenage boys to commit dating violence?
  (A) Having a high self-esteem　　(B) Witnessing violence at home
  (C) Participating in school events　　(D) Being emotionally aloof

(D)45. According to the passage, which of the following is true about "Safe Dates"?
 (A) It is a home-based intervention program which provides counseling services to victims of sexual assaults.
 (B) It excludes boys who have just begun to date and who admit to having perpetrated violence.
 (C) It provides one-to-one sessions, covering topics of domestic violence.
 (D) It educates middle- and high-school students about how to prevent dating violence.

Passage 3

There remained an appreciation for the artistic qualities of certain kinds of graffiti. Some of the more famous graffiti artists even started their own art galleries, which leads to the idea that not all forms of graffiti were destructive. Even so, the idea of graffiti as art was still not widely accepted, and the art form remained outside the mainstream—that is, until the appearance of the mysterious graffiti artist Banksy. Banksy is a secretive graffiti artist from the UK, whose graffiti art started appearing in the late 1990s. Banksy takes great care to hide his identity. His graffiti usually involves humorous pictures with anti-authority slogans. Banksy likes to take risks in order to draw attention to his ideas and works. In one set of schemes, Banksy **snuck** into world-famous museums and galleries and hung up his own artwork next to that of the masters. In many of these places, his addition was not discovered until days later. Banksy somehow managed to do all this without getting caught by the police. In time, his actions attracted the attention of the news and the general public. While still creating his secretive street art, he also started to sell his works through a gallery. Famous actors and musicians became interested in collecting his works. Since his first works went on auction, Banksy and his art have only become more popular, more expensive, and more a part of public awareness. His fans want to follow his upward trajectory from the outlaw spraying walls in Bristol, England, during the 1990s to the artist whose work commands hundreds of thousands of dollars in the auction houses of Britain and America. Today, he has "bombed" cities from Vienna to San Francisco, Barcelona to Paris and Detroit. And he has moved from graffiti on gritty urban walls to paint on canvas, conceptual sculpture and even film, with the guileful documentary *Exit Through the Gift Shop*, which was nominated for an Academy Award. Many people criticize Banksy for relying on easy satire, his emphasis on anonymity, and the lack of any proposals for the future, failing to contribute anything other than relatability to society. But it is undeniable that thanks to Banksy, ideas about what is or is not art have been revised, and this outsider art form has been brought inside today's galleries and museums.

(C)46. According to the passage, which is the most unlikely theme in Banksy's graffiti?
(A) Hilarious pictures
(B) Anti-authority mockeries
(C) Nature-inspired portraits
(D) Social satires

(D)47. According to the passage, the word "snuck" is closest in meaning to _____.
(A) snickered
(B) robbed
(C) facilitated
(D) stole

(C)48. What can be inferred from the passage?
(A) Banksy is actually a group of graffiti artists.
(B) Banksy is an artist active in art communities exclusively in the UK.
(C) Despite his success, Banksy tends to keep anonymous.
(D) Banksy did not have proper art materials, so he started spraying walls.

(A)49. According to the passage, what is Banksy's impact on this new outsider art form?
(A) He has brought it to today's galleries.
(B) He has imitated a traditional form of art.
(C) He has impeded street art around the world.
(D) He has suppressed the public's awareness of his art works in the UK.

(C)50. Which is the best title for this passage?
(A) Banksy's Graffiti: Winner of Academy Award?
(B) Graffiti Legalization: Time to Act?
(C) How Did Banksy Break into the Art World?
(D) Graffiti in Exile: How Did Banksy Do It?

## Passage.1

你是否太在意自己的體重？你會盡一切努力讓自己看起來更好嗎？適度減肥不是壞事，但你必須意識到厭食症的風險。厭食症患者大多透過嘔吐、劇烈運動或故意飢餓來魯莽地控制體重。所有這些最終都會導致患者想要的體重減輕，同時也會導致食慾不振，就算瘦了，患者可能還會因為覺得自己不夠苗條而瘋狂節食或運動，因此，在最嚴重的情況下，厭食症會因心力衰竭或其他問題而導致死亡。治療中最困難的部分是患者不願承認自己有問題；所以，他們不想接受治療，因此，有飲食失調問題的人，應該毫不猶豫地尋求醫療協助，透過專業的諮詢和營養支持，大多數患者能夠學會處理他們對飲食的恐懼並恢復正常的飲食習慣。

## Passage. 2

隨著青少年開始探索感情和性行為，許多青少年在約會中經歷暴力，其中可能包括身體暴力（例如，被打或踢）、情感暴力（例如，遭受損害自我價值的威脅或欺凌）和性暴力（被迫違背自己的意願進行性行為）。大約 25% 的青少年有這些經歷，這些青少年通常在學校表現不佳，並患有心理健康和行為問題。

在各種約會暴力中，科學家們列出了一些可能使青少年面臨性暴力風險的因素，最重要的因素之一是飲酒，大量飲酒通常會削弱女性傳達明確訊息的能力，當女性堅持更傳統的性別刻板印象時，她們也面臨更大的風險，因為她們對女性性別角色的看法包括順從男性的慾望。

哪些因素使十幾歲的男孩可能實施暴力行為？一個要素是男孩的家庭生活：當男孩在孩提時代受到虐待或目睹家庭暴力時，他們的風險更大，因為這使他們相信暴力是伴侶關係的日常。

根據一項研究顯示，剛開始約會的男孩的約會暴力比例高得驚人，以高中來說，大約七分之一的男孩承認犯有暴力行為，這凸顯了預防推廣計劃的重要性，減少性暴力的一項有效計劃是"安全約會"，該計劃針對國中和高中學生，包括一場簡短的表演、海報比賽和九小時的互動課程，專門討論如何克服性別刻板印象和如何防止性侵犯等主題。參加"安全約會"的青少年可能可以避免成為性暴力的受害者，可能會降低變成施暴者的比例。

## Passage. 3

人們仍然欣賞某些塗鴉的藝術品質,一些著名的塗鴉藝術家甚至開設了自己的藝術畫廊,這帶出了並非塗鴉都是破壞市容的想法,即便如此,塗鴉作為藝術的想法仍然沒有被廣泛接受,這種藝術形式一直處於主流之外,直到英國的神秘的塗鴉藝術家 Banksy 的出現,他的塗鴉藝術始於 1990 年代後期。Banksy 非常小心地隱藏他的身份。他的塗鴉通常包括帶有反權威口號的幽默圖片。Banksy 喜歡冒險以引起人們對他的想法和作品的關注,在一組計劃中,Banksy 潛入

世界著名的博物館和畫廊,將自己的作品掛在大師的作品旁邊,直到幾天後才被發現,Banksy 以某種方式設法做到了這一切,而沒有被警察逮捕,慢慢地,他的行為引起了新聞和公眾的注意,在創作他神秘的街頭藝術的同時,他也開始通過畫廊出售他的作品,著名演員和音樂家開始對收集他的作品產生興趣,自從他的第一部作品拍賣後,Banksy 和他的藝術作品變得更受歡迎、更昂貴,並且成為公眾意識的一部分,他的崛起開始有粉絲,從 1990 年代英國 Bristol 的非法噴牆到這位藝術家在英國和美國的拍賣行中售價數十萬美元,如今,他"轟炸"了從維也納到舊金山、巴塞隆納、巴黎、和底特律城市,他已經從在城市牆壁上塗鴉轉向在畫布、概念雕塑甚至電影上作畫,並製作了獲得奧斯卡獎提名的紀錄片《Exit Through the Gift Shop》。許多人批評 Banksy 依賴輕鬆的諷刺,強調匿名,對未來沒有任何建議,除了與社會的相關性之外沒有任何貢獻。但不可否認的是,多虧了 Banksy,什麼是、或什麼不是藝術的觀念得到了修正,也證明局外人的藝術形式可以被帶入畫廊和博物館。

# 104 學年度私立醫學校院聯合招考轉學生考試

科目：生物學　　　　　　　　　　　　　　黃彪老師 解析

選擇題（單選題，共 50 題，每題 2 分，共 100 分，請選擇最合適的答案）

---

1. 下列何者不含胺基酸？
   (A) 血紅素
   (B) 膽固醇
   (C) 胰島素
   (D) 酵素

---

Ans：(B)

詳解：

　　胺基酸是組成胜肽（蛋白質）的單體，選項（B）膽固醇為脂質，所以並不含有胺基酸。

　　膽固醇是一類重要的脂質類分子，可以被動物細胞合成出來。它被用來保持細胞膜的強度及流動性。動物細胞可以利用膽固醇分子來調節細胞膜的強度及流動性，來改變細胞膜的形狀和讓細胞膜流動。除此之外，膽固醇也是生物體合成固醇類激素及膽汁酸的前驅分子。膽固醇是一類主要由動物細胞合成的固醇分子，所有種類的動物細胞都可以合成它。而在脊椎動物中，肝細胞通常比其它種類的細胞生成更多的膽固醇。一般原核生物（細菌和古細菌等）並不合成膽固醇。

---

2. 波爾氏移轉 Bohr（Bohr shift）效應中，氧和血紅素解離常數之改變是因為下列何者而造成？
   (A) pH 值
   (B) 血紅素濃度
   (C) 氧之分壓
   (D) 溫度

---

Ans：(A)

詳解：

　　1904 年丹麥科學家 Christian Bohr 發現血液 pH 值降低或 $P_{CO2}$ 升高，使 Hb 對 $O_2$ 的親和力降低，在任意 $P_{O2}$ 下 Hb 氧飽和度均降低，氧合解離曲線右移；反之，pH 值升高或 $P_{CO2}$ 降低，則 Hb 對 $O_2$ 的親和力增加，在任意 $P_{O2}$ 下 Hb 氧飽和度均增加，氧合解離曲線左移。pH 對 Hb 氧親和力的這種影響稱為波爾效應。

3. 當婦人切除膽囊後，她應注意減少下列何種飲食之攝取？
   (A) 蛋白質
   (B) 脂肪
   (C) 核酸
   (D) 碳水化合物

Ans：(B)

詳解：

在正常生理下，膽囊的主要作用是儲存膽汁，以及依生理狀況，將膽汁送到腸道，幫助消化吸收。膽汁是肝臟分泌的，所以切除膽囊不會影響肝功能，也不至於沒有膽汁。相反的，將有病的膽囊切除，還可以避免膽結石的一些併發症，造成肝損害。不過，有些患者在失去膽囊儲存及濃縮膽汁的功能後，脂肪類的食物等較油膩飲食會不易消化，因此有些人在手術之後，前幾個月容易拉肚子，但通常一段時間後就會適應了。此外，膽囊切除以後，膽管會稍微擴大，以替代膽囊的部份功能，這種情形，一般來說，並無大礙。

4. 真核細胞（eukaryotic cells）啟動子中 TATA 匣（TATA box）之意義為以下何者？
   (A) 是核醣體結合的部位
   (B) 是 mRNA 的讀序框（reading frame）
   (C) 它的重要性未被發現
   (D) 是特殊的轉錄因子之結合部位

Ans：(D)

詳解：

真核生物中的第二型 RNA 聚合酶和 TATA 匣（TATA box）有重要關聯，（TATA box 係因富含 thymaine（T）及 adenine（A）含氮鹼基而得名）。TATA box 存在於絕大多數產製 mRNA 之真核基因的啟動子上，由六至八各核苷酸構成，位於轉錄起始位上游約 25 個核苷酸處。

第二型 RNA 聚合酶無法自己辨識啟動子並附著上去，必須仰賴稱為轉錄因子的蛋白質們協助，才能延著 DNA 分子搜尋啟動子之所在，其中一種稱為 TATA 匣結合蛋白的轉錄因子必須在聚合酶接上啟動子之前，就先接到啟動子的 TATA box 上，一旦活化的 RNA 聚合酶接上啟動子，酵素便開始在啟始位分開 DNA 之兩股，而轉錄作用於焉開始。

5. 關於細胞凋亡（apoptosis）的敘述，下列何者最正確？
   (A) 細胞的 DNA 和胞器碎裂，細皺和胞器碎裂，細皺縮形成囊泡（blebs）
   (B) 細胞死亡，溶解器被吞噬其內含物再利用

(C) 細胞的 DNA 和胞器保持完整保持完整 ，細胞死亡且被吞噬

(D) 細胞核與器皆溶解，變大然後爆裂

Ans：(A)

詳解：

細胞凋亡的形態變化：

（1）在細胞膜方面：微絨毛、細胞突起和細胞表面皺褶消失，內質網不斷擴張並與胞膜融合，形成膜表面的芽狀突起，稱為出芽（buding）。有些胺基酸被表現於胞膜外有給予吞噬細胞的辨識。

（2）細胞質方面：胞質濃縮、脫水，導致細胞皺縮，緻密。

（3）在胞器方面：細胞內粒線體變大，皺褶增多，增殖，然後增殖的粒線體發生空泡化。凋亡細胞內的內質網腔擴大。增殖的內質網在凋亡細胞形成自噬小體過程中提供包裹膜。其他多數細胞器完整存在，變得緻密。

（4）細胞核的變化：凋亡細胞最主要的變化是核內染色質濃縮，並聚集核膜的邊緣，稱為染色質邊聚；或聚集在核中央，稱為染色質中聚。隨著染色質進一步聚集，核纖維層的斷裂消失，核膜在核膜孔處斷裂，兩斷端向內包裹將聚集的染色質塊分割，形成若干個核碎片（核殘塊）。

（5）凋亡小體形成後迅即被細胞吞噬（巨噬細胞、內皮細胞、上皮細胞、腫瘤細胞等鄰近細胞）、消化。整個凋亡過程沒有細胞內容物的外漏，因而不伴隨有局部的發炎反應。

6. 咖啡因是磷酸二酯水解酶（phosphodieterase）的抑制劑，因此蔻姐剛喝完咖啡時的抑制劑，因此蔻姐剛喝完咖啡時下列何者在她的細胞內會增加？
   (A) 腺酐酸環合酶（adenyly cyclase）
   (B) 環形 AMP（cAMP）
   (C) 活化的 G 蛋白
   (D) 被磷酸化的蛋白

Ans：(B)

詳解：

　　磷酸二酯水解酶（phosphodieterase）能將環形 AMP（cAMP）水解成 AMP，而咖啡因是磷酸二酯水解酶的抑制劑，所以能使 cAMP 被水解的速率下降而造成 cAMP 在細胞內的量增加。

7. 下列何者最快速地通過雙層磷脂質細胞膜？
   (A) 葡萄糖
   (B) 胺基酸
   (C) 二氧化碳
   (D) 鉀離子

Ans：(C)

詳解：

　　細胞膜基本上是一個雙層的脂質構造—脂肪雙層（lipid bilayer），其間含有許多浮動於脂質間的蛋白質分子，這些蛋白質分子大部分都是穿透了整個的細胞膜。脂肪雙層與細胞內液或細胞外液均不會相溶，因此便構成了細胞內外液之間大部分水分子及各種水溶性物質的一道運輸障壁。然而，少數物質仍然可以直接穿過脂肪雙層，在細胞內外自由進出。

　　決定物質通過脂肪雙層之速率的重要因素之一，即是該物質的脂溶性（lipid solubility）。舉例來說，氧、氮、二氧化碳及酒精的脂溶性都非常高，因此它們可以直接溶解在脂肪雙層中而擴散通過細胞膜，就如同一般在水溶液中的擴散情形一樣。很明顯的，這些物質通過細胞膜的擴散速率會與其脂溶性直接成正比關係。尤其要注意的是，大量的氧氣與二氧化碳都是以這種方式運輸的，因此氧氣與二氧化碳可以自由的進入細胞內，就像細胞膜似乎不存在一樣。

---

8. 下列人體內的細胞：(甲) 成熟的紅血球、(乙) 神經細胞、(丙) 卵，何者是二倍體（diploid）？
   (A) (甲)
   (B) (乙)
   (C) (甲)和(乙)
   (D) (乙)和(丙)

Ans：(B)

詳解：

　　人類成熟的紅血球沒有細胞核而成熟的卵是單倍體，即便是未受精的次級卵母細胞核內也是單套（1N/2C）染色體。無脊椎動物中有些動物具有攜帶氧氣的蛋白質，如存在於蚯蚓血漿中的血紅素，或是節肢動物血淋巴中的血青素，但它們的載氧能力都遠不如脊椎動物演化出來的紅血球。脊椎動物的紅血球中惟有哺乳動物的紅血球無核，也無粒線體。歸納而言，哺乳動物紅血球的演化優勢包括：無核又無大多數胞器的紅血球，一方面減少能源及氧氣使用，可節省能量提供給個體其他部分；一方面又可裝載較多的血紅素分子，攜帶較多氧氣。又因無核的形態，使其有較佳變形能力，便於進入微血管，又不容易出現堆積現象。較大比表面積則其有利於氣體交換。

---

9. 關於調節腎臟功能的敘述，下列何者正確？
   (A) 在血壓升高時，腎臟會釋出 renin，以活化 angiotensin
   (B) 當血液離開心臟時，atrial natriuretic peptide 會釋放，造成鹽類與水份的排出

(C) Angiotensin 作用結果會造成腎絲球動脈的舒張

(D) Antidiuretic hormone（ADH）的作用為使水份自腎臟再吸收

Ans：(D)

詳解：

（A）在血壓下降時，腎臟會釋出 renin，以活化 angiotensinogen。

（B）當回心血量增加，atrial natriuretic peptide 會釋放，抑制 RAAS 與 ADH 的作用，造成腎臟增加鹽類與水分的排出。

（C）血管收縮素 II（angiotensin II）的作用主要有兩種：1. 刺激腎上腺皮質細胞產生醛固酮（Aldosterone），以促進近曲小管對鈉離子和水的再吸收，來增加總血液量，使血壓上升。2. 直接促進小動脈（arteriole）的收縮，增加血管周邊阻力（peripheral resistance），使血壓上升。

（D）血管加壓素的合成與釋放可受下列幾個因素調節：

透過下視丘的滲透壓感受器（osmoreceptor）（視上核和視丘室旁核本身便是一種滲透壓感受器，但它們亦可接受鄰近其他的滲透壓感受器的神經調節）。當滲透壓感受器感受到血液滲透壓上升，它便會促進抗利尿激素的合成，並同時促進儲存在腦下垂體後葉的抗利尿激素釋放於血流之中，當抗利尿激素結合在腎臟遠曲小管和集尿管上之 V2 受器時，引發一連串訊號轉導（signal transduction），結果導致水分再吸收增加，因而血液中的滲透壓便可降低，此低滲透壓可迴饋抑制抗利尿激素之合成與釋放。滲透壓感受器對於血液中的溶質鈉離子有極高的專一性，進而促進抗利尿激素信使核醣核酸（mRNA）之表現。

透過存在於左心房、心主動脈弓和頸動脈竇（carotid sinus）上的感壓受器（baroreceptor）。當血容積減少時（如大量失血），感壓受器便能感受到此一變化，引發一連串信號轉導，促使血管加壓素釋放於血流之中，當其作用在血管表皮細胞上的 V1a 受器時，便活化 Gs 蛋白，引發第二信使作用導致細胞內鈣離子濃度增加，平滑肌便能產生收縮，因而增加血壓，此增加的血壓便可迴饋抑制血管加壓素之合成與釋放。

10. 下列何者屬於副交感神經的反應？

(A) 心跳加速

(B) 胃液分泌降低

(C) 唾液分泌增加

(D) 腸道蠕動變慢

Ans：(C)

詳解：

交感神經是促進性的，當我們感受壓力、危險時，身體就會啟動相關必要的機能，例如：心跳加速、血壓上升、呼吸變快、體溫增高，讓人體保持警覺、提高專注力，達到可以積極應變的狀態。副交感神經是抑制性的，負責讓人體鬆弛休息、保存體力、促進消化、睡眠啟動等。

11. 某一真核生物的雙套染色體數目是 12 條，請問此生物在產生配子時其同源
　　染色體（homologous chromosomes）可能產生的獨立分配（independent
　　assortment）有幾種方法？
　　(A) 12 種
　　(B) 24 種
　　(C) 48 種
　　(D) 64 種

Ans：(D)
詳解：
　　該生物 2N＝12，所以 1N＝6，因此在產生配子時，其同源染色體可產生的
獨立分配有 $2^6$＝64 種方法。

12. 下列關於細胞週期（cell cycle）的敘述，何者錯誤？
　　(A) 所有細胞的 G1 期長度都相同
　　(B) 細胞週期的限制點（restriction point）位於 G1 期與 S 期中間
　　(C) S 期的主要任務為 DNA 複製
　　(D) 在 M 期內，細胞會進行有絲分裂（mitosis）以及細胞質分裂（cytokinesis）

Ans：(A)
詳解：
　　細胞週期是指細胞生長與細胞分裂交替進行，可以大致分為兩個時期：間期
（interphase）、細胞分裂期（M phase）。在間期中，主要進行的是細胞的生長
以及 DNA 的複製工作，而在有絲分裂期（細胞分裂期），染色質絲逐漸聚集濃
縮成棒狀的染色體，細胞核和其餘的細胞質進行分裂成為兩個細胞。
　　在細胞週期中間期佔相當多的時間，而間期又可以分為三個時期：G1、S、
G2，其中 G1 期是一個變動性滿大的時期，在細胞分裂快的細胞中，G1 非常短
暫，甚至是沒有 G1 期，而在細胞分裂慢的細胞中，G1 可以長達數小時甚至數
天，細胞在 G1 期中主要是進行生長。
　　細胞離開 G1 之後就進入了 S 期，在 S 期中細胞主要的工作就是複製 DNA，
一般來說，在哺乳類中，S 期大約進行 6～8 小時。進入 G2 期後，細胞繼續生長，
而且準備好進行細胞分裂，G2 約佔 3～6 小時。
　　當細胞一切都準備好之後，就可以進入 M 期，M 期也可以分為前期、中期、
後期、末期、以及細胞質分裂五個時期，雖然 M 期十分複雜，但在細胞週期中
卻只佔很短暫的時間，通常不超過兩小時。
　　細胞並非永遠都在進行細胞週期，事實上細胞有時會跳脫這個週期，在細胞
週期中有幾個特殊的點可以控制細胞是否進行細胞週期，稱為限制點。G1 的晚
期就有一個限制點，用以控制細胞進入 S 期，當外在與內在環境的條件都良好時，

細胞就會通過限制點進行細胞分裂。然而在某些情況下細胞會跳脫細胞週期,進入所謂的 G0 期,事實上人類身體上就有許多細胞都是處於 G0 期,例如:神經細胞終其一生也不會分裂,而即使是具有再生能力的肝,其肝細胞也會因為生長因子的釋放受損而進入 G0 期。

---

13. 在粒線體中,正常狀態下一個乙醯輔酶 A(acetyl CoA)進入檸檬酸循環(citric acid cycle)後,可以產生幾個 NADH?
    (A) 1
    (B) 2
    (C) 3
    (D) 6

Ans:(C)

詳解:

　　在粒線體中,正常狀態下一個乙醯輔酶 A(acetyl CoA)進入檸檬酸循環(citric acid cycle)後,可以於異檸檬酸(isocitrate)→α酮戊二酸(αKG)、α酮戊二酸(αKG)→琥珀醯輔酶 A(succinyl coA)以及蘋果酸(malate)→草醯乙酸(oxaloacetate)步驟中各產生一分子 NADH,共產生 3 個 NADH。

---

14. 血液中負責攜帶氧氣之主要血球為紅血球,造血組織骨髓分化成紅血球之活性係受促紅血球生成素(erythropoietin)之調控,請問促紅血球生成素是由何器官所分泌?
    (A) 腦下垂體(pituitary gland)
    (B) 下視丘(hypothalamus)
    (C) 肺臟(lung)
    (D) 腎臟(kidney)

Ans:(D)

　　紅血球生成素主要是由腎臟分泌的荷爾蒙,能刺激骨髓製造紅血球,使血液中的紅血球數量增加。血液中的紅血球數量增加,等於血液的帶氧量增加。在高原地區生活一段時間,身體會釋放較多的紅血球生成素。這是身體的自然反應,是一種生物適應。

---

15. 哺乳動物調控身體滲透壓之 Antidiuretic hormone(ADH)分泌自:
    (A) 腎上腺皮質(adrenal cortex)
    (B) 腎上腺髓質(adrenal medulla)
    (C) 腦下垂體前葉(anterior pituitary)
    (D) 腦下垂體後葉(posterior pituitary)

Ans:(D)

詳解：

　　抗利尿激素主要是在下視丘的視上核（SON）和視丘室旁核（PVN）合成，經由神經軸突輸送至腦下垂體後葉儲存，在適當的生理狀況下可由腦下垂體後葉分泌抗利尿激素至血流中，但目前研究也有發現抗利尿激素可直接被釋放進入腦中，影響中樞神經系統運作。

---

16. 細胞中 siRNAs（small interfering RNAs）對於基因表現之調控影響為：
　　(A) 抑制轉錄作用
　　(B) 抑制轉譯作用
　　(C) 抑制 DNA 甲基化
　　(D) 抑制組蛋白乙醯化

Ans：(B)

詳解：

　　核糖核酸干擾（RNA interference, RNAi）是生物體內協助控制基因表現的一套系統，在早期研究中被稱為基因後轉錄的沈默作用（post transcriptional gene silencing），目前在許多真核生物中皆有發現，包含：酵母菌、果蠅、線蟲、哺乳動物等。RNAi 以微型核糖核酸（microRNA, miRNA）和小干擾核糖核酸（small interfering RNA, siRNA）這兩種小片段 RNA 為最主要的干擾形式，主要是干擾蛋白質的表現，以達到抑制基因表現的結果，稱為基因沈默（gene silencing）。

　　目前研究較為清楚的是引導股由 RISC 複合體攜帶至能與其序列互補的傳訊核糖核酸分子（messenger RNA）上，其作用方式有兩種：一為由 RISC 複合體中具有酵素功能的蛋白質 Argonaute 將傳訊核糖核酸降解；二為直接抑制核糖體的作用，造成無法轉譯。兩者都使 mRNA 無法進一步轉譯合成蛋白質，造成該基因沈默，無法表現其功能的結果。

---

17. 下列何種幹細胞具有發展成為一個完整個體的可能性？
　　(A) 造血幹細胞
　　(B) 骨髓幹細胞
　　(C) 羊水幹細胞
　　(D) 胚胎幹細胞

Ans：(D)

詳解：

**校方釋疑：**

　　題幹詢問這四種幹細胞中何者具有發展成一個完整個體的可能性，其中僅有胚胎幹細胞最有可能（將胚胎幹細胞植入囊胚（Blastocyst），再將囊胚置回代理孕母完成妊娠期；囊胚組織可支援胎盤形成，胚胎幹細胞則因其具有 pluripotency，有能力發展成一完整個體。這是製作基因剔除／敲入

（knockout/knockin）小鼠的基本原理。相對地，在上述條件之下，其他三種幹細胞因不具胚胎幹細胞的 pluripotency，無法發展出一完整個體）。因此，在適當之條件下，僅有胚胎幹細胞具有此可能性，故答案為（D）。

淺見：

造血幹細胞、骨髓幹細胞與羊水幹細胞具有複能性，只有來自囊胚內細胞團的胚胎幹細胞具有多能性，具有發展成為一個完整個體的可能性。

---

18. 抗癌藥物常會影響細胞分裂過程，進而阻止癌細胞的複製。抗癌藥物紫杉醇（Taxol）對細胞分裂的影響主要是下列何種作用？
    (A) 使紡錘體（spindle）無法形成
    (B) 穩定微管聚合（tubulin polymerization）的作用
    (C) 濃縮染色體的作用
    (D) 去嘌呤（depurine）的作用

Ans：(B)

詳解：

**校方釋疑：**

題幹詢問 Taxol 影響細胞分裂的主要機制。Taxol 主要藉由穩定微管聚合，導致微管雖然聚合形成紡錘體卻因 Taxol 破壞微管正常的去聚合（depolymerization），導致形成的紡錘體失去其正常的 dynamics 而無法順利將染色體 segregation 至 daughter cells，造成細胞無法正常地進行有絲分裂。因此，(B) 是最適合的答案。

淺見：

紫杉醇屬有絲分裂中的微小管抑制劑，具有聚合和穩定細胞內微管的作用，致使快速分裂的腫瘤細胞在有絲分裂階段被牢牢固定，使微小管不再分開，使癌細胞複製受阻斷而死亡，和目前常用的化療藥作用機理不同，可阻斷細胞於細胞周期之 G2 與 M 期。

---

19. 細胞週期細分成四期（G1、S、G2 和 M 期）。將分別處於 M 期和 G1 期的人類子宮頸癌細胞株 HeLa cells 進行融合（Fusion），請預測 G1 期的細胞在融合後會有何變化？
    (A) 停留在 G1 期
    (B) 進入 S 期
    (C) 進入 G2 期
    (D) 進入 M 期

Ans：(D)

詳解：

　　根據細胞週期檢查點的分佈位置以及需要特定可分享條件才能通過檢查點的特性可推得，分別處於 M 期和 G1 期的人類子宮頸癌細胞株 HeLa cells 進行融合後，此 G1 期的細胞會因為得到可以通過 G1 檢查點以及 G2 檢查點的條件而直接進入 M 期。

---

20. 在人類的月經週期排卵前，成熟的濾泡細胞大量分泌的激素是？
    (A) follicle-stimulating hormone（FSH）
    (B) progesterone
    (C) luteinizing hormone（LH）
    (D) estrogen

Ans：(D)

詳解：

　　月經週期第 7 天之後，僅有一個在卵巢濾泡持續發育，此優勢卵巢濾泡—葛氏濾泡會釋放足量（D）estrogen，而升高血中 estrogen 濃度，並刺激子宮內膜生長。此階段為卵巢濾泡期、子宮內膜增生期。

---

21. 原核細胞（prokaryotic cells）具有下列何種結構？
    (A) 核醣體（ribosome）
    (B) 粒線體（mitochondrion）
    (C) 細胞核（nucleus）
    (D) 核膜（nuclear envelope）

Ans：(A)

詳解：

　　原核細胞沒有核膜、膜狀胞器但具有合成蛋白質的 70S 核糖體。一般而言，原核細胞只有一種核糖體，而真核細胞具有兩種核糖體（粒線體和葉綠體中的核糖體與細胞質核糖體不相同）。

---

22. 細胞呼吸作用（cellular respiration）可由下列何者獲得最大化學能量（chemical energy）？
    (A) 醣解作用（glycolysis）
    (B) 受質層次磷酸化（substrate-level phosphorylation）
    (C) 氧化磷酸化（oxidative phosphorylation）
    (D) 檸檬酸循環（citric acid cycle）

Ans：(C)
詳解：
**校方釋疑：**
　　題幹詢問細胞呼吸作用可由這四種生化反應之何者獲得最大化學能量。NADH、FADH₂ 與 ATP 皆是化學能量。檸檬酸循環產出之 NADH 與 FADH₂ 等還原當量所儲存之化學能量係為提供後續之氧化磷酸化反應之用以合成 ATP，亦即 ATP 之產出才是上述四種生化反應的最終目標。因此，（C）氧化磷酸化是最適合的答案。
**淺見：**
　　題目中的化學能量應該要寫明是 ATP，這樣才不會有爭議。因為，NADH、FADH₂ 皆較 ATP 高能。

---

23. 假設有一細菌其乳糖操縱組（Lac operon）的 LacI 基因發生突變而導致其轉譯之蛋白失去活性，請問對此細菌有何影響？
    (A) 可不斷製造 β 半乳糖酶
    (B) 只在有乳糖的環境下，才會表現 β 半乳糖酶
    (C) 有葡萄糖的環境下，不會表現 β 半乳糖酶
    (D) 沒有葡萄糖的環境下，才會表現 β 半乳糖酶

Ans：(A)
詳解：
　　若 LacI 基因發生突變而導致其轉譯之蛋白失去活性，會造成 Lac operon 不受負調控之抑制作用，以致於（A）可不斷製造 β 半乳糖酶。

---

24. DNA 甲基化（DNA methylation）、組蛋白乙醯化（histone acetylation）以及 X 染色體不活化（X inactivation）屬於下列何種現象？
    (A) 遺傳突變（genetic mutation）
    (B) 染色體轉位（chromosomal translocation）
    (C) 表觀遺傳的控制（epigenetic control）
    (D) 反遺傳的改變（reverse genetic changes）

Ans：(C)
詳解：
　　DNA 構成的生命密碼，如果把它想像成是一本寫滿各種生命資訊的書，雖然每個細胞都拿同樣的一本書，但不同的細胞在不同的時間，只會需要使用到其中的某些章節或某段落的話，那不同細胞裡面的這本密碼書，就會畫滿了各式重點標記，而這些不同細胞並不需要使用到整本密碼書，只要能解讀出跟其有關的部分即可。因此，需要用到的重點基因段落，該如何被標示清楚跟適當使用，很是重要；至於其它暫時用不到的基因密碼資訊，也得確實標示跟收納，而這些標示跟收納的機制，依靠的就是表觀遺傳的修飾作用。

每個不同細胞內，基因們適時適量的開開關關，會左右著生物個體的命運。假如說，某個基因跟控制細胞的分裂有關，那當它過早或是過量表現時，就可能會讓細胞不聽使喚，最糟的狀況就是變成癌細胞。一個基因被「封存」時，也就是不轉錄時，其部分 DNA 序列可能會被加上甲基官能基，透過一系列的生化反應去適時地「封存」該基因的表現；有時候「封存」的效果也會透過以在「收納」這類基因的各種核小體（nucleosome）中的組蛋白上，添加不同的化學官能基（functional group）去達成。這一類封存基因表現的方式，就被稱為「表觀遺傳修飾（epigenetic modification）」，其好處就在於既然它們是透過化學標記去封存，一但化學標記被移除，就很容易解開封存，達到適時、適量、適地有效開關基因的方式。

---

25. 何種器官可以分泌以下三種酶：澱粉酶（amylase）、核酸酶（nuclease）和脂肪酶（lipase）？
    (A) 口腔（oral cavity）
    (B) 胃（stomach）
    (C) 胰臟（pancreas）
    (D) 小腸（small intestine）

Ans：(C)

詳解：

（A）唾液澱粉酶。

（B）胃蛋白酶。

（C）胰澱粉酶、胰蛋白酶、胰核酸酶、胰脂肪酶。

（D）雙醣酶、腸胜肽酶、核苷酸酶。

---

26. 細胞分裂素（cytokinin）是一種植物激素，具有促進細胞分裂、細胞分化、側芽生長、消除頂端優勢、抑制葉綠體降解等功能。此植物激素主要合成的植株部位，下列何者正確？
    (A) 根尖
    (B) 側芽
    (C) 頂芽
    (D) 葉片

Ans：(A)

詳解：

　　大多數腺嘌呤型細胞分裂素在根中合成。形成層（Cambium）和其他活躍分裂的組織也合成細胞分裂素。具有與嘌呤和核苷相同的運輸機制，通常在木質部中運輸。

細胞分裂素的主要特性是可促進組織培養中的細胞分裂。另外其也會影響組織培養中莖與根的分化、側芽的生長、葉片的開展、葉綠體的發育與葉片的老化等。細胞分裂素在組織培養中可用於產生癒傷組織或懸浮細胞。另外其也會影響培養組織的形態發生,癒傷組織的生長必須仰賴細胞分裂素與生長激素之間莫耳濃度來平衡。若細胞分裂素濃度高於生長激素,則會誘導芽體的發育,當生長激素濃度高於細胞分裂素,則促進根部的發育。因此,只要控制得當,可分化產生完整的植株。在老化(senescence)過程中,細胞分裂素可延緩其自然老化的速率。另外在其他效應中,細胞分裂素可以打破頂芽優勢而促進側芽的生長。

27. 下列何者可作為植物光週期反應的切換機制,調控植物進行季節性變化?
    (A) 植物色素(phytochrome)
    (B) 茉莉酸(jasmonate)
    (C) 唾液酸(salicyclic acid)
    (D) 寡糖素(oligosaccarin)

Ans:(A)

詳解:

種子植物從種子、幼苗一直到成熟的植株,細胞中都含有一種感光靈敏的色素,稱爲光敏素(phytochrome),又稱為植物色原。光敏素是一種藍綠色的色素蛋白,廣泛存在於植物的各部分。光敏素感受光的刺激後,能引發一些生理反應, 例如葉的生長、葉綠體的發育等。光敏素具有兩種不同型式:Pr(P660)、Pfr(P730)。Pr 與 Pfr 在植物體內可互相轉換。

光敏素 Pr 又稱為 P660,植物在黑暗中只能合成 Pr,Pr 在白天吸收日光後,大部分轉變成 Pfr。Pr 可吸收紅光,紅光可促使光敏素轉變為 Pfr 型式。Pr 轉變為 Pfr 的過程非長快速。光敏素 Pfr 又稱為 P730,Pfr 在黑暗中分解和轉變成 Pr。光敏素 Pfr 可吸收遠紅光,遠紅光可促使光敏素轉變為 Pr 型式。Pfr 轉變成 Pr 的速度很慢,常需幾小時,因此黑暗長短決定了 Pfr 的量和的比值(臨界值)。

28. 水蘊草葉肉細胞的葉綠體在細胞質內流動,下列何種細胞構造直接參與此原生質流(cytoplasmic streaming)?
    (A) 微絲(microfilament)
    (B) 微管(microtubule)
    (C) 中間型絲(intermediate filament)
    (D) 鞭毛(flagellum)

Ans：(A)

詳解：

　　原生質流動（Cytoplasmic Streaming）通常能透過原生質內物質顆粒移動時來間接地觀察之，學者推測此種物質傳輸系統是建立於一種"肌動蛋白—肌凝蛋白驅動之運動行為（Myosin Class XI, actin-myosin-based motility）"可能也與液泡中高濃度之鹽類或其它內含物有關，如在根毛細胞中就存在有像噴泉般流動的原生質流，花粉管細胞也是如此，故容易在根毛之快速生長初期觀察到原生質流。

---

29. 關於植物的敘述，下列何者其結構與功能之配對相符合？

    (A) 周皮（periderm）—在葉片行光合作用之薄壁組織細胞

    (B) 厚壁細胞（sclerenchyma）—在加厚次級細胞壁中支持細胞

    (C) 保衛細胞（guard cells）—圍繞在根之中央初生維管組織中具不透水性環形細胞

    (D) 基本分生組織（ground meristem）—具保護外層之木質莖和根

Ans：(B)

詳解：

　　（A）周皮（periderm）是由木栓形成層、木栓層和栓內層組成，通常在雙子葉植物和裸子植物的莖及根加粗生長時形成代替表皮起保護作用的一種次生保護組織。可控制水分散失，防止病蟲害以及外界因素對植物體內部組織的機械損傷。周皮上有皮孔，可代替表皮上氣孔起通氣作用。有時，當植物的某一部分（如葉）脫落後，可沿著暴露的表面發育出周皮；或植物體受傷後，也可在暴露的表面產生周皮，稱為創傷周皮。

　　（C）敘述的應該是位於內皮細胞周圍的卡氏帶。

　　初生分生組織（primary meristems）包含：原表皮組織（protoderm）形成表皮組織（epidermis）、（D）基本分生組織（ground meristem）形成髓（pith）和皮層（cortex）以及原始形成層（procambium）形成初生木質部（primary xylem）、初生韌皮部（primary phloem）和殘餘原始形成層（residual procambium）。

---

30. 維管束植物受光照影響，向光照方向彎曲之向光性，主要受到下列何種植物激素的影響？

    (A) 吉貝素（gibberellin）

    (B) 吲哚乙酸（indoleacetic acid）

    (C) 乙烯（ethylene）

    (D) 離層酸（abscisic acid）

Ans：(B)

詳解：

　　向光性的反應光譜顯示，最有效的波長是藍光波長。吸收藍光的色素以胡蘿蔔素（carotene）、核黃素（riboflavin）或黃素蛋白（flavoprotein，由核黃素與蛋白質組成）最有可能，然而詳細反應機制仍不清楚。

　　莖頂或玉米芽鞘是接受光線最敏感的部位，早期進行的向光性所進行的實驗也已證實：玉米芽鞘在接受單向照光刺激後，透過洋菜膠來檢測吲哚乙酸（indoleacetic acid, IAA）含量，發現其在芽鞘的分布不均，進而造成兩側生長不均而影響芽鞘向光源伸長。而後又以放射性同位素標定 IAA，在接受單向照光刺激後，檢視出芽鞘中被標定的 IAA 可側向移動，移至芽鞘的背光面。

　　以豌豆苗為例，其莖內細胞的 IAA 分布不均，使兩側細胞生長及延長的程度有差異。在莖的照光面，其細胞中的 IAA 含量較背光面少，而高濃度的 IAA 促進莖細胞的生長與延長，故背光面細胞生長快速，細胞大且長，照光面生長較慢，細胞較短小，結果顯現出莖向光源彎曲。

---

31. 在植物韌皮部（phloem）中，下列何者為輸送物質最主要的驅動力（driving force）？
    (A) 蒸散作用（transpiration）
    (B) 根壓（root pressure）
    (C) 水滲透勢能（osmotic water potential）
    (D) 重力（gravity）

---

Ans：(C)

詳解：

　　在韌皮部轉運機制中壓力流假說（Pressure-flow hypothesis）是最廣為接受的，但並不能用以說明所有的物種。

　　根據壓力流假說，韌皮部內部的運輸是受積貯到供源間的壓力梯度所驅使。壓力流是由供源到積貯間的壓力差來造成韌皮部中溶質的流動。此壓力差來自於供源中的韌皮部裝載（Phloem loading）和積貯中韌皮部卸載（Phloem unloading），亦即 Phloem loading 產生供源組織中篩管的高滲透壓使水勢大幅下降，於是水進入篩管中使膨壓增加。在轉運路徑末端的積貯細胞中，Phloem unloading 造成積貯組織篩管滲透壓下降。韌皮部的水勢高於木質部，而因為水勢梯度使得水有離開韌皮部的趨勢，造成篩管膨壓下降。

　　篩板的存在會大大的增加此路徑的阻力，且產生及維持篩管在供源和積貯間的溶質壓力差。水分在韌皮部中滿足物理性的移動是籍由質流，會在蒸散作用（木質部）和轉運（韌皮部）路徑之中循環。水在轉運路徑中的移動主要是靠壓力差，而非水勢差。

32. 下列何者為開花植物（flowering plants）具有的獨特性？
    (A) 孢子（spore）的產生
    (B) 顯性配子體（dominant gametophyte）的產生
    (C) 胚胎被營養組織（nutritive tissue）包圍
    (D) 雙重受精（double fertilization）

Ans：(D)

詳解：

　　雙重受精（double fertilization）的現象是被子植物的特色之一，係指二個精細胞分別與子房內二個細胞融合的過程。

　　雙重受精的過程：當花粉粒（幼雄配子體）黏附在同種植物的柱頭上時，即萌發伸出長管狀的構造，稱為花粉管（成熟的雄配子體），內有一個管細胞與二個精細胞。花粉管延著花柱向下延伸，當它到達胚珠時，經由珠孔穿過珠被，管端破裂將二個精細胞的精核送入胚囊（雌配子體）內，其中一個精核與卵細胞結合形成二倍體的合子，另一個精核與含有二個極核的中央細胞結合形成三倍體的胚乳核，雙重受精就此發生。在雙重受精之後，合子經有絲分裂發育成胚（孢子體），包括胚芽和子葉等，而胚乳核則快速分裂產生胚乳（endosperm），其內富含澱粉或其他儲存性養分，可提供胚芽及幼苗生長時的營養來源。在這個過程中，珠被會發育成種皮，與胚和胚乳共同組成種子（即胚珠發育成種子），而子房也會漸漸變大成熟，成為保護種子的果實。

　　雙重受精的功能：種子在適當的環境下萌發時，由儲存在胚乳和子葉的養分提供其生長，而雙重受精的過程確定種子內的養分儲存組織能與胚同步化發育。換句話說，若一多花未經授粉或精核未進入胚囊內，則沒有任何受精作用發生，胚和胚乳都不會形成，如此可以防止被子植物將養份浪費在不孕性的胚珠上。

33. 關於生物演化的敘述，下列何者最正確？
    (A) 目前所發現的最早生命遺跡是三十多億年前的原生生物化石
    (B) 據推測最早期的生物應是自營生物
    (C) 真核生物可能由原生生物演化而來
    (D) 現今動植物可能是多細胞生物經過輻射適應和演化而來

Ans：(D)

詳解：

**校方釋疑：**

　　依據題幹敘述，為選擇關於生物演化的敘述，在選項中最正確之答案。選項（A）中，推測最早的生物殘跡化石為約 35 億年前，由原核生物代謝所形成的疊層石（Stromatolite），此類疊層石為早期微生物的生命活動所導致週期性礦物沉澱和沉積物膠結作用所形成的有機沉積結構，此選項不正確。選項（B）中，最早的生物被認為原核的原始細胞，利用外界環境物質為能量來源，屬於異營生

物，此選項不正確。選項（C）中，現今的真核生物的起源所被接受的假說為一系列的內共生假說（the serial endosymbiosis）而形成真核細胞，原生生物已經為真核細胞，屬於真核生物範疇，此選項不正確。選項（D）中，現今動植物多為在大滅絕（Mass extinction）後導致棲地空出，原始多細胞生物在此情形下，經過輻射適應和演化而來，因此本題正確答案為選項（D）。

淺見：

（A）目前所發現的最早生命遺跡是三十多億年前的「原核」生物化石；（B）據推測最早期的生物應是原核單細胞化學異營生物；（C）真核生物可能是由原核生物經由內膜系統的形成、連續內共生等機制演化而來。

---

34. 在生態系中可做為評估 "淨生態系生產量"（net ecosystem production, NEP），下列何者最接近？
    (A) 二氧化碳或氧氣在生態系中之淨流量
    (B) 每單位面積全年太陽輻射總量
    (C) 腐食動物分解的速率
    (D) 在生態系中熱量釋放的總量

Ans：(A)

詳解：

淨生態系生產量（net ecosystem production, NEP）是在每單位時間內，累積的總生物量。等於總初級生產力減去生態系中所有生物用來呼吸的量（$R_T$）：$NEP = GPP - R_T$，可用以反映生態系於各時間點獲得或失去碳的情形。測量 NEP 最常見的方式是測量生態系中 $O_2$ 的流出量或 $CO_2$ 的淨流（net flux）。在陸域生態系，生態學家通常只測量 $CO_2$ 的流出量，而在海洋生態系中則測量 $CO_2$ 和 $O_2$ 兩者。

---

35. 假設彗星撞擊地球，造成地球地軸與太陽間軌道成為垂直狀態，下列何者為最明顯的影響？
    (A) 年之長度增加
    (B) 季節變化將消失
    (C) 在赤道溫度將下降
    (D) 潮汐將消失

Ans：(B)

詳解：

由於地球傾斜 23.5 度，使得太陽直射地球的區域，會隨著地球在公轉軌道上位置的不同而改變。夏天時，太陽直射北半球，使北半球溫度較高而形成夏天，而南半球因陽光斜射，得到的能量較少，因此溫度較低而形成冬天。半年後，太陽直射南半球、斜射北半球，因此季節互換，南半球是夏天，而北半球是冬天。

如果地球不是傾斜的而是直立的，那麼太陽光將直射赤道，這使得越接近赤道的區域溫度越高，越遠離赤道的區域溫度則越低，而且不論地球公轉到什麼地方，溫度都不會有太大的變化。所以說，熱的地方永遠熱，冷的地方永遠冷，當然就沒有四季變化了！

---

36. 下列何種生態區域具有最高物種多樣性？
    (A) 落葉林區
    (B) 熱帶雨林區
    (C) 島嶼
    (D) 草原區

Ans：(B)

詳解：

　　環境複雜度愈高的地方，生態系多樣性愈高，不同物種可適應不一樣的棲息環境，所以也會有較高的物種多樣性，因此生態多樣性愈高，提供棲息環境愈多樣，生物種類也愈多。

　　熱帶雨林：溫度高、雨量多，棲息環境變化大，森林層次複雜，動植物種類因而也多，物種多樣性也高。草原：雨量少，又有乾季及雨季的區別，可提供生物棲息的環境較少，動植物的種類因而較少，物種多樣性較低。

　　生態系多樣性大小的比較：礁岸＞岩岸＞泥岸＞沙岸；森林＞草原＞沙漠；熱帶地區＞寒帶地區；天然林＞人造林。

---

37. 關於下列的生物現象，由最廣義至最專一依序排列，何者正確？
    ① 天擇（natural selection）
    ② 微演化（microevolution）
    ③ 性別內選擇（intrasexual selection）
    ④ 演化（evolution）
    ⑤ 性擇（sexual selection）
    (A) ④②①③⑤
    (B) ④②①⑤③
    (C) ①④②⑤③
    (D) ④①②③⑤

Ans：(B)

詳解：

　　③性別內選擇是⑤性擇的一種類型，性擇是①天擇的一種特例。天擇是④演化的機制之一，而②微演化是演化的最小程度變化。

38. 關於人為活動造成淡水生態系過度優養化（eutrophication）的敘述，下列何者錯誤？
    (A) 水中溶氧量過高
    (B) 可能因家庭或畜牧廢水流入造成
    (C) 可能與農業施肥有關
    (D) 嚴重時會造成魚類的死亡

Ans：(A)

詳解：

　　優養化是指水體生態系中，由於清潔劑、肥料或穢物等富含植物生長營養素的物質流入，導致水質汙染的現象，這些植物營養素通常含有氮、磷等元素。其結果通常使生態系之初級生產力（Primary production）增加（植物過度的生長與腐敗），進一步的影響包括：缺氧、水質惡化及魚、貝類大量死亡等。

　　優養化肇因於植物營養素的過量供給，導致植物及藻類急遽大量成長，這些有機體死亡後大量消耗水體中的溶氧，形成大量缺氧的狀態，導致水質惡化。在水體系統中，窒息性水生植物或浮游性植物（即藻華）的生長速率若提高，會阻礙正常生態系統的運作，使水中缺氧，導致魚類及甲殼類無法生存。

　　磷酸鹽是造成優養化的限制因子（limiting factor），自然界的磷酸鹽原本固定在土壤中，是植物生長必需的營養素，其流動是藉由侵蝕作用。一旦磷酸鹽被轉移至湖泊等水體中，將很難除去，意即優養化幾乎是不可逆的。此時水變得混濁，顏色轉為綠、黃、褐或紅。

39. 一物種對於其生存之生態環境極為重要、甚至影響整個生態系的生物群落狀態，則該物種稱為：
    (A) 顯性物種（dominant species）
    (B) 基礎物種（basic species）
    (C) 關鍵物種（keystone species）
    (D) 控制物種（control species）

Ans：(C)

詳解：

　　（A）顯性物種（dominant species）：族群中數量多、覆蓋面積大，通常有重要影響力的物種。優勢種多可控制群聚中絕大部分的環境資源，或其他生物的活動，因而能決定群聚的性質、組成、及形式或形態。

　　（C）關鍵物種（keystone species）：對群聚結構具有重大影響的物種。在一生物群聚中，關鍵種的豐度或生物量可能並不是最多，但是牠們通常在食物鏈上占據重要地位，去除該物種則會導致群聚結構的顯著改變；例如美國加州海岸底棲生物群聚的海星，即是當地生物群聚的關鍵種，在去除海星之後，底棲生物群聚結構會產生劇烈的改變，貽貝成為優勢種，而且物種多樣性也降低。

40. 一物種利用環境中的生物資源（biotic resources）及非生物資源（abiotic resources）總和，下列何者最符合？
    (A) 群落（community）
    (B) 生物體的 "住址" （organism's "address"）
    (C) 生態棲位（ecological niche）
    (D) 生態系統（ecosystem）

Ans：(C)

詳解：

　　生態棲位（ecological niche）是生物在群聚或生態系中所佔的空間及所扮演的角色。生物生存會受到多種因素的影響，若將各項環境因子（如溫度、溼度、食物的種類、大小等）為軸，可形成一個多維的空間，而該生物在此多維空間中所佔據的部分，即為其生態區位。因此生態區位可視為生物對環境中各項物理、化學因子之適應範圍，及其對資源之需求的總合。

41. 2000 年時諾曼邁爾斯（Norman Myers）提出生物多樣性熱點（biodiversity hotspots）的定義，全球至少有 25 個地區符合此定義，此定義為「熱點是指地球的陸地生態區，具有＿＿＿和大量的＿＿＿＿生物物種」。
    (A) 最豐富；瀕危與受威脅
    (B) 值得研究；保護
    (C) 需要開發；保護
    (D) 最少；需要保育

Ans：(A)

詳解：

　　1988 年，Myers 首次提出生物多樣性熱點的概念，認為熱點應具備高度生物特有性，且棲地受到相當程度的威脅，並據此建議了 10 個熱帶地區的全球生物多樣性熱點。1990 年，Myers 又補充了 8 個生物多樣性熱點（包括 4 個熱帶森林，4 個地中海型氣候區）。國際保育組織（Conservation International）採納了 Myers 的熱點概念，並與 Myers 合作於 2000 年共同提出了 25 個全球生物多樣性熱點（Myers et al. 2000），具體標準為：（一）至少擁有 1,500 種（全球 0.5%）以上之特有種維管束植物，以及（二）喪失 70% 以上的原生植被。這 25 個熱點僅占地球陸域面積的 11.8%，卻擁有全球 44% 的維管束植物及 35% 的陸域脊椎動物（哺乳類、鳥類、爬蟲類、兩棲類），扣除其中 87.8% 受到破壞的棲地，這些區域實際上僅占地球陸域面積的 1.4%。

　　在 Myers（2000）所提出的熱點標準以外，熱點的定義本身也受到廣泛的討論，除了全球尺度的熱點分析，至今亦已發展出大量區域性或地方性的熱點分析。目前普遍定義熱點的類型包括：（一）所有物種多樣性或豐富度最高的區域（Kerr

1997; Myers et al. 2000; Myers 1988; Orme et al. 2005; Samson and Knopf 1993; Williams et al. 1996），通常是以全球尺度探討較大範圍的區域。（二）特有種（endemic species）（Kerr 1997; Myers 1988; Orme et al. 2005），因其地理分布通常較為侷限，棲地受到破壞時容易滅絕。（三）稀有物種（rare species）（Prendergast et al. 1993），通常族群量較低，或是地理分布受限於極小的範圍，容易遭遇較大的生存壓力。（四）受脅物種（threatened species）（Dobson et al. 1997; Orme et al. 2005），可能已經受到極大的生存壓力，或是棲地受到開發或破壞，需要被保護。這些不同尺度或類型的熱點分析有助於將保育工作直接引導至保護區系統網路的空白處（Callicott et al. 2007; Ceballos and Ehrlich 2006; Garcia 2006; Myers et al. 2000; Schouten et al. 2010）。

---

42. 達爾文在物種起源（The Origin of Species）中，提出造成物種演化的最主要因素為：
    (A) 重組（recombination）
    (B) 用進廢退（use and disuse）
    (C) 天擇（natural selection）
    (D) 趨同演化（convergent evolution）

Ans：(C)

詳解：

　　生物學家們為了探索生命的來源與了解古今生物間的關係，經過長久的討論及演化證據的蒐集，提出了各式論點來說明生物如何演變，而這些有關生物演化的學說，我們稱為演化論。在眾多的演化學說中，以博物學家達爾文所提出的演化論，最為人所接受。達爾文在其出版的『物種原始』書裡，指出生物的演化，是以持續且極緩慢的速度進行著。他主張「物競天擇，適者生存」的理論，認為生物的演化通常循著四個重要的步驟：型態變異、過度繁殖、生存競爭及適者生存等，最後才造就了生物多樣的地球生態。

　　達爾文是以博物學者身份，在 1831 年登上小獵犬號隨英國海軍探測船鑑遠航到南美及太平洋各島嶼，在那 5 年的期間觀察並蒐集許多珍貴資料，也了解到天擇（natural selection）演化的理論。演化論扭轉了整個近代生物學的發展方向，對後世影響極為深遠；達爾文也因此被譽為「19 世紀全球三大思想巨人之一」（與馬克思及佛洛伊德齊名）。西元 1859 年發表「物種原始」一書，提出了天擇說，其中最主要的演化論點就是天擇說。

---

43. 2009 年出現的 H1N1 新型流感病毒與 1918 年西班牙大流行的 H1N1 流感病毒有所不同，下列何者是新型流感病毒出現的最主要原因？
    (A) 流感病毒被人類改造
    (B) 流感病毒為 DNA 病毒，在不同物種間各自演化，成為一種新型流感病

毒

(C) 當不同品系的流感病毒同時感染同一宿主細胞,基因間發生互換及重組,而產生一新型的病毒

(D) 流感病毒為 DNA 病毒,因此極容易感染人類

Ans：(C)

詳解：

　　流感病毒是一種 RNA 病毒,由自己的 RNA 聚合酶來複製基因時,因 RNA 聚合酶不具有校正的功能,複製錯誤就算了,因此會累積很多變異,加以流感病毒的基因是由 8 段 RNA（基因）組成,當兩株不同品系的病毒同時感染相同宿主細胞時,8 段基因間可能發生互換及重組,而產生新型的病毒。

　　鳥類流感病毒（如 H5N1）的基因與人類流感病毒（如 H3N2）的基因在豬體肉重組,產生抗原變,新型病毒（如 H5N2）於是產生。另外流感病毒在自然界中有很多宿主,如人、禽鳥、豬、貓…等,這些流感病毒在不同物種間各自演化,累積更多差異,偶而跨越物種的感染,而成為一種新型流感病毒,如 H1N1 新流感病毒是由禽、豬及人流感三種病毒的重組病毒。

　　2009 年,在墨西哥流行的新型流感病毒為 H1N1,是由一株流行於人類之病毒株、二株流行於豬之病毒以及一株禽流感病毒株,可能在豬體內基因混合重組而產生新型病毒（2009 流感）。

44. 1940 年麥克林托克（Barbara McClintock）觀察到彩色玉米的遺傳物質中有一些「調控單元」會移動位置,使得某些細胞的基因會被開啟或關閉,導致與鄰近細胞有著不同的顏色與花紋,此「調控單元」為下列何者？
 (A) 活化子（activator）
 (B) 轉位子（transposable element）
 (C) 加強子（enhancer）
 (D) 誘導子（inducer）

Ans：(B)

詳解：

　　基因跳躍的現象最早是在植物中發現,甚至比 1953 年華生（James Watson）與克里克（Francis Crick）解開 DNA 雙螺旋結構的時間點更早。1940 年代,美國紐約冷泉港實驗室的麥克林托克（Barbara McClintock）觀察到玉米的遺傳物質中有一些「調控單元」會移動位置。她發現,在逆境中,基因組的某些部位會移轉並且啟動或關閉新位置周圍的基因。麥克林托克的實驗造就了現在很出名的彩色玉米,顯示出遺傳鑲嵌的結果：某些細胞中的基因被開啟或關閉,因而與鄰近基因完全相同的細胞有著不同的顏色與花紋。

　　麥克林托克的研究一開始受到質疑,但後來她在 1983 年獲得了諾貝爾獎。在接下來的幾年中,大家逐漸了解,遺傳鑲嵌的現象並不局限於植物,也會發生

在人類等其他許多物種身上。麥克林托克研究的對象叫做轉位子（transposon, transposposable element, TE），這種 DNA 片段可在基因組中透過「剪貼」方式來轉移位置。

---

45. 訊息 RNA（mRNA）上有一密碼子序列是 5'-ACU-3'，下列何者為與其配對的轉移 RNA（tRNA）反密碼序列？
    (A) 5'-AGU-3'
    (B) 5'-UGA-3'
    (C) 5'-AGT-3'
    (D) 5'-TGA-3'

Ans：(A)

詳解：

根據鹼基配對規則，當訊息 RNA(mRNA)的一密碼子序列是 5'-ACU-3' 時，與其配對的轉移 RNA（tRNA）反密碼序列應為（A）5'-AGU-3'。

---

46. 一果蠅的族群中帶有捲曲翅膀（c）為隱性性狀，直翅膀（c⁺）為顯性性狀。研究中共分離到 35 隻捲曲翅膀的果蠅、70 隻為異型合子但呈現直翅膀的果蠅及 45 隻同型合子直翅膀的果蠅。請問在此果蠅的族群裡捲曲翅膀（c）及直翅膀（c⁺）的等位基因頻率（frequency of alleles）各為多少？
    (A) 36.7% c；63.3% c⁺
    (B) 46.7% c；53.3% c⁺
    (C) 50.0% c；50.0% c⁺
    (D) 63.3% c；36.7% c⁺

Ans：(B)

詳解：
$P_c = [(35 \times 2) + 70] / 2 \times (35 + 70 + 45) = 0.467$。
$P_{c^+} = [(45 \times 2) + 70] / 2 \times (35 + 70 + 45) = 0.533$。

---

47. 數個同種生物個體隨機地從一個族群遷移到一無此物種的地區建立新族群，此現象與下列何者最接近？
    (A) 瓶頸效應（bottleneck effect）
    (B) 變異（mutation）
    (C) 創始者效應（founder effect）
    (D) 天擇（natural selection）

Ans：(C)

詳解：

　　創始者效應與瓶頸效應都屬於基因漂變（Genetic Shift）的推動機制。創始者效應注重特定基因的傳遞，瓶頸效應則觀察整個族群的數量銳減與造成的影響。

　　創始者效應指的是原有母族群中的少數個體對外播遷，造成新殖民區域的基因多樣性減少，往後產生的子代皆帶有原播遷者（創始者）的基因特徵。（亦即：母地某物種有 ABCDEFG 等型→CEF 播遷→新殖民地為 CCEEEFF）。

　　瓶頸效應指的是原有的種群經歷巨變（例如天災）後，由於基因多樣性減少，且限縮於當地，造成基因交流的可能性減少。瓶頸效應可能造成（1）原有的劣勢基因變成優勢族群；（2）基因多樣性過低，族群容易受到環境影響而一次性覆滅。

---

48. 玉米的種子糊粉層顏色基因 R，當其由母系傳遞時種子糊粉層呈現出深紫色，而由父系傳遞時種子糊粉層則呈現斑駁狀的糊粉層顏色。關於此 R 基因在父系及母系傳遞造成不同的性狀表現，下列何種遺傳特性最接近？
    (A) 母系效應（maternal effect）
    (B) 母系遺傳（maternal inheritance）
    (C) 基因的上位效應（epistasis）
    (D) 基因組印痕（genomic imprinting）

Ans：(D)

詳解：

　　基因組印痕（genomic imprinting）是一種遺傳學現象，指只有來自特定親代的基因得以表達，而不遵從孟德爾定律依靠單親傳遞某些遺傳學性狀的現象。題目裡，玉米種子糊粉層的顏色會因基因源自母系或父系而造成子代表型不同，滿足（D）基因組印痕的遺傳現象。

　　（A）母系效應是由母親的基因影響子代的表型，而（B）母系遺傳是完全由母系才能傳遞給子代遺傳物質，兩者皆與父系無關。（C）基因的上位效應並不會因為基因源自母系或父系而對子代影響會有不同。

---

49. 染色體結構的變異常造成嚴重疾病，費城染色體（Philadelphia chromosome）主要由下列何種染色體結構變化所產生？
    (A) 缺失（deletion）
    (B) 重覆（duplication）
    (C) 倒轉（inversion）
    (D) 轉位（translocation）

Ans：(D)

詳解：

　　慢性骨髓性白血病（chronic myelogenous leukemia，CML）的病生理機轉最重要的就是第 9 對以及第 22 對染色體轉位，又稱為費城染色體（Philadelphia Chromosome）。這種染色體轉位會造成原來位在第 9 對染色體的 Abelson（ABL）proto-oncogene 接到第 22 對染色體的 breakpoint cluster region（BCR）基因上，形成 BCR-ABL chimeric 基因。正常的 ABL 基因在轉錄轉譯後產生的 tyrosine kinase 會受到嚴密的調控；但發生費城染色體所形成的 BCR-ABL fusion 基因則失去正常的調控機轉，造成 tyrosine kinase 過度表現的情形。

---

50. 符合哈溫定律（Hardy-Weinberg equation）對於族群中遺傳性狀與組成維持恆定的條件，下列何者錯誤？
    (A) 隨機交配
    (B) 沒有基因突變發生
    (C) 維持自然天擇
    (D) 族群數量要夠大

---

Ans：(C)

詳解：

　　哈溫平衡(Hardy-Weinberg Equilibrium)或稱哈溫定律(Hardy-Weinberg law)，是以數學代數式來描述一個人類或動物族群的遺傳平衡狀態。這是由英國數學家哈代（Geoffrey Hardy）、美國科學家 William W.Castle 及德國物理學家溫伯格（Wilhelm Weinberg）各自獨立發現的現象：在一個隨機交配的大族群中，除非有外力的介入，否則基因出現的頻率將維持一個常數，且不同基因之間的出現比例也是固定的。據此，即使是最稀有、有消失可能的基因形式也能保存下去。

　　這個定律必須符合五個前提條件：（1）沒有（淨）突變發生、（2）沒有個體的移入或移出（migration，基因流/gene flow）、（3）族群必須夠大（以致不易出現遺傳漂變）、（4）族群內隨機交配、（5）不發生天擇。

---

**呂孟翰（原就讀：高醫/物治）考取：108 年高醫/後西醫**

　　講義的內容編排非常清楚，整個條列分明！更重要的是老師自己寫的板書筆記真的讓我獲益良多。老師有很多樹狀圖讓你明白很多的些微小的差異，非常推崇老師平常帶給我的觀念，老師會提醒我們不要鑽牛角尖，改版彩色印刷真的對我非常有幫助，老師的講義幾乎囊括了原文書重要的圖，透過老師的講解變成我省去念生物的利器，在高醫的考試中圖片是超級常考的重點中的重點。

　　要提醒考後醫的同學，生物絕對是大家搶分的關鍵！因爲生物比生化龐雜，也很容易不知道範圍是在哪裡！因此在這科的差異就會相當明顯。

# 105 學年度私立醫學校院聯合招考轉學生考試

科目：生物學　　　　　　　　　　　　　　黃彪老師 解析

選擇題（單選題，共 50 題，每題 2 分，共 100 分，請選擇最合適的答案）

---

1. 關於原核生物（prokaryotes）的複製，下列敘述何者正確？
   (A) 原核生物經由減數分裂（meiosis）形成配子（gametes）
   (B) 原核生物具有獨特的單倍數配子（haploid gametes）
   (C) 原核生物省略有性生命週期（sexual life cycles），因為它們的生命週期太短了
   (D) 原核生物多樣性的主要原因是突變（mutation）

Ans：(D)

詳解：

　　細菌和古菌通過無性生殖進行繁殖，通常為分裂。雖然亦存在基因交換現象，但這只是基因水平轉移，而不是一個基因複製的過程。即只是簡單地在兩個細胞之間傳遞 DNA，如細菌接合。

　　因為世代時間非常短，又沒有減數分裂的機制，所以原核生物多樣性的主要原因是突變（mutation）。

---

2. 蛋白質的二級結構包含α螺旋（α helix）和β摺板（β sheet）結構，此類結構主要由下列哪一項鍵結力形成？
   (A) 氫鍵
   (B) 凡得瓦力
   (C) 離子鍵結
   (D) 極性共價鍵

Ans：(A)

詳解：

　　二級構造上最主要的構成力量，就是氫鍵，且其數目很多。由於 α helix 螺旋摺疊的關係，一個胺基酸的 C＝O（carbonyl）會與下游第三個胺基酸上的 N−H 產生氫鍵（C＝O...H−N）。而其間的相對位置與方向是如此完美配合，因此可以得到最大力量的氫鍵鍵結；同時因為 α helix 上的每個 C＝O 與 N−H 都會結成氫鍵，整個 α helix 就以相當多數量的氫鍵為架橋鍵，變成堅固的圓筒狀結構。

　　除了 α helix 外，β sheet 的長條之間，也會產生很多氫鍵，把 β sheet 的許多長條鏈連結在一起，成為一片堅固的盾牌狀構造。

3. 比較真核細胞（eukaryotes）的DNA複製和轉錄，下列敘述何者正確？
　　(A) 二者所需的原料相同
　　(B) 二者皆需以DNA分子為模板
　　(C) 複製在細胞核進行，轉錄在細胞質進行
　　(D) 複製需經過複製後的修飾，轉錄不需經過轉錄後的修飾

Ans：(B)

詳解：

（A）真核細胞（eukaryotes）的 DNA 複製和轉錄所需的原料與酵素都不一樣。
（B）DNA 複製以 DNA 為模版合成 DNA，轉錄則以 DNA 為模版聚合 RNA。
（C）真核細胞的 DNA 複製和轉錄均於細胞核中進行。
（D）真核細胞的 DNA 複製和轉錄的產品都需要修飾。

4. 醣解作用（glycolysis）中所產生的ATP，主要是經由下列何種方式？
　　(A) 化學滲透（chemiosmosis）
　　(B) 電子傳遞（electron transport）
　　(C) 光磷酸化（photophosphorylation）
　　(D) 受質階層磷酸化（substrate-level phosphorylation）

Ans：(D)

詳解：

　　受質階層磷酸化（substrate-level phosphorylation）是指一類ADP或其他核苷二磷酸的磷酸化作用與受質的去氫作用直接相偶聯的反應過程。

　　在糖解的放能階段，受質層次磷酸化生成了四分子的腺苷三磷酸（ATP）：其中兩分子是在1,3-二磷酸甘油酸（BPG）轉變為3-磷酸甘油酸（3PG）的過程中被磷酸甘油酸激酶將磷酸基轉到腺苷二磷酸上的；另外兩分子是在磷酸烯醇式丙酮酸（PEP）轉變為丙酮酸（pyruvate）的過程中被丙酮酸激酶將磷酸基轉到腺苷二磷酸上的。此反應重新生成了在糖解準備階段用於將葡萄糖活化為葡萄糖-6-磷酸（G6P）以及將果糖-6-磷酸（F6P）活化為果糖-1,6-二磷酸（F1,6BP）而耗去的腺苷三磷酸。

5. 細胞自噬作用（autophagy）的異常會導致某些神經退化性疾病；自噬作用會先利用細胞內自噬體（autophagosome）包覆老化胞器，再藉由與下列何種胞器結合，始將老化胞器分解成基礎的有機分子，供細胞重新利用？
　　(A) peroxisome
　　(B) mitochondria
　　(C) lysosome
　　(D) endoplasmic reticulum

Ans：(C)

詳解：

　　當細胞接受到養分不足、氧氣不足等訊息時，細胞膜上具有訊號接收站能夠將訊息往細胞內回報，此時細胞內的多種蛋白質和脂質先形成彎月狀的雙層膜構造，稱為吞噬泡（phagophore），吞噬泡會藉由增加新的膜逐漸增大，並且將受損的胞器或蛋白質包圍，最後凹陷端關閉成為囊狀構造的自噬體（auto-phagosome），這個自噬體就類似於細胞內的垃圾車，準備將垃圾載往垃圾處理場，垃圾處理場就是溶體，自噬體的外層膜會與溶體（lysosome）的膜融合形成「自噬溶小體（autolysosome）」，藉由溶體內水解酵素分解老舊胞器或蛋白質成小分子物質，其中小分子物質如胺基酸則可以再回收利用成為材料，如此完成自噬作用。

---

6. 細胞內膜系統（endomembrane system）是真核生物的一項特徵，請問下列有關內膜系統的描述何者錯誤？
   (A) 粒線體膜亦屬於內膜系統之一，負責細胞內能量的生成
   (B) 顆粒性內質網（rough endoplasmic reticulum）是細胞內蛋白質合成的場所
   (C) 平滑性內質網（smooth endoplasmic reticulum）是細胞內鈣離子儲存處
   (D) 液泡（vacuoles）是由內質網及高基氏體（Golgi apparatus）衍生的細胞內大型囊泡（vesicles）構造，其中收縮液泡（contractile vacuoles）具有維持細胞內離子濃度的功能

Ans：(A)

詳解：

　　內膜系統包括：核膜(nuclear envelope)、內質網(endoplasmic reticulum, ER)、高基氏體（Golgi apparatus）、溶體（lysosome）、各種液泡（vacuole）和細胞膜（plasma membrane）。這些膜都是由磷脂雙層（phospholipid bilayer），加上各式各樣附著或包埋膜中的蛋白質組成。粒線體膜並不屬於內膜系統成員之一。

---

7. 有關物質在細胞膜的運送之敘述，下列何者正確？
   (A) 具極性的小分子可藉擴散（diffusion）自由穿透細胞膜
   (B) 鈉—鉀離子幫浦（sodium-potassium pump）是一種促進擴散（facilitated diffusion）
   (C) 胞飲作用（pinocytosis）為細胞伸出偽足（pseudopodia）圍繞未溶解的團塊或顆粒，將物質攝入細胞的一種方式
   (D) 細胞可藉由特殊受體（receptor）將特定蛋白攝入，稱受體媒介式之胞吞作用（receptor-mediated endocytosis）

Ans：(D)

詳解：

（A）具極性的小分子可藉促進性擴散或主動運輸方式穿透細胞膜。

（B）鈉—鉀離子幫浦是一種主動擴散載體蛋白。

（C）此為吞噬作用（phagocytosis）的特徵。細胞進行胞飲作用時，細胞膜內陷成小型囊泡或凹溝，將外界的溶液包入細胞內，於是溶液中許多不能通過細胞膜的大分子便可進入細胞，這種情形稱爲胞飲作用，細胞進行胞飲作用時需消耗能量。

（D）位於細胞膜上的蛋白質受體接收到特定受質時，細胞膜會凹陷包覆這些特定受質而產生囊泡，使這些特定受質被攝入細胞。受體媒介胞吞作用具有高度專一性。

---

8. 關於化學滲透作用（chemiosmosis）的敘述，下列何者正確？
   (A) 不需要ATP synthase就可合成ATP
   (B) 僅在呼吸作用電子傳遞鏈發生
   (C) 質子隨濃度梯度流過ATP合成酶管道蛋白，ADP磷酸化生成ATP的機制
   (D) 呼吸作用中質子的來源是由於水的分解

Ans：(C)

詳解：

（A）合成 ATP 必需要有質子驅動力以及 ATP 合成酶的同時存在耦合作用。

（B）光合作用也有化學滲透作用的發生。

（C）化學滲透作用（chemiosmosis）是跨過細胞膜的電化學梯度（electro-chemical）能促成 ATP 合成的一種觀念；首先電子傳遞系統（electron transport system）的啟動建立細胞膜一邊的氫離子濃度，然後氫離子順著電梯度及化學梯度的方向流下，此過程是與酵素裝置（enzyme machinary）連結的，最後會使 ADP 與無機磷（inorganic phosphate）結合形成 ATP。

（D）呼吸作用中並沒有水裂解作用，質子的來源並非由於水的分解。

---

9. 可以將ATP分子的磷酸基（phosphate groups）轉移到蛋白質上的酵素稱為：
   (A) ATPase
   (B) phosphorylase
   (C) phosphatase
   (D) protein kinase

Ans：(D)

詳解：

（A）ATPase（ATP 水解酶）：將 ATP 水解，利用水解時產生的能量作為體內（細胞內）反應的能量來源。

（B）phosphorylase（磷酸解酶）：利用無機磷酸鹽（Pi），將受質磷酸化，例如：glycogen 被 glycogen phosphoylase 切斷且磷酸化，變成 glucose-1-phosphate（G1P）。

（C）phophatase（去磷酸酶）：將受質的磷酸根拔掉。

（D）protein kinase（磷酸激酶）：利用ATP把受質（通常是蛋白質）磷酸化的酵素，屬於轉移酶，亦即把ATP上的磷酸根拔掉，轉移到受質上面。

---

10. 如果一個DNA樣品含有百分之十（10%）的胸腺嘧啶（thymine），請問此樣品內含有多少百分比的鳥糞嘌呤（guanine）？
    (A) 40%
    (B) 90%
    (C) 20%
    (D) 資訊不足，無法計算

Ans：(A)

詳解：

**校方釋疑：**

　　第 10 題中目只說明「一個 DNA 樣品」，並無特定說明 DNA 來源。根據加卡 夫法則（Chargaff's rule），每一種生物體之 DNA 中，A 的數量大約等於 T 的數量，G 的數量大約等於 C 的數量（p. 371）。題目並無指特定的 DNA 樣本，更無提及單股 DNA 病毒 or B19 parvovirus。

　　Campbell NA et.al. Biology-A Global Approach 10th ed.

**淺見：**

　　根據鹼基配對規則，當一個 DNA（一般認為是雙股）樣本含有 10%的胸腺嘧啶，則應該具有 10%的腺嘌呤以及各 40%的鳥糞嘌呤和胞嘧啶。

---

11. 紫外線破壞DNA結構，主要是因為造成下列何種現象？
    (A) 烷基化DNA
    (B) 形成腺嘌呤二聚體
    (C) 形成胸腺嘧啶二聚體
    (D) 去嘌呤化DNA

Ans：(C)

詳解：

　　紫外線透過增加能量使DNA高能化，若DNA持續在紫外線的照射下，其分子中的胸腺嘧啶會進行一些化學變化，且這些關鍵的反應僅僅花百億分之一秒。這化學變化影響了數十億個存在於DNA中的胸腺嘧啶,因為他們彼此會形成鍵結,且造成人體的損傷。DNA受紫外線照射後，產生共價鍵而形成兩種胸腺嘧啶二聚體（Thymine dimer）環丁嘧啶二聚體（簡稱CPD）和嘧啶 6-4二聚體（簡稱

6–4PP）。

　　在細胞中修補紫外線造成的破壞有兩種機制：光分解酵素修補機制和核苷酸切除修補機制，這都是桑賈爾（Aziz Sancar）發現的。當紫外線照射到細胞的DNA時，鄰近的兩個胸腺嘧啶會產生二聚體，進而導致基因的突變。1976年桑賈爾成功地利用分子生物學工具，選殖了一個光分解酵素，它可以利用藍光修補胸腺嘧啶二聚體。

　　隨後他發現不需仰賴藍光就可直接修補胸腺嘧啶二聚體的uvrA、uvrB和uvrC 3個基因所編碼的3個酵素。這3個酵素以分工合作的方式，偵測和移除受到紫外線破壞的DNA（胸腺嘧啶二聚體），然後再把破損的DNA依鹼基配對的方式修補回去，以確保DNA的完整性。

12. 關於細胞膜的敘述，下列何者錯誤？
　　(A) 其組成主要為雙層磷脂質（phospholipids bilayer）
　　(B) 細胞膜上具有均勻分布之蛋白質
　　(C) 動物細胞膜的膽固醇（cholesterol）含量可達25%
　　(D) 魚類細胞之細胞膜含較高的不飽和脂肪酸（unsaturated fatty acids），使其細胞膜在低溫環境下能維持流動性

Ans：(B)

詳解：

（B）細胞膜上蛋白質分布並非均勻。

13. 下列何者符合孟德爾的遺傳理論（Mendelian inheritance）？
　　(A) 性聯遺傳（sex-linked inheritance）
　　(B) 上位遺傳（epistasis）
　　(C) 染色體獨立分離、分配（chromosome segregation，independent assortment）
　　(D) 色質體的遺傳（plastid inheritance）

Ans：(C)

詳解：

　　孟德爾實驗的結論就是一般所謂「孟德爾定律」，主要是：（1）分離律（law of segregation）：細胞中有成對的基本遺傳單位，在雜種的生殖細胞中，成對的遺傳單位一個來自雄性親體，一個來自雌性親體，形成配子時這些遺傳單位彼此分離。（2）獨立分配律（law of independent assortment）：在後代中不同對的對立性狀隨機組合。性狀決定於遺傳單位，遺傳單位的出現符合簡單的統計學律。

14. 進行染色體核型分析（karyotype）時，通常是觀察有絲分裂（mitosis）那一個時期的染色體？
　　(A) 前期（prophase）

(B) 中期（metaphase）

(C) 後期（anaphase）

(D) 間期（interphase）

Ans：(B)

詳解：

　　核型（karyotype）指染色體組在有絲分裂中期的表型，包括染色體數目、大小、形態特徵的總和。一個體細胞中的全部染色體，按其大小、形態特徵（著絲點的位置）順序排列所構成的圖像就稱為核型。在完全正常的情況下，一個體細胞的核型一般可代表該個體的核型。將待測細胞的核型進行染色體數目、形態特性的分析，確定其是否與正常核型完全一致，稱為核型分析（Karyotype analysis）。

15. 配子（gametes）在減數分裂第一期若發生同源染色體（homologous chromosome）不分離的現象，則配子的染色體數不可能出現下列何者？

(A) n

(B) n+1

(C) n-1

(D) 以上皆非

Ans：(A)

詳解：

　　配子在減數分裂第一期若發生同源染色體不分離的現象，則配子的染色體數可能出現：n+1 以及 n-1 的情形。若是在減數分裂第二期才發生染色體不分離的現象，則配子染色體數可能出現 n、n+1 以及 n-1 的情形。

16. 2015年底巴西爆發茲卡病毒（Zika virus）流行，也造成全世界的恐慌。茲卡病毒屬於黃熱病毒科，請問其傳播途徑與下列何種病毒類似？

(A) B型肝炎病毒（hepatitis B virus）

(B) 登革病毒（dengue virus）

(C) 人類免疫缺陷病毒（human immunodeficiency virus）

(D) 流感病毒（influenza virus）

Ans：(B)

詳解：

　　茲卡病毒為黃病毒（flavivirus）的一種，與黃熱病毒（yellow fever virus）、西尼羅病毒（west nile virus）與登革病毒（dengue virus）同屬；最早在 1947 年於烏干達茲卡森林中的獼猴體內分離出來，因而得名。過去僅有少數人類感染案例，至 2007 年第一次爆發群聚感染於密克羅尼西亞聯邦的雅蒲島（Yap Islands of Micronesia）；2015 年 5 月，WHO 證實巴西東北部出現本土的茲卡病毒感染確

診病例，為美洲地區首例。此後中南美洲的疫情迅速擴散，迄今仍無法有效遏止；台灣於 2016 年 1 月出現首例境外移入病例。

其傳播方式主要是人被帶有茲卡病毒的病媒蚊叮咬後感染，若此人再被病媒蚊叮咬後，病毒將在病媒蚊體內增殖，並透過叮咬其他人傳染。此外也可經由性行為、母嬰垂直傳染、或輸血等途徑傳染。雖然在感染者的母乳中可偵測到茲卡病毒的 RNA，但無法從中培養，目前也沒有藉由母乳傳染的病例。

---

17. 關於端粒（telomere）的敘述，下列何者錯誤？
    (A) 現在認為端粒變短與老化有關
    (B) 端粒會隨每一次的細胞分裂而變長
    (C) 當染色體的端粒短到某一程度，細胞將不再分裂
    (D) 端粒位於染色體末端，是由「TTAGGG」等鹼基重複排列數千次的結構

Ans：(B)

詳解：

端粒（telomere）與端粒酶（telomerase）的功能在於確保染色體 DNA 的完整複製，與預防分解。端粒的長度，某種程度上是一種生物學的年齡標記，而端粒酶可以穩定端粒的長度，其活性與細胞衰老或癌細胞的抑制有關。美國三位科學家布萊克本（Elizabeth　Blackburn）、格雷德（Carol Greider）和索斯塔克（Jack Szostak）因解開其運作的機制而榮獲 2009 年諾貝爾生理醫學獎。

根據華生（Jamse Watson）等人於 1972 年提出的「染色體末端複製問題」（end-replication problem），端粒的長度會隨著 DNA 不完整的複製而漸趨減短。在 DNA 合成酶的研究中，科學家發現：細胞在進行 DNA 複製時，DNA 聚合酶只能從 5 端(5')往 3 端(3')的方向移動，於是分為連續的領先股（leading strand）及不連續的延遲股（lagging strand）。領先股可完整的複製到末端，但延遲股（lagging strand）在複製末期則會因為 RNA 引子（RNA primer）的移除，而造成 DNA 5 端的空隙（gap），使得染色體末端端粒序列無法被複製。於是 DNA 每複製一輪，末端都將損失一段約 100～200 bp 的 DNA 片段。

---

18. 人類基因組中只有1.5%是編碼區（coding regions），而有75%的基因組會合成出RNA但不轉譯出蛋白質，稱為非編碼RNA（noncoding RNA, ncRNA），有些ncRNA可調控基因的表現。有關ncRNA的描述，下列何者錯誤？
    (A) 微小RNA（microRNA, miRNA）為長度約22個核苷酸的單股RNA，可藉由其序列中7至8個核苷酸與目標RNA結合，抑制目標RNA的轉譯
    (B) 小干擾RNA（small interfering RNA）原在植物細胞中發現，與miRNA為長度約相同之單股RNA，藉由與目標RNA結合，促使目標RNA被分解
    (C) piwi-interacting RNAs（piRNAs）存在於動物細胞，可誘導異染色質（heterochromatin）的形成，也可抑制某些寄生蟲跳躍子（transposons）的表現

> (D) ncRNA的演化上，目前認為是siRNA先出現，接著是miRNA，而piRNA最晚出現

Ans：(B)

詳解：

　　RNA干擾（RNAi）是有效沉默或抑制目標基因表達的過程，該過程通過雙鏈RNA（dsRNA）使得目標基因相應的mRNA選擇性失活來實現的。RNA干擾由轉運到細胞細胞質中的雙鏈RNA激活。沉默機制可導致由小干擾RNA（siRNA）或短髮夾RNA（shRNA）誘導實現靶mRNA的降解，或者通過小RNA（miRNA）誘導特定mRNA翻譯的抑制。

　　早在1984年人們就發現反義RNA能夠抑制基因的表達。然而，直到1998年，Fire等人發表了在線蟲RNA干擾的結果，他們發現雙鏈RNA在抑制基因表達方面實際上比單鏈RNA更有效。最終確定小RNA途徑涉及的蛋白質組分有許多與RNA干擾途徑一樣。

---

19. 分析細胞內基因表現的狀況，可藉由分離細胞內mRNA，再經過_____的作用合成互補DNA（complementary DNA, cDNA），最後以_____方式利用特定引子（primer）分析特定基因的表現程度。請選出空格中最合適的答案？
    (A) 反轉錄酶（reverse transcriptase）；原位雜交（*in situ* hybridization）
    (B) 聚合酶鏈鎖反應（polymerase chain reaction）；膠體電泳（gel electrophoresis）
    (C) 反轉錄酶（reverse transcriptase）；聚合酶鏈鎖反應（polymerase chain reaction）
    (D) 聚合酶鏈鎖反應（polymerase chain reaction）；原位雜交（*in situ* hybridization）

Ans：(C)

詳解：

**校方釋疑：**

　　分析基因的表現有多種不同方法，在 *in situ* hybridiaztion 中科學家利用核酸探針（nuclear acid probe）與欲偵測之基因做雜合反應（nucleic acid hybridization）（p. 458）。題目中提到以特定引子（primer）〔（非核酸探針（nuclear acid probe）〕指的就只有 PCR 反應（p.459）。

　　Campbell NA et.al. Biology-A Global Approach 10th ed.

**淺見：**

　　題目所述過程即為一反轉錄PCR（RT-PCR）的技術，可用以針對某已知基因來分析其表達情況。

20. 下列何者可以穩定並防止mRNA被降解？
    (A) 5'端和3'端被修飾（modifications）
    (B) 拓樸異構酶（topoisomerase）
    (C) 剪接體（spliceosomes）
    (D) 含有TATA盒（TATA box）啟動子序列

Ans：(A)

詳解：

　　真核生物 5 端帽子（5'-capping）只在 mRNA 上其功能有：做為 mRNA 轉譯起始的必要結構（提供訊號，可讓核糖體識別 mRNA）；增加 mRNA 的穩定性，以避免 mRNA 遭受 5 端外切核酸酶的攻擊。

　　真核生物 3 端多腺苷酸化（polyadenylation）並不是由 DNA 編碼，而是轉錄後在核內受 polyA 聚合酶（polyA polymerase）催化，在 mRNA 的 3'-OH 端加上約 200 個 A 殘基所形成的，如 AAUAAA 序列會調控 mRNA 進行核內多腺苷酸化的位置。3' poly A 的修飾可以影響 RNA 之穩定度，通常越長越穩定。

21. 諾貝爾獎生理醫學獎2012得主—山中伸彌（Shinya Yamanaka）教授發現體細胞可以藉由送入4個基因，逆分化為幹細胞（stem cells），稱為誘導性萬能幹細胞（induced pluripotent stem cells, iPSC）。請問下列何者不屬於此4個基因？
    (A) Klf4
    (B) Nanog
    (C) Oct4
    (D) Sox2

Ans：(B)

詳解：

　　第一個把完全分化的體細胞成功地在試管中轉化成胚胎幹細胞是日本京都大學的山中伸彌，（Shinya Yamanaka）教授。山中教授的作法很簡單，他先用生物資訊學的方法，比較體細胞與胚胎幹細胞基因表現的異同。然後挑選出 24 個在胚胎幹細胞中開啟，而在體細胞關閉的基因。然後把這 24 個基因，一股腦全部送進纖維母細胞裡。結果發現纖維母細胞居然出現胚胎幹細胞的特徵。接下來就用消去法，看看少了那一個基因，就無法完成胚胎幹細胞的轉化！最後找出 Oct3/4、Sox2、Klf4 和 c-myc 4 個基因的組合，纖維母細胞得到這 4 個基因就能轉化成胚胎幹細胞。

　　Oct3/4、Sox2、Klf4 和 c-myc 這 4 個基因轉化體細胞的詳細機制還不完全清楚。現在知道，外送的這些基因扮演點火的角色。一旦火點起來之後，就不再需要這些外送的基因了。山中教授把這樣產生出來的胚胎幹細胞稱作誘導性多能幹

細胞（inducible pluripotent stem cell, 簡稱 iPS）。iPS 的誕生對未來再生醫學或生物技術產業都會有極為深遠的影響。

---

22. 進行轉基因植物（transgenic plants）時，常利用下列何種細菌將DNA插入植物基因體（genome）的特性來進行基因轉殖？
    (A) *Agrobacterium radiobacter*
    (B) *Agrobacterium tumefaciens*
    (C) *Pseudomonas aeruginosa*
    (D) *Escherichia coli*

Ans：(B)

詳解：

　　1983年，Patricia C. Zambryski博士等人首次建構了農桿菌（*Agrobacterium tumefaciens*）的載體系統，可成功地把一段外來的抗生素生合成基因送入植物細胞中表現，但不會使受感染後的植物產生腫瘤。這套農桿菌的載體系統成為現今用於產生不同的轉殖植物或基因改良作物的載體系統的基礎。時至今日，已改造出約10種的農桿菌可搭配數十種不同的載體系統，並成功地獲得超過100種以上的轉殖植物。

---

23. 關於能量代謝，下列敘述何者錯誤？
    (A) 碳水化合物，蛋白質與脂肪都能被利用在細胞呼吸作用（cellular respiration）
    (B) 醣解作用（glycolysis）是發酵（fermentation）及細胞呼吸作用的共同步驟
    (C) 丙酮酸（pyruvate）參與了發酵及細胞呼吸作用
    (D) 酒精發酵（alcohol fermentation）和乳酸發酵（lactic acid fermentation）產生的ATP數量不一樣

Ans：(D)

詳解：

　　一分子葡萄糖經過酒精發酵或乳酸發酵均產生2分子ATP，但只有在酒精發酵的過程中才會有二氧化碳的生成。

---

24. 精準醫療（precision medicine）的目標是利用分子檢驗技術偵測基因與藥物治療的關係，找出藥物能有效治療的病人族群，增加疾病治癒率與減低無效醫療的浪費。請問下列何種技術不屬於基因分子檢驗？
    (A) 酵素連結免疫吸附試驗（enzyme-linked immunosorbent assay, ELISA）
    (B) DNA微陣列（microarray）
    (C) 次世代定序（next generation sequencing）

(D) 螢光原位雜交（fluorescence *in situ* hybridization; FISH）

Ans：(A)

詳解：

*校方釋疑：*

精準醫療的目標是利用分子檢驗技術偵測基因與藥物治關係。ELISA 是利用抗原與體之結合來測量抗原或抗體的量（或濃度），並沒有偵測基因與藥物治療的關係！雖然許多藥物是抗體，但並非利用分子檢驗技術偵測基因與藥物治療的關係。

Campbell NA et.al. Biology-A Global Approach 10th ed.

*淺見：*

基因分子指的是「核酸」，選項中除了（A）之外的技術都與核酸有關。

---

25. 生物膜（biofilm）為近年來的熱門研究領域，請問下列有關生物膜的敘述何者錯誤？
    (A) 生物膜為微生物利用接合毛（conjugation pili）互相連接在一起所形成
    (B) 當微生物形成生物膜時，細胞不容易被殺死
    (C) 生物膜的形成使得抗生素不易穿透作用
    (D) 生物膜也會在口腔或骨骼內形成，造成牙周病或骨髓炎

Ans：(A)

詳解：

*校方釋疑：*

接合毛（conjugation pili）是指一些細菌表面的毛狀物，可用於和其他同種細菌細胞傳送遺物等（conjugation）（p. 636）。是否在細菌中所有的接合毛都與生物膜形成有關目前尚未清楚明瞭。

Campbell NA et.al. Biology-A Global Approach 10th ed.

*淺見：*

生物膜(biofilm)是微生物藉著附著而固定於某特定載體上的微生物共生體。它的結構複雜且同時受細菌自身分泌的聚多醣類黏液膜保護。在水中環境下，幾乎任何物體表面上都能夠形成生物膜。生物膜的主成分為由細菌 DNA、多醣體及蛋白質組成的細胞外聚合體（extracellular polymeric substance，EPS）。生物膜的形成有兩項因素：有固定營養的水性環境及一個可供細菌黏附的表面。生物膜廣泛的定義：就是由微生物以及其所分泌之胞外物質（extracellular matrix）附著在物體表面所形成的結構。

根據研究發現：環境中的微生物，並非如我們想像的都是離群索居，就如同人類會群居一般，百分之九十以上的微生物，都是群聚生長在生物膜的結構中。不僅如此，一部分居住在生物膜社區中的細菌，還必須自我犧牲和裂解，以釋放出細菌細胞中的染色體 DNA，稱之為胞外 DNA（extracellular DNA，eDNA），

以供形成生物膜所需。由此可知：細菌形成生物膜是細菌的集體行為，彼此之間需互相協調溝通的。

---

26. 有關肌節（sarcomere）的敘述，下列何者正確？
    (A) 粗肌絲的肌動蛋白的兩端游離
    (B) 粗肌絲的肌動蛋白進行ATP的水解
    (C) 當肌節縮短時，粗肌絲與細肌絲的長度皆沒有改變
    (D) 細肌絲的肌凝蛋白頭部（myosin head）具有ATP結合端

Ans：(C)

詳解：

（A）粗肌絲由肌凝蛋白（myosin）構成。

（B）粗肌絲的肌凝蛋白頭部具有 ATP 水解酶的活性。

（C）Huxley（1969）提倡了一套微絲滑行學說（sliding filament theory），作為肌肉收縮原理的解釋。根據這套學說，肌肉收縮是由於肌動蛋白微絲在肌球蛋白微絲之上滑行所致。在整個收縮的過程之中，肌球蛋白微絲和肌動蛋白微絲本身的長度則沒有改變。

（D）粗肌絲的肌凝蛋白頭部才具有 ATP 結合端。

---

27. 脊椎動物的視網膜透過下列何種細胞達成光/暗感官訊息之傳遞？
    (A) 雙極細胞（bipolar cells）
    (B) 水平細胞（horizontal cells）
    (C) 神經節細胞（ganglion cells）
    (D) 桿狀細胞和椎狀細胞（rods and cones）

Ans：(D)

詳解：

**校方釋疑：**

視網膜上桿狀細胞與椎狀細胞可達成光/暗感官訊息之傳遞(p.1181～1183)。雙極神經細胞（答案 A 選項）是接受視椎及桿產生受器電位，此電位經由神傳導物質之釋放，通過突觸而使雙極神經細胞產生訊息，並非第一線對光暗訊息之作用細胞。

Campbell NA et.al. Biology-A Global Approach 10th ed.

**淺見：**

視網膜含有兩種不同形態的光感受器，由形狀分為桿狀細胞（rod cell）和錐狀細胞（cone cell），這兩種形態細胞皆含有色素分子以吸收射入的光線，並將光線訊號轉換成神經訊號向下傳遞。桿狀細胞比錐狀細胞對於光線的刺激更加敏感，主要作用於低光度下。桿狀細胞都集中在視網膜外緣而且被用於在周邊視覺。

28. 當你聽到悲傷的音樂時，下列那一腦區將會被活化？
    (A) 布羅卡區（Broca's area）
    (B) 韋尼克區（Wernicke's area）
    (C) 伏隔核（Accumbens）
    (D) 杏仁核（Amygdala）

Ans：(D)

詳解：

　　根據加拿大的研究發現，當人們聆聽自己喜愛的音樂時，大腦中主導愉悅反應的伏隔核，血液流量會變多，而流向主導恐懼的杏仁核血液比較少；相反的，如果聽到比較不悅耳或是不和諧的音樂，杏仁核的血流量和耗氧量就會增加，而伏隔核的血流量則會減少。

　　這些反應，和人類原始的情緒反應非常接近，這是由於音樂可能模擬了一些自然界的聲音，而這些自然界的聲音會引起我們的情緒反應。也由於演化的結果，我們一聽到這些音樂，就自然而然地產生生理跟心理的反應。

29. 有關於皮膚與黏膜的防禦作用，下列敘述何者正確？
    (A) 汗液中的溶菌酶可溶解許多細菌的細胞膜
    (B) 皮脂腺分泌的油脂，是細菌滋長的最佳環境
    (C) 胃黏膜的強酸性胃液，可摧毀大部分細菌的毒素
    (D) 皮膚表面的鹼性狀態，可阻止微生物在皮膚繁殖

Ans：(C)

詳解：

**校方釋疑：**

　　一般人的皮脂腺分泌的油脂在皮膚表面形成層薄膜，使皮膚的酸鹼值維持在 pH 3～5，此酸性的環境可阻止許多為生物在皮膚的群聚作用（p. 1107）。題目並沒有提到過多的皮脂、痘或毛囊炎情況。

　　Campbell NA et.al. Biology-A Global Approach 10th ed.

**淺見：**

　　（A）溶菌酶（lysozyme）又稱胞壁質酶（muramidase）或 N-乙醯胞壁質聚糖水解酶（N-acetylmuramide glycanohydrlase），是一種能水解致病菌中黏多糖的鹼性酶。主要通過破壞細胞壁中的 N-乙醯胞壁酸和 N-乙醯氨基葡糖之間的 β-1,4糖苷鍵，使細胞壁不溶性黏多糖分解成可溶性糖肽，導致細胞壁破裂內容物逸出而使細菌溶解。溶菌酶還可與帶負電荷的病毒蛋白直接結合，與 DNA、RNA、脫輔基蛋白形成復鹽，使病毒失活。因此，該酶具有抗菌、消炎、抗病毒等作用。

　　（C）胃液中的鹽酸成份稱為胃酸，pH＝2.5左右。由胃腺所分泌的強酸胃液，足以殺死侵入胃部的大部分微生物，並破壞病原的細菌毒素。

（D）正常皮膚表面呈弱酸性，PH約5.5～6.5。

---

30. 人類胚胎發育時，會先形成三個胚層，再分化成各種組織器官。請問下列何者不是由內胚層分化而來？
    (A) 皮膚的表皮（epidermis）
    (B) 消化道上皮層（epithelial lining）
    (C) 胸腺（thymus）
    (D) 甲狀腺（thyroid gland）

Ans：(A)

詳解：

外胚層（ectoderm）：以表皮、受器、神經系統為主—皮膚表皮、口腔及肛門的內襯上皮、感覺受器、神經系統、腎上腺髓質、眼睛角膜及水晶體。內胚層（endoderm）：凡是與外界相通的臟器內襯—消化道上皮、肝臟、胰臟、呼吸道上皮、甲狀腺、副甲狀腺、膀胱、尿道上皮、生殖道上皮。中胚層（mesoderm）：內、外胚層間的結締及肌肉組織—骨骼、肌肉、皮膚的真皮、脊索、循環系統（血管、心臟）、腎臟、腎上腺皮質。

---

31. 自主神經系統（autonomic nervous system）調控人體消化、心血管與內分泌系統，可分為交感（sympathetic）、副交感（parasympathetic）與腸神經（enteric）系統。有關自主神經系統之敘述下列何者正確？
    (A) 活化交感神經系統會刺激唾腺分泌
    (B) 副交感神經系統利用乙醯膽鹼（acetylcholine）作為神經傳導物質
    (C) 副交感神經通常由中樞神經中路（midway）沿脊髓延伸並在脊髓外神經節形成突觸
    (D) 腸神經系統會在胃、食道、小腸與大腸的黏膜層下方形成神經節，調控消化系統

Ans：(B)

詳解：

（A）活化副交感神經系統會刺激唾腺分泌。
（B）副交感節前與節後神經元皆以乙醯膽鹼作為神經傳導物質。
（C）此為交感神經系統的特徵。
（D）腸神經系統會在胃、食道、小腸與大腸的黏膜層下方形成「神經網」，調控消化系統。

32. 豬隻成長過程中因荷爾蒙分泌，會產生令人不悅的腥騷味，影響食肉品質，進而影響豬肉市場價格。傳統解決方法為進行人工閹割，既不人道且不經濟。目前的趨勢為使用免疫去勢法來解決上述的問題，原理為利用抗體中和性荷爾蒙（sexual hormone），抑制生殖器官的成熟與性徵表現。請問下列何種荷爾蒙為最合適的中和目標？
    (A) testosterone
    (B) inhibin
    (C) follicle-stimulating hormone, FSH
    (D) gonadotropin-releasing hormone, GnRH

Ans：(D)

詳解：

**校方釋疑：**

　　根據雄性生殖系統之調控（hormone control of the male reproductive system）：由下視丘分泌之GnRH會作用在腦下腺前葉使之分泌FSH作用在sertoli cells造成spermatogenesis（p.1067, Fig. 45.13）。欲選擇中和目標時以GnRH為最佳標的。

　　Campbell NA et.al. Biology-A Global Approach 10th ed.

**淺見：**

　　控制最上游的激素會是最經濟有效的作法。

33. 下列何者主要是使用開放式循環系統？
    (A) 扁型動物門（Platyhelminthes）的渦蟲（flatworm）
    (B) 脊索動物門（Chordata）的海鞘（sea squirt）
    (C) 節肢動物門（Arthropoda）的昆蟲（insect）
    (D) 環節動物門（Annelida）的蚯蚓（earthworm）

Ans：(C)

詳解：
（A）沒有循環系統，只有消化循環腔。
（B）具有閉鎖式循環系統。
（C）正確。
（D）具有閉鎖式循環系統。

34. 關於呼吸與氣體運送，下列敘述何者錯誤？
    (A) 人類吸氣原理是增加胸腔體積產生負壓，讓外界氣體自然流入
    (B) 血液pH 值如果由正常值7.4下降到7.2，會使得大量氧氣從血紅素裡釋出
    (C) 魚類鰓裡的血流方向與水流方向垂直，可以達到最好的氣體交換效果

(D) 鳥類在吸氣和吐氣時，肺臟都可以有效率地在進行氣體交換得到氧氣

Ans：(C)

詳解：

　　魚鰓鰓板微血管內的血流方向與由口進入鰓部的水流方向平行且相反，形成逆流交換系統，能高效地既帶來氧又帶走二氧化碳，可以使～85％水中的 $O_2$ 擴散進入鰓部微血管中。

---

35. 關於人類消化功能之敘述，下列何者錯誤？
    (A) 核酸（nucleic acids）的消化從小腸開始
    (B) 脂肪（fats）的消化從胃開始
    (C) 蛋白質（proteins）的消化從胃開始
    (D) 醣類（carbohydrates）的消化從口腔裡開始

Ans：(B)

詳解：

　　脂類的消化從口腔就已開始，唾液腺分泌的脂肪酶可水解部分食物脂肪，對成人來說，這種消化能力很弱，而嬰兒口腔中的脂肪酶則可有效分解奶中短鏈和中鏈脂肪酸。

　　胃液中僅含有少量脂肪酶（可能是由腸液中的胰脂肪酶回流到胃），且最適 pH 在 6.3～7.0 之間。成人胃液酸性強，不適合脂肪酶的作用，故脂肪在成人胃內幾乎不發生消化作用；但嬰兒胃酸較少，且乳中脂肪呈乳化狀態，故嬰兒可以在胃內開始少量消化脂肪。

　　無論嬰兒還是成人，脂肪消化的主要部位是小腸，小腸中消化脂肪靠膽汁和胰液來完成。膽汁能使脂質乳化成細小的微團，增加各種消化脂類的酶和脂類的接觸面積，有利於脂類的水解。同時，胰腺分泌大量的消化脂類的酶，包括胰脂肪酶（輔脂酶）、磷脂酶 $A_2$、膽固醇酯酶等。胰脂肪酶水解大部分脂肪為甘油一酯和脂肪酸，少量脂肪為甘油和脂肪酸；磷脂酶 $A_2$ 水解磷脂為溶血磷脂和脂肪酸；膽固醇酯酶促進膽固醇酯水解生成游離膽固醇和脂肪酸。

---

36. 下列何者不會抑制胃的排空？
    (A) 副交感神經
    (B) 小腸內的脂肪酸、胺基酸
    (C) 腸促胰分泌激素（secretin）
    (D) 膽囊收縮素（CCK）

Ans：(A)

詳解：

**校方釋疑：**

依據 Campbell NA et.al. Biology-A Global Approach 10th ed. P.995, Figure 42.20 中 If the chime is rich in fats, the high levels of secretin and CCK released act on the stomach to inhibit peristalsis and secretion of gastric juices, thereby slowing digeston.同時科學家研究顯示（如 Baruffol C, Jordi J, Camargo S, Radovic T, Herzog B, Fried M, Schwizer W, Verrey F, Lutz TA, Steingoetter A. L-lysine dose dependently delays gastric emptying and increases intestinal fluid volume in humans and rats. Neurogastroenterol Motil. 2014 Jul; 26(7): 999-1009.）胺基酸等物質可抑制胃排空。

**淺見：**

胃排空刺激因素有：副交感神經興奮（通過乙醯膽鹼及胃泌素）及胃內容物引起的胃擴張；胃排空抑制因素有：胃內容物pH降低（pH降低刺激胰泌素）及十二指腸因素（十二指腸擴張，內容物高滲透壓，脂肪刺激CCK分泌）。

---

37. 有關腎上腺素的作用及其作用機轉敘述，下列何者錯誤？

    (A) 在腸胃道中，透過adrenergic α receptor引起血管收縮

    (B) 可透過G-protein couple receptor（GPCR）增加二級傳訊者及活化訊息傳遞

    (C) 在肝臟中，透過adrenergic β receptor增加肝醣合成

    (D) 在骨骼肌中，透過adrenergic β receptor引起血管擴張

Ans：(C)

詳解：

腎上腺素在肝臟中，透過adrenergic β receptor增加肝醣降解。腎上腺素和交感神經在血糖控制上佔有一席之地，它們可以直接刺激肝醣分解、糖質新生、脂肪分解；也可以間接抑制胰島素、刺激昇糖素分泌，來增加血中能量燃料的來源

---

38. 下列何種物質無法通過細胞膜？

    (A) thyroxine

    (B) oxytocin

    (C) estrogen

    (D) vitamin D

Ans：(B)

詳解：

催產素是由大腦下視丘旁室核神經細胞所分泌的激素，經由腦下腺後葉分泌進入血液中，是一種環狀長鏈的「多胜肽分子」，無法穿過細胞膜。其餘選項中的物質都是脂溶性的，可以直接擴散通過細胞膜。

---

39. 有關植物體內水分的吸收與運輸之敘述，下列何者錯誤？
    (A) 水分子藉助主動運輸在細胞間隙內運送
    (B) 植物體內的水分主要經氣孔散失於空氣中
    (C) 蒸散作用產生的拉力促使木質部內的水柱不斷的往上輸送
    (D) 植物根部的滲透壓大於周圍土壤的滲透壓時，水分會從周圍土壤往根部方向移動

---

Ans：(A)

詳解：

水分子在細胞間隙內藉被動運輸運送。水從土壤吸收進入根部表皮細胞中，因土壤滲透壓＜表皮滲透壓→水利用滲透作用進入表皮。而水由表皮進入中柱可藉由質外體運輸：水分及無機鹽藉簡易擴散經由細胞間隙運輸→因未進入細胞內，故運輸速度較快或/和共質體運輸：水分及無機鹽類先經由膜上蛋白進入細胞內，再經由原生質絲運輸至內皮以致於中柱。水分的運輸動力有根壓、毛細作用以及蒸散作用。

---

40. 有關植物激素的敘述，下列何者正確？
    (A) 生長素可促進側芽生長
    (B) 吉貝素可以打破種子休眠
    (C) 離層素會誘導植物體內離層的生成，而使老葉脫落
    (D) 乙烯若增加，會促使保衛細胞膨壓上升，而使氣孔關閉

---

Ans：(B)

詳解：

（A）生長素（Auxin）可抑制側芽生長維持頂芽優勢現象。

（B）吉貝素（Gibberellin 簡稱 GA），可影響大麥、米、蠶豆、豌豆等種子的萌芽率，且知 GA3（Gibberellic acid），可終止葡萄、櫻桃，和許多木本植物種子的休眠期，促其提早萌芽。

（C）乙烯（ethylene）是一種促進老化的激素，會促使花朵凋謝，也會促使離層產生。當葉片老化時，植物產生的生長素逐漸減少，而葉柄基部細胞內的乙烯產量則逐漸增加。乙烯會加速水解酶的形成,使離層區細胞的細胞壁被水解而變薄，因此離層容易裂開而促使葉脫落或果實脫落。

（D）植物遇到乾旱逆境時，葉肉細胞產生離層素（Abscisin, Abscisic acid, ABA），促使氣孔關閉、葉片捲曲、加速老葉的老化與掉落、減緩枝條生長。

---

41. 植物菌根（mycorrhizae）為下列何者與植物的根共生：
    (A) 固氮細菌（nitrogen-fixing bacteria）
    (B) 氨化細菌（ammonifying bacteria）
    (C) 真菌（fungi）
    (D) 線蟲（nematodes）

---

Ans：(C)

詳解：

　　植物的根常與真菌產生互利共生而形成菌根。植物提供真菌生長所需的碳水化合物，而真菌因其菌絲比根毛細長，可增加吸收養分的表面積。菌根可分為外生菌根與內生菌根兩種。

　　外生菌根（ectomycorrhiza）與植物根部共生的真菌菌絲較細，真菌菌絲包覆在植物根部表面形成菌毯（菌鞘），且真菌菌絲伸入根部皮層細胞間隙，稱為外生菌根。裸子植物及木本被子植物主要有外生菌根。

　　內生菌根（endomycorrhiza）與植物根部共生的真菌菌絲較粗，不形成菌毯而僅於植物根部表面形成菌叢，並且菌絲穿入植物根部皮層細胞內，成為分枝狀或小囊狀菌絲，稱為內生菌根。已知約 70%～90% 的植物有內生菌根。

---

42. 假設有一特定的化學物破壞了植物細胞細胞膜的質子梯度（proton gradients），下列何者將不受影響？
    (A) 光合作用
    (B) 韌皮部裝載
    (C) 木質部運輸
    (D) 氣孔開放

---

Ans：(C)

詳解：

　　光合作用（質子驅動力）、韌皮部裝載（次級主動運輸）以及氣孔開放（質子幫浦）都牽涉到膜兩側質子梯度的形成與協助，而（C）木質部的運輸是在死細胞內（管壁空腔）藉由被動運輸的方式，與細胞膜質子梯度無關。

---

43. 如果植物保衛細胞（guard cells）及其周圍表皮細胞中缺乏鉀離子，下列何者不可能發生？
    (A) 光合作用減少
    (B) 根部將吸收較少的水
    (C) 韌皮部運輸率將降低

---

(D) 葉溫度會下降

Ans：(D)

詳解：

　　由於氣孔的開啟需要鉀離子先進入保衛細胞，所以如果植物保衛細胞及其周圍表皮細胞中缺乏鉀離子，那麼氣孔開啟會有困難。氣孔的開啟能增加光合作用、幫助根部吸收水分、協助韌皮部運輸以及促進葉片的溫度下降。因此，若缺乏鉀離子而使氣孔不能開啟時，（D）葉溫度下降是不可能合理發生的現象。

---

44. 經過六個月有效利用甲氧西林（methicillin）控制在社區金黃色葡萄球菌（*S.aureus*）感染後，發現後續感染皆為對methicillin有耐受性之超級細菌。下列何者能最佳解釋此結果？
    (A) 病人從其他社區感染到超級細菌
    (B) 一些耐藥細菌在治療前已出現，加上自然選擇增加了它們的頻率
    (C) 在治療期間，*S.aureus*開始製作新蛋白質對藥物產生抗藥性並變種為超級細菌
    (D) 藥物導致*S.aureus*的DNA改變

Ans：(B)

詳解：

　　根據達爾文演化論，這些超級細菌應該本來就已經存在於族群內，當甲氧西林（天擇力）出現後，會增加這些個體在族群中的比例。

---

45. 科學家常常利用分子時鐘（molecular clock）來研究整個基因組的變遷與演化。請問下列哪一種生物的現象，將會妨礙基因成為可信賴的分子時鐘？
    (A) 突變作用（mutation）
    (B) 轉錄作用（transcription）
    (C) 反轉錄作用（reverse transcription）
    (D) 定向天擇作用（directional natural selection）

Ans．(D)

詳解：

　　分子鐘的原理是，生物代代相傳的過程中，由於突變會累計變異，而世代愈多，累計突變也愈多。差異正比於經歷過的歲月；所以只要知道兩者間DNA差異多少，再加上改變速率，就能回推兩者分家的年代。（以上只是簡化說明，實際上計算複雜很多）。例如一段DNA序列，平均每兩千年出現1個變異，比較兩個樣本，之間若是差異5個位置，則可推估它們分家於一萬年前。

　　所以這些變異必需符合變異速率等速且可被觀察到的基本先決條件，若是受到（D）定向天擇作用，就會導致某些突變無法被保留而被觀察到，因此就不能成為可信賴的分子時鐘依據了。

46. 若在環境中執行分解（decomposition）功能的真菌（fungi）忽然都消失了，下列哪一群生物會因為競爭對手消失，而得到最大的益處？
    (A) 植物（plants）
    (B) 動物（animals）
    (C) 原生生物（protists）
    (D) 原核生物（prokaryotes）

Ans：(D)

詳解：

　　在環境中執行分解功能的真菌的生態角色為分解者，當它們突然都消失了，那麼同樣生為分解者的(D)原核生物會因為沒有競爭對手，而獲得最大的益處。

47. 在生物演化中，小族群為什麼比較容易滅絕？
    (A) 容易受天擇的影響而被淘汰
    (B) 容易受基因漂變（genetic drift）的影響
    (C) 遺傳多樣性低，有適當基因應付環境變動的機會較小
    (D) 環境變動造成的數量改變超過族群能承受的大小

Ans：(A)

詳解：

**校方釋疑：**

In very small populations, genetic drift can also cause alleles that are slightly harmful to become fixed. When this occurs, the population's survival can be threatened (p.554).

　　小的族群必然具有更少基因池。這意味著生物種恐怕不具備基因的變異性來適應改變中的條件。同時，小族群傾向於基因漂變（genetic drift），其中基因組可能改變至隨機的方向，不論一或者雖然經由天擇情況。遺傳異造成演化過程。

　　綜合 Campbell NA et.al. Biology-A Global Approach 10th ed. P.512, p.554, p1333.

**Natural selection**

Let's now recap the main ideas of natural selection:

Natural selecton is a process in which individuals that have certain heritable traits survive and reproduce at a higher rate than other individuals because of those traits.

Over time, natural selection can increase the match between organisms and their environment (Fig. 21.12).

If an environment changes, or if individuals move to a new environment, natural selection may result in adaptation to these new conditions, sometimes giving rise to new species……

In very small populations, genetic drift can also cause alleles that are slightly harmful to become fixed. When this occurs, the population's survival can be threatened……. After such factors have reduced a populaton's size to a small number of individuals, the small size itself can push the population to extinction……

同時小的族群具有更少基因池，意味物種恐怕不具備足夠基因的變異來適應改變中的條件（天擇）。

Campbell NA et.al. Biology-A Global Approach 10th ed.

淺見：

導致小族群滅絕的主要原因：（1）由於近親交配使得有害基因得以表現，造成近交衰退（inbreeding depression）的現象。（2）小族群易受到遺傳漂變的影響，降低族群內的遺傳變異性。（3）由於小族群的出生率與死亡率易隨機變動，因而導致族群數量的穩定性下降。（4）小族群的個體數目少，在競爭、捕食、食物供應、疾病與環境劇烈波動變化等因子的影響下，較大族群更易遭到滅絕。

小族群因為具有選項（B）、（C）、（D）的特性，所以跟大族群相較之下容易受天擇而滅絕。

---

48. 關於物種間互動關係的敘述，下列何者錯誤？
(A) 互利共生（mutualism）是對參與的雙方物種都帶來好處的關係
(B) 片利共生（commensalism）是對一方有好處，對另一方有壞處的關係
(C) 捕食（predation）是一種生物以另一種生物為食物的關係
(D) 寄生（parasitism）指的是一種生物從另一種生物的身上攝取養份，但不直接獵殺的關係

Ans：(B)

詳解：

片利共生（commensalism）就是兩個生物體生活在一起，其中一個生物體（共生者）得益（＋），而另一個（寄主）則不受影響（0）。例如：鮣魚與鯊魚、附生植物—山蘇花（鳥巢蕨）與樹木間的共生關係。

49. 在滅絕旋渦（extinction vortex）中，下列哪個策略能最有效率提高族群的遺傳多樣性？
    (A) 捕獲族群中所有剩餘的個體進行人工繁殖後再放生
    (B) 建立保護區以保護族群的棲息地
    (C) 調節瀕危族群的天敵和競爭者的數量
    (D) 從其他族群引入同一物種的新個體

Ans：(D)

詳解：

**校方釋疑：**

依 Campbell NA et.al. Biology-A Global Approach 10th ed. P.1334 Case Study: The Greater Prairie Chicken and the Extinction Vortex…(Fig. 56.14)…科學家研究結果顯示，在滅絕漩渦（extinction vortex）中，從其他族群引入同一物種的新個體可有效提高族群的遺傳多樣性。

**淺見：**

從其他族群引入同一物種的新個體可以快速加大該族群大小以及其基因池大小（類似基因流的效果），所以可以快速的提高族群的遺傳多樣性。

50. 有關生物多樣性的敘述，下列何者正確？
    (A) 生物多樣性愈高的生態系，其穩定性愈高
    (B) 生物多樣性較大的地區，其遭受病蟲害機會愈大
    (C) 物種多樣性不受區域面積、地形、及氣候的影響
    (D) 一個區域中某一物種的族群密度變大時，其物種多樣性亦隨之變大

Ans：(A)

詳解：

**校方釋疑：**

依 Campbell NA et.al. Biology-A Global Approach 10th ed. P.1339. 未有明確研究顯示，生物多樣性熱點（Biodiversity Hot Spots）一定會造成物種滅絕，反而常因為人口持續增加等因素造成這些地區的多樣性消失。

**淺見：**

（A）生物多樣性愈高的生態系，因其中物種交互作用較為複雜不容易因為某單一或少數物種變化而對此生態系中的群落造成劇烈的影響，所以穩定性愈高。

（B）生物多樣性較大的地區，其遭受病蟲害的機會愈小。

（C）物種多樣性受到生態系中生物性與非生物性因子的影響。

（D）一個區域中某一物種的族群密度變大時，會影響其他物種的存活與發展，所以此區域中的生物多樣性不但不見得會隨之變大還很有可能會因而降低。

# 106 學年度私立醫學校院聯合招考轉學生考試

科目：生物學　　　　　　　　　　　　　　黃彪老師 解析

選擇題（單選題，共 50 題，每題 2 分，共 100 分，請選擇最合適的答案）

---

1. 請依序排列下列有關訊息傳遞之步驟：
   I. 訊息分子—受體結合之複合物活化了酵素並造成結構形狀改變
   II. 蛋白激酶被活化
   III. 訊息分子與受體蛋白結合
   IV. 標的蛋白磷酸化（phosphorylation）
   V. 釋放第二訊息分子
   (A) II, IV, V, III, I
   (B) I, II, V, III, IV
   (C) I, II, III, IV, V
   (D) III, I, V, II, IV

Ans：(D)

詳解：

　　訊息傳遞的三階段為：收訊（III→I）→傳導（V→II→IV）→回應。

---

2. 在肝臟細胞，粒線體內膜面積約為外膜的五倍，下列何者為最可能目的？
   (A) 加快檸檬酸循環（citric acid cycle）之速率
   (B) 加快糖解作用（glycolysis）之速率
   (C) 加快表面之受質磷酸化速率
   (D) 加快表面氧化磷酸化速率

Ans：(D)

詳解：

　　粒線體內膜是用來進行氧化磷酸化的場所，所以當其面積越大就越能（D）加快氧化磷酸化的速率。

---

3. 在大腸桿菌（*E. coli*）中有一突變基因稱為 *dnaB*，此突變改變了解旋酶（helicase）之作用。以上基因突變最有可能造成下列何種結果？
   (A) 複製時只有 RNA 聚合酶（RNA polymerase）單獨作用
   (B) 複製時需要其他來源之 DNA 模板
   (C) 無法形成複製叉（replication fork）
   (D) 將發生其他校正（proofreading）機制

Ans：(C)

詳解：

　　解旋酶的功能在解開 DNA 雙股間氫鍵，因此當解旋酶活性消失時，DNA 複製時就（C）無法形成複製叉。

---

4. 土壤淋溶作用（soil leaching）會造成土壤養分流失（nutrient deficiencies），下列何者是植物因土壤養分流失所造成之現象？
   I. 萎黃病（chlorosis）
   II. 分生組織之死亡（death of meristems）
   III. 葉綠素儲存過多（excess storage of chlorophyll）
   IV. 減少節間長度（reduced internode length）
   (A) I, II, and IV
   (B) II, III, and IV
   (C) I, II, III, and IV
   (D) I, II, and III

Ans：(A)

詳解：

　　土壤養分流失會造成植物缺乏某些營養素而導致生長或型態上的異常，若缺乏的是合成葉綠素所需的成分，就會造成萎黃病。

---

5. 人類竇房結（sinoatrial node）受損時會發生的現象，下列何者最為正確？
   (A) 直接影響大動脈血壓偵測
   (B) 對周邊血管阻力會有負面影響
   (C) 破壞心肌有效收縮的速率與時間
   (D) 會阻斷束支（bundle branches）與浦金氏纖維（Purkinje fibers）之傳導率

Ans：(C)

詳解：

　　竇房結又稱為節律點，是心臟產生正常心跳節律的重要構造。若受損時，心肌收縮的速率與時間就會被破壞而影響心臟功能。

---

6. 在睪丸中萊迪希氏細胞（Leydig cells）在黃體生成激素（luteinizing hormone, LH）存在下，最主要是促進下列何種物質的合成和分泌？
   (A) 催產素（oxytocin）
   (B) 睪固酮（testosterone）
   (C) 黃體酮（progesterone）
   (D) 抑制素（inhibin）

Ans：(B)

詳解：

　　睪丸當中主要有 2 種細胞分別受 FSH 及 LH 刺激，一為 Leydig cells，另一種為 Sertoli cells。Leydig cells 上有 LH 的接受器，受到 LH 的調節後會分泌睪固酮（testosterone），是最主要的男性荷爾蒙，以擴散方式進入血液，與精蟲的分化、成熟，射精動作等有相關。Sertoli cells 上有 FSH 的接受器，被視為是影響精蟲分化成熟與睪丸成熟的起源。

---

7. 感覺受體與其類別之配對，下列何者最為正確？
　　(A) 味覺受體—機械受體（mechanoreceptor）
　　(B) 肌梭（muscle spindle）—電磁受體（electromagnetic receptor）
　　(C) 纖毛（cilia）—機械受體
　　(D) 感光受體—化學受體（chemoreceptor）

Ans：(C)

詳解：

（A）味覺受體—化學受體。

（B）肌梭—機械受體。

（C）正確。

（D）感光受體—電磁受體。

---

8. 假設鳥類物種數主要取決於環境中垂直層次（vertical layering）的數目，下列何種生物群落（biological community）可能棲息最多鳥類物種？
　　(A) 溫帶草地
　　(B) 熱帶疏林高草原
　　(C) 溫帶闊葉林
　　(D) 熱帶雨林

Ans：(D)

詳解：

　　陸域生態系中，以熱帶雨林的垂直分層最多。位處最低層的是苔蘚和菌類佔據的地被層以及耐陰喜潮濕的蕨類草本層；再上是灌木為主的灌木層；更高的是喬木層，在喬木層以上就稱為樹冠層。

　　樹冠層是由喬木層的樹冠組成，是生物品種最豐盛的一層，因為這裏陽光充足，樹木開花結果，吸引食葉、吃果子和採蜜的昆蟲或鳥類，樹枝茂盛亦正好為鳥巢提供遮蔽性佳的築巢地點。

　　由於樹冠層遮擋了大部分陽光，只有微弱的光能照射到中層及底層，因此營造了幽暗潮濕的環境，成為苔蘚或蕨類植物的天堂，同時也是各種昆蟲的生長地

方。此外，茂密的樹冠有效阻止雨水直接打落泥土中，讓雨水只是通過樹葉和樹枝緩緩流入泥土，因而可阻止森林地區的水土流失。

---

9. 一般而言，在熱帶地區比遠離赤道地區擁有較多樣的物種，下列何者為最可能因素？
   (A) 致病源較少
   (B) 掠食者較少
   (C) 生態干擾較多
   (D) 年日照時間較長

Ans：(D)

詳解：

　　熱帶地區比遠離赤道地區擁有較多樣的物種的原因有很多，例如：棲地的複雜程度高、競爭較頻繁、資源較豐富等等。其中，年日照時間較長會造成初級生產量較高以及可供生殖時間較長，因此造成該處生物多樣性比遠離赤道的地區高。

---

10. 有關膽鹽（bile salt）的敘述，下列何者最為正確？
    (A) 它是酵素
    (B) 它是由胰臟製造
    (C) 它在十二指腸中乳化脂肪
    (D) 它是胃液中的主要成分

Ans：(C)

詳解：

　　肝細胞每天可合成約 0.5 克的膽鹽，膽鹽並非酵素，其先驅物質是膽固醇（cholesterol）。膽固醇或由食物供應，或由肝細胞在代謝過程中合成，它會轉變成膽酸（cholic acid）或 chenodeoxycholic acid。膽鹽在腸管內有兩種重要作用。第一，它們對食物內的脂肪顆粒有除污作用，此作用可減少顆粒的表面張力，藉著腸管的攪動使脂肪球變小，此作用稱為膽鹽的乳化或除污作用（emulsifying or detergent function）。第二，膽鹽可協助腸道吸收脂肪酸，單甘油脂，膽固醇及其他脂肪，此作用對脂肪類的吸收代謝相當作用。如果脂肪吸收不足，則脂溶性維生素將無法大量吸收，因此，缺乏膽鹽的時候維生素 A、D、E、K 的吸收將很少，雖然前三種維生素在體內的貯存量很大，但維生素 K 則不然，停止分泌膽汁數天後就會產生維生素 K 的缺乏，使血液的凝固產生障礙。

---

11. 過氧化小體（peroxisome）的酵素從某些有毒物質中移除氫，同時進行下列何種反應？
    (A) 與水分子合併產生過氧化氫

(B) 利用氫分解過氧化氫

(C) 轉移氫到粒線體中

(D) 轉移氫到氧分子產生過氧化氫

Ans：(D)

詳解：

　　過氧化小體的主要反應有下列幾種：（1）各類氧化酶的共通性是將受質氧化後，生成過氧化氫：$RH_2 + O_2 \rightarrow R + H_2O_2$；（2）過氧化氫酶又可以利用過氧化氫，將其它受質（如醛、醇、酚）氧化：$R'H_2 + H_2O_2 \rightarrow R' + 2H_2O$；（3）當細胞中的 $H_2O_2$ 過剩時，過氧化氫酶亦可催化以下反應：$2H_2O_2 \rightarrow 2H_2O + O_2$。

12. 癌細胞給予長春鹼（vinblastine）處理後最直接的影響，下列敘述何者最為正確？

(A) 在細胞分裂時形成分裂溝（cleavage furrow）

(B) 以變形蟲運動（amoeboid movement）進行遷移

(C) 在細胞分裂抑制染色體的分離

(D) 維持細胞核的形狀

Ans：(C)

詳解：

　　抗癌藥物依作用機制不同可分為以下幾項：

　　（1）抗有絲分裂劑（Antimitotic agents），例如長春花鹼（Vinblastine）和長春新鹼（Vincristine）可抑制微管蛋白（Tubulin）組成微管，造成細胞紡錘絲無法形成，細胞無法進行分裂與生長。紫杉醇（Taxol; Paclitaxel）能促進微管蛋白聚合成微管，使得微管更不容易分解。由於細胞裡邊的微管與微管蛋白維持在分解與合成的動態平衡，一旦紫杉醇保護已組裝的微管免於受分解，並驅使微管形成團狀或束狀的結構，等於破壞了此平衡狀態，干擾細胞分裂的功能，因而阻止癌細胞的生長，臨床上用於治療卵巢癌與轉移性乳癌。

　　（2）烷化劑（Alkylating agents），此種藥物如 Cyclophosphamide、Mechlorethamine 及 Melphalan 屬於烷化藥劑，能烷化 DNA guanine 第七位置上的氮原子，並與雙股 DNA 產生鍵結，使細胞 DNA 無法複製，但對於癌細胞的專一性較差，其中 Cyclophosphamide 會引起噁心、嘔吐、禿頭、抑制骨髓功能及出血性膀胱炎等副作用。

　　（3）DNA 嵌入劑（DNA intercalating agents），此類藥物的三環結構可嵌入DNA 鏈中，同時可抑制 topoisomerase II 作用，因而阻斷 RNA 及蛋白質之合成，進而抑制癌細胞之生長。常見的藥物如 Actinomycin D 主要能治療神經、腎臟、結締組織方面的癌症；Daunorubicin（Daunomycin）可治療血癌；Doxorubicin（Adriamycin）可治療乳癌。

（4）拓璞異構酵素抑制劑（Topoisomerase inhibitor），例如喜樹鹼（camptothecin）與它的半合成衍生物 Topotecan 及 Irinotecan，可以和 topoisomerase I 形成穩定的 complex，使得雙股 DNA 遭 topoisomerase I 切斷其中一股後無法再接回而造成大量 DNA 的斷裂。鬼臼毒素（Podophyllotoxin）與其衍生物 VP-16（Etoposide）皆為 topoisomerase II 抑制劑，會與 topoisomerase II 及 DNA 形成 complex，造成雙股 DNA 遭 topoisomerase II 切斷後無法接回而產生大量斷裂。

（5）DNA 切割劑（DNA cleaving agents），例如 Bleomycin 會和細胞內 $Fe^{2+}$ 形成複合體後，再和氧反應形成超氧自由基（superoxide radical），此自由基（radical）會使 DNA 的斷裂，阻止癌細胞的生長。Daunorubicin 與 Doxorubicin 除了上述可當 DNA 崁入劑外，經代謝後也可產生自由基，但心臟組織的超氧化歧化酶（superoxide dismutase，SOD）及過氧化氫酶（catalase）的量很少，無法代謝掉自由基，故兩者有很強的心臟毒性。

（6）抗代謝劑（Antimetabolites agents），例如 Cytarabine、5-Fluorouracil、6-Mercaptopurine、Methotrexate 都屬於抗代謝藥物，作用於細胞週期的 S phase。Methotrexate 抑制二氫葉酸還原酶（dihydrofolate reductase）的活性，使得葉酸的合成無法進行。葉酸乃是 DNA 原料中嘌呤環與 dTMP 生成所必需，一旦葉酸來源缺乏，間接導致 DNA 無法合成。

---

13. 下列何者為自營細菌（autotrophic bacteria）葉綠素可能的分佈位置？
    (A) 葉綠體膜（chloroplast membrane）中
    (B) 核糖體（ribosomes）中
    (C) 擬核（nucleoid）中
    (D) 折疊的原生質膜（extensive folded plasma membrane）中

Ans：(D)

詳解：

　　有許多種光合細菌沒有「葉綠素 a」或「葉綠素 b」，這二種色素是高等植物用來捕捉光子的主要色素。細菌有其他種類的葉綠素，稱為細菌葉綠素（bacteriochlorophylls）。

　　所有光合自營的藍綠菌都有光合色素，這些色素位於扁平、膜狀、像圓盤的類囊體（thylakoids）；但是類囊體並沒有被「葉綠體（chloroplasts）」包裹起來。

---

14. 對於關聯基因體學（metagenomics）的敘述，下列何者最為正確？
    (A) 定義與基因體學（genomics）完全相同
    (B) 來自幾個物種的一個或兩個代表性基因的定序
    (C) 只有譜系（lineage）中最高度保守基因的定序
    (D) 從同一生態系統（ecosystem）一整群物種的 DNA 定序

Ans：(D)

詳解：

　　關聯基因體學（Metagenomics）是一門探討環境微生物多樣性（environment microbial diversity）、微生物群落（microbial community）之間以及微生物與環境之間相互關係（microbe-environment interaction）的科學，此方面的研究著重於確認環境中複雜的微生物群落，因此有別於傳統的微生物學研究方式，不再透過分離（isolation）、培養（culture）等步驟才進行微生物的鑑別，改以定序的方式直接檢測環境樣品中所有微量的基因體序列，以降低檢測的誤差，進而獲得更全面且精確的檢測結果。

　　次世代定序分析技術應用於關聯基因體學研究，能讓研究人員省去許多繁瑣的工作，有效率地獲得研究樣品中的微生物群體資訊。研究人員僅需從樣品中準備 DNA，就能夠過定序資料，獲得 16S rDNA（rRNA）序列資料或是微生物群體基因組的序列資料，並藉此獲得樣品中微生物群體的組成，以及其他相關的資訊。

---

15. 病原體（pathogen）傳播至新棲息地時，通常較具致死性的原因，下列敘述何者最為正確？
    (A) 中間宿主物種加速移動將病原體運送到新的地區
    (B) 病原體在新環境中演變出更有效的繁殖形式
    (C) 新環境中的宿主沒有經過天擇（natural selection）
    (D) 新環境的面積通常較小，容易在宿主之間完成病原體的傳播

Ans：(C)

詳解：

　　病原體傳播至新棲息地時，常會造成新興疾病的出現甚至造成致死性。主要原因在於，新棲地的宿主並沒有遇過這種病原體，這群未受過如此天擇壓力的新的宿主並不全具有抵抗此種病原的能力，所以才常會造成致死的情況。

---

16. 由向觸性（thigmotropism）反應引起的快速葉片運動，下列何者為主要的控制分子？
    (A) 鉀離子通道（potassium channel）
    (B) 神經組織（nervous tissue）
    (C) 水通道蛋白（aquaporin）
    (D) 逆境蛋白（stress protein）

Ans：(A)

詳解：

　　有些環境刺激會引起植物組織的生長不均勻，而造成和刺激方向有關的運動，這種運動稱爲向性。攀緣植物的捲鬚會表現出向觸性。植物在接觸物體或機械刺

激時，會表現出生長的差異，此種現象稱為向觸性。當捲鬚與環境中的固體物接觸時，由於接觸面的生長素濃度較低，細胞長得較慢，而非接觸面的生長素濃度較高，細胞長得較快。

向觸性牽涉許多不同的植物運動共同協調完成，包括向光性、向地性、向水性及向化性可能都包含其中，也與膨壓改變的漲、縮及植物荷爾蒙的作用有關，內在機制尚不明朗。

有些植物產生的局部運動和生長無關，和膨壓有關，稱為膨壓運動（turgor movement）或傾性運動，例如含羞草的觸發運動（thigmonasty）、捕蠅草的捕蟲運動、葉片的睡眠運動（nyctinasty）。刺激含羞草葉片便閉合，是最常見的觸發運動，觸發運動和葉柄基部的葉枕細胞的膨壓變化有關。含羞草的葉柄和小葉基部都具有葉枕細胞，當葉枕細胞吸水膨脹時便產生膨壓，使葉柄直立、小葉張開。如果受到接觸刺激時，葉枕細胞便失水而膨壓降低，導致葉柄下垂、小葉閉合。

膨壓運動多為在一定時間後恢復原狀的可逆反應，這些植物在受到刺激後會出現水分及離子（如鉀離子）迅速進出細胞的現象，造成支撐細胞的膨壓發生快速變化而閉合。

---

17. 下列何者最不可能是限制酶（restriction enzyme）的辨認序列（recognition sequence）？
    (A) 5'-TACGAT-3'
    (B) 5'-GAATTC-3'
    (C) 5'-AGATCT-3'
    (D) 5'-CTCGAG-3'

Ans：(A)

詳解：

　　回文序列（Palindromic sequence）又稱為逆轉重複（Inverted repeat），一段雙股 DNA 區域內，某一股的序列（5'→3'方向）與其互補股的序列（5'→3'方向）是相同的。短的回文結構可能是一種特別的信號，如限制性內切酶的識別序列。較長的回文結構容易轉化成髮夾結構，此種結構的形成可能有助於 DNA 與特異性 DNA 結合蛋白結合。選項中只有（A）並非回文序列，所以最不可能是限制酶的辨認序列。

---

18. 下列何種營養素，哺乳動物可自行合成？
    (A) 白胺酸（leucine）
    (B) 離胺酸（lysine）
    (C) 半胱胺酸（cysteine）
    (D) 亞麻油酸（linoleic acid）

Ans：(C)

詳解：

　　按照動物的需要性，各類營養素的成分可分區為「必需營養素」與「非必需營養素」。凡是動物體自己無法合成或合成不足必須由食物供應才能避免缺乏症的營養素，稱為「必需營養素（Essential nutrient）」。動物體可以利用代謝產物為原料來合成的營養素，不一定直接由食物得來的營養素，稱為「非必須營養素（Non-essential nutrient）」。例如：膽固醇、三酸甘油脂等等。

　　必需胺基酸包含：白胺酸、異白胺酸、纈胺酸、甲硫胺酸、苯丙胺酸、色胺酸、蘇胺酸、離胺酸和組胺酸、精胺酸。其中組胺酸、精胺酸為兒童必需胺基酸。必需脂肪酸包括了亞麻油酸(Linoleic Acid，ω-6)、次亞麻油酸（α-Linolenic Acid，ω-3），和花生四烯酸（Arachidonic Acid，ω-6）等多元不飽和脂肪酸。

19. 比較成體幹細胞（adult stem cells）和相同組織來源之成體細胞，下列敘述何者最為正確？
    (A) 兩者之 DNA 甲基化形式（DNA methylation pattern）可能不同
    (B) 成體幹細胞之 DNA 含量較多
    (C) 兩者表現的基因完全相同
    (D) 成體細胞中被抑制表現的基因數目較少

Ans：(A)

詳解：

**校方釋疑：**

　　DNA methylation 發生在大多數植物、動物、真菌類，如在哺乳動物非表現的 X 染色體和具活性的 X 染色體比較，DNA methylation 在非表現的區域較多，而在幹細胞部分，此類細胞為未分化細胞，具有可以接受刺激形成多種不同分化細胞的能力，因此(A)選項「兩者之 DNA 甲基化形式(DNA methylation pattern)可能不同」在此題幹「比較成體幹細胞（adult stem cells）和相同組織來源之成體細胞」為最為正確無誤選項；(B)選項「成體幹細胞之 DNA 含量較多」則為錯誤，因為二種細胞 DNA 皆應相同；(C)選項「兩者表現的基因完全相同」則為錯誤，因為特化細胞已經具有特殊功能，因此基因表達則與成體幹細胞不相同；(D)選項「成體細胞中被抑制表現的基因數目較少」部分，因成體幹細胞為未分化細胞，具有接受刺機形成不同特化細胞的能力，依據 Campbell Biology 11th 之 461 頁課文描述，成體細胞在細胞分化過程，則可能失去基因活性，因此此選項錯誤。

**淺見：**

(A) 細胞核內的 DNA 會隨著分化程度的不同而有甲基化程度的變化，通常已分化細胞中 DNA 甲基化的程度會較未分化細胞中為高。

(B) 根據基因體等價的概念，成體幹細胞與同一個體組織來源之成體細胞中的 DNA 含量相同。

（C）因為分化程度的不同，雖然兩者 DNA 量與序列都相同，但是因染色體修飾的程度不一，因此兩者基因表現並不完全相同。

（D）通常已分化之細胞被抑制表現的基因數目較多，表現的基因數量會較少。

---

20. 胰島素（insulin）自胰臟 β 細胞合成與分泌至細胞外的過程中，下列何種構造最不可能參與？
    (A) 核糖體（ribosome）
    (B) 胞內體（endosome）
    (C) 高基氏體（Golgi apparatus）
    (D) 運輸囊泡（transport vesicle）

---

Ans：(B)

詳解：

　　胰島素為分泌型胜肽類激素，從合成到分泌會牽涉到：細胞核、固著型核糖體、粗糙內質網、運輸囊泡、高基氏體等胞內構造。

　　胞內體在細胞生物學中指的是一種真核細胞中的膜結合胞器，屬於一種囊泡結構。作為細胞內吞作用中運載途徑的一個區室，胞內體從細胞質膜被傳遞到溶體被其降解，或者再循環回到細胞膜。胞內體可根據細胞內吞作用的不同時間階段分為初級胞內體（early endosome）、次級胞內體（late endosome）以及再循環內體（recycling endosome），並可被如 GTP 結合蛋白 rabs 等蛋白標記而區分，並且此三種內體在形態上也有不同。一旦在內吞作用中的囊泡被釋放，它們首先與初級胞內體融合，之後再成長為次級胞內體並與溶體融合。

　　有學者將與溶酶體酶運輸小泡融合的次級胞內體稱為前溶酶體，因為此時的次級胞內體中有溶體酶的存在。胞內體膜上具有質子泵（ATPase-H$^+$ pump），利用 H$^+$ 的濃度，保證了內部 pH 的酸性。

---

21. 化石證據顯示，歐洲黑熊在嚴寒的冰河時期平均體型會增大，在較溫暖的冰河間期則會變小，此現象與下列何種天擇最為相關？
    (A) 頻率依存型天擇（frequency-dependent selection）
    (B) 穩定型天擇（stabilizing selection）
    (C) 分歧型天擇（disruptive selection）
    (D) 方向型天擇（directional selection）

---

Ans：(D)

詳解：

　　頻率依存型天擇對某種基因型的選擇依賴於該基因型在群體中的頻率，例如：側斑蜥橘喉、藍喉、黃喉雄蜥的比例變化。

　　穩定型天擇是保留了中間型態的個體，族群中的成員會更趨於一致，例如：臺灣新生兒平均體重大多集中在 3000～3300 公克，即是穩定型天擇的結果。

分歧型天擇會使族群保留兩端的個體。例如：加拉巴哥群島發生嚴重乾旱，造成中型鳥喙的鷽鳥族群縮小，而大型及小型鳥喙的鷽鳥族群皆增加。分歧型天擇的作用造成族群呈現雙峰分布。

方向型天擇會使族群朝向某特定形態發展。例如：英國胡椒蛾族群的白色型及黑色型的數量比例受到工業化影響，黑色型的胡椒蛾數量比例增加，白色型的胡椒蛾數量比例減少。

因為題目中的一種天擇條件（嚴寒、溫暖）只傾向一種極端體型（大、小體型），所以此現象是（D）方向型天擇。

---

22. 在形態與分子證據的支持下，輪藻被認為是陸生植物的親緣最近藻類。下列何者是輪藻與陸生植物共同擁有的形態特徵，而在其它類群不存在？
    (A) 頂端分生組織（apical meristems）
    (B) 世代交替（alternation of generations）
    (C) 成膜體（phragmoplast）的形成
    (D) 多細胞性配子囊（multicellular gametangia）

Ans：(C)

詳解：

輪藻與陸生植物共同擁有的形態特徵（共衍徵）包含：纖維素合成酶排成環狀、具鞭毛的精子構造、成膜體的形成。舊版課本還有：過氧化酶體酵素、葉綠體遺傳相似性等共衍徵。選項（A）、（B）、（D）為陸生植物的衍徵，輪藻並不具有這些特色。

---

23. 配子體自交不親和性（gametophytic self-incompatibility）的植物在 S 基因座中帶有 $S_4S_5$ 的基因型，在接收了來自基因型為 $S_2S_5$ 的植物之花粉，推測其最有可能發生以下何種結果？
    (A) 沒有一個花粉會萌發
    (B) 大約半數的花粉會萌發且繼續發育
    (C) 所有花粉都會萌發且達到胚囊（embryo sac）
    (D) 來自 $S_2S_5$ 植物的花粉會分泌 DNA 水解酶瓦解花粉管中的 DNA

Ans：(B)

詳解：

*校方釋疑：*

參考 Brooker, Widmaier, Graham 和 Stiling 編撰 BIOLOGY，配子體自交不親和性（gametophytic self-incompatibility）的植物在花粉落在 S4S5 柱頭上之後，花粉基因型為 S2 與 S5，此花粉皆會萌發產生花粉管，但是與雌體具有相同基因型的花粉管會受到 RNA 水解酶瓦解花粉管中的 RNA 導致花粉管停止生長而無法到達胚囊（embryo sac），因此 S2 與 S5 基因型的花粉皆會萌發花粉管，S5

基因型的花粉因爲與雌體 S4S5 具有相同基因型而導致停止生長，S2 基因型的花粉之花粉管繼續發育至胚囊（embryo sac），因此（A）選項「沒有一個花粉會萌發」爲錯誤，因爲花粉皆會萌發花粉管；（B）選項「大約半數的花粉會萌發且繼續發育」因 S2 基因型的花粉之花粉管繼續發育至胚囊（embryo sac），約佔一半爲正確答案；（C）選項「所有花粉都會萌發且達到胚囊（embryo sac）」爲錯誤，因只有 S2 基因型的花粉之花粉管繼續發育至胚囊（embryo sac）；（D）選項「來自 S2S5 植物的花粉會分泌 DNA 水解酶瓦解花粉管中的 DNA」，此部分爲 RNA 水解酶分解花粉管中 RNA 而非 DNA，此選項錯誤。

**淺見：**

　　來自基因型為 $S_2S_5$ 的植物之花粉，一半具有 $S_2$ 基因型另一半則具有 $S_5$ 基因型。其中具有 $S_5$ 基因型者因為與帶有 $S_4S_5$ 的基因型的受粉者有相同的 $S_5$ 基因，基於配子體自交不親和性原則，這些帶有 $S_5$ 基因的花粉是不能完成受精的。換言之，只有一半，具有 $S_2$ 基因型的花粉，能順利萌發、發育完成受精。

---

24. 下列何種植物激素存在於所有植物組織中，以促進木質部分化、種子萌發及花粉管延長，並且抑制韌皮部分化？
    (A) 生長素（auxin）
    (B) 吉貝素（gibberellins）
    (C) 細胞分裂素（cytokinins）
    (D) 芥菜固醇（brassinosteroids）

Ans：(D)

詳解：

**校方釋疑：**

　　在各種植物激素中，存在所有植物組織而具有下列功能，包含莖部和幼苗的細胞延長和分裂、葉子的脫落、促進木質部分化、種子萌發、花粉管延長、抑制韌皮部分化等作用，上述作用僅在芥菜固醇（brassinosteroids）皆具有，（A）生長素（auxin）、（B）吉貝素（gibberellins）和（C）細胞分裂素（cytokinins）具有其中一至數項作用，但是不完全，例如吉貝素具有刺激莖延長、果實生長、種子發芽能力，因此，依據題幹「以促進木質部分化、種子萌發及花粉管延長，並且抑制韌皮部分化」，最適合的答案爲（D）芥菜固醇（brassinosteroids）。

**淺見：**

　　芥菜固醇存於所有植物組織中，然而在不同器官有不同優勢之中間物質，作用在合成處附近。主要功能包括：促進莖部的細胞延長及細胞分裂、低濃度，促進根生長；高濃度，抑制根生長、促進木質部分化並抑制韌皮部分化、促進種子萌發及花粉管延長、阻礙落葉以及促進壓力反應。

25. 有些胰臟癌組織會分泌大量胃泌素（gastrin），易導致十二指腸潰瘍。此現象最有可能是胃泌素的何項作用？
    (A) 增加胃分泌胃液
    (B) 增加胰臟分泌胰蛋白酶原
    (C) 減少腸道黏液分泌量
    (D) 減少胰臟分泌 $HCO_3^-$

Ans：(A)

詳解：

　　消化性潰瘍（Peptic ulcer）是一種由胃液腐蝕，所造成胃壁或十二指腸壁的損傷。這些疾病大多是細菌感染所引起的。有些潰瘍的產生則是由於長期服用非類固醇止痛藥，如阿斯匹靈（Aspirin）或異布洛芬（Ibuprofen）等藥物的結果。但是過多的胃酸分泌造成的潰瘍，在無法獲得良好控制的情況下，有時比細菌感染的潰瘍，還要難以治療。

　　此外，潰瘍也可能是由於腫瘤細胞、體內代謝機能或內分泌失調，如副甲狀腺機能亢進、前列腺素（Prostaglandin, PG）失常等所導致的。副甲狀腺控制鈣在人體內的代謝，高血鈣會刺激胃細胞分泌胃液，增加胃壁傷害的機會。前列腺素可以影響平滑肌的收縮，抑制胃酸分泌，防止酸、鹼或酒精等侵蝕胃壁，具有保護胃壁細胞的功效。如果分泌不足，會提高消化性潰瘍的機率。一般來說，長期洗腎或肝硬化的病人，其罹患消化性潰瘍的機會，也比平常人高出許多。某些內分泌疾病，如多發性內分泌腫瘤（Multiple Endocrine Neoplasm，MEN）、神經內分泌腫瘤（Neuro-Endocrine Tumor, NET）等，也會增加消化性潰瘍的機率。另外，胰臟的一種內分泌腫瘤：胃泌素瘤（Gastrinoma）會讓胃泌素（Gastrin）分泌過多，刺激胃分泌大量胃液，容易造成胃或十二指腸潰瘍，甚至出血。

26. 下列何者是內胚層（endoderm）的成體衍生物？
    (A) 消化道的上皮內襯
    (B) 骨骼系統
    (C) 神經系統
    (D) 腎上腺髓質

Ans：(A)

詳解：
（A）衍生自內胚層。
（B）衍生自中胚層。
（C）衍生自外胚層。
（D）衍生自外胚層。

27. 下列何者最有可能為記憶和學習的基礎？
    (A) 記憶固化（memory consolidation）
    (B) 全有全無律（all-or-none principle）
    (C) 神經可塑性（neuronal plasticity）
    (D) 條件反射（conditioning reflex）

Ans：(C)

詳解：

　　腦神經可塑性被認為是構成記憶和學習的重要神經化學基礎。"學習可能與神經元之間的新突觸形成有關"，而且俄國生理學家巴伐洛夫認為條件反射的建立是由於大腦皮質內"神經接通"，或者說在大腦皮質內建立了暫時性神經聯繫。它的這種觀點實質上是神經可塑性的觀點，條件反射實際上就是一種聯合型的學習方式，是對環境刺激的一種適應性反應。

　　由於 LTP 可保持較長時間，且有類似於聯合型學習的特性，因而 LTP 的研究就成為從突觸水平研究學習記憶的一種實驗模式。揭示了聯合型學習和非聯合型學習的神經基礎與突觸區的神經化學變化有關，包括鈣離子通道的開啟狀態、神經遞質釋放量的多少，等等。還有一些實驗研究證明：在短短記憶向長時記憶轉化過程中，相關神經通路上一些不穩定的突觸形式轉變為最穩固的突觸連接，使神經環路發生永久性變化，這一變化過程需要細胞的蛋白質合成增加。腦內突觸蛋白合成水平的高低與動物學習記憶能力優劣有關，當給動物注射蛋白質合成抑制劑（如嘌呤霉素、茴香霉素等）以後，動物的記憶能力明顯受到破壞。有多種蛋白質在突觸可塑性變化中起重要作用。

28. 生物學者漢米頓（Hamilton）提出動物能透過利他性（altruism）來協助近親以增加在下一世代的遺傳適合度（genetic fitness）。依據漢米頓法則（Hamiton's rule），下列敘述何者最為正確？
    (A) 利他性皆是互惠的
    (B) 當接受者的利益乘上親緣係數（coefficient of relatedness）的值超過利他者的損耗時，會被天擇所喜好
    (C) 親緣選擇會隨遺傳距離增加而強化
    (D) 親緣選擇的效應大於天擇直接作用於個體的效應

Ans：(B)

詳解：

（A）利他性也可能是為了親人犧牲而提高族群的總括適存度。

（B）正確，這條不等式稱為漢米頓法則，是漢彌爾頓在 1964 年的一篇論文《社會行為的遺傳演化》（The Genetical Evolution of Social Behaviour）中所發表，也是首先以量化的方式，來解釋利他行為的演化。不過親緣選擇（kin selection）一辭，則是由史密斯（John Maynard Smith）提出。

（C）親緣選擇會隨遺傳距離增加而弱化。

（D）親緣選擇的效應小於天擇直接作用於個體的效應。

---

29. 慶網蛺蝶（*Melitaea cinxia*）的研究突顯族群遷入與遷出的重要性，進而了解區塊棲地中的族群變動與基因流動。下列何種概念最為接近此現象？

　　(A) 關聯族群（metapopulation）

　　(B) 同齡群（cohort）

　　(C) 優勢物種（dominant species）

　　(D) 關鍵物種（keystone species）

Ans：(A)

詳解：

**校方釋疑：**

　　此題目題幹敘述為「研究突顯族群遷入與遷出的重要性，進而了解區塊棲地中的族群變動與基因流動。」，此部分描述為「關聯族群（metapopulation）」的定義，就關聯族群而言，Campbell Biology 11th 定義為 "A group of spatially separated populations of one species that interact through immigration and emigration."，即 "一群在空間上呈現分離的族群的物種，雖然是呈現不連續分布，仍有遷入和遷出之相互作用的基因交流發生，此群相互間具有基因交流發生的族群統稱為關聯族群，因此依據題幹的敘述，最為接近此現象的概念為「(A) 關聯族群（metapopulation）」，因此正確答案為 (A)。

**淺見：**

　　關聯族群又稱「複合族群」，其定義為「由經常局部性絕滅，但又重新定居而再生的族群所組成的族群」。也就是指空間上彼此分離，卻又有某種程度交互作用的同一族群。常用以研究族群間遷入與遷出的重要性，進而了解區塊棲地中的族群變動與基因流動。

---

30. 食品包裝上如有標示 "不溶性纖維"，最可能是下列那一種物質？

　　(A) protein

　　(B) cellulose

　　(C) starch

　　(D) DNA

Ans：(B)

詳解：

　　食物纖維主要分為兩種，水溶性纖維與不溶性纖維，這兩者都不會被腸胃道所吸收，水溶性纖維可以在腸胃道中膨脹增加體積，不溶性纖維不會被腸胃道吸收可以直接到大腸，刺激腸子的蠕動。

不溶性纖維的組成大都是纖維素（cellulose）、木質素（lignin）與半纖維素（hemicelluloses）。它對腸功能的益處有增加腸內容物與殘渣，和促進腸內容物的通過速率，兩者對預防便祕都很重要。

---

31. 細胞膜上有較多的膽固醇聚集的局部區域稱之為 lipid raft，請問當溫度上升時，lipid raft 的膜流動性會與周遭有何差異？
    (A) 流動性相對較高
    (B) 流動性相對較低
    (C) lipid raft 會脫離細胞膜
    (D) 流動性與周遭一致

Ans：(B)

詳解：

脂筏（lipid raft）是細胞膜上富含膽固醇和鞘磷脂的微結構域（microdomain）。大小約 70 nm 左右，是一種動態結構，位於質膜的外小葉。由於鞘磷脂具有較長的飽和脂肪酸鏈，分子間的作用力較強，所以這些區域結構緻密，流動性相對較低。脂筏就像一個蛋白質停泊的平台，與膜的信號轉導、蛋白質分選均有密切的關係。

Simons 在 1988 年提出了"脂筏"的概念。1992 年 Brown 和 Rose 通過試驗提出了脂筏（lipid rafts）的假設。Meer 於 2002 年對微區、脂筏及小窩（caveolae）等做了總結。近年研究發 現高爾基體上也存在脂筏結構。

脂質雙層的脂筏是不同的，外層的微區主要含有鞘脂、膽固醇、羧基末端可結合 GPI2 的錨固蛋白，因為鞘脂含有長鏈飽和脂肪酸，所以 Tm 溫度較高，流動性差，而且黏稠，鄰近的磷脂區其脂肪酸多不飽和，Tm 溫度較低，所以出現分相；細胞膜的內側也有脂筏，與外側的成分不完全相同，主要是此區的脂筏含有較多的醯化蛋白質，特別是信號轉導蛋白。兩層的脂筏是偶聯的，並可以在某些情況下成分發生逆轉。膽固醇不僅是脂筏的重要組成成分，而且在脂筏的形成和結構的穩定過程中發揮著關鍵的作用。

---

32. 下列何者在檸檬酸循環（citric acid cycle）中扮演電子攜帶者的角色？
    (A) $NAD^+$
    (B) NADH 和 $FADH_2$
    (C) isocitrate
    (D) ADP 和 ATP

Ans：(B)

詳解：

在檸檬酸循環（citric acid cycle）中 $NAD^+$ 與 FAD 接受電子後形成攜帶著電子的 NADH 和 $FADH_2$。

33. 在胚胎發育時期，細胞外基質與細胞膜上的特定蛋白質作用，可以誘使胚胎發育時期特定基因的表現，下列何者最有可能為此特定蛋白質？
    (A) fibronectin
    (B) collagen
    (C) integrin
    (D) microtubule

Ans：(C)
詳解：

　　整合素（integrin）又稱為整聯蛋白是一種介導細胞和其外環境（如細胞外基質/ECM）之間的連接的跨膜受體。在信號轉導中，整合素將 ECM 的化學成分與力學狀態等有關信息傳入細胞。因此，整合素除了穿過膜的機械作用，也參與了細胞訊息、細胞週期之調節、細胞型態以及細胞的運動。

34. 如果將 MPF（maturation-promoting factor）注射到 G2 細胞週期的蛙卵母細胞，下列敘述何者最為正確？
    (A) 什麼事都不會發生
    (B) 卵母細胞開始減數分裂
    (C) 卵母細胞開始細胞分裂
    (D) 卵母細胞開始分化

Ans：(C)
詳解：

　　成熟促進因子（Maturation Promoting Factor, MPF），又稱為 Cyclin-Cdk complex，由 cyclin 和 Cdk 兩種蛋白組成。當 MPF 濃度升高使細胞由 G2 期進入 M 期；細胞分裂結束後，Cyclin 便會被分解，Cdk 又恢復成無活性狀態，則促使分裂完的細胞進入 G1 期。

35. 製作染色體核形圖（karyotype）時，細胞是在有絲分裂的那一個階段？
    (A) prophase
    (B) metaphase
    (C) anaphase
    (D) telophase

Ans：(B)
詳解：

　　核型（Karyotype）是一種生物或細胞的染色體組成，用於核型分析。當細胞處於有絲分裂中期（metaphase）時，染色體排列在細胞赤道板，是觀察它們的

最好時機。對這些細胞染色，通過顯微鏡拍照獲得它們的影像，根據它們的大小，條紋以及著絲點所在的位置進行排列整合，就可以得到該細胞的染色體組型圖。

---

36. 有關植物花器的構造，由外而內的次序，下列何者最為正確？
    (A) petals → sepals → stamens → carpels
    (B) sepals → stamens → petals → carpels
    (C) spores → gametes → zygote → embryo
    (D) sepals → petals → stamens → carpels

Ans：(D)
詳解：

以模式植物擬南芥（Arabidopsis）為例，由外而內共分為 4 輪不同之花器：4 個花萼（sepal）→ 4 個花瓣（petal）→ 6 個雄蕊（stamen）→ 2 個融合的雌蕊（carpel）。

---

37. 有關胚胎發育的基本順序，下列何者最為正確？
    (A) blastula → gastrula → cleavage
    (B) cleavage → gastrula → blastula
    (C) cleavage → blastula → gastrula
    (D) gastrula → blastula → cleavage

Ans：(C)
詳解：

動物從一個受精卵發育成為一個新個體，要經歷一系列非常複雜的變化。卵細胞受精以後即開始分裂/卵裂（cleavage）、發育，形成為胚胎。先形成的胚胎為桑椹胚（morula，胚胎的形狀像桑椹），然後形成囊胚（blastula，胚胎呈囊狀），並且植入在子宮內膜中，吸取母體的營養，繼續發育。囊胚壁為滋養層，囊中有內細胞群。胚胎繼續發育，內細胞群的一部分經原腸化發育成具有外胚層、內胚層和中胚層這三個胚層的原腸胚（gastrula），再由這三個胚層分化發育成人體的所有組織和器官。

---

38. 真核細胞進行轉譯（translation）時，帶有下列何種胺基酸的 tRNA 最有可能嵌入核糖體的 P 位（P site）？
    (A) 色胺酸（tryptophan）
    (B) 甲硫胺酸（methionine）
    (C) 酥胺酸（threonine）
    (D) 離胺酸（lysine）

Ans：(B)

詳解：

　　只有帶著甲硫胺酸（methionine）及具有 3'-UAC-5'的胺醯 tRNA，又稱為起始 tRNA，才會直接嵌入核糖體的 P 位與 mRNA 上的起始密碼 5'-AUG-3'配對。

---

39. 將野生型果蠅（灰色正常翅，$b^+ b\ vg^+ vg$）與雙隱性果蠅（黑色捲翅，$b\ b\ vg\ vg$）交配，得到子代數比為 $b^+ b\ vg^+ vg$：$b\ b\ vg\ vg$：$b^+ b\ vg\ vg$：$b\ b\ vg^+ vg$＝1150：1150：0：0，下列何者為此現象最可能的因素？
    (A) 上位遺傳（epistasis）
    (B) 母系效應（maternal effect）
    (C) 基因多效性（pleiotropy）
    (D) 基因連鎖（gene linkage）

Ans：(D)

詳解：

　　具有 b、vg 兩基因的異型合子與雙隱性個體交配（進行試交），而得到的子代表型只有兩種而非符合自由配合律的等比例四種，表示此二基因有連鎖的情形。

---

40. 下列何種技術最能測出某一種特定 mRNA 在組織中表現的位置？
    (A) 原位雜交（*in situ* hybridization）
    (B) RNA 干擾（RNA interference）
    (C) 單核苷酸多型性（single nucleotide polymorphism）
    (D) RNA 反轉錄（reverse transcription）

Ans：(A)

詳解：

　　原位雜合(ISH)是一種被廣泛使用來確認組織及細胞中特定 DNA 或是 RNA 表現位置的方法。最早是由美國生物學家 Mary-Lou Pardue 跟 Joseph G. Gall 在 1969 年所發明的。當生物體的個體不是很大時，可以在不進行切片或是分離的狀況下進行染色，這種做法稱之為全標本包埋原位雜合（Whole – mount in situ hybridization, WISH）。

　　ISH 的原理其實和南方墨點法（Southern blotting）類似，都是利用核酸序列會互補的特性來設計探針（probe）去標定互補（Complementary）DNA 或 RNA。探針必須要能夠和生物體的 RNA 進行互補結合，所以使用的序列為反股 RNA（antisense RNA），正股的探針因為和組織或是細胞內所含有的 RNA 相同，所以無法進行互補，故常被用來做為陰性對照組（Negative control）。

41. 在訊息傳遞過程中蛋白質的磷酸化（phosphorylation）很重要，下列何種胺基酸可以被磷酸化？
    (A) 酪胺酸（tyrosine）
    (B) 甘胺酸（glycine）
    (C) 丙胺酸（alanine）
    (D) 脯胺酸（proline）

Ans：(A)

詳解：

　　蛋白質磷酸化會發生在特定胺基酸上，其中以絲胺酸（Serine）為多，接著是蘇胺酸（Threonine）而酪胺酸（Tyrosine）則相對較少磷酸化的發生，不過由於經過磷酸化之後的酪胺酸較容易利用抗體來純化，因此酪胺酸的磷酸化作用位置也較廣為了解。

42. 有關轉殖植物的敘述，下列何者最不正確？
    (A) 阿拉伯芥（*Arabidopsis thaliana*）是植物研究常用的模式生物
    (B) Ti 是轉殖植物常用的質體
    (C) Bt 毒素基因常被用在許多轉殖植物，作為抗蟲害使用
    (D) 人類吃進 Bt 毒素會引起嚴重腹瀉

Ans：(D)

詳解：

　　我們常說的 Bt 毒素一般指的是蘇雲金芽孢桿菌（*Bacillus thuringiensis*, Bt）產生的殺蟲活性成分，Bt 菌的殺蟲活性成分主要有兩類，分別為殺蟲晶體蛋白（insecticidal crystal protein, ICP）和營養期殺蟲蛋白（vegetative insecticidal protein, VIP）。其中，殺蟲晶體蛋白（ICP）由於其對於靶標害蟲特異性強，對人畜安全等優點，現已成為世界上研究最深入，應用最廣泛的抗蟲基因。

　　ICP 本身並不具備毒性，生物實驗也驗證了其對哺乳動物無害。當 ICP 被目標昆蟲取食後，在昆蟲中腸的鹼性環境中 ICP 會被降解為具毒性的活性肽，並與昆蟲中腸道上皮紋緣膜細胞上的特異受體相結合，引起細胞膜穿孔，破壞細胞滲透平衡，最終導致昆蟲停止取食而死亡。

43. 有關生物及其分類的敘述，下列何者最不正確？
    (A) 水蛭（leech）—環節動物（Annelids）
    (B) 旋毛蟲（*Trichinella spiralis*）—昆蟲綱（Insecta）
    (C) 蚊子（mosquitoes）—昆蟲綱的雙翅目（Diptera）
    (D) 蜜蜂—昆蟲綱的膜翅目（Hymenoptera）

Ans：(B)

詳解：

　　旋毛蟲是一種細小的線蟲，成熟的母蟲長 3～4 mm，約為公蟲的兩倍大，寄生於十二指腸及空腸，生殖的母蟲 2～6 週間可產下 500～1000 個仔蟲，幼蟲寄生於橫紋肌內，並形成包囊。旋毛蟲感染症主要是由豬旋毛蟲（*Trichinella spiralis*）所引起，可寄生於豬、人及許多常見的哺乳類動物。

---

44. 科學家發現若雌性斑馬雀（zebra finches）幼鳥在張開眼睛前 2 天開始讓幼鳥的父本配戴人工頭飾，此幼鳥長大後選擇配偶時，會選擇有人工頭飾的雄鳥。此現象最有可能屬於下列何種行為？
    (A) 擇偶複製現象（mate-choice copying）
    (B) 印痕（imprinting）
    (C) 費洛蒙作用（pheromone effect）
    (D) 先天行為（innate behavior）

Ans：(B)

詳解：

　　科學家在對非人類動物進行研究時發現，有些雌性動物在擇偶時會表現出一種非常有趣的模仿行為，即她們傾向於選擇其他雌性動物之"所愛"作為自己的配偶（Dugatkin & Godin, 1992; Grant & Green, 1996; Munger, Cruz, & Applebaum, 2004; Witte & Ueding, 2003），這種現象被稱為擇偶複製（Mate Copying 或 Mate Choice Copying）。

　　「印痕」，又稱為「銘印、印記、印跡」。在動物行為學中指的是一種學習模式。通常在一段短暫的時期（敏感時期），環境刺激會長久植入個體並改變其行為，看來就好像先天的行為一樣，但仍是經過經驗、學習，由關鍵的刺激形成的現象。印痕一般常指幼小的動物出生後會固定了牠的第一個學習到的視覺、聽覺或觸覺經驗，永留腦中不易消失，此後並跟隨該目標、對象，自然界中通常是自己的父母親。以後的行為，無論是模仿、或是對聲音、顏色及形象等刺激所產生的反應，無不以這個第一印象為範例。題目中描述的現象符合印痕建立並影響行為的內容。

　　印痕與擇偶複製這兩種與費洛蒙無關的後天行為都會造成動物選型交配，是性擇與物種形成的重要機制。

---

45. 孟德爾的獨立分配律（principle of independent assortment）是經由下列何種型式的雜交實驗推論而來？
    (A) monohybrid cross
    (B) dihybrid cross
    (C) trihybrid cross

(D) tetrahybrid cross

Ans：(B)

詳解：

　　孟德爾選擇豌豆具有兩種性狀爲對偶者作爲親代，進行遺傳交配，稱為兩性雜交，或稱為二對因子雜交。例如：選擇種子的顏色和形狀同時觀察，將黃色圓形和綠色皺皮交配，即為兩性雜交。第一子代的表型為黃色圓形；第二子代有四種，黃色圓形、黃色皺皮、綠色圓形和綠色皺皮，比例爲 9：3：3：1。

　　後人將孟德爾根據兩性雜交（dihybrid cross）所得之結論，稱爲自由配合律（或稱為獨立分配律），自由配合律可廣泛適用於其他生物的遺傳性狀。自由配合律的主要內容：（1）形成配子時，一對基因的分離，對另一對基因的分離沒有影響。（2）形成配子時，非對偶基因間會互相組合而同至一配子中。

---

46. Carbon Copy 是第一隻複製貓，其毛色與原提供細胞核的母貓皆為雜色花斑，然而兩者的花紋模式和斑紋位置卻不完全相同。下列敘述何者最為正確？
    (A) 核移植的過程中控制毛色的基因產生突變
    (B) 控制毛色的基因位於 X 染色體上，於發育過程中一條 X 染色體隨機形成巴爾氏體（Barr body）
    (C) 如同玉米顆粒顏色的變化，為跳躍基因躍動現象
    (D) 目前科學無法解釋該現象

Ans：(B)

詳解：

　　2004 年 12 月 24 日，美國德州一位中年婦女成為首位複製寵物的主人，共花費五萬美元透過 Genetic Savings & Clone 公司將其愛貓進行複製，開啟了複製寵物的商業模式。雖然是複製貓，但由於支配毛色的 X 染色體是隨機表現顯隱性的，所以複製出的小貓CC，毛色是橘色的，而非原本的灰色虎斑貓。

---

47. 某一物種對所棲息的環境或群落有強勢的控制力，但不一定是在此群落中具有最多的個體數，下列何者最符合此物種？
    (A) keystone species
    (B) dominant species
    (C) major species
    (D) recessive species

Ans：(A)

詳解：

　　關鍵種或關鍵物種（keystone species，又直譯基石種或基石物種）是指對環境的影響與其生物量不成比例的物種。這些物種對保持生態群落的結構起著重要

的作用，它們影響著生態系統中其他許多生物，並決定了群落中各種物種的種類與數量。

在一生物群聚中，關鍵種的豐度或生物量可能並不是最多，但是牠們通常在食物鏈上占據重要地位，去除該物種則會導致群聚結構的顯著改變；例如美國加州海岸底棲生物群聚的海星，即是當地生物群聚的關鍵種，在去除海星之後，底棲生物群聚結構會產生劇烈的改變，貽貝成為優勢種，而且物種多樣性也降低。

---

48. 真核細胞進行有氧呼吸及無氧發酵時，共用那一種代謝中間產物？
    (A) 丙酮酸（pyruvate）
    (B) 檸檬酸（citric acid）
    (C) 琥珀酸（succinate）
    (D) 乙醯輔酶 A（acetyl CoA）

Ans：(A)

詳解：

在細胞進行有氧呼吸或無氧呼吸的過程中，葡萄糖在細胞質中被分解成丙酮酸，並產生少量的 ATP 及 NADH，糖解作用的過程中沒有氧的參與。在細胞進行有氧呼吸的過程中，糖解作用形成的「丙酮酸」會輸入粒線體的基質中，轉變為乙醯輔酶 A，之後乙醯輔酶 A 進入克氏循環。發酵作用是指「丙酮酸」在細胞質中被糖解作用產生的 NADH 還原成另一種有機物的過程。若丙酮酸被還原成乙醇並釋出 $CO_2$，稱為酒精發酵。若丙酮酸被還原為乳酸，稱為乳酸發酵。

---

49. 粒線體內膜（mitochondrial inner membrane）與下列何種構造有最相近的功能？
    (A) 革蘭氏陰性菌外膜（Gram-negative bacteria outer membrane）
    (B) 細胞核膜內膜（nuclear envelope inner membrane）
    (C) 葉綠體內膜（chloroplast inner membrane）
    (D) 類囊體膜（thylakoid membrane）

Ans：(D)

詳解：

粒線體內膜與葉綠體類囊體膜上都具有電子傳遞鏈，能進行化學滲透磷酸化來產生 ATP。電子傳遞鏈通過氧化還原反應，從陽光在光合作用中（光磷酸化），或者如在醣類，細胞呼吸氧化的情況下獲取能量（氧化磷酸化）。在真核生物中，一個重要的電子傳遞鏈在粒線體內膜發現，通過使用 ATP 合成酶作氧化磷酸化反應。還發現在有光合作用的真核生物葉綠體的類囊體膜上。在細菌中電子傳遞鏈位於其細胞膜上。

50. 哺乳動物的腦區中，下列何者與運動控制功能最不相關？
    (A) 基底核（basal nuclei）
    (B) 杏仁核（amygdala）
    (C) 小腦（cerebellum）
    (D) 運動皮質（motor cortex）

Ans：(B)

詳解：

　　運動皮質位於額葉，包括運動前區及緊鄰初級運動區的運動聯合皮質區，此區的皮質參與運動的規劃及命令的傳出。上述兩個區域均接受來自運動區域的投射，但產生不同的動作：運動前區接受來自小腦經由視丘來的訊息投射，運動聯合皮質區接受來自基底核（basal ganglion）經由視丘來的訊息投射。

　　小腦位於大腦下方，負責協調全身肌肉活動以及平衡。基底核包含多個具廣大作用區的神經核，參與運動的調控與認知。他們參與了皮質與視丘規劃的過程，基底核的功能經由巴金森氏症及亨丁頓氏症（Huntington's disease）影響了部份的基底核，而更加瞭解。

　　杏仁核（Amygdala）位於大腦底部，屬於邊緣系統的一部分，因為形狀類似杏仁而得名。主要功能為掌管焦慮、急躁、驚嚇及恐懼等負面情緒，故有「情緒中樞」或「恐懼中樞」之稱。

# 107 學年度私立醫學校院聯合招考轉學生考試

科目：生物學　　　　　　　　　　　　黃彪老師 解析

選擇題（單選題，共 50 題，每題 2 分，共 100 分，請選擇最合適的答案）

---

1. 有關胞器參與細胞內物質的分解與更新，下列何者最正確？
   (A) 高基氏體
   (B) 粒線體
   (C) 內質網
   (D) 溶體

Ans：(D)

詳解：

*校方釋疑：*

　　細胞中溶體（lysosome）是具有大量的水解酵素，主要功能在於分解大分子物質；內質網可以區分為平滑內質網與粗糙內質網，平滑內質網主要功能為合成脂質、代謝碳水化合物、去除毒物與儲存鈣離子；粒線體主要進行細胞呼吸作用與氧化磷酸化作用生成 ATP；高基氏體則為合成、修飾、和分泌細胞產物，因此，此題最正確的答案為（D）溶體。

*淺見：*

（A）高基氏體與細胞分泌物的形成有關。
（B）粒線體細胞內執行呼吸作用的場所及 ATP 的製造中心。
（C）內質網修飾蛋白質、協助細胞內物質運輸與合成脂質。
（D）溶體含多種水解酵素，與細胞內物質的分解及更新有關。

---

2. 有關糖解作用（glycolysis）的敘述，下列何者錯誤？
   (A) 發生在粒線體的內膜
   (B) 消耗2個ATP，產生4個ATP
   (C) 產生2個NADH
   (D) 不論在有氧或無氧狀況下皆可進行

Ans：(A)

詳解：

　　糖解作用發生在細胞質。

---

3. 下列何者是卡爾文循環（Calvin cycle）的主要產物？
   (A) 蔗糖（sucrose）
   (B) 澱粉（starch）

> (C) 甘油醛-6-磷酸（glyceraldehyde-6-phosphate）
>
> (D) 甘油醛-3-磷酸（glyceraldehyde-3-phosphate）

Ans：(D)

詳解：

　　光合作用的暗反應(卡爾文循環或稱為碳反應)可固定二氧化碳以合成單糖。暗反應發生在葉綠體基質中。經由酵素的催化，一分子二氧化碳和一分子五碳糖（核酮糖，RuBP）作用產生兩分子3磷酸甘油酸（PGA，3PG）。光反應所產生的還原性輔酶（NADPH）和ATP，可協助3磷酸甘油酸轉化爲三碳糖（3磷酸甘油醛，PGAL，G3P），3磷酸甘油醛為光合作用的產物。大部分G3P會再轉化爲核酮糖，以便再用於固定二氧化碳。少部分G3P則在葉綠體內合成澱粉，或輸出到細胞質中合成蔗糖。溫度則是調控暗反應的主要因子。

---

4. 有關C4植物和CAM植物光合作用的共同點，下列何者最正確？
    (A) 兩者只使用光系統I
    (B) 兩者不透過卡爾文循環（Calvin cycle）生產糖
    (C) 兩者不使用核醣糖雙磷酸羧化酶（rubisco）進行固碳作用
    (D) 兩者皆在黑暗中製糖

---

Ans：(C)

詳解：

*校方釋疑：*

　　C4植物和CAM植物光合作用相同部分，在四選項中僅"（C）兩者不使用核醣糖雙磷酸羧化酶（rubisco）進行固碳作用"正確，因C4和CAM植物植物皆使用PEP carboxylase將二氧化碳固定成Oxalocaetate，而非使用核醣糖雙磷酸羧化酶（rubisco）固定二氧化碳；選項"（A）兩者只使用光系統I"錯誤，因C4和CAM植物植物皆有光系統II和I；選項"（B）兩者不透過卡爾文循環（Calvin cycle）生產糖"錯誤，因C4和CAM植物植物皆透過卡爾文循環（Calvin cycle）生產糖；選項"（D）兩者皆在黑暗中製糖"錯誤，因爲C4植物爲不同區域進行卡爾文循環（Calvin cycle），而CAM植物則在白天進行進行卡爾文循環（Calvin cycle）。因此，此題最正確的答案爲(C)兩者不使用核醣糖雙磷酸羧化酶（rubisco）進行固碳作用。

*淺見：*

　　既然"C4和CAM植物植物皆透過卡爾文循環（Calvin cycle）生產糖"，為何又"兩者不使用核醣糖雙磷酸羧化酶（rubisco）進行固碳作用"呢？

5. 一般的細胞週期（cell cycle）中，下列哪一時期所需的時間較短？

(A) G0/G1 phase

(B) S phase

(C) G2 phase

(D) M phase

Ans：(D)

詳解：

　　細胞週期（cell cycle）中，通常G1期長度差異最大而M期耗時通常最短。

6. 依據孟德爾遺傳學理論，在配子形成過程中，等位基因的分離（segregation of alleles）發生在減數分裂的哪一時期？

(A) 減數分裂後期I（anaphase I of meiosis）

(B) 減數分裂中期I（metaphase I of meiosis）

(C) 減數分裂前期I（prophase I of meiosis）

(D) 減數分裂後期II（anaphase II of meiosis）

Ans：(A)

詳解：

**校方釋疑：**

　　所謂的等位基因，又稱對偶基因，依據孟德爾遺傳學理論，二倍體生物的某個基因的基因型，由該基因在同源染色體上特定位置（基因座）所有的一對等位基因所決定。此等位基因的二個拷貝來自父本和母本而來。在減數分裂中，同源染色體正式分離的時期為減數分裂後期I（anaphase I of meiosis），而父母本各自來源的染色體之複製之姊妹染色單體則在減數分裂後期II（anaphase II of meiosis）分離，因此，此題在配子形成過程中，等位基因的分離發生在減數分裂的"（A）減數分裂後期I（anaphase I of meiosis）"，因此，此題最正確的答案為（A）。

**淺見：**

　　等位基因位在同源染色體上，在減數分裂後期I時，隨著同源染色體分離，等位基因也就隨之分離了。減數分裂後期II分離的是複製後的姊妹染色分體。

7. 某種植物的花柄長度由單一基因二等位基因（alleles）控制，其外表型可分為長中、短三種，在特定族群100個個體中，花柄長有30株（$P^L P^L$），花柄中等有30株（$P^L P^S$），花柄短有40株（$P^S P^S$），此$P^L$等位基因在族群中的頻率，下列何者正確？

(A) 30%

(B) 45%

(C) 50%

(D) 55%

Ans：(B)

詳解：

**校方釋疑：**

　　此題敘述某種植物特定族群 100 個個體中，花柄長度由單一基因二等位基因控制，分別為 $P^L$ 和 $P^S$，因為有三種外表型，顯示此特徵共顯性，在整體族群共有 100*2＝200 等位基因，而此 $P^L$ 等位基因在族群中的頻率，在花柄長 30 株的 $P^L$ 數量為 30*2＝60，在花柄中等 30 株的 $P^L$ 數量為 30*1＝30，在花柄短 40 株的 $P^L$ 數量為 0，因此 $P^L$ 數量為 60＋30＝90，$P^L$ 等位基因在族群中的頻率則為 90/200＝0.45＝45%，因此，此題最正確的答案為（B）45%。

**淺見：**

　　$P^L$ 等位基因在族群中的頻率＝（30×2＋30）/（100×2）＝0.45。

8. 人類基因包含外顯子（exon）與內含子（intron），當基因表現時需藉由剪輯（splicing）過程將內含子切除，此過程是藉由下列何者來完成？

(A) ribosomal RNAs（rRNAs）

(B) small interfering RNAs（siRNAs）

(C) small nuclear ribonucleoprotein particles（snRNPs）

(D) heterogeneous ribonucleoprotein particles（hnRNPs）

Ans：(C)

詳解：

　　小核 RNA（small nuclearRNA，snRNA）是真核生物轉錄後加工過程中 RNA 剪接體（spilceosome）的主要成分。現在發現有多種 snRNA，其長度在哺乳動物中約為 100～215 個核苷酸。snRNA 一直存在於細胞核中，與 40 種左右的核內蛋白質（snRNPs）共同組成 RNA 剪接體，在 mRNA 轉錄後加工中起重要作用，負責將 pre-mRNA 中的內含子剪除並連接各外顯子。

9. 若生物材料不易取得且稀少，而使用聚合酶鏈鎖反應（PCR）擴增一段原具有一萬個拷貝的序列片段，經過10次循環後可得到的拷貝數目，下列何者最接近？

(A) 100,000

(B) 1,000,000

(C) 10,000,000

(D) 1014

Ans：(C)

詳解：

聚合酶鏈鎖反應（PCR）約以$2^n$拷貝數/週期的趨勢放大DNA樣本，經過10次循環後，原本一萬個樣本大約變為：$10000 \times 2^{10} = 10,240,000$個拷貝。

---

10. 欲檢測剛出生的男嬰是否為柯林菲特氏症（Klinefelter syndrome），下列何種檢測方法較為經濟且快速？
    (A) 利用核型分析（karyotyping）檢測
    (B) 利用北方墨點法（Northern blotting）檢測$rb1$基因
    (C) 利用DAPI染色進行細胞核染色
    (D) 利用西方墨點法（Western blotting）檢測

Ans：(A)

詳解：

柯林菲特氏症（Klinefelter syndrome）為醫學文獻報告的第一個染色體異常疾病，乃為多了一個X染色體的男性，細胞核型是47,XXY。主要的臨床症狀為高瘦的身材，青春期後出現男性女乳現象，鬍鬚及體毛較少，生殖器在成年之前與常人相同，之後則發育不良，睪丸較小且陰莖較短，恥毛分布如女性，絕大多數患者均不育。其智商正常，平均約90，半數的病人早年會有語言發展遲緩現象，但經適當協助，通常可以適應良好，並不至於有太大的心理或精神上的問題。

因為是染色體異常疾病，所以利用核型分析檢測最為經濟且快速。

---

11. 已知果蠅的$b$及$vg$為連鎖（linked）基因，以$b^+ b\ vg^+ vg$果蠅進行試交（testcross）試驗，得到後代的基因型及其數目分別為$b^+ b\ vg^+ vg$（905）、$b\ b\ vg\ vg$（895）、$b^+ b\ vg\ vg$（97）、$b\ b\ vg^+ vg$（103），此二基因在染色體的距離，下列何者最正確？
    (A) 5 centiMorgan（cM）
    (B) 10 cM
    (C) 15 cM
    (D) 20 Cm

Ans：(B)

詳解：

此二基因在染色體的距離 $= (97 + 103) / (905 + 895 + 97 + 103) = 200/2000 = 0.1 = 10\% = 10cM$。

12. 摩根（Thomas H. Morgan）將紅眼母果蠅與白眼公果蠅進行交配，所產出之
    F1皆為紅眼果蠅，接著將F1子代進行交配後，產出紅眼和白眼的F2果蠅。他
    發現於F2子代中的白眼果蠅皆為雄性。下列敘述何者為此實驗最可能的結
    論？
    (A) 決定眼睛顏色的基因位於X染色體
    (B) 決定眼睛顏色的基因位於Y染色體
    (C) 決定眼睛顏色的基因位於體染色體
    (D) 無法判定眼睛顏色的基因位於何染色體

Ans：(A)

詳解：

　　果蠅的眼睛通常為紅色，紅眼為顯性，白眼為隱性。影響果蠅眼睛顏色的基
因位於X染色體上，而Y染色體上則沒有眼睛顏色的基因，屬於性聯遺傳。雌果
蠅必須兩個X染色體上均有白眼基因存在，才會出現白眼性狀。雄果蠅的X染色
體上如果有白眼基因，就會出現白眼性狀。

　　摩根將白眼雄果蠅與紅眼雌果蠅交配，第一子代（F1）全為紅眼，再將F1雌
雄果蠅互相交配，第二子代（F2）有3/4為紅眼，1/4為白眼；依據孟德爾遺傳法
則推測，紅眼應為顯性，白眼為隱性，但是F2白眼果蠅全為雄性而無雌性。摩根
將親代的性別互換，用白眼雌果蠅和紅眼雄果蠅作為親代交配，則F1雌性皆為紅
眼，雄性皆為白眼，再將F1雌雄果蠅互相交配，則F2雌雄果蠅皆各有半數為紅眼，
半數為白眼。因此推測控制果蠅眼睛顏色的基因位於X染色體上，而Y染色體上
則沒有眼睛顏色的基因，屬於性聯遺傳。

13. 有關動物細胞之染色體、染色質與基因的敘述，下列何者錯誤？
    (A) 染色體為DNA或RNA圍繞組蛋白（histones）構成
    (B) 紡錘絲於細胞分裂時附著於染色體的著絲點，可協助染色分體的分離
    (C) 位於同源染色體上的相對位置之基因稱為等位基因
    (D) 染色質為長細絲狀

Ans：(A)

詳解：

　　染色體存在細胞核內，由DNA與蛋白質所組成，如果我們在電子顯微鏡下觀
察，會發現絲狀的DNA分子，盤旋纏繞在一顆顆的染色體的組織蛋白上；只有
當細胞要進行分裂時，細胞核內疏鬆的染色質，才會捲曲濃縮成棒狀的染色體。

14. 比較兩條DNA的序列，造成此變異的機制，下列何者最正確？
    wild-type sequence　　3'-ATCCGTCCATT-5'
    mutant sequence　　　3'-ATCCCTGCATT-5'

> (A) translocation
> (B) insertion
> (C) inversion
> (D) deletion

Ans：(C)

詳解：

　　野生型與突變型的序列差異在 3'-ATC<u>CGTCC</u>ATT-5' 突變為 3'-ATC<u>CCTGC</u>ATT-5'，是一種倒位（inversion）突變。

---

15. 基因選殖（gene cloning）為大量複製某特定基因的技術，其實驗步驟包括：①宿主細胞培養、②載體基因切割、③轉形宿主、④重組載體，下列何者為最正確的流程？
    (A) ①③②④
    (B) ②④③①
    (C) ④③①②
    (D) ③①②④

Ans：(B)

詳解：

　　基因選殖需先重組DNA（②④）再將其送入宿主（③）後篩選出具有重組DNA的菌落（①）。

　　目前使用基因轉殖的方式，是將目標基因利用限制性核酸內切酶（restriction endonuclease, RE）與接合酶（ligase）嵌入載體（vector）中，再將載體送至宿主細胞中進行複製，而所謂的載體其本身也是一段DNA，但因其可作為外來基因的攜帶者（carrier DNA），因此稱為載體。依照載體目的主要可分為cloning vector及expression vector。因為vector都會隨著宿主DNA複製及細胞分裂，故其中cloning vector主要是用來選殖並保存目標基因；而至於expression vector則是用來表現目標基因的訊息產物(如mRNA、蛋白質等)，這類的載體於基因插入位上游含有啟動子序列，因此可表現出目標基因的訊息產物，但必須要注意的是針對蛋白質產物，其基因每三個一組的密碼子閱讀框架（reading frame）須符合原來載體的讀序（稱之為codon in frame），否則其基因產物會有問題。

---

16. 在豌豆中，花色由單一基因二等位基因控制，紫色等位基因（R）為顯性，白色等位基因（r）為隱性，在一個豌豆的族群中，有64個紫色個體和36個白色個體。假設此族群呈現哈溫平衡（Hardy-Weinberg equilibrium），這個族群r的頻率為下列何者？
    (A) 0.36
    (B) 0.60

(C) 0.64
(D) 0.80

Ans：(B)

詳解：

這個族群r的頻率＝[36/（64＋36）]$^{1/2}$＝0.60。

---

17. 生物若因多倍體化而產生新物種，此現象屬於下列何種機制？
    (A) 同域種化（sympatric speciation）
    (B) 異域種化（allopatric speciation）
    (C) 邊域種化（peripatric speciation）
    (D) 鄰域種化（parapatric speciation）

Ans：(A)

詳解：

　　同域種化是指某個小族群沒有和相關族群有地理上的隔離，但也形成一新種，其基因流動的中斷，可能是因為染色體改變或非隨機交配所造成。植物可透過自體授粉產生多倍體，或異種雜交的方式，來造成同域種化的現象。動物也有同域種化的例子，例如原本專一性很高的榕果小蜂，因某次的遺傳變異，導致小蜂選擇不同種的榕屬植物進行產卵，讓幼蟲在榕果內取食、發育，如此一來便可能與親代族群分離，而造成同域種化現象。

---

18. 有關病毒和細菌之敘述，下列何者最正確？
    (A) 病毒為原核生物，細菌為真核生物
    (B) 病毒的遺傳物質皆為RNA，細菌的遺傳物質皆為DNA
    (C) 病毒和細菌皆在活的宿主細胞內才能繁殖
    (D) B型肝炎、愛滋病的病原體為病毒，肺結核、破傷風的病原體為細菌

Ans：(D)

詳解：

（A）病毒目前並不屬於生物，細菌為原核生物。
（B）病毒的遺傳物質可能為 DNA 或 RNA。
（C）大多數細菌可獨立存活，不需要寄生於活的宿主細胞內。
（D）正確。

---

19. 有關陸地植物世代交替的敘述，下列何者錯誤？
    (A) 苔蘚植物的孢子體較不發達，但仍可獨立生活
    (B) 蕨類植物的生命週期以孢子體較發達
    (C) 種子植物以孢子體為主要的世代

(D) 被子植物的雌配子體發育成胚囊（embryo sac）

Ans：(A)

詳解：

**校方釋疑：**

此題有關陸地植物世代交替的敘述中，選項（A）苔蘚植物主要是以配子體為主要世代，孢子體由配子體之藏卵器中受精卵進行細胞分裂發育形成，主要依賴配子體供應養分而無法獨立生存，此選項錯誤。選項（B）蕨類植物主要為以孢子體世代為主；選項（C）種子植物則皆以孢子體世代為主；選項（D）被子植物的雌配子體又稱為胚囊（embryo sac），發育形成反足細胞、極核、卵、伴細胞等部分（Campbell Biology 11ᵗʰ Page 698）。因此，此題最正確的答案為（A）苔蘚植物的孢子體較不發達，但仍可獨立生活。

**淺見：**

植物的世代交替從低等的植物─蘚苔植物就開始有這種情況。以土馬騌屬（Polytrichum）為例，配子體有雌、雄之分，生成的精子可能隨風送到藏卵器內與卵進行受精作用，所產生的合子發育成孢子體，其不含葉綠體，不能獨立存在，故寄生在雌配子體內。因此我們常見到蘚苔植物的配子體世代，可知低等植物中配子體占主導地位。

但當植物體出現維管束系統後，配子體出現的時間越來越短暫，孢子體開始逐漸顯著。蕨類植物配子體為原葉體，雌雄同株（同時具有藏精器和藏卵器），雖無維管束，但仍可獨立生活；其孢子體發達，具有根、莖、葉的構造，也可獨立生活。種子植物的配子體為胚囊（雌性）和花粉管（雄性），二者皆退化，無法獨立生活，而寄生於孢子體內；其孢子體發達，具有根、莖、葉的構造，可獨立生活，並能利用種子繁殖，有利陸地生活。

20. 植物學家在熱帶雨林發現一新植物物種，詳細觀察此物種的形態解剖特徵及生活史，發現有幾項特徵如下：精子具有鞭毛、具有管胞（tracheid）、孢子體較佔優勢、不會產生種子，由此推論該物種最可能屬於下列何者？
    (A) 裸子植物
    (B) 苔蘚植物
    (C) 被子植物
    (D) 蕨類植物

Ans：(D)

詳解：

根據題目條件，這應該是無種子維管束植物，也就是蕨類植物。

21. 比較真菌和植物的生活史，下列何者的單套體（haploid）階段較雙套體（diploid）階段為長？
    (A) 真菌和苔蘚
    (B) 苔蘚和蕨類
    (C) 蕨類和被子植物
    (D) 真菌和蕨類

Ans：(A)

詳解：

　　真菌生活史中大多數時間是單套體，而陸生植物中單套體（配子體）佔優勢的是苔蘚類。

22. 有關被子植物的共有特徵，下列何者最正確？
    (A) 雙重受精（double fertilization）
    (B) 獨立生長的配子體（gametophyte）
    (C) 依賴風力傳播花粉
    (D) 胚珠（ovule）未包覆在子房（ovary）內

Ans：(A)

詳解：

　　被子植物的主要衍徵包含花、果實、高度退化的雌配子體、胚珠與種子被心皮包覆、花粉萌發於柱頭上、雙重受精、胚乳、韌皮部具有伴細胞等。

23. 有關真菌的共有特徵，下列何者最正確？
    (A) 共生作用
    (B) 具有鞭毛
    (C) 異營式營養
    (D) 有致病性

Ans：(C)

詳解：

　　真菌的類別雖多，體型也不同，但仍有一些共有的特徵可歸納如下：（1）所有的真菌均具有完整的細胞核,意即為真核性生物,但相對於其它真核性的動、植物而言，其細胞核極小，所含的核甘酸含量亦較低。（2）真菌以腐生、寄生或共生的形式行異營來獲得營養。與動物不同的是動物直接攝取食物進入體內消化，而真菌則釋放消化酵素於鄰近的環境，將食物分解成較小的水溶性分子以進入細胞內消化。（3）真菌細胞被覆細胞壁，此細胞壁成份主要為幾丁質；而植物細胞的細胞壁成份主要是纖維素。（4）多數真菌由菌絲組合形成菌絲體再構

成其體型（酵母菌類以單獨細胞或細胞連結成串生活是例外情形），並可從菌絲中產生孢子以完成有性或無性繁殖。

---

24. 有關爬蟲類和哺乳類動物胚胎的構造，具有下列哪四層胚胎外膜的結構？
    (A) 卵黃膜、尿囊、絨毛膜和蜘蛛膜
    (B) 卵黃膜、尿囊、絨毛膜和羊膜
    (C) 卵黃膜、尿囊、蜘蛛膜和羊膜
    (D) 蜘蛛膜、尿囊、絨毛膜和羊膜

Ans：(B)

詳解：

　　陸棲的卵生、卵胎生動物，如爬蟲類、鳥類、毒蛇類和鴨嘴獸等發展出四種胚外膜──卵黃囊、羊膜、尿囊、絨毛膜。而陸棲的胎生動物，即哺乳類，更多了胎盤的出現。

　　卵黃囊（Yolk sac）與後腸相接，內層為中胚層，外層為臟壁中胚層。隨著胎兒的發育，卵黃囊會逐漸萎縮致幾乎消失。羊膜（Amnion）為覆蓋在胎兒外圍的一層膜，內層為外胚層，外層為體壁中胚層。羊膜的外胚層細胞（也就是內層細胞）會分泌一部份的羊水，其他部分的羊水則由胎兒的腎、口腔及呼吸道內的腺體分泌而成。尿囊（Allantois）尿囊為後腸的一個突出，內層為內胚層，外層為臟壁中胚層。隨著胎兒發育，尿囊會逐漸便大，但在胎盤類動物中，尿囊會演變成臍血管。絨毛膜（chorion）為覆蓋在整個胎體外的一層膜，其內層為體壁中胚層，外層為外胚層。絨毛膜的上皮細胞會增大形成一部份的胎盤（placenta），胎盤為母體與胎兒進行生理性交換（physiologic exchange）的地方。

---

25. 一瀕臨絕種的植物，此植物僅存雌株且無法利用扦插的方式進行無性繁殖，因此欲培養該植物細胞誘發體胚以利進行無性繁殖，下列何種細胞最適合用來進行此無性繁殖？
    (A) 成熟的篩管細胞（sieve-tube element）
    (B) 薄壁細胞（parenchyma cell）
    (C) 成熟的木質部（xylem）
    (D) 毛狀體（trichome）

Ans：(B)

詳解：

　　進行無性繁殖的細胞基本條件就是擁有細胞核的活細胞，選項中只有（B）薄壁細胞符合上述條件。

26. 有關固氮作用的敘述，下列何者最正確？
    (A) 行共生固氮的微生物不具獨立生活的能力
    (B) 根瘤菌可控制豆科植物固氮基因的表現
    (C) 氧濃度升高可增加固氮酶的活性
    (D) 共生後的根瘤菌部分性質會與共生前不同

Ans：(D)

詳解：

　　根瘤菌是土壤中常見的桿菌，最早於 1888 年從豆科植物的根瘤中分離而得，因此命名為根瘤菌（rhizobium）。當根瘤菌感染豆科植物時，會經根毛進入植物根部，促進其內的皮層細胞增生，而形成根瘤；生活於根瘤組織中的根瘤菌會形成類菌體，類菌體的部分性質與共生前根瘤菌不同。固氮酶是對氧敏感的酵素，氧濃度升高會減少其活性。類菌體外層包覆著一層膜，膜上鑲嵌豆科血紅素，可控制氧氣擴散進入類菌體中，使類菌體能夠行呼吸作用產生能量，推動固氮作用的進行。單獨生活的根瘤菌不具固氮能力，唯有於根瘤形成類菌體時，才產生固氮能力；此外，不同豆科植物根瘤中所共生的根瘤菌並不相同，與植物間存在著密切的專一性。

　　有些藍綠菌會進入蘇鐵、竹柏等裸子植物的根部而形成根瘤，如念珠藻（Nostoc spp.），念珠藻的藻絲中間具有圓柱狀的異形細胞，可行固氮作用；與根瘤菌不同的是，藍綠菌無論處在游離生活的狀態、或處在與植物共生的狀態，都具有固氮能力。

　　共生型固氮菌與植物的共生關係為互利共生，固氮菌可將空氣中游離氮氣固定於植物的根瘤內，並利用固氮酶催化氨（$NH_3$）的形成，氨溶於水可形成銨離子（$NH_4^+$），以供植物利用。而另一方面，豆科植物的根部可分泌生物素、維生素 B1、醣類及氨基酸等有機養分，供應固氮菌生長所需，並藉此聚集大量固氮菌，以促進根瘤的增生。此外，因共生性固氮菌均屬於好氧性的細菌，若根部土壤太密實、或含水量過高，會使土壤通氣不良，根瘤則不易形成；而若施用過多氮肥，植物將減少促進根瘤發育的物質之分泌，根瘤較不發達，固氮能力也會隨之減弱。

27. 有關植物將水及礦物質從根部運送到植株頂端的機制，下列何者錯誤？
    (A) 透過根的根毛及表皮細胞的質外體（apoplastic）路徑及共質體（symplastic）路徑進入皮層（cortex）內皮層（endodermis）木質部（xylem）的管胞（tracheids）及導管細胞（vessel elements）
    (B) 在木質部內的運送以根壓（root pressure）為主
    (C) 葉子蒸散作用（transpiration）所產生的拉力
    (D) 水分子在木質部內的內聚力（cohesion）與附著力（adhesion）

Ans：(B)

詳解：

　　當水分進入植物根部中柱內的木質部後，便開始進行長程的運輸，這段運輸的過程可能長達數十公尺，例如在澳洲，曾記錄過有樹高超過130公尺的尤加利屬植物。究竟植物是以何種力量將水向上推升呢？答案是根壓的推力與蒸散作用的拉力。

　　根壓的產生主要是因為植物中柱與土壤間的滲透壓差異，而這個差異產生的原因又與內皮層上的卡氏帶有關。因為卡氏帶的阻擋，礦物質分子被根部細胞以主動運輸的方式送入中柱，因而增加了中柱的滲透壓，同時也造成水分被動流入中柱。進入中柱的水分，又因卡氏帶阻擋無法任意向外擴散回皮層，於是在中柱的導管中便產生了一股正壓，將水柱沿著導管向上推升，此即為根壓。根壓可以在切斷莖的植物觀察到，水分由莖部切口冒出來的現象，就是根壓造成的。但因為根壓的力量並不是很大，通常只在小型的草本植物與少數木本植物可以觀察得到，對於大型的木本植物的木質部運送影響很少。

　　蒸散作用是植物體內水分上升最主要的動力。當水分由氣孔蒸散出去時，會造成鄰近葉肉部位的水分含量減少，換句話說，蒸散作用會使該處壓力下降而形成負壓，因此對維管束中水柱產生一股吸引力，只要水柱是連續的，此負壓可以經由葉脈傳遞到根部，將水一路由根部向上拉至葉肉細胞中。

　　另外，由於木質部的導管與假導管的管徑都很細，因此毛細作用也有助於使水柱上升。毛細作用主要源自於水分子與管壁間的附著力、和水分子本身的表面張力（源自於水分子的內聚力）兩者有關。當水分子被管壁上的極性分子向上吸引而向上流時，水分子本身強大的內聚力則會使毛細管腔中的水也往上拉。

---

28. 有關植物吸收水分和無機鹽的敘述，下列何者最正確？
    (A) 植物體藉擴散作用吸收水分和無機鹽類
    (B) 質外體運輸是藉由簡易擴散運輸水分和無機鹽
    (C) 共質體運輸是藉由原生質絲將水分和無機鹽送入卡氏帶（Casparian strip）
    (D) 質外體運輸與共質體運輸皆屬於主動運輸

---

Ans：(B)

詳解：

**校方釋疑：**

　　此題有關植物吸收水分和無機鹽的敘述，選項（A）錯誤，植物體吸收水分和無機鹽類的機制包含多種方式，非單純擴散作用；選項（C）錯誤，因為共質體運輸是指根毛吸收水分和無機鹽後，直接經過細胞膜進入細胞內，進而藉由細胞與細胞間相連的原生質絲，進入木質部，而不通過卡氏帶(Casparian strip)；選項（D）錯誤，質外體運輸與共質體運輸兩者皆不耗能。因此，此題最正確的答案為（B）質外體運輸是藉由簡易擴散運輸水分和無機鹽。

淺見：

　　植物根部吸收水分與礦物質的過程，有被動的純物理現象，也有耗能的主動運輸；途徑則有經細胞壁的質體外運輸，與經細胞質的共質體運輸。

　　水分進入中柱的過程，純粹是被動的物理現象。一般而言，在土壤與植物根部細胞間的滲透壓梯度為：土壤＜表皮＜皮層＜內皮層＜周鞘＜木質部，因此水分會順著滲透壓梯度，不斷的向根部運送。換句話說，若土壤中因為缺水，造成土壤的滲透壓加大時，水分便無法進入植物根部，植物便可能會因缺水而枯萎。

　　礦物質一般會溶解於水中，以離子的形式隨著水分運送，但是離子在經過細胞膜時，會受到細胞膜選擇性的控制，因此根部吸收離子的數量並不會與溶液中的離子數量成比例，科學家的實驗發現，菜豆吸水量增加一倍時，所吸收的鉀、磷與鈣只增加了0.1～0.7倍。主要原因便是水分完全是藉由被動的壓力進入根部，但是其他的離子則須透過細胞膜上的不同蛋白質，經篩選或耗能的方式送入根部，因此可能具有飽和效應。

　　水分與礦物質分子進入植物根部，主要可沿著兩種不同的途徑運送：共質體運輸與質外體運輸。共質體運輸是指水分子與礦物質分子一旦穿過細胞膜，進入表皮細胞的細胞質後，便可以直接經由原生質絲，穿梭於植物細胞的連續性胞質液中，而由表皮穿過皮層、內皮層與周鞘直達中柱；質外體運輸是指物質並不立刻進入細胞中，而是沿著胞外空間或是細胞壁的縫隙移動，但是當物質經由質外體運輸抵達內皮層時，因為內皮層的排列緊密，加上內皮層細胞壁上具有由防水的木栓質形成的構造-卡氏帶，因而阻斷了質外體運輸的路徑，使得物質必須經由進入內皮層細胞的方式，才得以進入中柱。內皮層的卡氏帶在此處扮演了有如控制閘門的角色，控制水分與礦物質進入中柱，並且也可以阻止維管束內的溶質倒流回皮層；因為卡氏帶阻止溶質回流，使得中柱內的滲透壓得以保持比皮層來得高（即水勢能保持比皮層來得低），讓水與礦物質得以源源不絕的流入維管束中。

---

29. 當種子萌芽時，由胚釋放出下列何種主要的植物激素來打破休眠？
    (A) 生長素（auxin）
    (B) 細胞分裂素（cytokinins）
    (C) 乙烯（ethylene）
    (D) 吉貝素（gibberellins）

Ans：(D)

詳解：

　　吉貝素（GA）種類有百餘種，多數植物體內有十多種或更多，以使植株增長的GA3較為人所知。不同的吉貝素化學結構略有不同，功能也稍有差異。主要分布處在種子（最多）、嫩芽。主要作用：促進細胞分裂與延長、使莖的節間伸長、促進部分二年生植物當年提早開花以及促進穀類植物的種子萌發—促進胚乳內養分的分解。

穀類種子浸水→胚產生吉貝素→誘導糊粉層產生水解酵素→分解胚乳中養分以供種子萌發、幼苗發育所需。

---

30. 有關植物枝條酸生長假說(acid growth hypothesis)的敘述,下列何者最正確?
    (A) 植物生長素刺激質膜和液泡膜（tonoplast）中的質子泵
    (B) 植物生長素活化質子幫浦降低細胞壁的pH值,並打斷鍵結使壁柔軟
    (C) 植物生長素和吉貝素為潤滑劑以幫助伸展纖維素微纖維（cellulose microfibrils）
    (D) 植物生長素和吉貝素被運輸到液泡以建立膨脹壓力（turgor pressure）

Ans：(B)

詳解：

　　酸生長假說敘述植物生長素造成植物細胞延長的機制:植物生長素激發細胞膜上質子泵,將質子釋放至細胞壁→初生細胞壁的纖維素層次間的連結變鬆散→水分滲透進入細胞內增加膨壓,細胞壁延伸。

---

31. 下列何種處理方式可提昇萵苣（lettuce）種子中Pfr phytochrome的濃度?
    (A) 照射遠紅光
    (B) 照射紅光
    (C) 長時間曝露於黑暗環境
    (D) 長時間浸於水中

Ans：(B)

詳解：

　　紅光可促進長日照植物開花、抑制短日照植物開花,紅光可促進萵苣的種子萌發、抑制青蔥和百合的種子萌發。若照射紅光後,緊接著照射遠紅光,則原來紅光的作用,將因照射遠紅光而消失。最後一次的光照（紅光或遠紅光）對植物的影響最大。光敏素Pr可吸收紅光,紅光可促使光敏素轉變為Pfr型式。黑暗期被紅光中斷,Pfr/Pr比值升高,會抑制短日照植物開花、促進長日照植物開花。

---

32. 下列何種基因和動物的生理時鐘最相關?
    (A) *tangled-1, Gnom*
    (B) *KNOTTED*-1, *MADS*-box
    (C) *Per2, Bmal*1
    (D) *Hox, BX-C*

Ans：(C)

詳解：

　　參與生理時鐘週期性變化的物質是很多由核內基因編碼的蛋白質分子,而不同生物的生理時鐘所利用的蛋白質結構和種類數目,也略有不同。生物越高等,

參與的生化反應也越複雜。在人體內生理時鐘的細胞裡，細胞核裡面的DNA會製造出兩組和生理時鐘有關的蛋白質。這兩組分別是（PER1、PER2、PER3）和（CRY1、CRY2）。而這個製造過程，需要另外兩種蛋白質CLOCK和BMAL1結合而成的雙體（dimer）來催化，才會有效率。那兩組蛋白質被製造出來之後，會被運輸到細胞核外的細胞質裡。等到細胞質裡的那兩組蛋白質濃度到達一個定值時，它們會交叉結合成複雜的大分子，同時進入細胞核裡去抑制（CLOCK：BMAL1）雙體的功能。於是那兩組蛋白質的濃度，會開始降低，然後（CLOCK：BMAL1）雙體又會逐漸恢復功能，幫助DNA製造那兩組蛋白質。這個蛋白質濃渡的震盪過程，就這樣地以大約24小時的週期周而復始著。

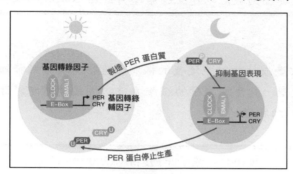

選項（A）、（B）、（D）都是影響植物或動物發育的基因，與動物生理時鐘無關。

---

33. Diethylstilbestrol（DES）為人工合成的雌激素，是一種_____，導致使用的女性_____。
    (A) 內分泌前驅物（endocrine precursor），本身不孕
    (B) 內分泌誘導物（endocrine inducer），體內雄性激素分泌增加
    (C) 內分泌干擾物（endocrine disruptor），所生下的女兒不孕的風險性增加
    (D) 內分泌前驅物（endocrine precursor），體內雌激素量減少

Ans：(C)

詳解：

　　diethylstilbestrol（己烯雌酚），是一種人工合成的強力動情激素，也是一種內分泌干擾物（endocrine disruptor），於1938～1971年，在美國廣泛用於投予高齡或有流產危險的產婦，適應症為防止流產。這 個別名稱為DES的雌激素藥品，後來被證實並不具有防止流產的功效；更令人痛心的是，經過實證研究指出，孕婦服用此藥所產下的女兒，有高達 25%的比例產生子宮頸、陰道、子宮等生殖系統發育不全的問題，甚至有1%的機率可能產生子宮頸癌與罕見的陰道癌。DES因此於1970年代逐漸在各國的藥品市場中停產與禁用。

34. 有關胰臟分泌的酵素，下列何者最正確？
    (A) 核苷酸酵素（nucleotidase）
    (B) 核苷酵素（nucleosidase）
    (C) 磷酸酶（phosphatase）
    (D) 核酸酵素（nuclease）

Ans：(D)

詳解：

**校方釋疑：**

　　此題有關胰臟分泌的酵素，依據 Campbell Biology 11$^{th}$，第 982 頁之 Figure 42.11 資料，pancreas 分泌的酵素包含 pancreatic amylases, pancreatic trypsin, pancreatic chymotrypsin, pancreatic carboxypeptidase, pancreatic nuclease, pancreatic lipase 等，因此，此題最正確的答案爲（D）核酸酵素（nuclease）。

**淺見：**

　　選項（A）、（B）、（C）三類酵素主要由小腸上皮細胞合成。

35. 使用聽診器可聽到心臟跳動的聲音，有關心音產生的敍述，下列何者最正確？
    (A) 是血液衝開瓣膜所產生的聲音
    (B) 是收縮壓與舒張壓的差異所產生的心音
    (C) 第一個心音，來自心房收縮、心室舒張
    (D) 第二個心音，來自心室的舒張

Ans：(D)

詳解：

　　一般正常人的心音分爲第一心音和第二心音。第一心音主要是房室瓣關閉所發出的聲音，而第二心音主要是因動脈瓣（包括主動脈瓣和肺動脈瓣）關閉所發出的聲音。第一心音發生於心室開始收縮時而第二心音發生於心室開始舒張時。

36. 在微血管路徑中，體液淨流出或淨流入微血管是取決於下列何者？
    (A) 視組織需求而定
    (B) 血壓與滲透壓的淨效應
    (C) 流出或流入的液體含養分或是代謝所產生的廢物
    (D) 血液及組織間液的溶質含量

Ans：(B)

詳解：

在微血管路徑中，血液與組織間液的流動直接取決於下列四項：微血管內的靜水壓、微血管內的滲透壓、組織間液內的靜力壓、組織間液內的滲透壓，這四個因素稱為史達林力（Starling forces），若微血管內的靜水壓與組織間液內的滲透壓的壓力總合大於微血管內的滲透壓和組織間液內的靜力壓的壓力總合，代表血液較容易流到微血管外的組織間液；相反地，微血管內的滲透壓和組織間液內的靜力壓的壓力總合大於微血管內的靜水壓與組織間液內的滲透壓的壓力總合，代表組織間液的液體較容易流到微血管內。而正常情況下，兩者之間是處於一種平衡狀態。但是之中的平衡一旦出現變化，就容易造成疾病，例如當組織間液內的滲透壓增加、血液中的滲透壓減少、血管內靜力壓增加時，均容易造成水腫。

37. 有關人類紅血球的敘述，下列何者錯誤？
   (A) 有粒線體可進行有氧呼吸
   (B) 雙凹型可增加氧氣擴散能力
   (C) 是血液中數量最多的細胞
   (D) 不具有細胞核

Ans：(A)

詳解：

**校方釋疑：**

此題有關人類紅血球的敘述，選項（A）錯誤，因為紅血球不具有粒線體，因此僅進行無氧呼吸，而紅血球在選項（B）雙凹型可增加氧氣擴散能力、（C）是血液中數量最多的細胞、（D）不具有細胞核皆正確，而在未成熟時期紅血球則成為"網狀紅血球（reticulocyte）"而非"紅血球（erythrocyte）"，因此，此題最正確的答案為（A）有粒線體可進行有氧呼吸。

**淺見：**

大多數的哺乳動物，像是人、狗、小鼠、貓的紅血球是雙凹圓盤狀的，但是鳥類、兩棲類、爬蟲類的紅血球則以「有核的橢圓形」紅血球為主。有核紅血球是較原始的構造，所以在演化的過程中，除了比較演化較後期才出現的哺乳動物，其他的動物大多維持有核的構造。一般認為紅血球呈雙凹圓盤狀的好處是可以幫助紅血球的體積縮小，不但有助於在細胞間行走，也可能增加乘載氧氣的表面積，並節省能量的損耗。

38. 有關革蘭氏陰性菌（Gram-negative bacteria）所產生的內毒素（endotoxin）為下列何者的成份？
   (A) 細胞壁
   (B) 內孢子

(C) 鞭毛

(D) 生殖線毛

Ans：(A)

詳解：

**校方釋疑：**

此題有關革蘭氏陰性菌（Gram-negative bacteria）所産生的内毒素（endotoxin），爲外膜（outer menbrane）的 lipopolysaccharide，而革蘭氏陰性菌的細胞壁，則包含外膜（outer menbrane）和 peptidoglycan layer 二部分爲主（Campbell Biology 11th Page 627），因此，此題最正確的答案爲（A）細胞壁。

**淺見：**

細菌内毒素（endotoxin），是革蘭氏陰性菌細胞壁個層上的特有結構，主要化學成分為脂多醣（LPS）。内毒素為外源性致熱原（pyrogen），它可激活嗜中性球等，使之釋放出一種内源性致熱原，作用於體溫調節中樞引起發燒。

---

39. 水熊（water bear 或 tardigrades）可以失去身體大部分的水後進入休眠狀態，主要是下列何種物質取代了水分子來保護水熊的細胞？

    (A) sucrose

    (B) maltose

    (C) fructose

    (D) trehalose

Ans：(D)

詳解：

曾經很長一段時間裡，科學界認為海藻糖（trehalose）賦予了水熊忍受乾燥的能力。在很多耐乾燥的生物體中均發現了海藻糖，如酵母，豐年蝦以及某些線蟲。但對水熊的生物化學研究發現水熊中只有很少海藻糖或者根本沒有，並且基因測序也沒有發現合成這種糖所需的酶對應的基因。

在 2017 年 3 月 16 日的分子細胞雜誌上，一個科學家團隊刊文稱這種生存能力的秘密在於一套獨特的蛋白質，並將其稱為緩步類固有無序化蛋白質（TDPs）。研究者確定了當水熊開始脫水時表達水平上調的基因，這些基因編碼的蛋白質 TDPs 是一類固有無序化蛋白質（IDPs）。IDPs 不同於其他蛋白質，不存在固定的三維結構。此後，研究團隊又對其他兩種水熊進行了研究，發現了相同的基因。其中一種水熊的相關基因一直維持高水平表達，對乾燥環境的適應速度比其他兩種更快。

40. 有關休克患者血壓急劇下降，常伴隨排尿量減少現象，下列何者是最可能的原因？
    (A) 鮑氏囊（Bowman's capsule）儲存濾液的量增加
    (B) 促進腎小管（renal tubule）對水分的再吸收
    (C) 增加腎小管（renal tubule）的分泌作用，改變濾液的濃度
    (D) 腎絲球（glomerulus）的過濾功能降低

Ans：(D)

詳解：

**校方釋疑：**

　　此題有關休克患者血壓急劇下降，常伴隨排尿量減少現象，主要是因為血容量快速下降、心臟功能障礙等，此情形造成腎臟灌注壓力下降，腎絲球過濾率下降，同時膀胱內尿液無法排出導致，因此，此題最正確的答案為（D）腎絲球（glomerulus）的過濾功能降低。

**淺見：**

　　休克患者血壓急劇下降，所以身體會採取代償反應，使心跳加速、血管收縮、腎絲球過濾率（GFR）降低等，以提升心輸出量並減少體液流失，來試圖讓血壓上升到正常的範圍。

41. 在哺乳動物免疫系統中可以辨識細菌表面的酯多醣（lipopolysaccharide）的 Toll-like receptor（TLR）為下列何者？
    (A) TLR3
    (B) TLR4
    (C) TLR5
    (D) TLR9

Ans：(B)

詳解：
（A）TLR3 存在於胞吞作用形成的小泡之內表面，可辨識 dsRNA。
（B）TLR4 位於免疫細胞的膜上，可偵測脂多醣（LPS）。
（C）TLR5 偵測鞭毛蛋白（flagellin）。
（D）TLR9 辨識未甲基化 CpG motif 的 dsDNA 片段。

42. 有關神經細胞訊息傳遞，由突觸前纖維透過化學性突觸（chemical synapses）傳遞到突觸後神經細胞的傳遞順序，下列何者最正確？
    ①神經傳遞物質結合至後突觸神經的膜上
    ②鈣離子流入神經細胞的細胞質
    ③脈衝去極化軸突末梢的細胞膜

④化學性離子通道（ligand-gated ion channel）打開

⑤突觸液泡釋放神經傳遞物質進入突觸間隙（synaptic cleft）

(A) ①②③④⑤

(B) ②③⑤①④

(C) ③②⑤①④

(D) ④③①②⑤

Ans：(C)

詳解：

　　由突觸前纖維透過化學性突觸傳遞到突觸後神經細胞的傳遞順序應為選項（C）最合適。

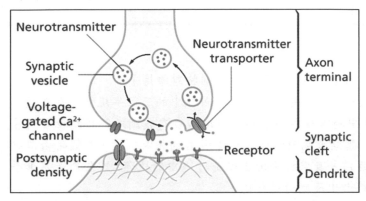

43. 人體在正常生理狀況下，體內氧分壓的高低順序，下列何者最正確？

　　(A) 肺泡＞體動脈＞組織細胞

　　(B) 肺泡＞組織細胞＞體動脈

　　(C) 體動脈＞肺泡＞組織細胞

　　(D) 體動脈＞組織細胞＞肺泡

Ans：(A)

詳解：

　　人體在正常生理狀況下肺泡氧分壓為：105 mmHg、體動脈氧分壓為：100 mmHg、組織細胞氧分壓為：小於40 mmHg。

44. 有關脊椎動物神經系統的敘述，下列何者錯誤？

　　(A) 中樞神經系統包含腦及脊髓

　　(B) 周圍神經系統將訊息傳出及傳入中樞神經系統

　　(C) 交感神經及副交感神經釋出的神經傳導物質都是乙醯膽鹼

　　(D) 交感神經系統及副交感神經系統屬於自主神經系統，大多有拮抗的功能

Ans：(C)

詳解：

交感神經的節前神經元釋放乙醯膽鹼做為神經傳導物質，但節後神經元釋放的神經傳導物質主要以正腎上腺素為主。控制汗腺的交感節後神經元是以乙醯膽鹼為神經傳導物質。

---

45. 有關造成人暈車、暈船的主要原因，下列何者最正確？
    (A) 耳咽管內的壓力改變而關閉
    (B) 鼓膜受到振動
    (C) 半規管受到不正常的刺激
    (D) 前庭的淋巴受到振動

Ans：(C)

詳解：

大腦是由三種感覺受器接收訊息，再藉由控制肢體維持平衡。這三種感覺受器分別是視覺、本體覺與前庭覺。前庭系統包含內耳中的三個半規管，負責偵測頭部轉動方向及速度。其中附著在內耳中的耳石組織會在我們頭部移動位置時產生垂直或水平的加速度，幫助大腦瞭解頭與地心引力的相對位置。大腦藉由前庭神經讓我們能夠感覺到目前是身處於平地上還是行進中的捷運，並在緊急煞車時能夠感受到速度變化即時做出反應避免仆街。

當前庭、本體覺與視覺看到的景物不同時，就會引起知覺衝突，產生暈眩、噁心的感覺。目前較廣為人接受的暈車理論是：當我們坐在車上時，常常看向兩邊窗外，風景是由左向右移動的，或是低頭看著報章雜誌，眼前的物體是靜止的。但是前庭系統卻告訴大腦身體正在向前移動，兩種感覺訊息互相矛盾，大腦會以為自己看到幻覺，而人類由演化經驗得知『產生幻覺最可能的原因是誤食中毒』（Yates, 1998），於是中樞神經的嘔吐反射就會啟動，透過嘔吐來排毒，這樣不舒服的感受就是我們熟知的「暈車」。

---

46. 有關視覺細胞的敘述，下列何者最正確？
    (A) 視桿細胞（rod cell）對光的反應較不敏銳
    (B) 視錐細胞（cone cell）對光的反應較敏銳，但對顏色無法分辨
    (C) 視網膜的中央小凹（fovea）有高密度的視錐細胞
    (D) 視覺細胞中僅視桿細胞內含視覺色素—視紫質（rhodopsin）

Ans：(C)

詳解：

**校方釋疑：**

此題有關視覺細胞的敘述，選項（A）錯誤，因視桿細胞（rod cell）對光的反應較視錐細胞（cone cell）對光更敏感；選項（B）錯誤，理由同選項（A）；

選項（C）正確；選項（D）錯誤，因為感光細胞具有對光線具反應的感光色素（photopigment），在視桿細胞中稱為 rhodopsin，在視錐細胞稱為 iodopsin。因此，此題最正確的答案為（C）視網膜的中央小凹（fovea）有高密度的視錐細胞。

淺見：

（A）視桿細胞對光的反應較敏銳，活化閾值較低，能負責弱光引起的刺激傳達。

（B）視錐細胞對光的反應較視桿細胞不敏銳。

（C）中央小凹中只含有視錐細胞，沒有視桿細胞。

（D）視覺細胞不論是視桿或是視錐細胞都有視覺色素，只是組成不同。

---

47. 有關海洋生態系中，生物生產力最高的區域為下列何者？
    (A) 深海區
    (B) 底棲帶
    (C) 大洋區
    (D) 潮間帶

Ans：(D)

詳解：

校方釋疑：

　　此題有關海洋生態系中生物生產力最高的區域，在生態學中生產力是指生態系中生物量的生成速率，常以每單位時間每單位表面（或體積）的生成質量單位來表示，海洋生態系中生物生產力最高的區域，以每單位時間每單位體積的生成質量單位而言，以潮間帶為最高，因此，此題最正確的答案為（D）潮間帶。

淺見：

　　以總生產力來看（C）大洋區會是最高，而若以單位生產力而言，則（D）潮間帶會是最高的生態區域。

---

48. 在族群生態學中，邏輯族群成長模型（logistic population growth model）之邏輯成長方程式 $\frac{(K-N)}{K}$ 值會影響 $\frac{dN}{dt}$ 的值，其中N代表族群大小、K代表族群負載量（carrying capacity）、$\Delta N$代表族群改變量、$\Delta t$代表觀察族群生長的時間間隔，下列敘述何者最正確？
    (A) 當N值小時，族群數增加最大
    (B) 當K值小時，密度依賴因子的影響較小
    (C) 當N與K相等時，族群為零成長
    (D) 當N趨近K值時，出生率接近零

Ans：(C)

詳解：

（A）當 N 值為 K 值的一半時，族群數增加最大。

（B）當 K 值小時，密度依賴因子的影響較容易看得出來。

（C）正確。

（D）當 N 趨近 K 值時，出生率接近死亡率，族群成長趨近於零。

---

49. 澤蘭屬植物的花蜜含吡咯里西啶生物鹼（pyrrolizidine alkaloid）為其化學防禦機制，可抵抗動物及病原的侵害。斑蝶吸食含此成分之花蜜後，可減少被天敵捕食的機率，該成分也是雄斑蝶合成性費洛蒙的前驅物，澤蘭屬植物和斑蝶間交互作用的關係最佳的表示符號，下列何者最正確？

    (A) +/–

    (B) +/+

    (C) +/0

    (D) –/–

Ans：(B)

詳解：

**校方釋疑：**

　　此題有關澤蘭屬植物的花蜜含吡咯里西啶生物鹼為其化學防禦機制，可抵抗動物及病原的侵害。斑蝶吸食含此成分之花蜜後，可減少被天敵捕食的機率，該成分也是雄斑蝶合成性費洛蒙的前驅物，同時，斑蝶到達澤蘭屬花朵採蜜對於植物而言，主要的功能為攜帶花粉到達柱頭以完成授粉，花蜜為植物引誘授粉者到訪的重要資源，依此澤蘭屬植物和斑蝶間交互作用的關係應為互利共生，最佳的表示符號+/+，因此，此題最正確的答案為（B）+/+。

**淺見：**

　　按照題目敘述澤蘭屬植物與斑蝶共生下兩者均得利，一者得以傳遞後代，一者獲得抵抗力，所以（B）互利共生（＋/＋）會是最正確的答案。

---

50. 有關影響群集多樣性之生物地理因子的敘述，下列何者錯誤？

    (A) 物種多樣性隨緯度增加而減少

    (B) 群集所佔地區愈大，物種數愈多

    (C) 島嶼上的物種多樣性與島嶼大小相關外，亦與鄰近大陸陸塊的距離相關

    (D) 島嶼上的物種是種化與滅絕加總的結果

Ans：(D)

詳解：

**校方釋疑：**

　　此題有關影響群集多樣性之生物地理因子的敘述，選項"（A）物種多樣性隨緯度增加而減少"正確，地球物種多樣性在赤道附近最高，隨著緯度增加而遞減；選項"（B）群集所佔地區愈大，物種數愈多"正確，因為自然棲地下，物種數隨著面積呈持續增加，因此群集所佔的面積越大，理論上物種數隨之增加；選項"（C）島嶼上的物種多樣性與島嶼大小相關外，亦與鄰近大陸陸塊的距離相關"正確，依據島嶼生態學而言，影響島嶼的物種數量之因素，受到島嶼大小和距離鄰近大陸距離雙重影響，島嶼大小影響棲地多樣性，距離鄰近大陸遠近影響物種遷移能力；選項"（D）島嶼上的物種是種化與滅絕加總的結果"錯誤，因為影響島嶼物種的因素為種化、遷入、滅絕、遷出，而非僅種化與滅絕加總。因此，此題最正確的答案為（D）島嶼上的物種是種化與滅絕加總的結果。

**淺見：**

　　依據 MacArthur 和 Wilson 的「島嶼生物地理學（island biogeography）」理論，島嶼的生物多樣性主要取決於物種拓殖率（colonization rate）與滅絕率（extinction rate）所達平衡點。

　　影響島嶼生物多樣性的效應如下：面積效應（area effect）、距離效應（distant effect）、邊緣效應（edge effect）、連結效應（connection effect）、排擠效應（crowding effect）。

　　面積效應：物種拓殖島嶼後的滅絕率受到面積大小的影響。較大的島嶼中物種的棲地面積更大，且有較多種類的物種棲地，所以較多物種遷入後使棲地異質化，將會成功地增加物種數量。另外，較大面積的島嶼還可降低物種因為偶發事件而發生的滅絕，使滅絕率較低。因此，往往大面積島嶼將會比小面積島嶼有更多的物種。

　　距離效應：島嶼的物種來源通常是大陸或其他島嶼。所以越靠近種源的島嶼會有較高的遷入率，也因此往往有更多的物種。距離種源遙遠的島嶼則有較低的遷入率，而且平衡時往往維持較少的物種。所以，隔離度越高的島嶼，通常有比較低的物種遷入率。

　　島嶼面積大、離種源大陸距離近，不僅提供大面積棲地和較充足的資源、也提供較多種類棲地，此外，也使較多物種較容易到達，而使得滅絕率低、拓殖率高，達成平衡時生物多樣性高。反之，島嶼面積小、距離種源大陸遠，使得滅絕率高、拓殖率低，而造成生物多樣性較低。

# 108 學年度私立醫學校院聯合招考轉學生考試

科目：生物學　　　　　　　　　　　　黃彪老師 解析

選擇題（單選題，共 50 題，每題 2 分，共 100 分，請選擇最合適的答案）

---

1. 下列何者為違反哈弟-溫伯格平衡（Hardy-Weinberg equilibrium）時，一族群僅受到族群大小影響所產生的現象？
   (A) 遺傳漂變（genetic drift）
   (B) 天擇（natural selection）
   (C) 基因交流（gene flow）
   (D) 沒有突變（no mutation）

---

Ans：(A)

詳解：

### 校方釋疑：

　　此題題幹中已經清楚敘明「違反哈弟-溫伯格平衡（Hardy-Weinberg equilibrium）時」，在哈弟-溫伯格平衡（Hardy-Weinberg equilibrium）的假設下，須在沒有突變、沒有遷移、沒有天擇、逢機交配、族群無限大為前提下之理想族群。依據 Biology—A Global Approach 十一版 547 至 551 頁課文內容，若是「一族群僅受到族群大小影響所產生的現象」，顯示不是由於天擇、遷移等外部因素所導致。而為族群內部因素所影響，內部因素包含突變、逢機交配、族群無限大等因素，突變的形成主要由遺傳物質的變異造，沒有突變則無造成任何改變；逢機交配部分與族群內雌雄性別相關，與族群大小無關；而會因為族群大小影響的因素，為受到族群內個體數量過少導致的取樣錯誤，導致偏離哈弟-溫伯格平衡，此現象在族群遺傳學中稱為「(A)遺傳漂變（genetic drift）」，此題正確答案為「(A)」。

### 淺見：

　　遺傳漂變是指當一個族群中的生物個體的數量較少時，下一代的個體容易因為有的個體沒有產生後代，或是有的等位基因沒有傳給後代，而和上一代有不同的等位基因頻率。一個等位基因可能（在經過一個以上的世代後）因此在這個族群中消失，或固定成為唯一的等位基因。

　　一般情況下，族群的生物個體的數量越少，族群中基因就越容易發生遺傳漂變。它和選擇、突變、近親繁殖等等都是影響等位基因頻率的因素。

---

2. 有關地球歷史上最大強度的生物大滅絕（mass extinction）事件，在下列何種地質歷史時期發生？
   (A) 志留紀（Silurian）

---

(B) 二疊紀（Permian）

(C) 三疊紀（Triassic）

(D) 侏羅紀（Jurassic）

Ans：(B)

詳解：

### 校方釋疑：

依據 Biology—A Global Approach 十一版 594 至 595 頁課文敘述，在地球歷史發生的 5 次大滅絕，最大的二次為二疊紀(Permian)和白堊紀（Creataceous）大滅絕，二疊紀（Permian）大滅絕造成了 96% 海洋動物滅絕，也是造成二疊紀（Permian）結束而進入三疊紀（Triassic）的原因。另外在 2 億 1 百萬年的三疊紀（Triassic）末期亦發生一次大滅絕事件，此事件造成三疊紀（Triassic）而進入侏羅紀（Jurassic），因此，地質歷史上最大強度的生物大滅絕（mass extinction）事件，為二疊紀（Permian）大滅絕和白堊紀（Creataceous）大滅絕，此題正確答案為「(B)二疊紀（Permian）」。

### 淺見：

地球歷史上著名的五次生物大滅絕：

第一次大滅絕—奧陶紀大滅絕：這次物種滅絕是由全球氣候變冷造成的。在大約 4.4 億年前，撒哈拉所在的陸地曾經位於南極，當陸地匯集在極點附近時，容易造成厚的積冰。大片的冰川使洋流和大氣環流變冷，整個地球的溫度下降，冰川鎖住水，海平面降低，原先豐富的沿海生態系統被破壞，最終導致 85% 的物種滅絕。

第二次大滅絕—泥盆紀大滅絕：這次物種滅絕也是由全球氣候變化造成的。在大約 3.67 億年前，由於地幔運動，一股巨大的岩漿爆出地表，釋放出溫室氣體，導致陸地植物繁茂，陸地植物製造出大量土壤流入海中滋生了大量藻類漂浮在海面，使海洋生物窒息而死，魚類上岸進化成為兩棲動物。70% 物種消失，海洋中的無脊椎動物尤其損失慘重。

第三次大滅絕—二疊紀大滅絕：這次物種滅絕可能是由大陸漂移造成的。在大約 2.45 億年前，由於海平面下降和大陸漂移，所有的大陸聚集成了一個聯合的古陸，富饒的海岸線急劇減少，大陸架也縮小了，生態系統受到了嚴重的破壞，很多物種都失去了生存空間。地球上有 96% 的物種滅絕，其中有 90% 的海洋生物和 70% 的陸地脊椎動物滅絕。

第四次大滅絕—三疊紀大滅絕：這次物種滅絕也是由氣候變化造成的。在大約 2.08 億年前，由於地幔運動產生的壓力致使盤古大陸分裂，海水停止流動，氣溫上升，空氣中充滿有毒氣體。三疊紀晚期出現了兩腳行走的爬行動物，為恐龍的出現打下了基礎。有 76% 的物種滅絕，其中主要是海洋生物滅絕。

第五次大滅絕—白堊紀大滅絕：這次物種滅絕也是由小行星或彗星墜落地球造成的。在大約 6500 萬年前，由於小行星或彗星墜落地球，撞擊使大量的氣體和灰塵進入大氣層，以至於陽光不能穿透，全球溫度急劇下降，黑雲遮蔽地球長達

數年之久。植物不能從陽光中獲得能量，海洋中的藻類和成片的森林逐漸死亡，食物鏈的基礎環節被破壞，大批的動物因飢餓而死，其中就包括陸地的霸主恐龍。約75%～80%的物種滅絕。

---

3. 早期因真核細胞吞噬變形菌（proteobacteria）產生的內共生演化而形成粒線體。有關此作用最初可能的目的，下列敘述何者最正確？
   (A) 增加基因數目
   (B) 增加細胞膜表面積
   (C) 解除細胞內的氧毒性
   (D) 增加ATP的產生數目

---

Ans：(C)

詳解：

**校方釋疑：**

在內共生理論中，真核細胞吞噬變形菌（proteobacteria）將Oxygen-using 非光合作用原核生物吞噬之後，卻能夠解決原來吞噬變形菌（proteobacteria）的細胞內的氧毒性問題，經過多世代之後，才轉變成為細胞內之粒線體構造，此部分最初可能的目的應為「(C)解除細胞內的氧毒性」，在粒線體形成過程，確實有基因平行轉移現象，此現象在葉綠體內共生過程亦有發生，且在遺傳研究結果顯示，此部分的存在不是造成內共生最主要與最初目的，因此此題最正確答案為「(C)解除細胞內的氧毒性」。

**淺見：**

話說二十億年前，命運將細胞的祖先與細菌的祖先拉在一塊兒，而成為同甘共苦、生死與共的合夥人。她們共同面對氧壓力對生物體的毒性，並適當的將其轉化為成能量。此後，細胞展開多采多姿的演化之路，而共生的細菌則退居幕後，形成所謂的粒線體（mitochondria）。

粒線體廣泛存在於真核生物細胞裡。有些細胞內只有一單獨大型的粒線體，但較常見的是單一細胞裡有數百甚至數千個粒線體。每個細胞中約1000～10000個拷貝數的粒線體DNA（Rantanen and Larsson, 2000）。粒線體含量越多通常表示細胞的代謝活性及所需能量較高。粒線體約1至10 μm長。活粒線體會在細胞內移動，還會改變形狀，以提供細胞內能量所需。

粒線體可將碳水化合物轉換為ATP而給予細胞能量的胞器，ATP的產生藉由內膜上的一些蛋白質所組成的呼吸鏈（respiration chain），在酵素催化下，經過一連串的氧化還原反應，將電子傳遞給氧分子。在電子傳遞過程中，會將氧化磷酸化所產生，形成了內膜內外的proton gradient，粒線體膜電位（mitochondrial membrane potential, Δf）因而產生。而內外膜的氫離子濃度差使氫離子經由ATP synthase回到粒線體基質中，釋出能量使得ADP與磷酸根結合成ATP。此稱為氧化磷酸化作用，是細胞ATP的主要來源。

人類粒線體DNA為環狀雙股DNA，包含了37個基因，22個tRNA，2個rRNA可供給蛋白質合成，及產生13個合成ATP所需的蛋白質。粒線體DNA位於粒線體內膜附近，DNA上沒有histone可供保護，且缺乏有效率的DNA修補系統（DNA repair system）與proofreading的能力，使粒線體DNA在複製時所產生的錯誤無法修復；因此粒線體DNA相較於染色體DNA易有突變（mutation）或損傷（damage）的發生，並有研究指出其mitochondrial DNA突變率約為nuclear DNA的16～23倍。

---

4. 有關湖泊受到過多營養物質流入而導致優養化後造成魚類死亡的現象，下列何者是最主要的原因？

(A) 湖泊的養分流入使藻類和藍綠細菌族群急速增長，促進細菌對死亡藻類和藍綠細菌的分解，導致水中氧氣消耗殆盡，致使魚類缺氧死亡

(B) 湖泊的養分流入使藻類和藍綠細菌族群急速增長，減少光線進入湖泊而使水溫下降，最終導致魚類死亡

(C) 湖泊的養分流入使藻類和藍綠細菌急速增長，造成有機化合物的消耗，減少了湖內魚類的食物供應而導致死亡

(D) 湖泊的養分流入導致湖內魚類被毒害死亡

Ans：(A)

詳解：

優養化肇因於植物營養素的過量供給，導致植物及藻類急遽大量成長，這些有機體死亡後大量消耗水體中的溶氧，形成大量缺氧的狀態，導致水質惡化。在水體系統中，窒息性水生植物或浮游性植物（即藻華）的生長速率若提高，會阻礙正常生態系統的運作，使水中缺氧，導致魚類及甲殼類無法生存。

磷酸鹽是造成優養化的限制因子（limiting factor），自然界的磷酸鹽原本固定在土壤中，是植物生長必需的營養素，其流動是藉由侵蝕作用。一旦磷酸鹽被轉移至湖泊等水體中，將很難除去，意即優養化幾乎是不可逆的。此時水變得混濁，顏色轉為綠、黃、褐或紅。人類也同樣受到衝擊：優養化降低河流、湖泊和河口資源的利用價值，如影響娛樂、捕魚、狩獵及破壞環境等，甚至干擾飲用水的處理，造成健康的問題。

---

5. 賽局理論（game theory）最適合用來回答下列何種問題？

(A) 雌性知更鳥如何進行築巢？

(B) 為什麼美洲虎幼崽在遊戲中學習打獵技巧？

(C) 為什麼三種不同外型的側斑猶他蜥在族群中皆存在？

(D) 為什麼海豚會彼此比賽游泳速度？

Ans：(C)

詳解：

賽局理論用於描述生物學現象，最早始於性別比率（sex-ratio）的研究。其他還包括：配偶選擇，兄弟鬩牆，父子矛盾，居所選擇……。掠食者與獵物的鬥爭，寄生蟲與宿主的依存關係，人類語言的消長均可見賽局理論（game theory）的蹤影。事實上從基因、細菌、細胞胞器（organelle）、病毒均可視為在從事合作及衝突（cooperation and conflict）的賽局，以寄生蟲為例，寄生蟲當然以本身盡量繁衍為最高目標。但一個宿主體內，同時有數種不同的寄生蟲品系（strain）存在，或快速演化產生好幾種不同的變動時，不同品系之間就面臨著如何合作與競爭，以避免彼此不知節制的競爭導致宿主及所有品系的滅絕。這就是生物界賽局的實例。

6. 有關種子植物維管束形成層的敘述，下列何者最正確？
   (A) 此區域細胞形態扁平，細胞質濃度高
   (B) 只存在於雙子葉植物的莖部，可使莖加粗
   (C) 此區域細胞為薄壁細胞，可以分裂並分化出各種類型的細胞
   (D) 在細胞分裂後，外側的細胞會分化成木質部，內側的細胞則分化為韌皮部

Ans：(A)

詳解：

**校方釋疑：**

依據 Biology－A Global Approach 十一版 821 至 822 頁課文內容，維管束形成層（Vascular cambium）的來源由為頂端分生組織（Apical meristem）細胞分裂與分化後之原形成層（Procambium）形成維管束組織後，部分未分化細胞保留在維管束中間而成為維管束形成層，此區域位於初生木質部外、初生韌皮部內。此維管束形成層細胞因保有細胞分裂能力，屬於細胞形態扁平、細胞質濃度高的薄壁細胞，當維管束形成層進行細胞分裂時，此稱為二次生長（Secondary growth），在植物中向外分裂細胞分化形成韌皮部相關細胞，向內分裂細胞分化形成木質部相關細胞，但是此維管束形成層僅以分化維管束相關細胞為主，正常情形下無法形成植物全部形態細胞。因此，此題最正確答案為「(A)此區域細胞形態扁平，細胞質濃度高」。

**淺見：**

(A) 微管束形成層屬於分生組織，分生組織的細胞體積小，具較大比例的細胞核、細胞質濃稠及細胞壁薄等特徵，主要機能是行細胞分裂，以產生更多的細胞。

(B) 雙子葉的根部亦可能有維管束形成層的存在。

(C) 分生組織分裂出來的薄壁細胞，一部分仍繼續留在分生區域中，以便持續產生更多細胞，其他則特化形成各種組織。

(D) 外側的細胞會分化成韌皮部，內側的細胞則分化為木質部。

7. 對某陸域生物群落（community）研究其能量的傳遞與代謝，發現群落的總呼吸作用所釋放的能量遠超過此群落生產者經由光合作用所捕獲的能量，下列何種情況最有可能發生？
   (A) 群落的生物量（biomass）在減少
   (B) 群落的生物量在增加
   (C) 群落的生物量守恆
   (D) 群落的生物量沒有一定的趨勢

Ans：(A)

詳解：

　　當群落的總呼吸作用所釋放的能量遠超過此群落生產者經由光合作用所捕獲的能量，也就是淨生態系生產量（net ecosystem production, NEP）為負值時，代表此生態系初級生產量不足以負擔此群落生物所需，意味著此群落已超過環境負載量。因此，可以預期（A）此群落大小（生物量）會逐漸減少。

8. 有關細菌抗藥性形成的機制，下列何者不正確？
   (A) 藥物作用細菌族群產生瓶頸效應（bottleneck）而導致抗藥性
   (B) 藥物作用細菌族群主動進行突變產生抗藥性
   (C) 藥物作用篩選得到少數具抗藥性細菌進行生長繁殖
   (D) 未按醫囑用藥造成細菌族群未被全數殺死進而產生抗藥性

Ans：(B)

詳解：

　　突變是隨機發生的，並不會因為施用抗生素而刺激其主動進行突變甚至產生相應之抗藥性。

　　大致上，細菌有兩個產生「抗藥性」的主要作用方式：

　　一、基因突變產生抗藥性：所有生物（包括細菌）的特性都是由該物種所遺傳的基因所控制。然而，細菌在複製繁殖的過程中，可能會發生「基因突變」；即使「基因突變」的機率是微乎其微，但是菌落之繁殖速率及菌叢數以萬計的量來看，「基因突變」的情況也就相當多。如果突變的基因，正好讓抗生素原來可作用的機轉消失了，那麼抗生素便無法發揮其在連鎖過程中應有的抑制功能，就無法殺死這種細菌。這種不怕抗生素的細菌，在抗生素存在的環境下，仍可繼續生長、繁殖，絲毫不受抗生素的影響；我們稱之為「抗藥性細菌」。

　　二、細菌又自其他具抗藥性的細菌中取得抗藥性基因：有些種類的細菌，可能天生就對某些抗生素有抗藥性；有些細菌種類的則是經由突變而產生抗藥性。這些具「抗藥性」的細菌與許多其他種類的細菌，一起生存在自然環境或人體中，就可能經由許多方式，將相互將這些「抗藥性」之基因傳遞到其他種類的細菌體內，使得其他的細菌也變成具有「抗藥性」。

　　世界衛生組織和美國食品藥物管理局都建議，病人應該確實依醫囑服用抗生素，不可以為症狀改善就自行停藥，療程未結束，表示細菌可能尚未被完全消滅，能夠存活下來的細菌可能有突變或產生抗藥性，使原本有效的抗生素逐漸失效。想想，若是每一種細菌都突變成無敵鐵金剛，可以抵抗任何的抗生素攻擊，那感染的病症就真的無藥可醫了。衛生署為了減緩國內醫療院所產生「抗藥性」之病菌，對於醫師使用「抗生素」訂有嚴格規範，並對於民眾提出「三不政策」之建議：

　　一、不自行購買：「抗生素」是醫師處方藥物，一定要由醫師開立處方才可使用！

　　二、不主動要求：「抗生素」是用來對付細菌的，所以要在確定病症細菌感染時才有療效。如果只是感冒，有90％的感冒是屬於抵抗力不足或是病毒感染，並非是細菌感染；只要體內的免疫功能正常，是會自然痊癒的，根本是不需要「抗生素」的。

　　三、不隨便停藥：若是醫師進行治療時，針對不同的細菌，需要配合「抗生素」；這是有其療程及特定的目的。一旦使用「抗生素」，病人就要按時服藥，直到藥物吃完為止，以維持藥物在體內保有足夠濃度，才能徹底滅絕體內的惡性病菌；耐心地用藥，能避免細菌伺機而起，以後才不會出現「抗藥性細菌」。

---

9. 有關paralogous genes在演化上的意義，下列敘述何者最正確？
   (A) 提供了基因複製發生的絕對時間
   (B) 提供了兩個物種分歧的絕對時間
   (C) 證明兩個物種是不同的祖先來源
   (D) 增加基因體的大小及基因的數量

Ans：(D)

詳解：

　　paralogs講的是「同一個物種（species）內，由同一個基因祖先，複製生成的不同基因，產生基因家族（gene family）」；而orthologs則是「不同species間的同一個基因」。而當paralogous genes出現時，代表（D）基因體的大小及基因的數量增加了。

---

10. 在某野生族群中，已知某基因座是由兩個符合孟德爾顯性／隱性的對偶基因所組成。假設此野生族群大量隨機交配、沒有遷移、沒有突變、也沒有天擇壓力，隱性對偶基因的頻率最初為0.5。當人類在第一年繁殖季前進入此生態系，選擇性捕捉並移除顯性特徵的部份個體。當次年繁殖季過後，有關此族群的敘述，下列何者最正確？
    (A) 基因型為顯性同型合子的頻率會上升，異型合子的頻率會下降，隱性同型合子的頻率會上升

(B) 基因型為顯性同型合子的頻率會下降，異型合子的頻率會下降，隱性同型合子的頻率會上升

(C) 基因型為顯性同型合子的頻率會下降，異型合子的頻率會不變，隱性同型合子的頻率會上升

(D) 基因型為顯性同型合子的頻率會下降，異型合子的頻率會不變，隱性同型合子的頻率會下降

Ans：(B)

詳解：

　　因為人類選擇性捕捉並移除顯性特徵的部份個體，而顯性特徵是由顯性等位基因所造成，所以等同於人類汰除了族群中的顯性等位基因。在上述前提之下，該族群基因池結構會改變，顯性等位基因頻率下降而隱性等位基因頻率上升。因此該族群即便在隨機交配的情況下，也會發生（B）基因型為顯性同型合子的頻率會下降，異型合子的頻率會下降，隱性同型合子的頻率會上升。

11. 美國伊利諾州草原松雞（Illinois greater prairie chicken）因棲地減少而導致族群快速下降，經棲地保育後此草原松雞的族群仍持續變小，下列何者是此現象最主要的原因？
    (A) 獵食者增加
    (B) 食物鏈中斷
    (C) 遺傳變異下降
    (D) 氣候改變

Ans：(C)

詳解：

　　研究人員透過測量蛋的孵化率瞭解受孕的降低從而知道草原松雞族群的崩解，比較來自伊利諾州傑斯帕郡（Jasper County）的 DNA 樣本，與來自博物館鳥類樣本之羽毛中的 DNA 顯示出被研究族群遺傳多樣性的衰減。在 1992 年，韋特邁爾（Ronald Westemeier）、伯浪（Jeffey Brawn）與同事們開始從明尼蘇達州、德克薩斯州與內布拉斯加州等地引進草原松雞來試著增加遺傳多樣性。

　　在轉移後蛋的存活率快速增加，族群因而復育。因此，造成傑斯帕郡的草原松雞族群陷入滅絕漩渦中的原因是「衰減中的遺傳多樣性」。

12. 在演化過程中，下列何者與哺乳類的親緣關係最遠？
    (A) 合弓類（synapsids）
    (B) 爬蟲類（reptiles）
    (C) 獸弓類（therapsids）
    (D) 犬齒類（cynodonts）

Ans：(B)

詳解：

　　爬行綱（Reptilia）動物通稱爬行動物、爬行類、爬蟲類，是一類脊椎動物，屬於四足總綱的羊膜動物，是包括了龜、蛇、蜥蜴、鱷、鳥類及史前恐龍等物種的通稱。合弓綱（Synapsida）是羊膜動物的一綱，包含羊膜動物中，所有與哺乳類關係較近的物種。獸孔目（Theraosuda）通常包括哺乳類，哺乳類是犬齒獸類（cynodonts）的後代。現代哺乳動物的許多特徵，例如：毛髮、乳腺、直立的四肢姿勢，都演化自早期獸孔類動物。

---

13. 科學家研究北極環境變遷，發現此區域發生淡水流量增加與植物的生長季延長等現象，這樣的趨勢推測與下列何種效應最為相關？
    (A) 臭氧層被破壞
    (B) 人口移入北極
    (C) 人為單種栽培化
    (D) 全球暖化的訊號

Ans：(D)

詳解：

　　全球暖化影響下，北極的生長季每10年增加數日，以及多年凍土開始融冰。海水增溫，北極融冰造成冰融成淡水，大量淡水入海使得海水鹽度降低，北大西洋北部海水密度因而降低,使得海水下沉的流量減量,減緩溫鹽環流流動的速度，並衝擊海洋生態系統及漁業。

---

14. 有關葉綠素a吸收能力最強的光譜波長範圍，下列何種色光最正確？
    (A) 藍光和綠光
    (B) 黃光和紅光
    (C) 藍光和紅光
    (D) 黃光和藍光

Ans：(C)

詳解：

　　葉綠素吸收光譜的最強吸收區有兩處，一個在波長為640～660 nm的紅光部分，另一個則是在波長為430～450 nm的藍光部份。也就是說葉綠素會吸收紅光、藍光，但是不吸收綠光，因此它才會是綠色的。

---

15. 在演化過程中，姬緣蝽象（soapberry bugs）族群的嘴喙（beak）平均長度受取食種子在果實中的深度而影響，下列何者是此現象最主要原因？
    (A) 天擇
    (B) 突變（mutation）
    (C) 遷移（migration）

(D) 遺傳漂變

Ans：(A)

詳解：

因為題目裡已經有提到姬緣蝽象族群的嘴喙平均長度受取食「種子在果實中的深度」這項自然因素的影響，所以很明顯是因為天擇所造成的演化現象。

16. 陸生植物的生活史中，配子體（gametophyte）世代和孢子體（sporophyte）世代的植物體交替出現，有關配子體和孢子體各自獨立生存的分類群，下列何者最正確？
    (A) 蕨類植物
    (B) 苔蘚植物
    (C) 被子植物
    (D) 裸子植物

Ans：(A)

詳解：

植物演化過程中，配子體逐漸式微而孢子體逐漸顯著。（A）蕨類植物的配子體與孢子體可以各自獨立生存，而（B）苔蘚植物的孢子體必需依附在配子體上才能存活；（C）被子植物和（D）裸子植物為種子植物，其孢子體顯著，配子體不能獨立存活。

17. 有關植物缺乏下列何種礦物元素後，其症狀會先出現在老葉片而非在新葉片？
    (A) 鋅
    (B) 鐵
    (C) 錳
    (D) 鉀

Ans：(D)

詳解：

*校方釋疑：*

依據 Biology—A Global Approach 十一版 863 頁之 Table 37.1，植物生長所需的大量元素，鉀（Potassium）在缺乏時，主要症狀出現在老葉葉片部分，呈現葉緣乾枯現象；鋅（Zinc）在缺乏時，主要病徵為莖長度變短、新葉變小、變窄且叢生；鐵（Iron）在缺乏時，主要病徵為新葉則變黃至白色而老葉維持正常；錳（Manganese）在缺乏時，主要病徵與缺鐵徵狀類似，差別為在葉脈附近綠色較缺鐵者明顯。因此，此題最正確答案為「(D)鉀」。

*淺見：*

礦物質缺乏的症狀與礦物質養分的功能以及該礦物質在植物體內的移動性有關。如果某種養分在植物中移動力較強，例如：鎂、氮、鉀，則缺乏這種養分時，症狀會先在較成熟的器官顯現出來，這是因為年輕、生長中的組織對缺乏養分有較強的汲取力（drawing power）。移動力較弱的元素，例如：鐵、鈣、錳、硫、鋅，則會先影響較年輕的部位，較老的組織可能存有足夠的礦物質來度過短缺期。

---

18. 有關叢枝菌根（arbuscular mycorrhiza）與根瘤菌（rhizobium）的敘述，下列何者不正確？

(A) 叢枝菌根是植物根與真菌的共生現象；根瘤菌則是植物根與細菌的共生現象

(B) 叢枝菌根和根瘤菌的作用類似，均可明顯增加植物對磷的吸收

(C) 植物根部分泌的獨腳金內酯（strigolactone）可促進菌絲生長有利於叢枝菌根形成

(D) 根瘤菌必須透過豆血紅素（leghemoglobin）降低根瘤內部游離的氧氣濃度

Ans：(B)

詳解：

**校方釋疑：**

依據Biology—A Global Approach 十一版708頁和868頁課文相關敘述，叢枝菌根是指植物根部受到菌根真菌菌絲感染後，菌絲侵入根部皮層細胞後，在其內形成細小雙叉分支的叢枝體（arbuscule），可以與植物交換營養物質，由植物獲得碳水化合物，而幫助植物由土壤中吸收礦物質，而植物根部分泌的獨腳金內酯（strigolactone）可以誘導叢枝菌根真菌靠近與促進菌絲生長，可以加速叢枝菌根形成。根瘤形成則是根瘤菌受到植物根部分泌相關誘導物質後移動進入，形成類菌體後開始進行固氮作用，且固氮酶對於氧氣敏感，因此由豆科植物的豆血紅素（leghemoglobin）調控氧氣濃度。因此，此題在「(B)叢枝菌根和根瘤菌的作用類似，均可明顯增加植物對磷的吸收」中，叢枝菌根和根瘤菌的作用是明顯不同，叢枝菌根可幫助植物由土壤中吸收磷而根瘤菌則形成類菌體後進行固氮作用，二者在此選項錯誤。此題正確答案為「(B)」。

**淺見：**

(B) 叢枝菌根可明顯增加植物對磷等無機養分的吸收，但根瘤菌主要提供植物含氮養分，兩者的功能並不相同。

---

19. 有關植物免疫反應的敘述，下列何者不正確？

(A) 植物沒有適應性免疫系統（adaptive immune system）

(B) 細菌鞭毛蛋白（flagellin）是引發植物先天免疫系統（innate immune

system）常見的誘導劑（elicitor）

(C) 植物辨識病原相關分子樣式（pathogen-associated molecular pattern）最終產生植物抗毒素及抗體

(D) 病原感染植物後所產生的效應劑（effector）會抑制植物對病原相關分子樣式的辨識能力

Ans：(C)

詳解：

　（C）植物目前並未發現有適應性免疫系統，也沒有產生抗體的現象。

---

20. 植物的次生木質部（xylem）及次生韌皮部（phloem）是由下列何者分裂與分化出來的？
    (A) 木栓形成層（cork cambium）
    (B) 髓（pith）
    (C) 維管束形成層（vascular cambium）
    (D) 表皮（epidermis）

Ans：(C)

詳解：

　植物的次級生長由次生分生組織產生，木栓形成層向內分裂分化產生栓內層（綠皮層），向外分裂分化產生木栓層；維管束形成層向內分裂分化產生木質部，向外分裂分化產生韌皮部。

---

21. 下列何種植物荷爾蒙（hormone）會減緩植物的生長？
    (A) 離層酸（abscisic acid）
    (B) 油菜固醇（brassinosteroids）
    (C) 細胞分裂素（cytokinins）
    (D) 吉貝素（gibberellins）

Ans：(A)

詳解：

　（A）離層酸能抑制種子萌發，因此又稱休眠素，可使幼苗暫時休眠，運送時比較不會受到傷害；在成熟或老化的葉內含量較多，所以老葉易脫落；植物遇到乾旱逆境時，葉肉細胞產生離層素，促使氣孔關閉、葉片捲曲、加速老葉的老化與掉落、減緩枝條生長。

---

22. 有關鳳梨所結的果實是屬於下列何種果實？
    (A) 單果（simple fruit）
    (B) 聚合果（aggregate fruit）

(C) 複果（multiple fruit）

(D) 附果（accessory fruit）

Ans：(C)

詳解：

　　鳳梨屬於多花果（multiple fruit）且為假果（accessory fruit），由一個花序上的許多朵花共同發育而成的果實。這題應該（C）、（D）都對，在本人臉書和 109 生物 line 群組都有提醒，但卻沒有人提釋疑。

---

23. 植物葉子的氣孔開闔與保衛細胞（guard cell）有關，下列何種離子進入保衛細胞後會導致氣孔（stomata）打開？

(A) 鉀離子（$K^+$）

(B) 鎂離子（$Mg^{2+}$）

(C) 鈉離子（$Na^+$）

(D) 鈣離子（$Ca^{2+}$）

Ans：(A)

詳解：

　　氣孔是水分蒸散的主要途徑，保衛細胞可依植物的需求來調整氣孔的開閉，當氣孔打開時，將有較多水分從氣孔散失。保衛細胞的脹縮直接控制氣孔的開閉，而細胞內鉀離子（$K^+$）濃度及水的移動方向則會影響保衛細胞的脹縮。植物於白天進行光合作用時，鉀離子進入保衛細胞，使細胞內溶質濃度增加，水隨之進入，以達滲透平衡，因此使保衛細胞膨大，造成氣孔張開。在黑暗中，鉀離子離開保衛細胞，水隨之流出細胞，使保衛細胞萎縮，造成氣孔閉合。

---

24. 下列何種組織或器官與其發育來源的胚層之配對不正確？

(A) 肌肉——中胚層

(B) 皮膚——外胚層

(C) 神經——中胚層

(D) 胃——內胚層

Ans：(C)

詳解：

　　外胚層會生成中樞神經系統（central nervous system, CNS）、周邊神經系統（peripheral nervous system）、感覺皮層包括眼睛、耳朵、鼻子、表皮及其衍生物、乳腺、腦下垂體、皮下腺體、和牙齒的琺瑯質。神經脊細胞（Neural crest cells）由神經外胚層（neuroectoderm）發展而來，形成脊髓、頭部（5、6、9、10）和自律的神經節、周邊神經系統的髓鞘細胞（ensheathing cells）、皮膚的色素細胞、肌肉、結締組織（connective tissue）、咽弓（bone of pharyngeal arch origin）、腎上腺髓質（suprarenal medulla）、腦膜、脊髓。

中胚層會生成結締組織、軟骨、骨頭、平滑肌、條紋肌、心臟、血管、淋巴管、腎臟、卵巢、睪丸、生殖道、體腔內的漿膜（serous membrane）（心包膜、胸膜、腹膜）、脾臟、腎上腺的皮質。

內胚層生成為胃腸道和呼吸道的上皮細胞、扁桃腺、甲狀腺、副甲狀腺、胸腺、肝臟、胰腺、膀胱的上皮細胞和大部份的尿道、耳道（epithelial lining of the tympanic cavity）和鼓膜（tympanic antrum）、耳咽管（pharyngotympanic tube）。

---

25. 在研究細胞的內部超微結構時，下列何種顯微鏡可以獲得最好解析度？
    (A) 相位差光學顯微鏡
    (B) 共軛焦螢光顯微鏡
    (C) 掃描式電子顯微鏡
    (D) 穿透式電子顯微鏡

Ans：(D)

詳解：

　　(D)「穿透式」「電子顯微鏡」才能看到細胞「內部」的「超顯微結構」。

---

26. 有關植物光合作用之敘述，下列何者不正確？
    (A) 光反應（light-dependent reaction）進行場所為類囊體
    (B) 暗反應（light-independent reaction）在葉綠體的基質中進行
    (C) 光反應將光能轉變為化學能，暗反應將化學能轉變為光能
    (D) 光反應所產生的NADPH和ATP，可協助甘油酸轉化為三碳醣

Ans：(C)

詳解：

　　(C)植物光合作用中，光反應將光能轉變為化學能，暗反應將化學能（$CO_2$）轉變為化學能（G3P）。

---

27. 有關植物進行光合作用的過程中，葉綠體的光反應產生ATP及NADPH的順序，下列何者最正確？
    (A) 太陽光→光系統I（photosystem I）→ATP→光系統II（photosystem II）→NADPH
    (B) 太陽光→光系統II→ATP→光系統I→NADPH
    (C) 太陽光→光系統I→NADPH→光系統II→ATP
    (D) 太陽光→光系統II→NADPH→光系統I→ATP

Ans：(B)

詳解：

　　高等植物進行光反應的過程中，天線色素吸收光能後將能量傳遞給光系統（PSI、PSII）的反應中心P700或P680的葉綠素a分子，葉綠素a分子吸收能量後會轉變為高能量的激動態（excited state），以致其分子上的電子被擊發出來。

　　被擊發出來的高能電子會被囊狀膜上的電子傳遞鏈蛋白接收；其中電子不再重覆使用的稱為非循環式電子傳遞鏈，其過程為PSII吸收光能後，促進水的光解（$2H_2O \rightarrow O_2 + 4H^+ + 4e^-$）釋放電子，此電子經由PSII轉送給PSI，再由PSI傳遞給NADP$^+$而形成NADPH＋H$^+$。而NADPH＋H$^+$中的電子最後則作為二氧化碳轉換為碳水化合物的還原劑。電子由PSII轉送給PSI的過程中，因傳遞蛋白對電子的親和力不同，電子會先後傳給：pheophytin（pheo）→plastoquinone（PQ）→cytochrome f（Cyt f）→plastocyanin（PC），在PQ與Cytf間可以產生質子濃度梯度，使質子在囊狀膜中累積高濃度，高濃度質子通過膜上質子通道由囊中往外運送時，經酵素ATPase的催化作用而產生能量ATP。

　　在非循環式的電子傳遞過程中，一對電子的傳遞可以產生一個ATP及一個NADPH。

---

28. 有關動物細胞減數分裂時，染色體聯會（synapsis）發生的時期，下列何者最正確？

　　(A) prophase I

　　(B) prophase II

　　(C) metaphase I

　　(D) metaphase II

Ans：(A)

詳解：

　　在第一減數分裂的前期，每一條染色體的姊妹染色體與其同源染色體的姊妹染色體，會互相配對並且緊密的連在一起，此現象稱為「聯會」。同源染色體聯會形成「四分體」。

---

29. 下列哪一選項不包含在人體的先天免疫（innate immunity）系統？

　　(A) 自然殺手細胞（natural killer cell）

　　(B) 補體（complement）

　　(C) 干擾素（interferon）

　　(D) T淋巴細胞

Ans：(D)

詳解：

| 免疫反應的種類 | 參與的分子或細胞 | 功能 |
|---|---|---|
| 先天性免疫 | 生理屏障 | 阻隔外界微生物 |
| | 白血球 | 吞噬作用 |
| | 補體 | 發炎反應 |
| | 可溶性蛋白質 | 溶解微生物或調理作用 |
| 後天性免疫 | B細胞 | 產生抗體參與體液性免疫反應 |
| | T細胞 | 含$T_H$與$T_C$細胞執行細胞性免疫反應 |

30. 當兩個基因的重組頻率約為1%，下列敘述何者最正確？
   (A) 僅在性染色體上
   (B) 未連鎖在同一染色體
   (C) 在同一染色體上，但彼此非常遠
   (D) 在同一染色體上，但彼此非常接近

Ans：(D)

詳解：

在減數分裂同源染色體複製後，同源染色體配對形成四分體，其中二條染色分體有時在相同的部位會斷裂，然後又彼此互相交換一部分染色體，這種情形稱為互換（或稱為染色體互換）。染色體發生互換後，位於同一染色體上的基因便和原來不一樣，稱為基因重組。

發生互換的配子在全部配子中所佔的百分比，稱為互換率（或稱為重組率），最大值為50％。可利用各種不同性狀的異型合子作試交，再根據後代表現型比例算出基因的互換率。互換率的多少，和染色體上基因間距離的遠近有關。兩個基因在染色體上的距離越遠，發生互換的機會越多，因此互換率可代表這兩個基因在染色體上的距離。

因此，當兩個基因的重組頻率約為1%表示，（D）此兩基因連鎖，且彼此非常接近，極不容易發生互換。

31. 哺乳動物呼吸氣體（respiratory gases）的濃度差異在下列哪一對血管中是最大的？
   (A) 肺靜脈（pulmonary vein）和上腔靜脈（superior vena cava）
   (B) 肺動脈（pulmonary artery）和下腔靜脈（inferior vena cava）
   (C) 肺靜脈和主動脈（aorta）
   (D) 右腿和左腿的靜脈（veins）

Ans：(A)
詳解：

　　（A）肺靜脈中為充氧血（PO₂～100 mmHg），上腔靜脈中為缺氧血（PO₂～40 mmHg），兩者氧濃度相差最大。（B）、（D）均為缺氧血、（C）均為缺氧血

---

32. 下列何者在細胞自嗜作用（autophage）中扮演降解受損胞器的角色？
    (A) 核小體（nucleosome）
    (B) 核醣體（ribosome）
    (C) 葉綠體（choloroplast）
    (D) 溶酶體（lysosome）

Ans：(D)
詳解：

　　當細胞接受到養分不足、氧氣不足等訊息時，細胞膜上具有訊號接收站能夠將訊息往細胞內回報，此時細胞內的多種蛋白質和脂質先形成彎月狀的雙層膜構造，稱為吞噬泡（phagophore），吞噬泡會藉由增加新的膜逐漸增大，並且將受損的胞器或蛋白質包圍，最後凹陷端關閉成為囊狀構造的自噬體（autophagosome），這個自噬體就類似於細胞內的垃圾車，準備將垃圾載往垃圾處理場，垃圾處理場就是溶酶體（lysosome），自噬體的外層膜會與溶酶體的膜融合形成「自噬溶小體（autolysosome）」，藉由溶體內水解酵素分解老舊胞器或蛋白質成小分子物質，其中小分子物質如胺基酸則可以再回收利用成為材料，如此完成自噬作用。

---

33. 在基因序列（sequence）分析方法中，下列何種方法最適合用來大量分析基因的序列？
    (A) 原位雜交法（*in situ* hybridization）
    (B) 凝膠電泳法（gel electrophoresis）
    (C) 聚合酶鏈鎖反應法（polymerase chain reaction）
    (D) 次世代定序法（next-generation sequencing）

Ans：(D)
詳解：

　　自 2003 年人類基因體完成定序後，分子生物學正式邁向後基因體時代（Post-Genome Era），許多新興學門亦應運而生，如代謝體學、蛋白質體學、藥理基因體學、毒理基因體學等，這些學門有一共同的特性，就是必須仰賴更快、更經濟、資料量更大的核酸定序，也因此開啟了次世代核酸定序的新頁。

　　現階段核酸定序（DNA Sequencing）的方法有兩種，分別為英國學者 Frederick Sanger 發表的一代定序（又稱為 Sanger 定序）及德國生技大廠羅氏（Roche）公司

開發的次世代定序（Next Generation Sequencing, NGS）。隨著第一片生物晶片（Microarray）問世，生物技術走向了基因高通量分析（High-Throughput Analysis）的時代；直到西元2005年Roche推出Roche/454 Genome Sequencer 20 System，正式寫下次世代定序的序章。

次世代定序又稱為大量平行定序（Massively Parallel Sequencing, MPS），是建構在一代定序的基礎上開發出的新技術，藉由同時間大量的短序列片段（Short Reads）定序達成高速以及高通量的效果，且樣品不需經質體複製就能進行定序，減少了複製過程可能出現的錯誤率。

次世代定序的成熟以及普及化，使得針對生物體內系統性變化的觀測不再遙不可及。相較於現今核酸定序的單一基因分析，快速且廣域的定序方式宣示了生物技術將不再侷限於單一物種或是單一基因的研究方式，而是走向更寬廣且全面化的系統性生物學分析。

---

34. 若一人類患者的腦幹（brainstem）受損，下列何種情況會最為明顯？
    (A) 無法調節體溫
    (B) 無法調節心臟功能
    (C) 出現幻聽
    (D) 出現視幻覺

Ans：(B)

詳解：

腦幹由中腦（midbrain）、橋腦（pons）、延腦（medulla）三部分組成，上接間腦、下接脊髓。腦幹位於大腦下方，小腦前方。它負責調節複雜的反射活動，包括調節呼吸作用、心跳、血壓等，對維持機體生命有重要意義。

中腦（midbrain）：位於腦幹最上方。第3、第4對腦神經之起源，負責聽覺、視覺的傳播。橋腦（pons）：位於中腦和延腦中間。第5～8對腦神經之神經核居住於內，內含呼吸調節區，長吸區。延腦（medulla）：又稱延腦，連結橋腦和脊髓。第9～12對腦神經之起源，內含心臟中樞、血管運動中樞、呼吸節律中樞，打噴嚏、咳嗽、打嗝、嘔吐、吸吮及吞嚥之控制中樞亦位於此，因此有「生命中樞」之稱。

---

35. 有關小腸內襯部位其細胞與細胞之間的液體不會滲漏的主要原因，下列何者最正確？
    (A) 細胞間具有gap junctions
    (B) 細胞間具有extracellular matrix
    (C) 細胞間具有tight junctions
    (D) 細胞間具有plasmodesmata

Ans：(C)

詳解：

　　脊椎動物特有的細胞連接（cell junction）方式，分為以下3類，每一種連接都有其獨特的功能：

　　緊密連接（tight junction）：主要功能是封閉細胞間隙，由連接蛋白（junctional protein）由內向外連接而成兩細胞間的緊密相連（interlocking），形成物質無法任意穿透的屏障。例如人體最大的組織—上皮組織，是由密集的上皮細胞和少數的細胞間質緊密結合組成。通常具有保護、支持、隔離、屏障等功能。

　　粘著連接（adhesion junction；anchoring junction）：主要功能是細胞之間的粘著，是最複雜的細胞連接方式。組織和器官的細胞，都須互相黏著連接並附著於細胞外基質的部分構造，以固定其結構。主要由中間絲蛋白—角質蛋白（keratin）或結蛋白（desmin）形成黏著，使相鄰細胞的質膜（plasma membrane）彼此連接或形成一個密集的細胞膜上斑塊，使細胞間的物質可以通過。依據粘著連接中的細胞外基質、細胞骨架蛋白（cytoskeletal protein）和跨膜連接蛋白（transmembrane linker protein）的不同，可區分為四種黏著類型，包括橋粒（desmosome）、半橋粒（hemidesmosome）、粘著帶（adhesion band）和粘著斑（adhesion plaque）。

　　間隙連接（gap junction；communicating junction）：主要功能是細胞之間的溝通，是動物細胞間最普遍的細胞連接，傳遞訊息和養分等代謝物。是在相互接觸的細胞間形成孔道，由間隙連接蛋白（connexin）形成的親水性跨膜通道（transmembrane channel），孔徑約1.5奈米，兩細胞間的物質，如細胞基質、代謝物質等的流通。藉由細胞間溝通達到代謝與功能的統一。

　　以上三種細胞連接方式—緊密連接、粘著連接和間隙連接，在有些細胞常同時存在這三種不同結構，並形成連續的帶狀結構，當以其中兩種或兩種以上結構複合存在時，稱為連接複合體（junctional complex）。

---

36. 有關細胞凋亡（apoptosis）的敘述，下列何者不正確？
    (A) 過程中細胞膜仍維持完整，但核DNA開始片段化（DNA fragment）
    (B) 過程中引起發炎（inflammation）反應
    (C) 過程中活化細胞酵素如caspases
    (D) 屬於一種細胞訊息傳導路徑

---

Ans：(B)

詳解：

　　細胞死亡的方式，一為受外來因素導致之急性傷害死亡，稱之為細胞壞死（necrosis）；另一種則為所謂的壽終正寢之老化凋亡，即是細胞凋亡（apoptosis），為細胞在基因控制下的主動式自我滅亡作用（cell suicide）。

細胞壞死：由病理刺激導致的「被動性」細胞死亡，其過程沒有基因調控參與，細胞呈現脹大、DNA沒有規律地裂解成碎片、胞膜破裂內容物外溢、細胞核固縮等現象，並會引起嚴重的發炎反應。

細胞凋亡：由病理或生理刺激引起的「主動性」細胞凋亡，其過程由基因調控，造成細胞收縮與粒線體膜外翻、核膜上有小泡（blebbing）產生、染色質濃縮、DNA 裂解成180～200 base paris及其倍數的寡核苷酸片段，最後細胞膜向內收縮形成凋亡小體（apoptotic body），多數小體含有核成份，並立刻被附近的巨噬細胞或組織細胞吞噬，無細胞膜溶解、粒線體和溶酶體破壞或內容物漏出的情形，不會引起發炎現象。

37. 有關古細菌的敘述，下列何者<u>不正確</u>？
    (A) 古細菌和細菌都屬原核生物
    (B) 古細菌有部分的特性與真核細胞相近
    (C) 古細菌多生長在極端環境
    (D) 古細菌為演化最早的生物

Ans：(D)
詳解：

古細菌與真細菌都屬於原核生物，根據科學家分析各種因素，認為古細菌演化自真細菌，而且親緣關係接近真核生物。所以，目前認為演化最早的生物為真細菌。

38. 血清素（serotonin）屬於下列何種神經傳導物質（neurotransmitter）？
    (A) 胺類（amine）
    (B) 胺基酸（amino acid）
    (C) 胜肽（peptide）
    (D) 氣體（gas）

Ans：(A)
詳解：

血清素（Serotonin，全稱血清張力素，又稱5-羥色胺和血清胺，簡稱為5-HT），為單胺型神經傳導物質，由色胺酸經色胺酸羥化酶轉化為5-羥色胺酸，再經5-羥色胺酸脫羧酶在中樞神經元及動物（包含人類）消化道之腸嗜鉻細胞中合成。5-羥色胺主要存在於動物（包括人類）的胃腸道，血小板和中樞神經系統中。 它被普遍認為是幸福和快樂感覺的貢獻者。

39. 有關正常人體消化系統中，吸收水分最多的場所，下列何者最正確？
    (A) 盲腸（cecum）
    (B) 結腸（colon）
    (C) 十二指腸（duodenum）
    (D) 直腸（rectum）

Ans：(B)

詳解：

**校方釋疑：**

　　小腸的十二指腸不是主要吸收離子及水份的場所，空腸及迴腸才是吸收大量（80～90%）離子及水份的主要場所，剩下的水份則由後端大腸的結腸吸收。因此最適合的答案為(B)。

40. 人類乳癌依據下列三種受體estrogen receptor $\alpha$、progesterone receptor、HER2的表現程度，可被區分為四種不同亞型。這三種受體中，下列何者位於細胞膜？
    (A) estrogen receptor $\alpha$
    (B) progesterone receptor
    (C) HER2
    (D) estrogen receptor $\alpha$及progesterone receptor

Ans：(C)

詳解：

　　HER2就是人類上皮因子接受體第2蛋白（Human Epidermal Growth Factor Receptor 2），是HER2基因的蛋白質產物。在正常情形下，HER2基因一般有2對，而且只會在細胞膜表面製造少量的HER 2接受體蛋白，這些接受體蛋白與傳達細胞成長的訊號以及管制細胞的正常分裂有關。有些情況下HER2基因過度表現，造成細胞膜表面HER 2接受體蛋白過度製造，刺激細胞的分裂使得細胞的成長加快。一些證據顯示：HER2過度表現（陽性者）往往與腫瘤迅速惡化及復發有關，就乳癌患者來觀察，HER2陽性患者的中位數存活期也會較陰性患者短。

41. 當人類肌肉受刺激而收縮時，有關橫橋（cross bridge）的敘述，下列何者<u>不正確</u>？
    (A) 由肌凝蛋白（myosin）構成
    (B) 與肌動蛋白（actin）分開後會與ATP結合
    (C) 含有ATP水解酶
    (D) 在連結肌動蛋白之前會先水解ATP

Ans：(B)

詳解：

（B）與 ATP 結合後才會與肌動蛋白（actin）分開。

---

42. 有關CRISPR（Clustered Regularly Interspaced Short Palindromic Repeats）／
Cas9（CRISPR-Associated Protein 9）系統的敘述，下列何者**不正確**？
(A) 細菌用以抵抗病毒感染的防禦機制
(B) 僅用於原核細胞的基因編輯技術
(C) Cas9具有切割目標DNA的能力
(D) Cas9需有引導RNA才有作用

Ans：（B）

詳解：

　　張鋒教授的重大貢獻之處，即在於將本來不起眼的 CRISPR/Cas9 的細菌免疫系統改造成為一套簡單廉價的基因改造工具（Hsu, Lander, & Zhang, 2014），並發現這套系統可以被用於原核或真核細胞的基因編輯，使得我們可以很簡單地自行在實驗室編輯各類常見模式生物，包括酵母菌（DiCarlo et al., 2013）、線蟲、果蠅（Kondo & Ueda, 2013）、阿拉伯芥、斑馬魚、小鼠、大鼠、乃至人類細胞的基因（Sakuma, Nishikawa, Kume, Chayama, & Yamamoto, 2014）。

---

43. 一個具有351個胺基酸的蛋白質至少需要多少個核苷酸來進行轉譯？
(A) 至少117個核苷酸
(B) 至少351個核苷酸
(C) 至少1053個核苷酸
(D) 至少1351個核苷酸

Ans：（C）

詳解：

**校方釋疑：**

　　提問相當明確指出蛋白質本體所需之核苷酸密碼，並非問其對應之基因至少需要幾個核苷酸。因此最適合的答案為(C)1053 個核苷酸。

---

44. 有關表觀遺傳學（epigenetics）的敘述，下列何者**不正確**？
(A) 可能藉由非編碼RNA（non-coding RNA）來調控基因
(B) 基因活性受組織蛋白修飾（histone modification）影響
(C) 基因活性受DNA甲基化（DNA methylation）影響而改變
(D) 研究在DNA序列調整（DNA sequence alterations）下，基因活性的調控機制

Ans：(D)

詳解：

如果遺傳學是研究基因序列改變所導致基因功能與個體形態變化，如基因突變，表觀遺傳學則是指基於非基因序列改變所導致的變化。表觀遺傳模式調控基因功能不透過序列的改變，參與其中之分子皆作用於 DNA 之外的基因訊息表達過程（epi-字根本身為上頭或之外的意思），包括下面三個主要層面：

1、DNA 修飾：DNA 共價結合一個修飾基團，例如甲基基團；

2、蛋白修飾：透過對組蛋白（histones）或染色質結合蛋白進行修飾，或者透過能量來改變或重組染色質空間結構；

3、非編碼 RNA 的調控：由非編碼的 RNA 透過不同機制對基因轉錄或轉錄後步驟進行調控，例如 RNA 干擾（RNA interference）。

由上列單種或多種分子要素搭配組合，勾勒出基因組染色質上不同功能性的區塊，幫助細胞有效並正確地讀取與調控基因中的資訊，更重要的是提供原本單面向的 DNA 序列一個在表達與功能上的可塑性。以所列之標誌模式為基礎，表觀遺傳學研究的內容非常廣泛，涉及染色質結構重組、DNA 甲基化、基因組印記（imprinting)、X 染色體失活 (inactivation)、非編碼 RNA 調控和幹細胞生理等。

---

45. 有關普利昂（prion）的敘述，下列何者<u>不正確</u>？
    (A) 含核酸的成分
    (B) 造成羊搔症（scrapie）原因
    (C) 造成牛出現海綿狀腦病（mad cow disease）
    (D) 對熱、紫外線及消毒劑均有很強的耐抗性

Ans：(A)

詳解：

prion是1982年由美國的神經科學家Prusiner S. B博士發表命名，其全名是傳染性蛋白顆粒（proteinaceous infectious only, 簡稱為 prion），是一種不具核酸僅具蛋白質的粒子，目前已知是引起羊搔癢症（scrapie)、狂牛症（mad cow disease）即牛海綿狀腦病變（bovine spongiform encephalopathy, BSE）以及人類庫賈氏症（Creutzfekdt-Jakob disease, CJD）等的元兇。

---

46. 腎臟近曲小管（proximal-tubule）的細胞可以分泌下列何種物質以防止尿液過酸？
    (A) 碳酸氫根離子（bicarbonate）
    (B) 鹽
    (C) 葡萄糖（glucose）
    (D) 氨（ammonia）

Ans：(D)

詳解：

　　近曲小管中濾液的處理過程協助維持體液中恆定的 pH 值。管壁之運輸性上皮細胞分泌氫離子（$H^+$），但是也合成並分泌氨（ammonia），氨充當緩衝液以銨離子（$NH_4^+$）的型式捕捉 $H^+$。濾液的酸性愈高，細胞便製造及分泌更多的氨。另外，近曲小管也自濾液中再吸收約 90%的碳酸氫根離子（$HCO_3^-$），進一步擔負維持體液中恆定的 pH 值。

---

47. 有關革蘭氏陽性菌與革蘭氏陰性菌的敘述，下列何者最正確？
　　(A) 革蘭氏陽性菌具內毒素（endotoxin），革蘭氏陰性菌則否
　　(B) 革蘭氏陽性菌細胞壁具較多的肽聚醣（peptidoglycan），革蘭氏陰性菌則較少
　　(C) 革蘭氏陽性菌具外毒素（exotoxin），革蘭氏陰性菌則否
　　(D) 革蘭氏陽性菌細胞壁具較多的脂多醣（lipopolysaccharide），革蘭氏陰性菌則較少

Ans：(B)

詳解：

（A）革蘭氏陽性菌具外毒素（endotoxin），革蘭氏陰性菌則大部分沒有。

（B）正確。

（C）某些革蘭氏陰性菌具有外毒素。外毒素一般是從完整細胞排放出來的，但一些革蘭陰性菌，並不將外毒素主動分泌到菌體外，只是在細菌死亡溶潰後才釋放出來。

（D）脂多醣是革蘭氏陰性菌細胞壁的特色，也是內毒素主要的成分。

---

48. 動物細胞膜之膜蛋白 $\alpha$-螺旋（$\alpha$-helix）的二級結構最主要位於下列何種細胞區域？
　　(A) 細胞膜親水性區（hydrophilic region）
　　(B) 細胞膜疏水性區（hydrophobic region）
　　(C) 細胞外區（extracellular region）
　　(D) 細胞質區（cytoplasmic region）

Ans：(B)

詳解：

　　$\alpha$ helix通常位於蛋白質的外圍，帶有極性的一側面向水溶液，而另一側則面向厭水性的蛋白質內層。由於每一圈有3.6個residues，因此每3～4個residues就會由厭水性的side chain轉為親水性的。在許多貫膜蛋白（transmembrane protein）位於細胞膜疏水區的部分常可以看到$\alpha$-螺旋的存在。

49. 廣效性抗生素可抑制大多數腸道細菌的生長，在沒有採取任何措施來對抗腸道細菌減少的情況下，患者在接受廣效性抗生素治療後最有可能出現下列何種現象？
(A) 抗生素耐藥性
(B) 無法合成肽聚醣
(C) 缺乏某些維生素和營養素
(D) 無法排出二氧化碳

Ans：(C)

詳解：

**校方釋疑：**

　　提問中已經提示"在沒有採取任何措施來對抗腸道細菌減少的情況下"。因此，已明確強調細菌會減少。因此選項(C)缺乏某些維生素和營養素為最佳解答。

**淺見：**

　　腸道益菌對身體生理功能的益處：

　　1、改善營養狀況：乳酸菌在人體腸道中可以幫助數種維生素的合成，例如：維生素B1、B2、B6、B12、葉酸、菸鹼酸及維生素K…等。乳酸菌可分泌產生有機酸造成腸道酸性環境，促進鈣、鎂等礦物質的吸收。

　　2、整腸效果：抑制有害菌，減少細菌毒素對腸道的傷害。

　　3、調節免疫系統：調節腸道免疫系統，刺激巨噬細胞及淋巴細胞產生免疫球蛋白、干擾素、抗腫瘤因子等免疫因子。

　　4、降低腸道癌病變的機率：（1）維持腸道菌相降低有害菌，減少有害菌代謝產生的致癌物；（2）直接吸收致癌物質，排出體外；（3）調節人體的免疫能力，而達到抗腫瘤效果。

　　5、降低幽門螺桿菌感染：幽門螺桿菌感染會導致胃潰瘍等胃部病變，許多特別的乳酸菌，能有效降低胃部之幽門螺桿菌感染。

　　6、抗氧化、抗老：清除自由基，吸收重金屬等各種腸內毒素，且改善排便，避免體內毒素累積，有效延緩老化。

50. 腎上腺素（epinephrine）會與不同的受體（receptor）結合以執行其生理功能，試問腎上腺素結合到下列何種受體後會引起血管平滑肌收縮？
(A) α-受體
(B) β-受體
(C) λ-受體
(D) δ-受體

Ans：(A)

詳解：

| 受器名稱 | | 位置 | 反應 | 受器種類 |
|---|---|---|---|---|
| α | 1 | 突觸後作用細胞（尤其是平滑肌）<br>1. 小動脈平滑肌收縮<br>2. 膀胱平滑肌收縮，可憋尿<br>3. 虹膜輻射狀肌（radial muscle）收縮<br>4. 肝醣分解增加<br>5. 毛囊平滑收縮<br>6. 鼻黏液減少<br>7. 濃稠的唾液分泌增加<br>8. 汗腺分泌增加<br>9. 脾臟、子宮、輸精管收縮 | $IP_3$、DAG↑→細胞內鈣離子濃度↑<br>興奮性（＋） | Gq |
| | 2 | 1. 突觸前腎上腺素性神經末梢，主要作用在腸胃道<br>2. 血小板<br>3. 脂肪細胞<br>4. 平滑肌舒張<br>5. 減少胰島素分泌<br>6. 射精（ejaculation） | 抑制腺苷酸環化酶（AC）→減少 cAMP<br>抑制性（—） | Gi |
| β | 1 | 1. 突觸後作用細胞（尤其是心臟、脂肪細胞和腦）：心跳加速<br>2. 突觸前腎上腺素性和膽鹼性神經末梢 | 刺激腺苷酸環化酶→增加 cAMP<br>興奮性（＋） | |
| | 2 | 突觸後作用細胞（尤其是平滑肌和心肌）<br>1. 抑制血管平滑肌，血管舒張<br>2. 抑制支氣管平滑肌，支氣管舒張<br>3. 抑制子宮平滑肌，可以安胎<br>3. 睫狀肌：舒張<br>4. 心跳加速<br>5. 骨骼肌血管舒張<br>6. 膀胱肌肉舒張→不排尿 | 1. 刺激腺苷酸環化酶興奮性（＋）→增加 cAMP<br>2. 在某些條件下活化心臟的 Gi<br>抑制性（—） | Gs |
| | 3 | 突觸後作用細胞（尤其是脂肪細胞） | 刺激腺苷酸環化酶→增加 cAMP<br>興奮性（＋） | |

# 109 年私醫聯招 普通生物學 試題暨詳解

## 黃彪 老師解析

※注意事項：

一、本試題共 50 題，皆為單選題，每題 2 分，共計 100 分；每題答錯倒扣 0.7 分，不作答不計分。

二、答案依題號順序劃記在答案卡上，寫在本試題本上無效；答案卡限用 2B 鉛筆劃記，若未按規定劃記，致電腦無法讀取者，考生自行負責。

三、試題本必須與答案卡一併繳回，不得攜出試場。

---

1. 有關真核細胞進行細胞呼吸作用（cellular respiration）與植物細胞進行光合作用（photosynthesis）中的光反應（light reactions）過程，下列何者在兩過程皆有進行？
   (A) 電子傳遞鏈（electron transport chain）
   (B) 乳酸發酵（lactic acid fermentation）
   (C) 糖解作用（glycolysis）
   (D) 檸檬酸循環（citric acid cycle）

詳解：A

(B)(C)(D)僅發生在真核細胞進行細胞呼吸作用的過程中。

---

2. 植物細胞進行光合作用過程，所進行的氧化還原（redox）作用將電子（electrons）由_____最終移至_____。
   (A) $O_2$；$CO_2$
   (B) $CO_2$；$O_2$
   (C) $H_2O$；$CO_2$
   (D) $H_2O$；$C_6H_{12}O_6$

詳解：D

　　光合作用中電子來自水，經光系統以及電子傳遞鏈的分子轉移到 NADPH 上。然後，NADPH 於碳反應過將電子轉移到 G3P，最後輾轉移至葡萄糖。

校方釋疑：

　　依據 Campbell Biology（11th Edition）Chapter 11 的內容，光合作用為區分為二階段的氧化還原反應，在光反應階段進行水的裂解，產生電子、proton 和氧氣的副產物，經由電子傳遞鏈將電子在 Calvin Cycle 中傳給 Glyceraldehyde-3-phosphate，再由二個 Glyceraldehyde-3-phosphate 形成 $C_6H_{12}O_6$，一般而言，光合作用反應式為"$6CO_2 + 12H_2O + Light\ energy \rightarrow C_6H_{12}O_6 + 6O_2 + 6H_2O$"，區分為二階段的第一階段光反應 $12H_2O + Light\ energy \rightarrow 12H_2 + 6O_2$，第

二階段 Calvin Cycle 為 $12H_2 + 6CO_2 \rightarrow C_6H_{12}O_6 + 6H_2O$，且在植物一般生理狀態下接受電子的醣類在此反應式中為 $C_6H_{12}O_6$，此題答案維持 D。

3. 有關可進行光合作用的植物細胞之敘述，下列何者最正確？
   (A) 不需要葉綠體存在，因為粒線體能提供足夠的能量供應細胞需求
   (B) 細胞內有葉綠體及粒線體
   (C) 使用二氧化碳（$CO_2$），而不需使用氧氣（$O_2$）
   (D) 不需進行細胞呼吸作用（cellular respiration）

詳解： B
   (A) 植物細胞進行光合作用需要有粒線體存在，粒線體產生的 ATP 並不能供應葉綠體進行光合作用之需求。
   (B) 正確。
   (C) 植物細胞仍需使用氧氣進行有氧呼吸產生 ATP。
   (D) 植物細胞也需要進行細胞呼吸作用。

4. 有關細菌和酵母菌利用葡萄糖發酵反應（fermentation）以製備酒精的過程中，此類發酵反應最終的電子受體，下列何者最正確？
   (A) 丙酮酸（pyruvate）
   (B) 輔酶 $NAD^+$
   (C) 乙醛（acetaldehyde）
   (D) 輔酶 NADH

詳解： C

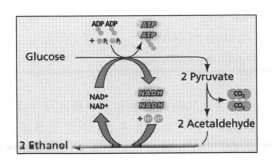

5. 有關細胞分裂的方式，下列何者與其他不同？
   (A) 精母細胞分裂產生精子
   (B) T 細胞受抗原刺激後進行分裂產生新細胞
   (C) 洋蔥泡水後長出根尖
   (D) 受精卵進行分裂發育成胚胎

詳解： A
   (A)是減數分裂，其它選項為有絲分裂。

6. 有關真核細胞中，細胞核基因進行轉錄（transcription）時的第一層調控，下列何者最正確？
   (A) DNA 組裝（DNA packing）及不組裝（DNA unpacking）
   (B) 將 RNA 聚合酶（RNA polymerase）連接至啟動子（promoter）
   (C) RNA 進行剪接（RNA splicing）
   (D) 將轉錄因子（transcription factors）結合或是不結合至增強子序列（enhancer sequence）

詳解： A

　　題目描述其實並不精準，沒有說明開始進行轉錄與否，會使考生在(A)及(D)選項中掙扎。只能由「第一層」調控，選(A)。

校方釋疑：

　　依據 Campbell Biology（11th Edition）Chapter 18 的 18.2 的相關敘述和 Figure 18.6 說明，真核細胞的細胞核基因之表現相較原核細胞而言差異大，在染色質的解包裹為最初調控步驟,此部分將 Histone 上面的 Histone tail 進行 acetylation 後,將纏繞的 DNA 和 Histone 解開，而可使後續基因表現步驟順利進行，此題答案維持 A。

7. Barbara McClintock 在 1950 年代研究玉米遺傳時發現跳躍子（transposon）現象，在人類基因組解密後，在基因體中亦存在有大量的跳躍子，下列何者是跳躍子 DNA 序列的特性？
   (A) 編碼序列
   (B) 獨特的非編碼 DNA
   (C) 重複 DNA（repetitive DNA）
   (D) 調控序列（regulatory sequence）

詳解： C

　　跳躍子（Transposon），又稱為跳躍基因或轉座子，是一段 DNA 序列，存在真核生物和原核生物體內，他可以從染色體 DNA 上單獨複製或斷裂，自己形成一個圈環保持結構的穩定，接著再插入其他染色體 DNA 序列中，影響其他位置的基因調控功能。

　　跳躍子的 DNA 序列中具有重複的序列，使得它的結構不穩定，不會乖乖地待在基因中，可以進行自我複製，插入基因原本組成的結構而改變序列，這些過程一般辨認為可以發生基因改變或重組，進而推動生物進化和演變。

8. 人體的染色體異常，可能源自其父親或母親的精子或卵形成過程發生不分離（nondisjunction）現象，使配子的染色體數目異常；某一患有克萊恩斐特氏症（Klinefelter syndrome）的兒童，假設其母親形成卵的過程是正常，而其

父親在形成精子的過程發生了染色體不分離現象，有關精子形成的過程中，下列何階段發生染色體不分離現象機率最高？

(A) 減數分裂 I（meiosis I）

(B) 減數分裂 II（meiosis II）

(C) 減數分裂 I 和減數分裂 II

(D) 有絲分裂（mitosis）

詳解： A

　　克萊恩斐特氏症患者的性染色體型式為「XXY」，題目中該患者的母親卵形成過程正常，所以必然提供了一個 X 染色體，而其父親的精子中則含有 XY 染色體各一。X、Y 可視為同源染色體，若於配子中同時存在，表示減數分離過程中，第一階段發生了同源染色體不分離所致。

---

9. 現代臨床醫學研究結果以三種調控細胞生長與分裂的訊息接受者（signal receptor）ERα、PR 和 HER2 的表現來分類四種人類乳癌亞型，下列何種乳癌亞型可使用 Herceptin 進行治療？

(A) ERα$^{+++}$，PR$^{++}$，HER2$^-$

(B) ERα$^-$，PR-，HER2$^-$

(C) ERα$^-$，PR$^-$，HER2$^{++}$

(D) ERα$^+$，PR$^+$，HER$^+$

詳解： C

　　早期乳癌病患可能有 HER2 陽性或陰性腫瘤。HER2 陽性乳癌可能更具侵略性。知道癌症是否有高 HER2 蛋白（約為 5 個乳癌中有 1 個）水準會影響治療選擇。Trastuzumab（品牌名稱為 Herceptin）是專為這些病患提供的藥物。癌症治療的目標是在早期階段（例如：佐藥）消滅微小轉移，如此則更多婦女可存活而無疾病復發。

校方釋疑：

　　參考 Campbell Biology（11$^{th}$ Edition）Chapter 18 之第 441 頁對於四種人類乳癌亞型，分別為 Luminal A（ERα$^{+++}$、PR$^{++}$，HER2$^-$）、Luminal B（ERα$^{++}$、PR$^{++}$、HER2$^-$）、Basal-like（ERα$^-$、PR$^-$、HER2$^-$）、HER2（ERα$^-$、PR、HER2$^{++}$）等四型，在進行治療過程需使用不同藥物，Luminal A 和 Luminal B 使用 Tamoxifen 進行治療，Basal-like 使用 Cytotoxic chemotherapy，HER2 使用 Herceptin 進行治療，此題答案維持 C。

---

10. 下列何種蛋白質可在參與細菌 DNA 複製時，防止已解開雙股螺旋鏈結的 DNA 再配對（re-pairing），以利 DNA 複製的進行？

(A) DNA 聚合酶（DNA polymerase）

(B) 單股結合蛋白質（single-strand binding proteins）

(C) 引子酶（primase）

(D) 接合酶（ligase）

詳解： B

　　單股 DNA 結合蛋白（Single-stranded DNA-binding protein，縮寫 SSB 或 SSBP）是專門負責與 DNA 單股區域結合的一種蛋白質，為 DNA 複製、重組和修復所必需的成分。

---

11. DNA 是去氧核醣核酸成份的聚合大分子，分析一 DNA 分子含有 200 個嘌呤和 200 個嘧啶的含氮鹼基，推測此 DNA 分子所含有的磷酸雙酯鍵（phosphodiester bond）數目，下列何者最正確？

    (A) 199

    (B) 200

    (C) 398

    (D) 400

詳解： C

　　因為共有 400 個含氮鹼基也就是有 400 個核苷酸單體，又 DNA 為雙股，所以共有（200-1）× 2＝398 個磷酸雙酯鍵。

---

12. 昆蟲具有特別的防禦系統來抵抗病毒的感染，假設一病毒感染了昆蟲細胞後，其單股 RNA 會複製形成雙股 RNA，而此寄主細胞則可用下列何種物質將病毒 RNA 切割成約 21 個核苷酸長的小片段，以利抑制病毒的蛋白質合成？

    (A) Dicer-2

    (B) argo complex

    (C) lysozyme

    (D) interferon

詳解： A

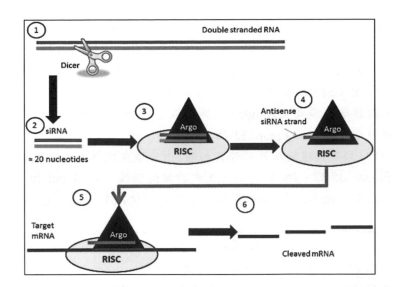

---

13. 植物細胞在進行細胞分化時，其特定基因的活化與否，常和細胞間的溝通（cell-to-cell communication）有關，如調控阿拉芥根未成熟表皮細胞（immature epidermal cell）是否形成根毛細胞，即和未成熟表皮細胞所接觸皮層細胞（cortical cell）的數目有關，若其數目為 2，下列何種基因不會表現？
    (A) gnom
    (B) Tangled-1
    (C) KNOTTED-1
    (D) GLABRA-2

詳解： D

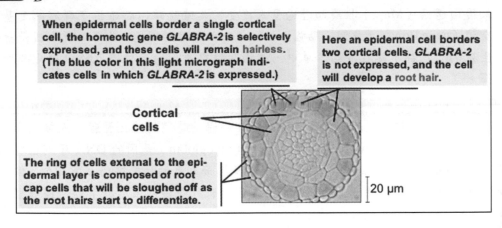

校方釋疑：

　　依據 Campbell Biology（11th Edition）Chapter 35 之第 828 頁至 831 頁對於植物生長的細胞分化與調控說明，在 831 頁說明調控阿拉芥根未成熟表皮細胞（immature epidermal cell）是否形成根毛細胞，即和未成熟表皮細胞所接觸皮層細胞（cortical cell）的數目有關，若其數目為 2 時不會表現，依據 Figure 35.33 清楚標示與說明此現象。Tangled-1 則與表皮細胞的排列有關，缺失時表皮細胞的排列無規則，請參照 Figure 35.28。

　　KNOTTED-1 與植物葉片的發育相關，出現缺失則葉片形成 Super-compound，請參照 Figure 35.32。gnom 則與建立根的軸向極性（axial polarity）有關，缺失則發育不正常，請參照 Figure 35.30，此題答案維持 D。

---

14. 有關生物種（biological species）概念的敘述，下列何者最正確？
    (A) 具有相似外觀（appearance）的生物族群
    (B) 能夠交配繁殖出具有生殖能力後代的生物族群
    (C) 有共同祖先（common ancestor）的生物族群
    (D) 生活在相似環境中的生物族群

詳解： B

　　生物種觀念中即使父母間彼此長得不像，但他們若能產生具有生殖能力的子代仍可認可為同一種，因為其對物種的定義為：一群可相互交配的族群，與其他群體具生殖上的隔離（"species are groups of actually or potentially interbreeding natural populations that are reproductively isolated from other such groups."Mayr, 1963)。

　　此定義早在 1686 即有雛型（John Ray,1686），之後達爾文認為物種是由持續的生殖隔離（reproductive isolation）而漸漸形成，而將生物種觀念趨於完備，最後由邁爾（Mayr）推廣而普遍受人接受。生殖隔離同時確認了群體缺乏基因交流（gene flow），是個論點強力但卻常難以應用的理論，化石、標本或是無性生殖的生物都不能在清點名單中，植物間雜交產生的多倍體也難以用此概念解釋。

---

15. 經由基因體演化的研究結果發現，在經過長時間的演化歷程，人類的血紅蛋白（hemoglobin）基因和肌紅蛋白（myoglobin）基因的 DNA 序列已有明顯的差異存在，但是其蛋白質結構以及攜帶氧氣的功能卻仍非常相似。依據以上敘述,在演化關係上血紅蛋白基因和肌紅蛋白基因屬於下列何種類型？
    (A) orthologous genes
    (B) paralogous genes
    (C) analogous genes
    (D) pseudogenes

**詳解:** B

　　在同源的觀念中,常常見到這三個專有名詞:homologous、paralogous、orthologous,其差異為:Homologous (同源)＝Paralogus (旁系同源)＋Orthologous (直系同源)。Orthologous (直系同源):不同物種間負責相同功能的構造 (可以指基因、蛋白質或構造)。Paralogus (旁系同源):同一物種 (或不同物種) 內負責類似功能的兩構造 (可以指基因、蛋白質或構造)。

---

16. 台南四草濕地屬於國家重要濕地,假設濕地植物海茄苳在此四草濕地中,平均每一百平方公尺有 2 株海茄苳,下列何者是此敘述所代表的特性?
    (A) 分布 (dispersion) 模式
    (B) 遷出 (emigration) 數目
    (C) 密度 (density)
    (D) 穩定度 (equability)

**詳解:** C

　　族群密度 (population density) 是單位面積 (每平方公里、公頃,或平方公尺) 或單位體積 (每公升或立方公尺) 的個體數目。

---

17. 蘭嶼為火山岩島嶼,距台灣本島約 70 公里,屬熱帶海洋型氣候,是熱帶植物的重要匯集帶,因該島四面環海,限制了物種的基因交流,而促進種化 (speciation),孕育出許多特有種植物,因此島上的植物相十分特殊,其中有一種植物分布於蘭嶼山區,為瀕危物種 (endangered species, EN),其葉脈為三出脈,花序著生於葉腋,花瓣多為 4 枚,雌蕊 1 枚,花絲為白色,中間具有特化的黃色花距,而花藥由粉紅色逐漸成為末端藍紫色,果序著生於葉腋。依據上述敘述推測,下列何種植物最可能?
    (A) 蘭嶼海桐 (*Pittosporum moluccanum*)
    (B) 蘭嶼野牡丹藤 (*Medinilla hayataina*)
    (C) 蘭嶼樹杞 (*Ardisia elliptica*)
    (D) 台灣棒花蒲桃 (*Syzygium taiwanicum*)

**詳解:** B

　　(A) 在台灣6種海桐中,談外型 (葉形),海桐與蘭嶼海桐最為神似,兩者之間的差異應該只是大小之別而已。兩者葉形均為倒卵形,先端鈍或圓。論大小,蘭嶼海桐之葉略長於海桐 (蘭嶼海桐之成熟葉長於8 cm;海桐短於6 cm)。另外一個觀察指標就是果徑大小─蘭嶼海桐果徑大於3 cm,果熟2瓣裂;海桐果徑約1.5 cm,果熟3瓣裂。要看蘭嶼海桐不用遠赴離島 (蘭嶼或綠島),恆春半島可見。目前在永和社大生態園區 (福和橋下) 見一株蘭嶼海桐已花開滿枝。

　　(B) 蘭嶼野牡丹藤為野牡丹科 (Melastomataceae) 野牡丹藤屬 (Medinilla) 的藤蔓植物。此屬於台灣有兩種,另一種為較常見的台灣野牡丹藤,兩者型態相似,差別在於

蘭嶼野牡丹藤為三出脈,台灣野牡丹藤為五出脈;蘭嶼野牡丹藤之圓錐花序著生於葉腋,台灣野牡丹藤則著生於枝端。為台灣特有種,僅分佈於蘭嶼紅頭山頂,被評為瀕臨滅絕物種,估計野外族群數目低於50株。

(C) 蘭嶼樹杞,又稱蘭嶼紫金牛、濱樹杞,是紫金牛屬的一個成員,為台灣的原生植物,分佈於東南亞地區、台灣以及琉球。蘭嶼樹杞是一種常綠灌木,通常作為觀賞盆景,其果實可食用。

(D) 臺灣棒花赤楠又叫做臺灣棒花蒲桃或棒萼赤楠,是常綠喬木,分佈在台灣、中國南方、泰國、馬來半島等地,其中在臺灣主要分佈在基隆嶼和蘭嶼。它的開花期在三到五月間,花色是白色,有5或4片花瓣,在五到九月的結果期間,會長出紅色筒狀的核果。它喜歡高溫多溼環境,耐陽、耐風,全日照或半日照都很可以生長,如果日照充足,比較能促進開花結果。

---

18. 在 Rachel Carson 所著的「寂靜的春天」(Silent Spring)一書中所敘述有關大量使用 DTT 造成的環境問題中,影響鳥類如 pelicans、ospreys 和 eagles 的主要現象,下列何者最正確?
    (A) 幼鳥的成長
    (B) 繁殖成功率下降
    (C) 慢性肝毒性
    (D) 神經系統退化

---

詳解： B

　　從四0年代到現在,人們對環境的認知改變了許多。對許多人而言,改變起自一九六二年瑞秋·卡森(Rachel Carson)出版《寂靜的春天》(Silent Spring),她在此書中提出警訊:殺蟲劑可能帶來料想不到的惡果。當時,這些化學物的神奇效力,似乎可以視為現代化學戰勝所有障礙人類發展的前兆,也是人類最偉大的科技成就之一,因為極低的劑量即可殺死害蟲(或益蟲)。我還記得在四0年代的中期,母親對著餐桌上的蒼蠅盡情噴灑 DDT 的情景;母親深信這個神奇的科技產品可以殺死蒼蠅,卻對人體完全無害。

　　當時,生態學者已經知道昆蟲在自然生態裡扮演重要角色,只為了解決困擾人類的幾種害蟲而殺光所有昆蟲,是一種不智的環境管理。此外,遺傳學者也知道,久而久之,昆蟲一定會突變出抵抗殺蟲劑的基因,而讓殺蟲劑失效。我們就像踏上了古時懲罰囚犯的踏車,一圈又一圈轉著卻始終停留在原地─為了控制害蟲,只好不斷提高殺蟲劑劑量與研發新的化學藥物。當時,科學家並不知道:即使是極低劑量的 DDT 分子,也會在食物鏈上不斷向上濃縮,到達食物鏈最上端的掠食動物時,DDT 分子累積可能高達千倍,這種作用叫作「生物放大作用」(biomagnification)。科學家是在研究猛禽數目銳減原因時,發現了「生物放大作用」,他們發現殺蟲劑會在鷗的殼腺(Shell gland)裡累積,導致鷗產下卵殼變薄變脆的蛋,而使幼禽存活率降低。

校方釋疑：

　　在 Campbell Biology（11<sup>th</sup> Edition）Chapter 56 之第 1332 頁至 1333 頁中敘述 Rachel Carson 在其所著的「寂靜的春天」（Silent Spring）一書中敘述有關鳥類如 pelicans、ospreys 和 eagles 屬於食物網最頂端物種，因為生物累積現象導致 DDT 累積現象，進而干擾其在蛋形成過程中的鈣的堆積過程，導致孵蛋時因為蛋殼強度不足而導致破裂，導致無有效新個體順利孵化而繁殖失敗，因而繁殖成功率趨近於零，因此此環境汙染問題導致的現象為繁殖成功率下降。此題題幹敘述完整，而 DDT 誤植部分在整體題幹敘述完整下應無影響正確答案判斷，此題答案維持 B。

---

19. 植物可經由兩種土壤細菌的代謝作用產物，獲得所需的銨基（ammonium），甲菌從空氣中固氮，乙菌從分解的有機物中獲取銨基，請問甲、乙菌最可能為下列何種細菌？
    (A) nitrogen-fixing bacteria，nitrifying bacteria
    (B) nitrogen-fixing bacteria，ammonifying bacteria
    (C) nitrifying bacteria，ammonifying bacteria
    (D) denitrifying bacteria，nitrogen-fixing bacteria

詳解： B

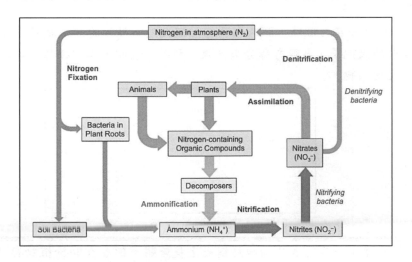

---

20. 科學家研究發現某種寄生植物的種子，可受到宿主植物所分泌的化學物質誘導而發芽，此種化學訊息分子具刺激種子發芽、抑制不定根（adventitious root）的形成及吸引共生真菌建立菌根（mycorrhizae）等功能，有關此類化學訊息分子，下列何者最可能？
    (A) 吉貝素（gibberellins）
    (B) 離層酸（abscisic acid）

(C) 乙烯（ethylene）

(D) 獨角金內酯（strigolactones）

詳解： D

　　菌根是一種真菌與植物互利共生的構造，真菌的菌絲比植物的根更細，可幫助植物吸收水分與礦物質，而植物則可供給真菌所需的醣類和脂質，在營養缺乏的環境中，這樣的構造更能幫助植株生長與促進健康。獨腳金內酯（strigolactone, SL）是一種常見的植物激素，在調節植物根與芽之萌發與刺激菌根中菌絲生長具有重要角色。

21. 有關被子植物有性生殖作用的敘述，下列何者錯誤？

　　(A) 風媒花在雌蕊柱頭上的特徵為柱頭較大，多形成羽狀，延伸出花朵外捕捉花粉

　　(B) 雄蕊具花粉粒，為花粉母細胞經減數分裂後形成四個小孢子，再發育為花粉粒

　　(C) 雌蕊中的子房含胚珠，胚珠內具有一個大孢子母細胞，經減數分裂後僅產生一個成熟的大孢子，再經有絲分裂形成一個卵及一個極核

　　(D) 受精時由花粉粒內一個精子與卵結合形成合子（zygote），另一個精子與極核形成胚乳核，後續發育為胚乳（endosperm）

詳解： C

　　雌蕊中的子房含胚珠，胚珠內具有一個大孢子母細胞，經減數分裂後僅產生一個成熟的大孢子，再經有絲分裂 3 次，形成一個卵、二個極核、二個輔細胞以及三個反足細胞。

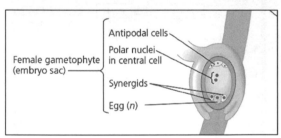

22. 植物會產生一些對本身細胞結構或生長無關，但會有助於植物存活或生殖的二級代謝物（secondary metabolites），許多植物二級代謝物具有發展成藥物的潛力。有關植物二級代謝物的敘述，下列何者最正確？

　　(A) 植物鹼（alkaloids）為帶有氮元素的二級代謝物，咖啡因（caffeine）即為其中一種

　　(B) 紫杉醇（taxol）為多酚類（phenolics）化合物，被用於癌症的化學治療

　　(C) 萜烯（terpenes）類化合物可吸收 UV，保護植物 DNA 免於 UV 傷害

　　(D) 古柯鹼（cocaine）屬於類萜（terpenoids）化合物，為成癮性較低的麻醉

**藥物**

詳解： A

(B) 臨床抗癌藥物 Taxol（Paclitaxel，太平洋紫杉醇）為高含氧的天然二萜類化合物，已證實對數種惡性腫瘤具治療效果，特別是卵巢癌與轉移性乳癌。紫杉醇是由太平洋紫杉（*Taxus brevifolia*）樹皮所提煉而得，但此樹種十分稀少，且生長緩慢，在大量生產上並不容易，價格高居不下，尋找別的生產來源是目前的熱門研發議題。

(C) 保護植物 DNA 免於 UV 傷害的主要是酚類化合物，如：類胡蘿蔔素。

(D) 古柯鹼（cocaine）屬於生物鹼，為成癮性較高的麻醉藥物。

---

23. 當 RuBP 羧化酶（rubisco）催化氧氣與 RuBP 反應後產生兩個碳的產物，進而阻斷暗反應的進行，此過程稱為下列何種作用？
    (A) 光磷酸化作用（photophosphorylation）
    (B) 化學滲透作用（chemiosmosis）
    (C) 光反應（light reaction）
    (D) 光呼吸作用（photorespiration）

詳解： D

RuBP 羧化酶（rubisco）有兩種反應類型：一個是我們熟悉的反應類型，將二氧化碳與 D-ribulose-1,5-bisphosphate（RuBP）結合，產生兩個分子的帶有磷酸根的三碳化合物 3-phosphoglycreate（3-PGA），這個反應是所謂的羧基化（carboxylation）；另一個則是將 RuBP 氧化，產生一分子的 3-PGA 以及一分子的 2 -磷酸乙醇酸（2-phosphoglycolate）。2 -磷酸乙醇酸對植物無用，必需消耗能量來回收它，回收的過程被稱為光呼吸（photorespiration）作用。

---

24. 有關植物被病原感染時所出現的超敏感反應（hypersensitive response）之敘述，下列何者最正確？
    (A) 昆蟲咬食比病毒感染更容易出現此反應
    (B) 細胞分裂素（cytokinin）為主要參與此反應的植物荷爾蒙
    (C) 植物細胞中的 B 細胞會利用抗體來達到防禦機制
    (D) 受病原感染的一個細胞，其週邊數十個細胞也可能會死亡

詳解： D

當植物受到病原體（病菌/病毒）入侵時，通常會產生所謂的 HR 反應（Hypersensitive response）。HR 反應指得是在病灶周圍的細胞全部死亡的現象，如此一來，由於病原體無法感染死亡的細胞,也就無法繼續感染更多的植物組織。HR 反應中的細胞死亡，類似於動物細胞中的細胞凋亡，但在植物中的細胞凋亡稱為 PCD（programmed cell death），且並非如動物由粒線體啟動，而是由葉綠體啟動的。

25. 有關光線照射與植物反應的敘述，下列何者最正確？
    (A) 太陽照射下來的紅光可被葉綠素與光敏素吸收
    (B) 光敏素 Pr 與 Pfr 的蛋白質之胺基酸序列不同
    (C) 光敏素主要是利用胺基酸上的環狀官能基進行吸光
    (D) 造成芽鞘彎曲的向光性（phototropism）主要是黃橘色光

詳解：A

　　(B) 光敏素 Pr 與 Pfr 的蛋白質之胺基酸序列相同。

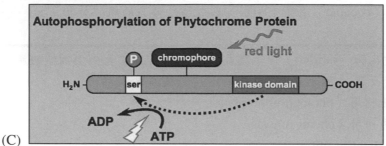

　　(C) ，光敏素主要是以連結其上的發色團（chromophore）進行吸光。

　　(D) 造成芽鞘彎曲的向光性（phototropism）主要是藍光。

26. 下圖為人類女性生殖系統，請問正常狀況下，受精作用最主要發生於下圖中的哪個位置？

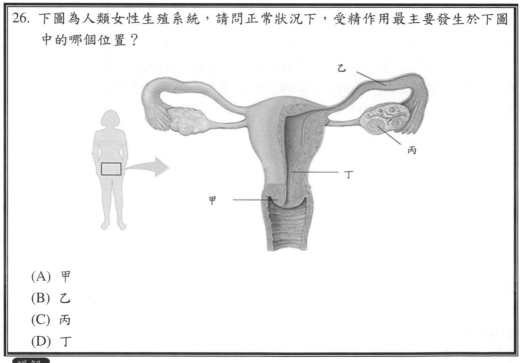

    (A) 甲
    (B) 乙
    (C) 丙
    (D) 丁

詳解：B

　　人類受精發生在（乙）輸卵管上段。

27. 大貓熊一般於 4 至 8 歲達到性成熟，生殖年齡可持續至 20 歲，木柵動物園的圓仔目前已 7 歲，正值生育年齡，每年 3 至 5 月為主要的交配季節，但人工飼養的大貓熊生育率低，常需採人工授精的方式提高生育率。若明年圓仔發情時有適當的雄性大貓熊來訪，屆時可能需要施打激素以刺激排卵，下列何種激素最為適合？
    (A) 雌二醇（estradiol）
    (B) 黃體酮（progesterone）
    (C) 黃體成長素（luteinizing hormone, LH）
    (D) 濾泡刺激激素（follicle-stimulating hormone, FSH）

詳解：C

　　動情激素在排卵前期末，血液中達到高峰（peak）時，會通知腦下垂體前葉（Anterior pituitary）釋放 LH（luteinizing hormone），更重要的是到排卵時，必須要有大量 LH 之分泌（LH Surge），才會發生排卵。

28. 下列何者並未直接參與血液凝固反應（blood clotting）？
    (A) 白蛋白（albumin）
    (B) 維生素 K（vitamin K）
    (C) 鈣離子（$Ca^{++}$）
    (D) 血纖蛋白（fibrin）

詳解：A

　　血清中的白蛋白佔總蛋白質 50% 以上，主要由肝臟製造，是體內主要的結合蛋白，具有維持滲透壓及運輸體內藥物、代謝廢物、毒素及激素等功能。也是維持體內滲透壓的最主要物質，過低時往往導致水腫的發生。腎臟病患者的白蛋白常會通過腎絲球經由尿液流失，因此血清白蛋白濃度也會下降。

29. 健康成年人體內的紅血球生成素（erythropoietin）是由下列何種器官所製造？
    (A) 脾臟
    (B) 骨髓
    (C) 腎臟
    (D) 肝臟

詳解：C

　　紅血球生成素（Erythropoietin，簡稱 EPO），或稱促紅血球生成素，是一種醣蛋白激素，其控制紅血球生成，或紅血球的產生。在骨髓中它是紅血球前體細胞的一種細胞因子（蛋白質信號傳導分子）。人類促紅細胞生成素有 34 kDa 的分子量。人體的促紅血球生成素由肝臟和腎合成分泌。嬰幼兒時期主要由肝臟合成，成年後主要由腎臟合成。

30. 下列何種動物的紅血球（erythrocyte）成熟時，會缺乏細胞核（nucleus）？
    (A) 莫瑞河龜（*Emydura macquarii*）
    (B) 烏翅真鯊（*Carcharhinus melanopterus*）
    (C) 斑點楔齒蜥（*Sphenodon punctatus*）
    (D) 台灣長鬃山羊（*Naemorhedus swinhoei*）

**詳解：** D

　　無脊椎動物中有些動物具有攜帶氧氣的蛋白質，如存在於蚯蚓血漿中的血紅素，或是節肢動物血淋巴中的血青素，但它們的載氧能力都遠不如脊椎動物演化出來的紅血球。脊椎動物的紅血球中惟有哺乳動物的紅血球無核，也無粒線體。

31. 若新生兒心臟中膈未發育完全，導致無法將左右心分隔，造成嬰兒全身皮膚呈藍紫色，稱藍嬰（blue baby），下列何者為引起嬰兒全身藍紫色最可能的原因？
    (A) 心室血液易逆流回心房，血液循環效率下降所致
    (B) 靜脈血回流不易，導致心輸出量下降所致
    (C) 左心的充氧血和右心的缺氧血混合所致
    (D) 心室收縮時運送血液至動脈困難所致

**詳解：** C

　　藍嬰是指嬰兒因先天性心臟缺損或後天性缺氧，血含氧量較正常人低，造成發紺現象，因患兒身體呈藍紫色而得名。因為無法將左右心分隔，所以會造成左心的充氧血和右心的缺氧血混合，以致於體組織無法獲得足夠氧氣而可能致死。

32. 下列何種生物體的化學訊息之作用，不會改變產生此訊息之生物體的生理狀態？
    (A) 神經傳導物質（neurotransmitters）
    (B) 費洛蒙（pheromones）
    (C) 生長因子（growth factors）
    (D) 內分泌激素（hormone）

**詳解：** B

　　費洛蒙，也稱做外激素，一種化學傳訊素，指的是由一個個體分泌到體外，被同物種的其他個體通過嗅覺器官察覺，使後者表現出某種行為、情緒、心理或生理機制改變的物質。

33. 有關細胞訊息傳遞路徑長短，依據參與的分子和執行的功能有所不同，請問傳訊分子傳遞距離由遠到近的排序下列何者正確？
    (A) 內分泌(endocrine)>旁分泌(paracrine)>突觸(synaptic)>接觸式(contact dependent)
    (B) 旁分泌>內分泌>突觸>接觸式
    (C) 內分泌>旁分泌>接觸式>突觸
    (D) 旁分泌>內分泌>接觸式>突觸

詳解： A

傳訊分子傳遞距離由遠到近的排序(A)為正確。

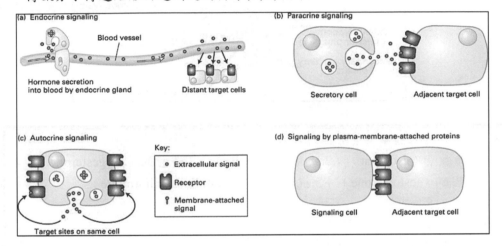

34. 脊椎動物常見的兩種氣體神經傳導物質（neurotransmitters）為下列何者？
    (A) 一氧化碳（CO），一氧化二氮（$N_2O$）
    (B) 一氧化氮（NO），乙烷（ethane）
    (C) 一氧化氮，二氧化碳（$CO_2$）
    (D) 一氧化氮，一氧化碳

詳解： D

脊椎動物常見的氣體神經傳導物質為一氧化氮、一氧化碳以及硫化氫。

35. 甲狀腺素釋素（TRH）由下視丘製造，管控腦下腺製造甲狀腺刺激素（TSH），促使甲狀腺分泌甲狀腺素（thyroid hormone），下列何者是下視丘製造的 TRH 送至腦下腺的血管通道？
    (A) portal vein
    (B) portal artery
    (C) carotid artery
    (D) carotid vein

詳解：A

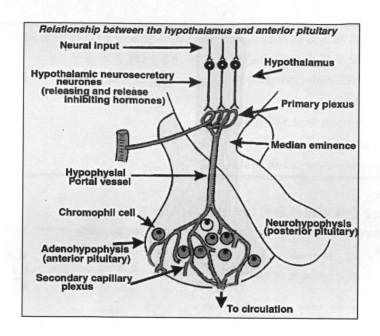

---

36. 下列哪些人體激素屬於固醇類激素？
    1.雌激素（estrogen）；2.胰島素（insulin）；3.黃體酮（progesterone）；4.睪固酮（testosterone）；5.抗利尿激素（antidiuretic hormone）
    (A) 1, 2, 5
    (B) 1, 3, 4
    (C) 1, 3, 4, 5
    (D) 1, 4

詳解：B

　　人類固醇類激素包含性腺及腎上腺皮質分泌的雄性素、雌性素、黃體酮、葡萄糖皮質素、礦物性皮質素等。

---

37. 大象、豹、拉布拉多犬和老鼠在大太陽下奔跑一段時間後，體溫都超過正常溫度。當他們進入陰涼處休息以降低體溫時，下列何種動物最快恢復至正常溫度？
    (A) 大象
    (B) 豹
    (C) 拉布拉多犬
    (D) 老鼠

詳解：D

　　表面積體積比值較大者，散熱降溫較快，而體型越小者，表面積體積比值越大。選項中體型越小者是(D)老鼠。

38. 有關政府衛生單位一直大力提倡母乳親餵的好處，下列與母乳親餵相關敘述何者最正確？
    (A) 嬰兒吸吮母乳時引起泌乳素（prolactin）的分泌，可促使乳腺排放乳汁
    (B) 催產素（oxytocin）的分泌與乳汁排放屬正回饋調控
    (C) 分泌乳汁的腺體屬內分泌腺（endocrine gland）
    (D) 嬰兒可藉母乳中得到抗體，此為主動免疫

詳解： B
    (A) 嬰兒吸吮母乳時引起催產素的分泌。
    (B) 正確。
    (C) 乳現屬於外分泌腺。
    (D) 嬰兒可藉母乳中得到抗體，此為被動免疫。

校方釋疑：

　　根據 Cambell 11 版指出正回饋的定義為生物增強原先刺激的一種生理調控機制，具體例子為哺乳動物催產素調控乳汁排放。

　　正回饋路徑應廣義包含神經調控路徑與生體受器反應整個回路，而非狹隘僅歸納神經元與神經激素刺激片段路徑。即整個正回饋路徑應包含，起始的 stimulus 至最後 response，為完整正回饋路徑。

　　本題哺乳正回饋，起始於 stimulus（刺激：吸允刺激乳頭感覺神經）下視丘/腦垂體後葉分催產素 response（反應：乳腺平滑肌收縮，並造成乳汁釋出），再接續反覆上述正回饋調控路徑，直至乳汁完全排空為止。因此，乳腺平滑肌收縮，造成乳汁釋放，亦歸納在正回饋調控路徑內，因此本題答案無誤，維持原答案 (B)。

39. 下列何者為健康人控制體內某種生理狀況的動態平衡時，所列之拮抗激素最正確？
    (A) 腎上腺素（epinephrine）和正腎上腺素（norepinephrine）在 fight-or-flight 反應中的作用
    (B) 甲狀腺素（thyroxine）和副甲狀腺素（parathyroid）對於鈣的平衡
    (C) 胰島素（insulin）和升糖素（glucagon）參與葡萄糖代謝
    (D) 濾泡刺激激素（FSH）與黃體成長素（LH）對於精子形成作用的調節

詳解： C
    (A) 腎上腺素和正腎上腺素在 fight-or-flight 反應中的作用是協同關係。
    (B) 降鈣素和副甲狀腺素對於鈣的平衡才是拮抗關係。
    (C) 正確。
    (D) 濾泡刺激激素與黃體成長素對於精子形成作用的調節是協同關係。

40. 有關人類的學習除了和突觸（synapse）變化相關外，另有許多細胞分子機
　　制參與其中，例如灰質（gray matter）負責大部分知識和記憶的儲存，白
　　質（white matter）亦是學習的關鍵。目前有研究發現神經系統中有一類提
　　供支持和保護的細胞可調控白質,促進記憶與學習,此類細胞為下列何者？
　　(A) 錐細胞（cone cell）
　　(B) 桿狀細胞（rod cell）
　　(C) 神經膠細胞（glial cell）
　　(D) 萊氏細胞（Leydig cell）

詳解： C

　　神經膠細胞（英語：Glia、glial cells、glial neuroglia）是中樞神經系統和周
圍神經系統中的非神經元細胞,不會產生電脈衝。它們維持體內穩態,形成髓鞘,
並為神經元提供支持和保護。在中樞神經系統中,神經膠質細胞包括寡突膠質細
胞、星形膠質細胞、室管膜細胞和微膠細胞,在周圍神經系統中,神經膠質細胞
包括許旺細胞和衛星細胞。神經膠細胞具有四個主要功能：（1）圍繞神經元並
將其固定在適當位置；（2）為神經元提供營養和氧；（3）使一個神經元與另一
個神經元絕緣；（4）消滅病原體並清除死亡的神經元。它們還在神經傳遞和突
觸連接,和呼吸等生理過程中發揮作用。

　　神經膠質細胞比神經元具有更多的細胞多樣性和功能,並且神經膠質細胞可
以多種方式響應和操縱神經傳導。此外,它們可以影響記憶的保存和鞏固。

41. 有關脊椎動物後天免疫反應,具有抗原呈現細胞（antigen presenting cells）
　　以主要組織相容複合物（MH 蛋白分子）將抗原片段呈現在其細胞膜表面
　　上,發出感染訊號給免疫系統,下列何者不能成為抗原呈現細胞？
　　(A) B cell
　　(B) dendritic cell
　　(C) macrophage
　　(D) T cell

詳解： D

　　人類的 MHC 蛋白可以分為兩大類：第一型 MHC 分子（class I MHC）和第
二型 MHC 分子（class II MHC）,前者位於個體中所有有核的細胞上,後者則
只分布在抗原呈現細胞（antigen-presenting cell, APC）上,例如：巨噬細胞
（macrophage）、B 細胞、樹突細胞（dendritic cell）等。

42. 人體在嚴重腹瀉時會使血壓下降，將啟動腎素—血管收縮素—醛固酮系統（RAAS）來調控腎臟的功能，使腎小管再吸收鈉離子和水分，使血壓回升；請問近腎絲球器（JGA）會分泌下列何種物質，以啟動 RAAS 系統的作用？

(A) aldosterone

(B) angiotensin I

(C) angiotensin II

(D) renin

詳解： D

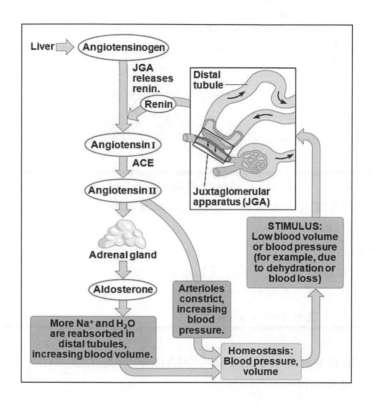

43. 正常人的抗利尿激素（ADH）在腦下腺後葉釋出後，經血液輸送至腎臟，其主要的標靶部位是_____；ADH 使該部位的上皮細胞產生更多_____，以利水分的再吸收。
   (A) 近曲小管（proximal tubule），腎素（renin）
   (B) 遠曲小管（distal tubule），腎素
   (C) 近曲小管，水通道蛋白（aquaporin）
   (D) 遠曲小管，水通道蛋白

詳解：D

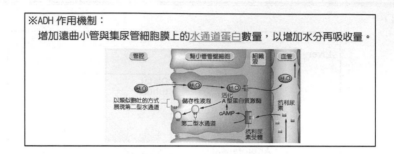

※ADH 作用機制：
　　增加遠曲小管與集尿管細胞膜上的水通道蛋白數量，以增加水分再吸收量。

44. 動物為適應其生存環境，以逆流機制（countercurrent mechanism）來調控體內的滲透壓濃度，有關動物的逆流機制反應所發生的部位，下列何者需要耗能進行調控？
   (A) 魚類的鰓
   (B) 哺乳類腎臟的亨耳氏環管（loop of Henle）
   (C) 海洋哺乳類的鰭狀肢（flipper）
   (D) 海鳥的鼻鹽腺（nasal gland）

詳解：B→B、D

　　所有選項都有逆流機制的參與，但(A)交換的是氣體、(C)交換的是熱能，並不需要耗能進行調控。

校方釋疑：

　　命題委員經查同意申請釋疑者所提意見"Nasal glands 藉由逆流交換的方式移除血液中過量的 NaCl，其中運輸上皮的分泌細胞是藉由「主動運輸」將血液中的 NaCl 即至小管中。"但根據 Cambell 11 亨氏管亦有區段具有主動運輸耗能運輸上皮。

　　根據題幹內容"....下列何者需要耗能進行調控？"因此，本題具有耗能之選項答案，包含(B)哺乳類腎臟的亨利氏環，與(D)海鳥的鼻鹽腺，皆為正確。

　　命題委員建議：答案除了原來(B)選項正確外，答案(D)亦為正確答案，填答(B)或(D)建議給分。

45. 下列何種食糜（chyme）可刺激人類腸道分泌胰泌素（secretin）及
　　 cholecystokinin（CCK）？
　　 (A) 富含纖維素（cellulose）之食糜
　　 (B) 富含醣類（saccharide）之食糜
　　 (C) 富含胜肽（peptide）之食糜
　　 (D) 富含酸性（acid）之食糜

詳解：D

　　當來自胃的酸性食糜進入十二指腸，便刺激十二指腸黏膜所含的一些內分泌
細胞，分泌出一種稱為胰泌素的激素，胰泌素經由血液循環至胰臟，胰泌素可刺
激胰臟分泌胰液；胰泌素也有刺激肝臟分泌膽汁的作用。

　　十二指腸黏膜所含的一些內分泌細胞，在受到食糜中肽類、胺基酸及脂肪酸
等的刺激時，會分泌一種稱為膽囊收縮素的激素，膽囊收縮素又稱為胰酶泌素。
膽囊收縮素經由血液循環至膽囊，可促使膽囊收縮，以排出其中的膽汁，流經總
膽管注入十二指腸內；膽囊收縮素也有刺激胰臟分泌胰液的作用。

46. 有關反芻類動物的消化系統具有四個胃，請問下列何種消化順序最正確？
　　 (A) 口、網胃（reticulum）、瘤胃（rumen）、瓣胃（omasum）、皺胃（abomasum）、
　　　　小腸
　　 (B) 口、瘤胃、網胃、瓣胃、皺胃、小腸
　　 (C) 口、網胃、瘤胃、皺胃、瓣胃、小腸
　　 (D) 口、瘤胃、網胃、皺胃、瓣胃、小腸

詳解：B

　　反芻動物的胃可以分為四個部位：瘤胃（rumen）、蜂巢胃（reticulum）、
重瓣胃（omasum）和皺胃（abomasum）。

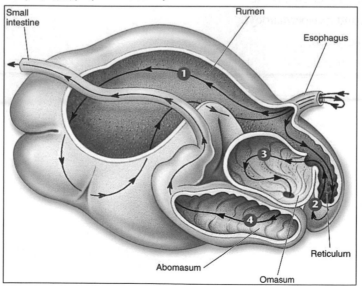

47. 有關人類消化作用的敘述，下列何者最正確？
    (A) 小腸壁的黏膜有許多皺褶及絨毛，可促進吸收
    (B) 激素直接促進唾腺、胃腺、胰腺的分泌
    (C) 胃會初步消化食物，但沒有吸收作用
    (D) 膽汁可直接分解脂質為脂肪酸和甘油

詳解： A

(A) 正確。

(B) 唾腺的分泌是神經反射，與激素無關。

(C) 胃也能夠吸收部分藥物與酒精等物質。

(D) 膽汁只能乳化脂肪滴，脂酶（lipase）才能分解脂質為脂肪酸和甘油。

48. 下列何種物質為充滿於人類肌肉橫小管（transverse tubule）內的主要物質？
    (A) 細胞間液（extracellular fluid）
    (B) 肌動蛋白（actin）
    (C) 肌鈣蛋白（troponin）
    (D) 肌凝蛋白（myosin）

詳解： A

　　平滑肌無此構造，與肌漿網垂直，內含細胞間液，可將動作電位傳遞至肌纖維，纏繞在骨骼肌的肌纖維 A/暗帶與 I/明帶的交界處。

49. 有關男性的生殖內分泌調控系統中，下視丘分泌 GnRH 可控制腦下腺分泌黃體成長素（LH），LH 會使下列何種細胞分泌睪固酮（testosterone），以促使精子成熟？
    (A) primary spermatocyte
    (B) secondary spermatocyte
    (C) Leydig cell
    (D) Sertoli cell

詳解： C

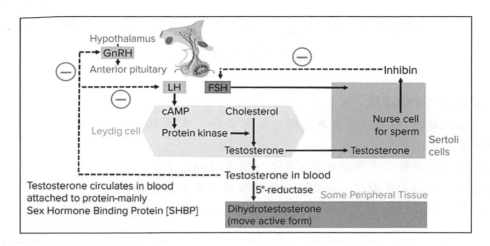

50. 下列何種神經元支持細胞（neuron-supporting cell）有助於促進腦脊液
（cerebrospinal fluid）循流？
(A) 微神經膠細胞（microglia）
(B) 寡樹突細胞（oligodendrocytes）
(C) 室管膜細胞（ependymal cells）
(D) 血管內皮細胞（endothelial cells）

詳解： C

　　室管膜（Ependyma）是構成腦室和脊髓中央管（central canal）內襯的上皮組織。室管膜細胞為四種中樞神經系統的神經膠質細胞之一，具有纖毛，會參與腦脊液的分泌、促進腦脊液循流並參與神經再生（neuroregeneration）。

# 110學年度私立醫學校院聯招 生物
# 黃彪老師解析

**注意事項: (考試時間：八十分鐘)**

一、本試題共 50 題，皆為單選題，每題 2 分，共計 100 分；每題答錯倒扣 0.7 分，不作答不計分。

二、答題依題號順序劃記在答案卡上，寫在試題本上無效；答案卡限用 2B 鉛筆劃記，若未按規定劃記，致電腦無法讀取者，考生自行負責。

三、試題本必須與答案卡一併繳回，不得攜出試場。

---

1. 關於細胞呼吸作用的敘述，下列何者<u>錯誤</u>？

   (A) 糖解作用需先提供能量，經受質層次磷酸化（substrate-level phosphorylation）直接產生 ATP

   (B) 檸檬酸循環經受質層次磷酸化直接產生 ATP

   (C) 糖解作用及檸檬酸循環產生的 NADH 及 $FADH_2$ 進入電子傳遞鏈經氧化磷酸化（oxidative phosphorylation）產生 ATP

   (D) 整個細胞呼吸的主要關鍵點在糖解作用的第一個反應酵素-己糖激酶（hexokinase）

---

**詳解：** D

整個細胞呼吸的主要關鍵點在糖解作用的第一個反應酵素是磷酸果糖激酶（phosphofructokinase）。

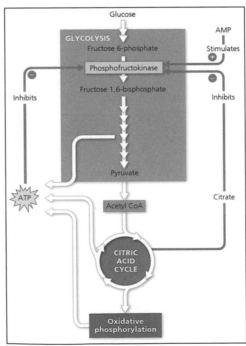

校方釋疑：

在 Campbell Biology 11th, Chapter 10, concept 10.1. The Stages of Cellular Respiration p.240-241, (包括 Figure 10.6) p.244 (Figure 10.11) 都指出檸檬酸循環直接產生 ATP。在 p.245 Figure10.12 檸檬酸循環是在第 5 個步驟有 GDP 接受磷酸根變成 GTP，但 GTP 會提供磷酸根讓 ADP 變成 ATP。因此(B)的描述並沒有錯。維持原答案。

2. 關於細胞傳訊（cell signaling）的敘述，下列何者錯誤？
   (A) 細胞接收外來訊息可分為接收（reception）、傳導（transduction）及作出反應（response）等三階段
   (B) 傳訊分子（signaling molecules）種類繁多，傳遞途徑以及作用範圍也有極大差距
   (C) 特定傳訊分子會刺激所有有其受體（receptor）的細胞做出一致的反應
   (D) 不同細胞內訊息傳遞的途徑（signal transduction pathways）因受體種類、傳遞分子的有無而可能相同、部分相同或不同

詳解： C

特定傳訊分子在體內部同組織會引起不同的反應，可能是因為受體型式不同或各標的細胞內基因表現的狀態不一樣造成的。

3. 關於大腸桿菌乳糖操縱組（lac operon）的調控，下列何者錯誤？
   (A) 主要在於調控轉錄的發生
   (B) 調節基因（regulatory gene）轉譯出來的是活化的抑制蛋白（repressor），可負調控轉錄的發生
   (C) 只要環境有乳糖存在，乳糖轉化成的異乳糖（allolactose）就可以造成抑制蛋白（repressor）的活化
   (D) 異乳糖才是真正的誘導物（inducer）

詳解： C

異乳糖是誘導物，能與抑制蛋白結合抑制其活性而導致乳糖操縱組開啟。

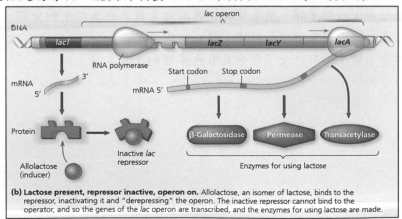

(b) **Lactose present, repressor inactive, operon on.** Allolactose, an isomer of lactose, binds to the repressor, inactivating it and "derepressing" the operon. The inactive repressor cannot bind to the operator, and so the genes of the lac operon are transcribed, and the enzymes for using lactose are made.

4. 研究基因表現的方法**不包括**下列何者？
   (A) 北方印漬術（Northern blotting）
   (B) 南方印漬術（Southern blotting）
   (C) 原位雜合（*in situ* hybridization）
   (D) DNA 微陣列分析（microarray assay）

**詳解：** B

　　研究基因表現的方法應該是能檢測基因產物（RNA、蛋白質）的方式，北方印漬術、原位雜合以及 DNA 微陣列分析能檢測 RNA。南方印漬術只能針對 DNA 為對象分析。

**校方釋疑：**

　　基因表現（gene expression）指的基因經轉錄成 mRNA，再轉譯成胜肽或蛋白質。有部分轉錄為 RNA，並沒有轉譯成蛋白質，而以 RNA 行使功能。(請參考 Campbell Biology 11th, GLOSSARY G-14)。因此依據題幹分析 RNA 的方法才是正確的。(A)(C)(D)皆是分析基因表現的方法。(參考 Campbell Biology 11th, Chapter 19, concept 19.2. Biologists use DNA technology to study gene expression and function. p.455-458)。(B)南方印漬術(Southern blotting)是分析 DNA，因此不是用來分析基因表現的方法。維持原答案。

5. 關於真核生物的敘述，下列何者**最正確**？
   (A) 原生生物屬於真核生物，大部分為單細胞生物，其生殖與生命週期有相當大的變異，有的甚至沒有有性生殖
   (B) 原生生物依照其共有的特徵，在四個上群（supergroups）的假說中很容易與其他的真核生物分開
   (C) 依據四個上群的假說，真菌的親緣關係離植物較近，離動物較遠
   (D) 依據四個上群的假說，有色素體的原生生物與植物同屬於古色素體生物（archeaplastida）

**詳解：** A

(B)即便分成四個上群，原生生物依然不容易與其他真核生物分開。

(C)真菌的親源關係離植物較遠，離動物較近。

(D)古色素體生物只包含了部分具有色素體的生物。

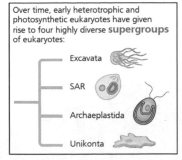

Over time, early heterotrophic and photosynthetic eukaryotes have given rise to four highly diverse **supergroups** of eukaryotes:

Excavata

SAR

Archaeplastida

Unikonta

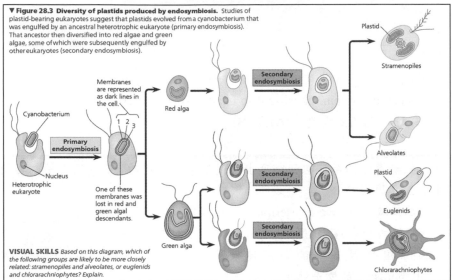

▼ **Figure 28.3 Diversity of plastids produced by endosymbiosis.** Studies of plastid-bearing eukaryotes suggest that plastids evolved from a cyanobacterium that was engulfed by an ancestral heterotrophic eukaryote (primary endosymbiosis). That ancestor then diversified into red algae and green algae, some of which were subsequently engulfed by other eukaryotes (secondary endosymbiosis).

**VISUAL SKILLS** Based on this diagram, which of the following groups are likely to be more closely related: stramenopiles and alveolates, or euglenids and chlorarachniophytes? Explain.

校方釋疑：

Campbell Biology 11<sup>th</sup>, Chapter 28, concept 28.1. Most eukaryotes are single-celled organisms p.646-649 (含 Figure.28.2).本題題幹是選出最正確的答案。原生生物具有色素體並不是古色素體生物(archeaplastida)所特有的，因此，具有色素體的原生生物不一定和植物都屬於古色素體生物(archeaplastida)。維持原答案。

6. 關於G蛋白偶聯受體（G protein-coupled receptors; GPCR）的敘述，下列何者錯誤？
   (A) 是一群膜蛋白受體的通稱，在靜息狀態下，細胞膜上的 GPCR 是由 α、β 和 γ 三個次單元（subunits）組成的三聚體
   (B) 激活狀態下，複合體解離成帶有 ATP 的 α 次單元與 β-γ 雙聚體。α 次單元釋出磷酸根後與 β-γ 雙聚體結合，回復靜息狀態
   (C) 只存在於真核生物細胞，它們參與很多細胞訊息傳遞的過程
   (D) 味覺和嗅覺等感覺訊息主要由 GPCR 傳遞

詳解：B→A、B

(A) (B)都是在敘述 G 蛋白而不是 GPCR。

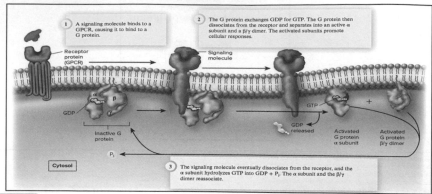

校方釋疑:

Campbell Biology 11th, Chapter 9, concept 9.2. Reception: A signaling molecule binds to a receptor protein, causing it to change shape p.220, Figure 9.8. 指出(A)的描述也是錯誤。更正答案為「(A)或( B)」。

---

7. 新型冠狀病毒近期在英國和印度出現高傳染力突變種,下列何者是病毒突變迅速最主要原因?
   (A) 反轉錄酶（reverse transcriptase）錯誤率高
   (B) 核糖核酸聚合酶（RNA polymerase）欠缺校正功能
   (C) 核糖核酸聚合酶的合成速度大於去氧核糖核酸聚合酶（DNA polymerase）的校正速度
   (D) 病毒外殼阻礙宿主的去氧核糖核酸聚合酶進行校正

詳解: B

新型冠狀病毒是 RNA 病毒,所以複製的時候會使用到 RdRP,而核糖核酸聚合酶（RNA polymerase）欠缺校正功能,因此造成病毒突變迅速。

---

8. 小干擾核糖核酸( small interfering RNA or siRNA)最早由英國生物學家David Baulcombe發現,是長度20～25個核苷酸的雙股RNA,請問siRNA在生物細胞的功能下列何者最正確?
   (A) 可轉譯成小分子蛋白
   (B) 可以抑制特定基因的表現
   (C) 可以協助基因體的修復
   (D) 有類似於跳躍子（transposon）的功能

詳解: B

siRNA 不含有基因不能轉譯成蛋白質,只要的功能是藉由抑制特定基因的表現來調節細胞中整體基因表現情形。

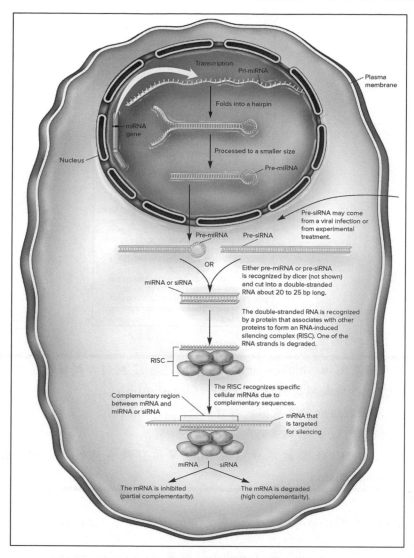

9. 有關染色質（chromatin）的相關敘述，下列何者<u>最正確</u>？
   (A) 常染色質（euchromatin）是高度緊密結構
   (B) 端粒和中節觀察到常染色質結構
   (C) 在光學顯微鏡下無法觀察異染色質（heterochromatin）
   (D) 異染色質區域基因不轉錄

詳解： D

　　異染色質常在端粒和中節處出現，其纏繞程度高於常染色質，以致於該區域的基因不轉錄且於間期時就能夠以光學顯微鏡觀察得到。

## Euchromatin/Heterochromatin

A recent technique called ChromEMT allows scientists to visualize chromatin in intact cells. ChromEMT and other new techniques have shown that the 10-nm fiber is the basic constituent of interphase chromatin.

During interphase, different regions of a chromosome may exist as euchromatin (below left) or heterochromatin (below). In euchromatin, the 10-nm fiber is loosely arranged in a more open configuration than heterochromatin; higher degrees of organization, including the 30-nm fiber in one older model, may exist in specific cells or at certain times. (This is an area of very active research.) The DNA in euchromatin is accessible to the proteins that carry out transcription, and its genes can be expressed. In heterochromatin, the 10-nm fiber is more densely arranged and less accessible to these proteins; genes in heterochromatin are generally not expressed.

Euchromatin and heterochromatin are organized into regions by other proteins not shown here; this organization is dynamic but disappears once mitosis begins.

---

10. 有關人類基因組（human genome）的敘述，下列何者錯誤？

   (A) 低於 1.5 ％人類基因組是跳躍子（transposon）

   (B) 人類基因組中有偽基因的存在

   (C) 人類基因組中有 44％的重複 DNA

   (D) 平均每 1000 個鹼基會出現 1 個單核苷酸多態性（single nucleotide polymorphism）

**詳解：** A

　　與跳躍子有關的核苷酸大約佔全基因組的 44％；人類基因組中約有 58％的重複 DNA。

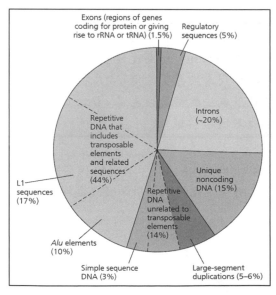

校方釋疑：

　　Campbell Biology 11th, Chapter 20, concept 20.4, Figure. 20.6 (p. 482). 重複 DNA 包含轉位子及其關聯序列之重複序列的比例是 44%，與轉位子不相關重複 DNA 的比例是 14%。雖然(C)的答案並沒有指稱是哪一種，但比例仍是最接近，且 A 明顯錯誤. 因此維持原答案。

---

11. 造成全球COVID-19新冠肺炎大流行的SARS-CoV2病毒是一種冠狀病毒。有關冠狀病毒的敘述，下列何者最正確？
    (A) 為一種反轉錄病毒
    (B) 基因體為 DNA
    (C) 利用宿主細胞的 RNA 聚合酶合成病毒 RNA
    (D) 病毒顆粒的外層膜是來自宿主細胞的細胞膜

詳解： D

　　SARS-CoV2 病毒是 RNA 病毒，基因體為 RNA，宿主細胞內並沒有能複製病毒的 RNA 聚合酶。

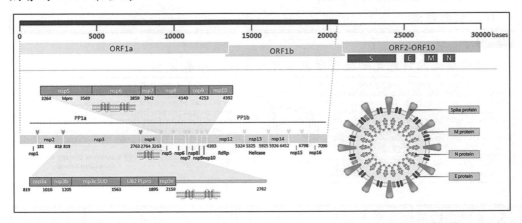

---

12. 下列何者不是細胞訊息傳遞途徑上的次級訊息分子（secondary messenger）？
    (A) cyclic AMP（cAMP）
    (B) $Ca^{2+}$
    (C) diacylglycerol（DAG）
    (D) GTP

詳解： D

　　GTP 並不能作為次級訊息分子。

13. 若分析某生物發現胞嘧啶（cytosine）占該生物體DNA樣本中核苷酸的38%。請問該樣品中大約有多少百分比的核苷酸是胸腺嘧啶（thymine）？
(A) 62%
(B) 12%
(C) 24%
(D) 31%

詳解： B

[100%-（38%＋38%）]/2＝12%。

14. 如果你在光學顯微鏡下觀察動物組織樣本時注意到組織周圍有大量細胞外基質，那麼你最懷疑該樣本為哪種組織類型？
(A) 神經組織
(B) 表皮組織
(C) 結締（connective）組織
(D) 肌肉組織

詳解： C

結締組織的特色是細胞密度低且有大量細胞外基質。

15. 有關2012年諾貝爾生理醫學獎得主山中伸彌研究所發展出的誘導性多功能幹細胞（induced pluripotent stem cells, iPS）的敘述，下列何者最正確？
(A) 由胚胎幹細胞移除少數特定基因後誘導產生
(B) 藉由導入特定數個轉錄因子基因到一般體細胞後誘導產生
(C) 由體細胞與胚胎幹細胞共同培養後誘導而來
(D) 由成體幹細胞活化特定轉錄因子基因而來

詳解： B

山中伸彌藉由導入山中因子將體細胞轉變成 iPS。

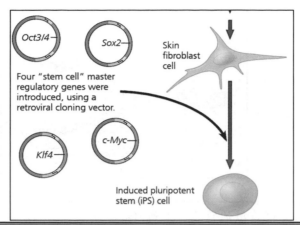

16. 白化症（albino）是一種體染色體隱性特徵疾病（非性聯遺傳）。一對夫婦都有正常的色素沉積，但兩者父母都有一位是白化症。請問這對的第一個孩子患白化症的機率是多少？
(A) 1/2
(B) 1/4
(C) 1/8
(D) 1/16

詳解: B

　　根據題意該對夫婦應該都是白化症的帶因者，因此第一個孩子患白化症的機率是 1/4。

17. 在雙股 DNA 複製時，一股為領先股（leading strand）一股為延遲股（lagging strand），有些酵素或蛋白質在兩股合成時皆會使用會，有些只會用於某一股合成時。請問下列哪一種[酵素]和在[某一股]合成時使用的配對是最正確？
(A) 引子酶（primase）—領先股
(B) DNA 解旋酶（DNA helicase）—領先股
(C) DNA 接合酶（DNA ligase）—延遲股
(D) DNA 拓樸酶（DNA topoisomerase）—延遲股

詳解: C

　　引子酶、DNA解旋酶以及DNA拓樸酶在複製DNA時，無論領先股或延滯股都是必須的。

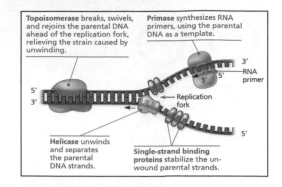

18. 有關酵素之調控作用的敘述，下列何者錯誤？
    (A) 酵素活性區（active site）是酵素表面與受質反應之區域
    (B) 酵素活性區迎合受質發生形狀改變，以增進和受質結合稱之為誘導配合（induced fit）
    (C) 異位酵素（allosteric enzyme）的酵素異位調控區可以讓訊號分子結合，進而促進或抑制酵素活性區的作用
    (D) 回饋抑制（feedback inhibition）作用是因為產物與反應物必需競爭同一酵素的活性區

詳解：D
　　回饋作用的酵素是異相位酵素，調節物與反應物結合在不同的位置。

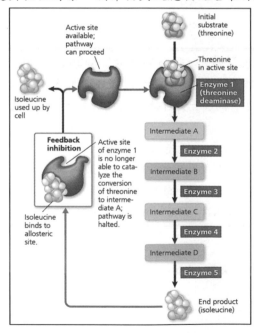

19. 下列何者不符合"ribozyme"的定義？
    (A) microRNA（miRNA）
    (B) small nuclear RNA（snRNA）in the spliceosome
    (C) intron RNA
    (D) ribosomal RNA（rRNA）

詳解： A

　　ribozyme 是具有催化功能的 RNA 分子，miRNA 並不具有催化功能。

校方釋疑：

　　Campbell Biology 11$^{th}$, Chapter 17, concept 17.3. Eukaryotic cell modify RNA after transcription "Ribozymes" p.396 明確指出 intron RNA 的功能是當一個 ribozyme 和催化他自己的切除。維持原答案。

20. 一個完整的閱讀框（open reading frame, ORF），不包括下列何者？
    (A) 一段足夠長的 DNA 序列用以編碼（encode）一個蛋白質
    (B) 一個終止密碼子（stop codon）
    (C) 一段含有 22 個核苷酸(nucleotides)的 DNA 序列用以編碼一個微小 RNA（micro RNA）
    (D) 一個起始密碼子（start codon）

詳解： C

　　DNA 上會產生蛋白質部分稱為 open reading frame（ORF），其中每 3 個核苷酸（nucleotide）為一組密碼子，經轉錄（transcription）後產生訊息 RNA（message RNA, mRNA），再將 mRNA 上的密碼子（codon）轉譯成胺基酸鏈（amino acid sequence），進而摺疊成蛋白質；此段 ORF 從起始密碼子（initiation codon）開始，起始密碼子在 DNA 上通常是 ATG，但也有例外，直到終止密碼子（termination codon）之前結束，終止密碼子在 DNA 上通常是 TAA、TAG 或 TGA。

21. 有關染色體末端的端粒（telomere）和端粒酶（telomerase）的敘述，下列何者最正確？
    (A) 體細胞分裂 DNA 複製後，染色體端粒會被端粒酶切除
    (B) 生殖細胞中端粒會因端粒酶表現而較體細胞短
    (C) 一般體細胞分裂 DNA 複製後染色體端粒會增長
    (D) 一般體細胞不會表現端粒酶

詳解： D

　　30 多年前，當加州大學柏克萊分校（University of California, Berkeley）的研究團隊發現端粒酶（telomerase），它為端粒酶反轉錄酶（telomerase reverse

transcriptase, TERT）、端粒酶 RNA（telomerase RNA, hTR）等基質組成的複合體。它能在染色體的末端上下移動，複製模板，進而延長染色體末端的端粒（telomere）並且保護端粒不被磨損，進而保護細胞。一個人類端粒大約有 3000個複製的"TTAGGG" 序列，由端粒酶沉澱和維持。但令人遺憾的是，除了精子、卵子和一些免疫細胞之外，TERT 生成在人體組織中被抑制。

---

22. 在真核生物發現，長度為 6,000 個核苷酸的轉錄單元（transcription unit），使用 900 個核苷酸來製備由 300 個氨基酸組成的蛋白質。下列何者是最正確的解釋？

    (A) mRNA 中存在許多非編碼（noncoding）區段的核苷酸

    (B) 核苷酸斷裂並在轉錄過程中丟失

    (C) 遺傳密碼存在冗餘和模糊

    (D) 需要許多核苷酸來編碼每種氨基酸

詳解： A

　　因為編碼的不連續，所以轉錄單元長於真正用以編碼蛋白質的核酸長度。

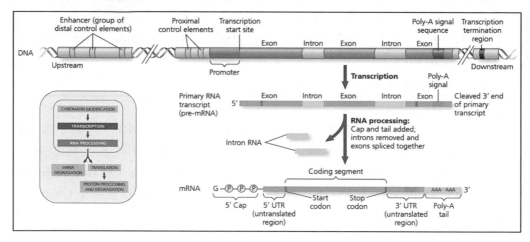

---

23. 費城染色體（Philadelphia chromosome）是何種染色體變異的例子？

    (A) 染色體轉位（chromosome translocation）

    (B) 單染色體（monosomy）

    (C) 三染色體（trisomy）

    (D) 非整倍體（aneuploidy）

詳解： A

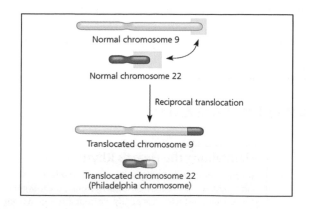

24. 關於控制消化之激素作用的敘述，下列何者錯誤？
    (A) 食物刺激胃分泌胃泌素（gastrin），胃泌素刺激胃液分泌
    (B) 食糜（chyme）刺激十二指腸分泌胰泌素（secretin），胰泌素刺激胰臟分泌 $HCO_3^-$ 來中和食糜
    (C) 食糜刺激十二指腸分泌 CCK（cholecystokinin），CCK 刺激胰臟分泌消化酵素以及膽囊釋出膽汁
    (D) 高量胰泌素及 CCK 須經血液送達才能抑制胃蠕動及胃液分泌，但胃泌素直接作用於胃，故不須由血液運送

**詳解：** D

　　胃泌素也是激素，也需要血液運送到標的細胞才有作用。

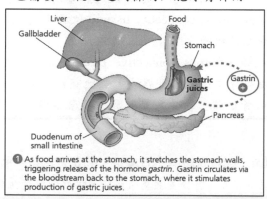

① As food arrives at the stomach, it stretches the stomach walls, triggering release of the hormone *gastrin*. Gastrin circulates via the bloodstream back to the stomach, where it stimulates production of gastric juices.

25. 哺乳動物的心臟具備特化的自我興奮（self-excitable）特性，最重要的一群自律性細胞（autorhythmic cells）稱為節律點（sinoatrial node, SA node）。心房的收縮是從心房上端的節律點開始收縮；心室則是從心室底端的心尖開始收縮。在完成上述步驟的過程中，下列何者錯誤？
    (A) 心房上端的節律點自發性產生規律的去極化形成動作電位
    (B) 從節律點將去極化電訊號向下傳遍左、右心房抵達房室竇（atrioventricular node, AV node）
    (C) 房室竇發生去極化將電訊號經由房室束的運動神經元往下傳至心室底

> 端的心尖（apex）
> (D) 從心尖開始收縮，並且經由蒲金氏纖維（Purkinje fibers）將去極化電訊
> 號向上傳遍左、右心室

詳解： C

　　哺乳動物心臟的電傳導系統是由特化的心肌細胞構成，所以傳導並不需要運動神經元。

> **Maintaining the Heart's Rhythmic Beat**
> In vertebrates, the heartbeat originates in the heart itself.
> Some cardiac muscle cells are autorhythmic, meaning they
> can contract and relax repeatedly without any signal from
> the nervous system. In fact, these rhythmic contractions
> continue in tissue removed from the heart and placed in a
> dish in the laboratory! Given that each of these cells has its

校方釋疑：

　　依據 Campbell Biology $11^{th}$, Chapter 43, concept 43.2, p.1002 和 Figure 43.8 (C) 是錯誤的，房室竇發生去極化將電訊號經由特殊結構 Bundle branches 和蒲金氏纖維(Purkinje fibers)往下傳至心室底端的心尖(apex)。不是用經由房室束的運動神經元。維持原答案。

26. 關於結締組織（connective tissues）的敘述，下列何者錯誤？
    (A) 脂肪組織具有填充、儲存能量、保溫隔熱等功能，脂肪細胞（adipocyte）也會分泌瘦體素（leptin），可以促進熱量消耗及抑制食慾
    (B) 疏鬆結締組織（loose connective tissue）位於上皮組織和下層組織間的連接，又稱蜂窩性組織
    (C) 纖維結締組織（fibrous connective tissue）富含大量具有分支的膠原纖維，膠原纖維分支彼此緊密纏繞，質地堅韌，主要位於肌腱和韌帶
    (D) 椎間盤是軟骨組織，軟骨基質中富含膠原纖維、軟骨素和大量的水份

詳解： C

　　膠原纖維（collagenous fiber）又名白纖維。在HE染色切片中呈嗜酸性，粗細不等，直徑0.5～20 μm，呈波浪形，有分支並交織成網，膠原纖維的生化成分為I型膠原蛋白。膠原蛋白（collagen）由成纖維細胞分泌，於細胞外聚合成膠原原纖維，在再經少量黏合成膠原纖維。

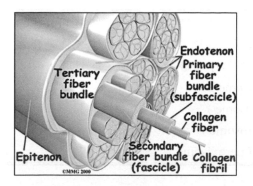

校方釋疑：

　　Campbell Biology 11<sup>th</sup>, Chapter 45, Figure 40.5, p.930 纖維結締組織是緻密含膠原蛋白的纖維，他被發現在肌腱和韌帶。(C)錯誤具有分支的膠原纖維。維持原答案。

---

27. 胎兒神經管的發育缺陷常肇因於母親懷孕時<u>缺乏</u>下列何者維生素？
    (A) 維生素 K
    (B) 維生素 B2（核黃素；riboflavin）
    (C) 維生素 B7（生物素；biotin）
    (D) 維生素 B9（葉酸；folic acid）

詳解： D

　　葉酸是一種水溶性維生素，也是胎兒腦部和脊柱發育所必需的營養素，葉酸缺乏會導致細胞分裂和成長受損，自然有可能影響胎兒腦部和脊柱的正常發育。在一項包括歐洲六個國家 33 個醫學中心的合作研究顯示，在懷孕前和懷孕期間前 12 週，每日給予這些婦女 4 mg 葉酸可降低神經管缺損的再發生率至 1%。

---

28. 新型冠狀病毒（COVID-19）快篩試劑可在 15 分鐘內得知檢體中是否帶有病毒棘蛋白（spike protein）專一性抗體。某生技公司推出之快篩試劑宣稱能有效檢測 2 周內曾被新冠肺炎病毒感染的患者，請問該試劑最可能檢測的免疫球蛋白標的是？
    (A) IgG
    (B) IgA
    (C) IgM
    (D) IgE

詳解： C

　　人體在接觸 SARS-CoV2 時，具有特異性的 IgM 會出現在病毒感染早期，2 週後 B 細胞會開始產生抗體 IgG，此類型抗體親和力比 IgM 高很多，IgG 抗體會在體內存在較長時間。

29. 2016 年諾貝爾生理醫學獎得主大隅良典（Yoshinori Ohsumi）發現細胞自噬（autophagy）機制，細胞可以經由下列何者將老化或受損的胞器、錯誤折疊的蛋白及其他巨分子複合體降解並且再利用。
(A) 溶酶體（lysosome）
(B) 胞內體（endosome）
(C) 微粒體（microsome）
(D) 過氧化小體（peroxisome）

詳解： A

2016 年諾貝爾生理醫學獎桂冠，頒給發現自噬作用機制的日本細胞生物學家大隅良典教授。巨自噬作用（Macroautophagy）後來稱作自噬作用（autophagy），是演化保留下來的作用之一，因此真核生物能透過雙層膜的囊泡（vesicle），將所隔離的部分細胞質成分，運送至溶體（lysosome）進行消化，以便再利用。自噬作用與其它分解機制不同，它能移除存活時間長的蛋白質、巨分子複合體、以及已退化或受損的胞器。自噬作用調控飢餓狀態下細胞內非重要成分的消化及再利用，以及參與移除細胞某些成分以提供空間給新成分的各種生理過程。此外，自噬作用是清除入侵微生物及毒性蛋白質聚合物的重要細胞機制，因此在感染、老化、及人類疾病的發病機制上，扮演重要的角色。

30. 有關補體系統（complement system）的敘述，下列何者最正確？
(A) 一組參與後天性免疫的蛋白質
(B) 一組由細胞毒性 T 細胞分泌的蛋白質
(C) 一組包括干擾素和介白素（interleukin）的蛋白質
(D) 一組以級聯（cascade）方式共同作用的抗菌蛋白

詳解： D

補體是一群血液中的蛋白質或糖蛋白，主要是由肝臟製造後以未活化的狀態分泌至血液中，直到病原體入侵或發炎情形時，經過酵素切割及活化後，便可進行免疫相關的功能。補體系統中有多種不同的補體單元進行作用，各個單元主司功能不同且進行分工，彼此的交互作用對於動物及人體的非專一性免疫系統有十分重要的貢獻，同時也可以跟抗體作用及活化 B 淋巴球，與專一性免疫系統進行連結。

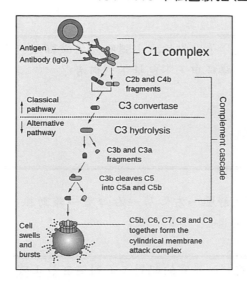

校方釋疑：

本題題幹指出要選擇最正確的敘述，在 Campbell Biology 11<sup>th</sup>, Chapter 47, p.1102.明確指出補體系統(complement system)是一組以級聯(cascade)方式共同作用的抗菌蛋白。且補體一般包含在先天性免疫反應，雖然有些補體的活化需要抗體。維持原答案。

31. 關於免疫 T 細胞及 B 細胞在抗原辨認上的差異，下列何者<u>錯誤</u>？

(A) 免疫 T 細胞在胸腺中成熟，而 B 細胞在骨髓中成熟

(B) B 細胞在表面形成輕鏈及重鏈組成抗原受體，而 T 細胞在表面形成 α 及 β 鏈組成抗原受體

(C) T 細胞的表面形成抗原受體是 Y 形，而 B 細胞在表面抗原受體則不是

(D) B 細胞在辨認到抗原後產生稱為免疫球蛋白抗體以對抗病原，而 T 細胞則是辨認在細胞上的主要組織相容複合體（MHC）加上抗原片段

詳解： C

B 細胞的表面形成抗原受體是 Y 形，而 T 細胞在表面抗原受體則不是。

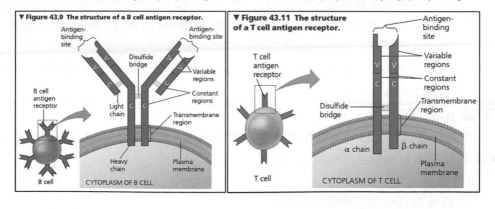

32. 如果一個二氧化碳分子從你的右小腿肌肉組織釋放到血液中，然後從鼻子呼出，它所經過的路徑中，<u>不包括</u>下列何者？
    (A) 肺靜脈
    (B) 肺泡
    (C) 支氣管
    (D) 右心房

詳解: A

　　右小腿肌肉→下大靜脈→右心房→右心室→肺動脈→肺泡腔→支氣管→氣管→咽→鼻腔→體外。

33. 下列人類荷爾蒙與分泌器官的配對，下列何者<u>最正確</u>？
    (A) 紅血球生成素（erythropoietin）—骨髓（bone marrow）
    (B) 類胰島素生長因子-1（IGF-1）—腎上腺（adrenal gland）
    (C) 雌激素（estrogen）—下視丘（hypothalamus）
    (D) 抑鈣素（calcitonin）—甲狀腺（thyroid gland）

詳解: D

    (A) 紅血球生成素（erythropoietin）—腎臟
    (B) 類胰島素生長因子-1（IGF-1）—肝臟
    (C) 雌激素（estrogen）—卵巢

34. 腎上腺素（epinephrine）對於肝細胞、心肌細胞以及平滑肌細胞會引發不同的細胞生理效應的敘述，下列何者<u>最正確</u>？
    (A) 不同細胞具有不同的活化因子（activators），受到腎上腺素刺激時會引發不同的基因表達（gene expression）
    (B) 不同細胞的腎上腺素受體蛋白類型（receptor subtype）不同，引發不同的細胞訊息傳遞路徑
    (C) 不同細胞受到腎上腺素刺激時會引發不同的基因重排（gene rearrangement）
    (D) 不同細胞的腎上腺素細胞訊息傳遞路徑相同，但是最終活化的標的蛋白（target proteins）不同

詳解: B

　　因為受器類型或標的細胞基因表現情形的不同，所以腎上腺素可以在身體各部位引發不同的細胞生理效應。

　　$\alpha$接受器：

　　$\alpha1$ 興奮型接受器：平滑肌接受器

　　$\alpha2$ 抑制型接受器：腸胃道接受器

β接受器：

β1 興奮型接受器：心肌、腦部接受器

β2 抑制型接受器：心肌、平滑肌接受器

校方釋疑：

　　依據題幹，本題目需要找出最正確，雖然不同細胞的腎上腺素受體蛋白類型(receptor subtype)相同，也會引發不同的細胞訊息傳遞路徑。然而在(B)不同細胞的腎上腺素受體蛋白類型(receptor subtype)不同,引發不同的細胞訊息傳遞路徑，此敘述並沒有錯。因此並不影響答案的選項。

　　請參考 Campbell Biology 11$^{th}$, Chapter 41, concept 41.3, p.964-965。

---

35. 利尿劑（diuretics）是醫師常用於治療高血壓的處方用藥，藉由增加排尿量達到降低血壓的效果。有關利尿劑可能的作用機轉，下列何者錯誤？

    (A) 抑制亨耳氏環（loop of Henle）或近端腎小管（proximal convoluted tubule）對 NaCl 的再吸收

    (B) 降低集尿管（collecting duct）對水分的通透性

    (C) 增加遠端腎小管（distal convoluted tubule）對 NaCl 的再吸收

    (D) 減少抗利尿激素（antidiuretic hormone, ADH）的分泌

詳解： C

增加遠端腎小管對 NaCl 的再吸收會增加水分再吸收量而造成尿量減少。

---

36. 親眼目睹美國紐約 911 恐怖攻擊慘狀的目擊者，事後持續接受心理治療，同時也接受腦神經醫學的功能性核磁共振（functional MRI, fMRI）造影診斷。fMRI 的結果顯示目擊者回想目睹 911 事發經過的悲傷記憶時，下列哪一個大腦部位活動力的訊號最顯著？

    (A) 下視丘（hypothalamus）

    (B) 杏仁核（amygdala）

    (C) 基底核（basal nuclei）

    (D) 依核（nucleus accumbens）

詳解： B

　　杏仁核體積很小，但對情緒的反應十分重要，尤其是恐懼。當受到傷害之後，杏仁核的特定區域會因而「學會害怕」，並產生恐懼的記憶。

---

37. 利用 B 淋巴球與腫瘤細胞進行細胞融合生成融合瘤（hybridoma）的生物技術，主要是為達成下列何種目的？

    (A) 生產單株抗體

    (B) 生產次單元疫苗

    (C) 進行基因轉殖

(D) 生成細胞激素（cytokines）

詳解： A

　　利用 polyethylene glycol（PEG）進行小白鼠脾臟細胞與骨髓癌細胞的融合，經過篩選及單株化後，可得到分泌有單株抗体的融合瘤細胞。

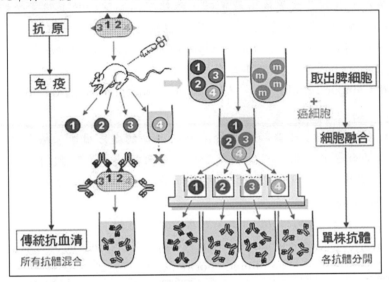

38. 關於根瘤（nodules）的敘述，下列何者最正確？
    (A) 常見於十字花科植物
    (B) 根瘤是由植物細胞和根瘤菌類菌體（bacteroids）構成
    (C) 真菌提供植物可利用的氮，植物則提供真菌醣類和其他有機化合物
    (D) 根瘤會向外發展出菌根（mycorrhizae），可以增加植物水分吸收的表面積

詳解： B

(A) 常見於豆科植物。

(B) 正確。

(C) 根瘤菌是細菌。

(D) 菌根是植物與真菌的共生關係。

39. 關於植物生長所需的巨量營養素（macronutrients），下列何者錯誤？
    (A) 碳
    (B) 氯
    (C) 鎂
    (D) 鈣

詳解： B

　　植物生長所需的巨量營養素為：碳、氫、氧、氮、硫、磷、鉀、鈣、鎂。

40. 有關陸生植物的生活史中，配子體（gametophyte）世代和孢子體（sporophyte）世代的植物體交替出現之敘述，下列何者最正確？
    (A) 蕨類植物的配子體和孢子體相互獨立
    (B) 配子體世代的細胞都是單倍體
    (C) 當植物體出現維管束系統後，配子體開始逐漸顯著
    (D) 世代交替的過程中，有二次基因重組的機會

詳解：C→無答案本題送分
(C)當植物體出現維管束系統後，孢子體開始逐漸顯著。

校方釋疑：
　　本題公告答案(C)當植物體出現維管束系統後，配子體開始逐漸顯著；但是正確答案應該是孢子體開始逐漸顯著。因此，此題目將無答案。(參考 Campbell Biology 11th, Chapter 29, concept 41.3 p.680-682)。無答案本題送分。

41. 下列何者的植物生理機轉與氫離子的運輸無關？
    (A) 根毛在土壤中進行陽離子交換（cation exchange）
    (B) 陽光的藍光波長刺激保衛細胞開啟氣孔進行蒸散作用
    (C) 根據酸生長假說（acid growth hypothesis），植物生長激素（auxin）刺激植物細胞的生長與延長
    (D) 植物利用葉片形成的蒸散拉力，以及維管束木質部導管內表現的附著力和內聚力，共同形成運輸水分的動力

詳解：D
　　除了(D)以外，其他都與氫離子幫浦有關。

校方釋疑：
　　(A)參考 Campbell Biology 11th, Chapter 37, Figure. 37.3, p.859 可知與氫離子的運輸有關。
　　(B) 參考 Campbell Biology 11th, Chapter 36, p.849 指出氣門的打開與保衛細胞氫離子的主動運輸有關。Campbell Biology 11th, Chapter 39, p.908 指出藍光波長可調節氣門打開。
　　(C) 參考 Campbell Biology 11th, Chapter 39, p.900, Figure 39.7 指出植物生長激素(auxin)刺激植物細胞的生長與延長，與氫離子的運輸有關。
　　(D)參考 Campbell Biology 11th, Chapter 36, p.844-845; Figure 36.9 沒有指出與氫離子的運輸有關。
　　維持原答案。

42. 有關被子植物的敘述，下列何者錯誤？
    (A) 屬於所有植物中最多樣化且分布最廣的開花植物門（anthophyta）
    (B) 單子葉植物經雙重受精（double fertilization）後產生胚乳及一片子葉
    (C) 雙子葉植物沒有雙重受精，故發育成兩片子葉而無胚乳
    (D) 現存最古老的被子植物世系為無油樟（*Amborella trichopoda*）

詳解：C
(B) 單子葉植物經雙重受精後產生胚、胚乳及一片子葉。
(C) 雙重受精是被子植物的特徵，故雙子葉植物也有雙重受精。

43. 遷移（migration）係指動物週期性地在長距離間移動，下列何者不是遷徙性動物用來定位和導航的訊號？
    (A) 地球磁場
    (B) 太陽
    (C) 星辰
    (D) 風向

詳解：D
動物遷徙的指標：
1. 藉由地球磁場與腦中的磁場感應定位，如：鴿子、海龜。
2. 藉日月星辰的位置定位。
3. 藉由嗅覺記憶，如：迴游的鮭魚不但會憑藉對路標的印象，更主要是依據河川中特殊的嗅覺分子刺激。
4. 藉視覺記住路標，多種鳥類皆是如此。

校方釋疑：
　　根據 Campbell Biology 11th, Chapter 52, concept 52.1, p.1224-1225.遷徙性動物用來定位和導航的訊號包括地球磁場、星辰和太陽，並沒有風向。
　　根據同學提供的資料，可看出風向是幫助鳥類或昆蟲有比較好的路線遷移，然而這並不是定位和導航。維持原答案。

44. 聯合國在 2015 年公告 17 項全球永續發展目標（Sustainable Development Goals，簡稱 SDG），其中 SDG 14 海洋資源保育及永續利用，SDG 15 保護陸域生態系，對抗土地劣化並遏制生物多樣性的喪失，顯示永續生態系受到相當的重視。關於陸域和水域生物相的敘述，下列何者錯誤？
    (A) 水域生物相涵蓋生物圈中最大範圍與面積
    (B) 許多水域生物相的變因都表現出明顯的垂直分層，例如光線強度隨水深遞減
    (C) 陸域生物相多隨經度變化而有不同的樣式

(D) 不論水域或陸域生物相都會受天然干擾而動態變化，而非穩定一成不變

詳解：C

　　溫度與降雨量是影響陸域生態系生物組成的重要因素，而影響溫度與降雨最明顯的是緯度，所以陸域生態系的分布狀況與緯度有密不可分的關係。

45. 關於島嶼族群多樣性（biodiversity）的敘述，下列何者最正確？
　(A) 熱帶島嶼棲地較極地島嶼棲地有更高的物種豐富度（species richness）
　(B) 兩相鄰島嶼距離大陸的距離相近，則大面積島嶼的物種豐富度會低於小面積島嶼
　(C) 兩島嶼面積相近，則靠近大陸的島嶼其物種豐富度低於遠離大陸的島嶼
　(D) 原先棲息在島嶼上的物種越多，表示島嶼棲地資源豐富，因此新移入物種的速率快，存活率也極高

詳解：A
　(B) 兩相鄰島嶼距離大陸的距離相近，則大面積島嶼的物種豐富度會高於小面積島嶼。
　(C) 兩島嶼面積相近，則靠近大陸的島嶼其物種豐富度高於遠離大陸的島嶼。
　(D) 沒有這種關連性。

46. 標記-再捕捉法（mark-recapture method）是最常用來估算族群個體數量的方式。研究者第一次捕抓 50 隻鯉魚，標記後釋放，第二次捕捉時 200 隻鯉魚中有 8 隻帶有先前標記，則估計該湖泊中鯉魚族群之個體數量最接近？
　(A) 400
　(B) 600
　(C) 1200
　(D) 1600

詳解：C
　（50×200）/8＝1250

47. 下列何者不是系統生物學（system biology）的研究範疇及研究工具？
　(A) 系統親緣關係學（systematic phylogeny）
　(B) 蛋白質體學（proteomics）
　(C) 基因體學（genomics）
　(D) 生物資訊工具（bioinformatic tools）

詳解：A
　　系統生物學（systems biology）是一門整合多方面生物系統的學科，涵蓋基因體（genomics）、基因轉錄體（transcriptomics）、蛋白質體（proteomics）、

基因調控網路（gene regulatory networks）、生物途徑（pathways）等生物系統，並且以生物資訊（bioinformatics）為整合工具，進行系統性的研究，包含了資料分析與生物模型的建立。

系統分類學是有系統的探討現今與過去物種的分類與多樣化，以及其演化親緣關係，與系統生物學無關。

校方釋疑：

此題的題幹所指的是"系統生物學(systems biology)"非"系統分類學(systematic taxonomy)"。請參考 Campbell Biology 11$^{th}$, Chapter 20, concept 20.2 系統生物學(systems biology)段落 p.478-480.

維持原答案。

---

48. 在 SARS-CoV2 的報導中，我們常見科學家以全基因體的支序樹（phylogenetic tree）來呈現不同病毒株的關係。請問此類支序樹無法找到下列何種資訊？
    (A) 病毒株之間遺傳距離的遠近
    (B) 病毒株之間的共同祖先出現於何時
    (C) 病毒株之間演化的順序
    (D) 姐妹病毒株的突變差異是否會造成功能性的改變

詳解： D

(D)不能顯示出姊妹病毒株的演化關係，所以不能用以建立支序樹。

校方釋疑：

本題題幹是指出支序樹(Phylogenetic Trees)無法找到下列何種資訊？根據 Campbell Biology 11$^{th}$, Chapter 22, concept 22.3 p.527-530 的敘述，支序樹是可以提供遺傳距離的遠近，共同祖先出現於何時和演化的順序的相關資訊。而支序樹是無法提供突變差異是否會造成功能性的改變。維持原答案。

---

49. 下列何者不具有物種間之演化高度保留（evolutionarily highly conserved）的特性？
    (A) TATA box
    (B) homeobox of homeotic genes
    (C) proton gradient & chemiosmosis
    (D) CRISPR-Cas system

詳解： D

1987 年，日本科學家在大腸桿菌的基因體發現一段古怪的規律序列，某一小段 DNA（Repeat）會一直重複，重複片段之間又有一樣長的間隔（Spacer），用途不明，科學家把這段序列叫做 CRISPR（clustered, regularly interspaced, short palindromic repeats）。後來發現，許多細菌都有 CRISPR，它是細菌免疫系統的

一種機制，可以記憶曾經來犯的病毒。但因為每種細菌的演化中層遭遇的病毒病不相同，所以這個系統中的序列並非均有高度的演化保留性。

校方釋疑：

(A) TATA box 在各物種間高度保留參與轉錄的過程。(Campbell Biology 11$^{th}$, Chapter 17, p.393-394)

(B) homeobox of homeotic genes 在各物種間高度保留參與發育的過程。(Campbell Biology 11$^{th}$, Chapter 20, p.495-496)

(C) proton gradient & chemiosmosis 在各物種間高度保留參與在 ATP 的形成。(Campbell Biology 11$^{th}$, Chapter 10, p.247-250)

(D) CRISPR-Cas system 只存在於原核生物(細菌和古細菌)，在細菌上是扮演免疫系統的一種形式。(Campbell Biology 11$^{th}$, Chapter 19, p.458-459 和 Figure 19.14; Chapter 26, p.614 和 Figure 26.7)

維持原答案。

50. 下列何者**不是**經由學習而得的行為？
    (A) 印痕
    (B) 空間認知
    (C) 社會認知
    (D) 生物時鐘

詳解： D

　　生物時鐘（biological clock）是與生俱來的分子機制，不需學習，可受到環境同調化。Campbell 12th: An internal timekeeper that controls an organism's biological rhythms. The biological clock marks time with or without environmental cues but often requires signals from the environment to remain tuned to an appropriate period.

校方釋疑：

　　在 Campbell Biology 11th , Chapter 52, concept 52.2, p.1228. Imprinting(印痕)段落明確指出"印痕"是可以經學習而習得(題目中並無提及基因印痕, genomic imprinting)。在 p. 1229 到 p.1233 也指出"空間認知"和"社會認知"與經由學習而習得，因此根據題幹只有"D 生物時鐘"是不行的。因此答案"D"是正確的。維持原答案。

# 104 學年度私立醫學校院聯合招考轉學生考試

科目：普通化學　　　　　　　　　　　　　　　　　李鈺老師 解析

---

1. 下列何種化合物可以溶於 $CCl_4$？
   (A) $H_2O$　　　(B) $NaCl$　　　(C) $C_6H_{14}$　　(D) $Ca(OH)_2$

   【104 私醫(1)】

【詳解】C

溶解度判斷：極性易溶於極性分子＆非極性溶於非極性分子

四氯化碳 $CCl_4$ 為非極性分子易溶於己烷 $C_6H_{14}$ 非極性溶劑

---

2. 有一化學電池：$Pt_{(s)} | H_{2(g)} | H^+_{(aq)} \| Ag^+_{(aq)} | Ag_{(s)}$
   下列何種化學方程式可以呈現此一電池的反應？
   (A) $H_{2(g)} + 2Ag_{(s)} \rightarrow H^+_{(aq)} + 2Ag^+_{(aq)}$
   (B) $2H^+_{(aq)} + 2Ag^+_{(aq)} \rightarrow H_{2(g)} + 2Ag_{(s)}$
   (C) $H_{2(g)} + 2Ag^+_{(aq)} \rightarrow 2H^+_{(aq)} + 2Ag_{(s)}$
   (D) $H_{2(g)} + Ag^+_{(aq)} \rightarrow H^+_{(aq)} + Ag_{(s)}$

   【104 私醫(2)】

【詳解】C

（－）陽極半反應：$H_{2(g)} \longrightarrow 2H^+_{(aq)} + 2e^-$

（＋）陰極半反應：$Ag^+_{(aq)} + e^- \rightarrow Ag_{(s)}$

　　　全反應為：$H_{2(g)} + 2Ag^+_{(aq)} \rightarrow 2H^+_{(aq)} + 2Ag_{(s)}$

---

3. 下列何種儀器可以測量輻射粒子？
   (A)電流計　　　　　　(B)蓋革計數器(Geiger counter)
   (C)酸鹼檢測儀　　　　(D)電壓計

   【104 私醫(3)】

【詳解】B

**蓋格計數器（*Geiger-Muller counter*）**：

利用放射性同位素之電離效應，使測筒中之氣體導電，而發出滴答聲的裝置。

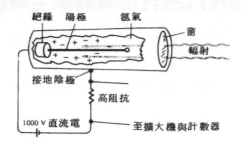

輻射游離管內的 Ar 氣，測量產生的電流

4. 若在 1000℃ 時，反應式 $CO_{(g)} + 2H_{2(g)} \leftrightarrows CH_3OH_{(g)}$ 的 $K_p = 1.0 \times 10^{-7}$，請計算此反應式於 1000℃ 時的 $\Delta G^0$。 (R = 8.314 J/ mol·K)

(A) 17.0 kJ/mol　　(B) 170.6 kJ/mol　　(C) 233.0 kJ/mol　　(D) 1706.0 kJ/mol

【104 私醫(4)】

【詳解】B

$\Delta G^0 = -2.303\ RT\ \log K$

$= -2.303\ (8.314\ \text{J/mol.K})(273+1000℃)\ \log\ (\ 1.0 \times 10^{-7})$

$= 170620\ \text{J} \times \dfrac{1kJ}{1000J} = 170.62\ \text{kJ}$

5. 為了配製 pH = 8.4 的亞硝酸鈉溶液(sodium nitrite)，請問需有多少克的亞硝酸鈉溶於 700 mL 的水中？ $[K_a\ (HNO_2) = 5.6 \times 10^{-4}]$

(A) 16.60 g　　(B) 8.30 g　　(C) 4.15 g　　(D) 2.07 g

【104 私醫(5)】

【詳解】A

$NaNO_2 \rightarrow Na^+ + NO_2^-$

$NO_2^-{}_{(aq)} + H_2O \leftrightarrows HNO_2 + OH^-$ 　$K_b = \dfrac{1.0 \times 10^{-14}}{5.6 \times 10^{-4}} = 1.8 \times 10^{-11}$

$pH = 8.4 = 14 - pOH \Rightarrow pOH = 5.6 \Rightarrow [OH^-] = 2.5 \times 10^{-6}\,M$

假設加入 $x$ 克的 $NaNO_2$

$[OH^-] = \sqrt{C_0 \times K_b} \Rightarrow [OH^-] = 2.5 \times 10^{-6}\,M = \sqrt{\dfrac{\dfrac{x\ g}{69(g/mol)}}{0.7\ L} \times 1.8 \times 10^{-11}}$

$\Rightarrow x = 16.6\,g$

6. 磷酸($H_3PO_4$)的三個游離常數分別為 $K_{a1} = 7.5 \times 10^{-3}$；$K_{a2} = 6.2 \times 10^{-8}$；$K_{a3} = 4.8 \times 10^{-13}$。若想要配置 pH = 3.5 左右的緩衝溶液，下列何者的組合最適合？

(A) $H_3PO_4$、$H_2PO_4^-$　　(B) $H_2PO_4^-$、$HPO_4^{2-}$

(C) $HPO_4^{2-}$、$PO_4^{3-}$　　(D) $H_2PO_4^-$、$PO_4^{3-}$

【104 私醫(6)】

【詳解】A

緩衝溶液：$[H^+] = K_a \times \dfrac{[酸]}{[共軛鹼]} = K_a \times \dfrac{n_{酸}}{n_{共軛鹼}} \Rightarrow pH = pK_a + \log \dfrac{[共軛鹼]}{[酸]}$

pH = 3.5 最接近 $pKa_1 \Rightarrow$ 以 $H_3PO_4 / H_2PO_4^-$ 組成緩衝溶液最合適。

7. 若一放射性元素其 beta decay 的反應速率常數為 $2.78 \times 10^{-2}$ /day，該核素 (nuclide)之半衰期為？

(A) $4.01 \times 10^{-1}$ 天　　(B) $1.80 \times 10^1$ 天　　(C) $2.49 \times 10^1$ 天　　(D) $3.60 \times 10^1$ 天

【104 私醫(7)】

【詳解】C

放射性衰變速率必為一級反應

一級反應的半衰期 = $t_{1/2} = \dfrac{0.693}{k} \Rightarrow t_{1/2} = \dfrac{0.693}{2.78 \times 10^{-2} 天} = 2.49 \times 10^1$

8. 一伏打電池分別使用銅以及鉛作為兩電極，而兩電極所接觸的電解質則分別為 $CuSO_{4(aq)}$ 以及 $Pb(NO_3)_{2(aq)}$。在 25℃ 的溫度下，鉛與銅的標準還原電位分別為：

$Pb^{2+} + 2e^- \rightarrow Pb$　　　$E^0 = -0.13$ V

$Cu^{2+} + 2e^- \rightarrow Cu$　　　$E^0 = +0.34$ V

假設此時將硫酸加入 $Pb(NO_3)_2$ 的溶液中產生 $PbSO_4$ 的沉澱，則此時電池的電動勢相較於加入硫酸前的電動勢的描述，下列何者為真？

(A)加入硫酸後電動勢上升　　(B)加入硫酸後電動勢下降

(C)電動勢不變　　　　　　　(D)資訊不足無法判斷

【104 私醫(8)】

【詳解】A

全反應為：$Pb_{(s)} + Cu^{2+}{}_{(aq)} \rightarrow Pb^{2+}{}_{(aq)} + Cu_{(s)}$

加入 $H_2SO_4$ 於 $Pb^{2+}$ 溶液中，產生 $PbSO_4$ 沉澱視為$[Pb^{2+}]\downarrow$，反應往右，電動勢↑

9. 已知兩鹽類 AgX 以及 AgY 皆難溶於水中並且擁有很接近的 $K_{sp}$。
而兩鹽類的共軛酸中，HX 的 $K_a$ 遠大於 HY 的 $K_a$。 請問 AgX 以及 AgY
在酸性水溶液中哪一個的溶解度較高？
(A) AgX    (B)兩鹽類在酸性水溶液中溶解度相同
(C) AgY    (D)資訊不足無法判斷

【104 私醫(9)】

【詳解】C
HX 的 $K_a$ 遠大於 HY 的 $K_a$，
表示酸性：HX＞HY；共軛鹼的鹼性：$Y^-$＞$X^-$
鹼性越強，表示與 $H^+$ 結合力越大。

10. 若已知下列兩反應的平衡常數分別為 $K_1$ 以及 $K_2$：
$$4Cu_{(s)} + O_{2(g)} \rightleftharpoons 2Cu_2O_{(s)} ; K_1$$
$$2CuO_{(s)} \rightleftharpoons Cu_2O_{(s)} + \tfrac{1}{2} O_{2(g)} ; K_2$$
則 $2Cu_{(s)} + O_{2(g)} \rightleftharpoons 2CuO_{(s)}$ 的平衡常數為：
(A) $(K_2)^2/(K_1)$    (B) $(K_1)(K_2)^{1/2}$    (C) $(K_2)^{1/2}/(K_1)$    (D) $(K_1)^{1/2}/(K_2)$

【104 私醫(10)】

【詳解】D（經釋疑後由答案 C 更改為 D）
$$4Cu_{(s)} + O_{2(g)} \rightleftharpoons 2Cu_2O_{(s)}\ldots\ldots\ldots(1)，K_1$$
$$2CuO_{(s)} \rightleftharpoons Cu_2O_{(s)} + \tfrac{1}{2} O_{2(g)}\ldots\ldots(2)，K_2$$

方程式：$2Cu_{(s)} + O_{2(g)} \rightleftharpoons 2CuO_{(s)}$ 由 $\dfrac{(1)}{2} + (-2)$

平衡常數：$K = \sqrt{K_1} \times \dfrac{1}{K_2} = (K_1)^{1/2} / K_2$

11. 在水果電池的實驗中，我們以鋅片及銅片組成電池，中間以濾紙隔開，並將
此電池插在檸檬中，並以電位計連接鋅片及銅片以測量電位。下列關於此電
池的描述何者錯誤？
(A)鋅片在電池中為陽極    (B)銅片要先以酒精燈加熱成氧化銅
(C)銅片接在電位計的負極    (D)檸檬在此電池作為鹽橋功能

【104 私醫(11)】

【詳解】C

（一）陽極半反應：$Zn_{(s)} \longrightarrow Zn^{2+}_{(aq)} + 2\,e^-$

（＋）陰極半反應：$Cu^{2+}_{(aq)} + 2e^- \longrightarrow Cu_{(s)}$

全反應為：$Zn_{(s)} + Cu^{2+}_{(aq)} \longrightarrow Cu_{(s)} + Zn^{2+}_{(aq)}$

(D) 檸檬是電解質，為鹽橋的功能

---

12. 過渡金屬形成的配位化合物，常因 d 軌域能階分裂導致吸收可見光，下列化合物何者吸收電磁波的波長最短？

(A) $[Cr(H_2O)_6]^{3+}$　　(B) $[Cr(SCN)_6]^{3-}$　　(C) $[Cr(NH_3)_6]^{3+}$　　(D) $[Cr(CN)_6]^{3-}$

【104 私醫(12)】

【詳解】D

當配位基愈強，電子由低能階至高能階所需能量愈大，吸收波長愈短。

：$CO$，$CN^- >$ phen $> NO_2^- >$ en $>$ py $> NH_3 > CH_3CN > H_2O > NCS^- >$
$C_2O_4^{2-} > OAc^- > OH^- > F^- > NO_3^- > Cl^- > SCN^- > S^{2-} > Br^- > I^-$

---

13. 下列哪一個配位化合物有異構物(isomer)存在？

(A) $[Co(H_2O)_4Cl_2]^+$　　(B) $[Pt(NH_3)Br_3]^-$

(C) $[Pt(en)Cl_2]$　　(D) $[Pt(NH_3)_3Cl]^+$

【104 私醫(13)】

【詳解】A

(A)具有順反異構物

(B)(D)4 配位平行四邊形（方形平面）型中 $MA_4$，$MA_3B$ 型：無異構物

(C)en 配位基為雙芽基，只能連接在鄰位，不會具有對位。

---

14. 某濃度電池由兩個 $Al/Al^{3+}$ 電極組成，陽極含 0.050 M $Al(NO_3)_3$ 溶液，陰極含 1.25 M $Al(NO_3)_3$ 溶液，在 25℃下，電池電位為何？$\log 0.04 = -1.40$

(A) 0.062 V　　(B) 0.083 V　　(C) 0.028 V　　(D) 0.041V

【104 私醫(14)】

【詳解】C

此為濃差電池，標準電池電位差=0

$$\Delta E = -\frac{0.0592}{3} \log\left(\frac{0.05}{1.25}\right) = \frac{0.0592 \times 1.4}{3} = 0.028V$$

15. 關於下列化學反應標準狀態下的亂度(entropy)變化，何者是減少的？

    I. $N_{2(g)}$ , 25°C → $N_{2(aq)}$ , 25℃

    II. $O_{2(g)}$ , 300 K → $O_{2(g)}$ , 400 K

    III. $2H_2O_{2(g)}$ → $2H_2O_{(g)}$ + $O_{2(g)}$

    IV. $H_2O_{(l)}$ → $H_2O_{(s)}$

    (A) I 和 II      (B) II      (C) II 和 III      (D) I 和 IV

【104 私醫(15)】

【詳解】D

I.氣體的亂度較液體大，故氣體溶解於水中，亂度減少

II.溫度越大，亂度越大

III.分解產生氣體粒子數變多，亂度變大

IV.亂度：氣體＞＞液體＞固體

16. 將 50.0 mL 0.20 M $MgCl_2$ 和 50.0 mL 0.20 M $CuCl_2$ 混合後，加入 NaOH 到溶液中(忽略加入 NaOH 的體積改變)，哪一個物質先沉澱下來？$OH^-$濃度是多少時，能將兩金屬分離開來？

(即某一金屬氫氧化物幾乎完全沉澱，另一金屬不沉澱)

  $Mg(OH)_2$：$K_{sp} = 6.4 \times 10^{-10}$；$Cu(OH)_2$：$K_{sp} = 2.2 \times 10^{-20}$；

  $(32)^{1/2} = 5.7$；$(22)^{1/2} = 4.7$；$(11)^{1/2} = 3.3$

(A) $Mg(OH)_2$；$[OH^-] = 3.3 \times 10^{-10}$ M      (B) $Mg(OH)_2$；$[OH^-] = 4.7 \times 10^{-10}$ M

(C) $Cu(OH)_2$；$[OH^-] = 5.7 \times 10^{-5}$ M      (D) $Cu(OH)_2$；$[OH^-] = 8.0 \times 10^{-5}$ M

【104 私醫(16)】

【詳解】D

欲使 $Mg(OH)_2$ 沉澱，$[OH^-] = \sqrt{\dfrac{6.4\times10^{-10}}{\dfrac{0.2M\times50\,mL}{100\,mL}}} = 8.0\times10^{-5}M$

欲使 $Cu(OH)_2$ 沉澱，$[OH^-] = \sqrt{\dfrac{2.2\times10^{-20}}{\dfrac{0.2M\times50\,mL}{100\,mL}}} = 4.7\times10^{-10}M$

故 $Cu(OH)_2$ 優先沉澱，且 $Cu(OH)_2$ 幾乎完全沉澱，$Mg(OH)_2$ 不沉澱

⇒ $4.7\times10^{-10}M < [OH^-] < 8.0\times10^{-5}M$

17. 下列緩衝溶液中，何者緩衝能力最好？
   (A) 0.10 M $H_2PO_4^-$/ 0.10 M $HPO_4^{2-}$
   (B) 0.50 M $H_2PO_4^-$/0.10 M $HPO_4^{2-}$
   (C) 0.10 M $H_2PO_4^-$/ 0.50 M $HPO_4^{2-}$
   (D) 0.50 M $H_2PO_4^-$/0.50 M $HPO_4^{2-}$

【104 私醫(17)】

【詳解】D
當共軛酸鹼之莫耳數一樣時，可達抵抗 $H^+$ 及 $OH^-$ 之最大容量的莫耳數。
⇒ 弱酸/弱酸鹽或弱鹼/弱鹼鹽含量為 1：1 時為最大緩衝能力
⇒ 若皆為 1：1 含量，則含有大量緩衝成分者具有較大的緩衝容量。

18. 某二質子酸 $H_2A$(diprotic acid)其 $K_{a1} = 2.5 \times 10^{-5}$，$K_{a2} = 5.6 \times 10^{-9}$，假如起始濃度為 1.00 M，則達到平衡後 $A^{2-}$ 的濃度為何？
   (A) $5.0 \times 10^{-3}$
   (B) $2.5 \times 10^{-5}$
   (C) $4.2 \times 10^{-7}$
   (D) $5.6 \times 10^{-9}$

【104 私醫(18)】

【詳解】D
多質子弱酸中，$K_{a2}$ 必等於第二酸根離子濃度

19. 某非電解質物質 4.00 克溶於 500.0 mL 水中，在 27.0℃下，滲透壓
   (osmotic pressure)為 2.40 atm，則該物質的分子量為何？
   (R = 0.082atm·L/mol·K)
   (A) 82.0 g/mol
   (B) 112 g/mol
   (C) 146 g/mol
   (D) 164 g/mol

【104 私醫(19)】

【詳解】A
$\pi = C_M RTi$

$$\Rightarrow 2.4\,atm = \frac{\dfrac{4.0克}{分子量M\,(g/mol)}}{0.5\,L} \times 0.082(\frac{atm.L}{mol.K}) \times 300K$$

⇒ 分子量 M = 82(g/mol)

20. 夏天常喝的汽水，其成分包含溶於水中的二氧化碳(分子量為 44 g/mol)；
   假設二氧化碳分壓為 8.0 大氣壓時，水中含 3.00 克二氧化碳，當二氧化碳
   分壓降至 1.6 大氣壓時，有多少二氧化碳會跑掉？
   (A) 0.60 克
   (B) 1.2 克
   (C) 1.8 克
   (D) 2.4 克

【104 私醫(20)】

【詳解】D

亨利定律：$m = kP_i$

（m 為溶於水中的氣體質量，k 為亨利常數，$P_i$ 各難溶於水的氣體分壓）

$$\Rightarrow \frac{3.0克二氧化碳}{8\ atm} = \frac{溶於水中x克二氧化碳}{1.6\ atm} \Rightarrow x = 0.6克$$

故二氧化碳跑掉：$3.0 - 0.6 = 2.4$ 克

---

21. 金屬固體單位晶格的排列方式中，對於面心立方堆積與體心立方堆積的描述，下列敘述何者正確？
    (A)面心立方堆積單位晶格內的原子數較體心立方堆積少
    (B)體心立方堆積中，晶格邊長為原子半徑的 2 倍
    (C)面心立方堆積的堆積比率約為 68%
    (D)面心立方堆積較體心立方堆積緊密

【104 私醫(21)】

【詳解】D

| 晶體堆積型式 | 體心立方堆積 (bcc) | 面心立方堆積 (fcc) |
|---|---|---|
| 配位數 | 8 | 12 |
| 邊長(l)與半徑(r) | $r = \frac{\sqrt{3}}{4} l$ | $r = \frac{\sqrt{2}}{4} l = \frac{1}{2\sqrt{2}} l$ |
| | $l = \frac{4}{\sqrt{3}} r$ | $l = (2\sqrt{2}) r$ |
| 單位晶格所含之粒子數 | 2 | 4 |
| 原子所佔空間 | 68% (2/3) | 74% (3/4) |
| 例子 | IA 族，Ba 等 | Ca，Sr，Al，Cu |

22. 辛烷(octane)在 45.1℃時，蒸氣壓為 40.0 torr，如果想知道在 104℃時辛烷的蒸氣壓，下列描述何者正確？
(A)需知道辛烷的莫耳蒸發熱 (heat of vaporization)
(B)需知道辛烷液體的比熱
(C)蒸氣壓的對數值和溫度成正比
(D)蒸氣壓和溫度的倒數(1/T)成正比

【104 私醫(22)】

【詳解】A

$$log \frac{P_2}{P_1} = \frac{\Delta H_{vap}}{2.30R} \cdot \left( \frac{1}{T_1} - \frac{1}{T_2} \right)$$ （$\Delta H_{vap}$ = 莫耳蒸發熱）

---

23. 丙酮經由加氫反應形成異丙醇，其反應式如下：

以下列鍵能計算該反應的反應熱(enthalpy)。
鍵結：　　　　C=O　　H–H　　C–H　　O–H　　C–O
鍵能(kJ/mol)：　745　　　436　　　414　　　464　　　351
(A) –366 kJ　(B) –48 kJ　(C) +48 kJ　(D) +366 kJ

【104 私醫(23)】

【詳解】B
$\Delta H$ =反應物鍵能和－生成物鍵能和
　　　= [ 745 + 436]－[ 414 + 464 + 351 ]
　　　= [ 1181]－[1229] =－48

---

24. 有一金屬塊 25.0 克 (比熱為 0.250 cal/(g·℃))及另一金屬塊 25.0 克(比熱為 0.150 cal/(g·℃))，此二金屬塊溫度均為 100.0℃，將二金屬塊放入 100.0 克的 50.0℃水中(比熱為 1.00 cal/(g·℃))，假設沒有熱量的散失，達到平衡後，最後的水溫約為幾度？
(A) 52.3℃　　(B) 54.5℃　　(C) 56.8℃　　(D) 60.1℃

【104 私醫(24)】

【詳解】B

金屬塊所放的熱 ＝ 全部被水吸收的熱

假設熱平衡後的終溫為 $100℃ > T℃ > 50$

$| 25$ 克 $\times 0.250$ cal/(g·℃)$\times(100-T) + 25$ 克 $\times 0.150$ cal/(g·℃)$\times(100-T) |$

$= 100$ 克 $\times 1.00$ cal/(g·℃)$\times(T℃ - 50)$

$\Rightarrow T = 54.5℃$

---

25. 某一理想氣體裝在 1.00 公升容器中，在 27.0℃下壓力為 0.300 atm，如果將該容器體積膨脹至 2.00 公升，溫度上升至 177℃，則該氣體的壓力為何？

(A) 0.150 atm　　　(B) 0.225 atm　　　(C) 0.300 atm　　　(D) 0.983 atm

【104 私醫(25)】

【詳解】B

根據波-查定律 $\dfrac{PV}{T} = k \Rightarrow \dfrac{0.3\,atm \times 1.0\,L}{(273+27^0C)} = \dfrac{P_2\,atm \times 2.0\,L}{(273+177^0C)}$

$\Rightarrow P_2\,atm = 0.225\,atm$

---

26. 市售漂白水成分中主要含有次氯酸鈉，其正確的化學式及英文名稱為何？

(A) NaClO，sodium hypochlorite　　　(B) NaClO，sodium chlorite

(C) $NaClO_3$，sodium chlorate　　　(D) $NaClO_4$，sodium perchlorate

【104 私醫(26)】

【詳解】A

| 選項 | 化合物 | 英文名 | 中文名 |
|---|---|---|---|
| A | NaClO | sodium hypochlorite | 次氯酸鈉 |
| B | $NaClO_2$ | sodium chlorite | 亞氯酸鈉 |
| C | $NaClO_3$ | sodium chlorate | 氯酸鈉 |
| D | $NaClO_4$ | sodium perchlorate | 過氯酸鈉 |

【註】：$ClO^-$ 為**次**氯酸根，**hypo**chlorite

---

27. 鋰電池常使用在手機電池中，鋰電池中的鋰元素在自然界中存在兩種同位素，分別為 $^6Li$ (質量為 6.02 amu)及 $^7Li$ (質量為 7.02 amu)。假設鋰原子的原子量為 6.94 amu，請問 $^6Li$ 在自然界中所佔的比率為何？

(A) 8%　　(B) 13%　　(C) 87%　　(D) 92%

【104 私醫(27)】

【詳解】A

平均原子量 M ＝ $\sum$（同位素原子量×所佔百分率）

假設 $^6Li$ 在自然界含量為 $y$ %，$^7Li$ 在自然界含量為 $(100\% - y\%)$

$\Rightarrow$ 6.02 amu × $y$ % + 7.02 amu × $(100-y)\%$ = 6.94 amu

$\Rightarrow$ $y$ % ≒ 8%

---

28. 報載龍山寺 PM 2.5 比行天宮高 88 倍，關於微粒物質(particulate matter)的尺寸描述，下列何者為真？
(A) PM 10 表示粒徑介於 10-2.5 μm
(B) PM 2.5 表示粒徑小於 2.5μm
(C) PM 2.5 表示粒徑介於 10-2.5 nm
(D) PM 10 表示粒徑小於 10 nm

【104 私醫(28)】

【詳解】B

懸浮粒子 (Atmospheric particulate matter, *particulate matter* (PM), particulates)
在環境科學中，特指懸浮在空氣中的固體顆粒或液滴，是空氣污染的主要來源之一。其中，空氣動力學直徑（以下簡稱直徑）小於或等於 10 微米 (μm) 的懸浮粒子稱為可吸入懸浮粒子（PM 10）；
**直徑小於或等於 2.5 微米的懸浮粒子稱為細懸浮粒子（PM 2.5）。**

---

29. 一個 35.0 g 重的固體樣本被放入於量筒內，這量筒稍後被注入苯液體到 50.0 ml 的刻度。已知固體樣本和苯液體總重為 68.8 g，苯的密度為 0.880g/cm³，請問該固體樣本的密度為何 g/cm³ ？
(假設該固體樣本不會溶於苯也不會與之產生化學反應)
(A) 2.16　(B) 3.02　(C) 0.70　(D) 1.38

【104 私醫(29)】

【詳解】B

密度 D $(g/cm^3) = \dfrac{質量(g)}{體積(mL)}$

68.8 克－35.0 克＝33.8 克……苯的重

苯的體積＝$\dfrac{33.8\,g}{0.88\,(g/mL)}$ = 38.4 mL

固體的體積(mL)=50-38.4=11.6 mL

固體的密度（g/mL）＝$\dfrac{35.0\,g}{11.6\,mL}$ = 3.02 (g/mL)

30. 高溫的水蒸氣通過紅熱的煤，會產生水煤氣；已知

$$2H_{2(g)} + O_{2(g)} \rightarrow 2H_2O_{(g)} + 115.6 \text{ kcal}$$

$$2CO_{(g)} + O_{2(g)} \rightarrow 2CO_{2(g)} + 135.4 \text{ kcal}$$

若 30 kg 的水煤氣充分燃燒共放熱多少千卡？

(A) $2.51 \times 10^2$　(B) $7.53 \times 10^3$　(C) $1.26 \times 10^5$　(D) $3.77 \times 10^6$

【104 私醫(30)】

【詳解】C

$$2H_{2(g)} + O_{2(g)} \rightarrow 2H_2O_{(g)} +\ \ 115.6 \text{ kcal}$$

$$+\ 2CO_{(g)} + O_{2(g)} \rightarrow 2CO_{2(g)} + 135.4 \text{ kcal}$$

故反應4克氫氣＋56克一氧化碳產生251 kcal

$$\Rightarrow \frac{4\,g + 56\,g}{251\,kcal} = \frac{30\,kg \times 1000\,(g/kg)}{x\,kcal}$$

$$\Rightarrow x = 1.255 \times 10^5 \text{ kcal}$$

---

31. 一個激發態的氫原子具有一個電子自 $n = 5$ 發射 $6.90 \times 10^{14}\,s^{-1}$ 頻率的光，計算該電子轉移的最主要量子階層 $n = ?$

(Rydberg constant = $1.0974 \times 10^7\,m^{-1}$)

(A) ground state　(B) 4　(C) 3　(D) 2

【104 私醫(31)】

【詳解】D

$R_H = 1.1 \times 10^7 m^{-1} \times 3.0 \times 10^8 (m/s) = 3.289 \times 10^{15}$ 秒$^{-1}$(Hz)

$$\Delta v = 3.289 \times 10^{15} \left( \frac{1}{n_L^2} - \frac{1}{n_H^2} \right)$$ 秒$^{-1}$

$$= 3.289 \times 10^{15} \left( \frac{1}{n_L^2} - \frac{1}{5^2} \right)$$ 秒$^{-1} = 6.9 \times 10^{14}$ 秒$^{-1}$(Hz) $\Rightarrow n_L = 2$

---

32. 依據離子半徑的大小將 $K^+$、$P^{3-}$、$S^{2-}$、$Cl^-$ 排列，下列哪一個是對的？

(A) $P^{3-} > S^{2-} > Cl^- > K^+$　(B) $Cl^- > S^{2-} > P^{3-} > K^+$

(C) $K^+ > P^{3-} > S^{2-} > Cl^-$　(D) $K^+ > Cl^- > S^{2-} > P^{3-}$

【104 私醫(32)】

【詳解】A

等電子系列，其半徑比較：陰離子＞中性原子＞陽離子

$\Rightarrow {}_{15}P^{3-} > {}_{16}S^{2-} > {}_{17}Cl^- > {}_{19}K^+$

---

33. 中東呼吸症候群疫情造成大家恐慌，奈米級二氧化鈦($TiO_2$)光觸媒可以提供
    環境消毒使用，下列關於光觸媒作用機制 何者為真？
    (A)在 500 nm 光激發下，可產生電子和電洞
    (B)產生的電子與吸附表面的氧形成超氧自由基
    (C)產生的電洞與表面的水分子反應形成氫氧自由基
    (D)氫氧自由基的氧原子符合八隅體組態

    【104 私醫(33)】

【詳解】B & C（經釋疑後，BC 皆給分）

當奈米級二氧化鈦（$TiO_2$）受到**特定波長（387.5 nm）**之紫外光照射時，
產生電子及 $TiO_2^+$，並將空氣中的**氧分子還原成 $O_2^-$（超氧陰離子）**及將
**水分子氧化成 ·OH（氫氧自由基）**（不符合八隅體）。
這兩種物質具有非常大的化學活性，會進一步將有害的有機物
（如病毒、細菌、油汙、塵等所攜帶的有機毒素，以 $T_x$ 表示）分解，
產生二氧化碳和水，因而有淨化、抗菌、防汙等效果。

---

34. 在恆溫下，某氣體在外界壓力為 1.00 atm 的環境下，體積由 1.00 公升膨脹
    為 11.0 公升，假設在此過程中，氣體從外界吸收了 400 joule 的熱，請問
    此氣體內能($\Delta E$)的變化為多少 joule？
    (A) –613　(B) –400　(C) +400　(D) +613

    【104 私醫(34)】

【詳解】A

$\Delta E$ 內能 ＝（$Q$ 熱量）＋（$P\Delta V$ 壓容功）

$$= +400 \text{ joule} + 1.0 \text{ atm} \times (11L - 1L) \times \frac{101.325 \text{ joule}}{1 \text{ atm.L}}$$

$$= -613 \text{ joule}$$

35. 假設乙醇燃燒產生二氧化碳及水之標準燃燒熱(standard heat of combustion)為–1400.0 kJ/mol，二氧化碳及水的標準生成熱(standard enthalpy of formation；$\Delta H_f^\circ$)分別為– 400.0 kJ/mol 及–300.0 kJ/mol，請問乙醇的$\Delta H_f^\circ$是多少 kJ/mol ？

(A)–700.0　(B) –300.0　(C) +300.0　(D) +700.0

【104 私醫(35)】

【詳解】B

方程式：$1C_2H_5OH + 3O_2 \rightarrow 2CO_2 + 3H_2O$

$\Delta H = \sum$ 生成物生成熱和 $- \sum$ 反應物生成熱和

$\Rightarrow [ (-400) \times 2 + (-300) \times 3 ] - [ (-1400) \times 1 + 0 ]$

$\Rightarrow [-1700] - [-1400] = -300$

36. 將 1.700 g 硝酸銀溶解於 200 mL 水中，再加入 50.00 mL 之 $5.00 \times 10^{-2}$ M 氯化鈉水溶液，請問溶液中尚餘銀離子多少 M ？

(原子量分別為：Ag = 108.0, N = 14.0, O = 16.0, Cl = 35.5, Na = 23.0)

(A) $8.00 \times 10^{-3}$ M　(B) $1.50 \times 10^{-2}$ M　(C) $3.00 \times 10^{-2}$ M　(D) $4.00 \times 10^{-2}$ M

【104 私醫(36)】

【詳解】C

$$AgNO_3 \quad + \quad NaCl \quad \rightarrow \quad AgCl \quad + \quad NaNO_3$$

初　$\dfrac{1.7 克}{170 \text{ g/mol}}$ = 0.01 mol　　$5.00 \times 10^{-2}$ M × 0.05L = $2.5 \times 10^{-3}$ mol

作　$-0.0025$ mol　　$-0.0025$ mol

終　0.0075 mol　　～0

$\Rightarrow [Ag^+] = \dfrac{0.0075 \text{ mol}}{0.25 \text{L}} = 3 \times 10^{-2}$ M

37. 30.0 mL 之 0.200 M $NH_4Cl_{(aq)}$ 與 70.0 mL 之 0.100 M $FeCl_{3(aq)}$ 混合，請問混合液中氯離子的濃度為多少？

(A) 0.130 M　(B) 0.200 M　(C) 0.270 M　(D) 0.340 M

【104 私醫(37)】

【詳解】C

$$NH_4Cl \rightarrow NH_4^+ + Cl^-$$

初　6mmol

終　~0　　　　　　　+ 6 mmol

$$FeCl_3 \rightarrow Fe^{3+} + 3Cl^-$$

初　7 mmol

終　~0　　　　　　　+ 21 mmol

$Cl^-$ 總毫莫耳數：21 + 6 = 27 mmol $\Rightarrow [Cl^-] = \dfrac{27\ mmol}{100\ mL} = 0.27M$

---

38. 若正戊烷中的一個氫被氯取代，所得產物可能的結構異構物有幾種？

(A) 2　(B) 3　(C) 4　(D) 5

【104 私醫(38)】

【詳解】B

---

39. 下列何者為最強的氧化劑？

$$MnO_4^- + 4H^+ + 3e^- \rightarrow MnO_2 + 2H_2O \qquad E^0 = 1.68\ V$$

$$I_2 + 2e^- \rightarrow 2I^- \qquad E^0 = 0.54\ V$$

$$Zn^{2+} + 2e^- \rightarrow Zn \qquad E^0 = -0.76\ V$$

(A) $MnO_4^-$　(B) $I_2$　(C) $Zn^{2+}$　(D) $MnO_2$

【104 私醫(39)】

【詳解】A

標準還原電位正值越大，表示越易還原，則為最強氧化力（劑）

40. 一反應系統，其ΔH > 0，ΔS < 0，下列預測何者正確？
   (A)任何溫度條件下均為自發反應(Spontaneous)
   (B)只有在高溫下才會自發反應
   (C)只有在低溫下才會自發反應
   (D)任何溫度條件下均為非自發反應(Nonspontaneous)

【104 私醫(40)】

【詳解】D

| $\Delta H$ | $\Delta S$ | $\Delta G$ |
|:---:|:---:|:---:|
| + | + | 在高溫下為自發反應 |
| + | − | 在任何溫度下，"逆反應"才是自發的 |
| − | + | 在任何溫度下均為自發反應 |
| − | − | 在低溫為自發反應 |

41. 下列反應速率定律何者與下面敘述的反應機構一致？

   $A_{(g)} + B_{(g)} \leftrightarrows AB_{(g)}$      快速平衡（平衡常數：$K_c$）

   $AB_{(g)} + C_{(g)} \rightarrow AC_{(g)} + B_{(g)}$      慢（反應速率常數：k）

   (A) Rate = k[A][B]         (B) Rate = $kK_c$ [A][B][C]
   (C) Rate = k[AC][B]/[AB][C]    (D) Rate = [AB]/[A][B]

【104 私醫(41)】

【詳解】B

第二步驟為速率決定步驟，故將速率定律式假設為：R = k[AB][C]

因物種 AB 為中間物，生成後又消失，不寫入定律式中，

根據第一步驟快且達平衡特色 $R_{正} = R_{逆} \Rightarrow k_{正}[A][B] = k_{逆}[AB]$ （其中 $\dfrac{k_{正}}{k_{逆}} = K_c$）

$\Rightarrow K_c[A][B] = [AB]$ 代入假設的速率定律式：

$\Rightarrow R = K_c[A][B] \cdot k[C] \Rightarrow R = kK_c[A][B][C]$

42. 草酸根(oxalate, $C_2O_4{}^{2-}$)中有幾個 $\pi$ 鍵？
   (A) 1　(B) 2　(C) 3　(D) 4

【104 私醫(42)】

【詳解】B

43. 一個不穩定的 ${}^{131}_{53}I$ 轉變成 ${}^{131}_{54}Xe$，它應該通過何種衰減？

   (A) $\beta^-$粒子發射　(B)正電子發射　(C)中子發射　(D) $\alpha$-粒子發射

【104 私醫(43)】

【詳解】A

核反應遵守質量數守恆;原子序守恆 $\Rightarrow {}^{131}_{53}I \rightarrow {}^{131}_{54}Xe + {}^{0}_{-1}\beta$

44. Cu、Pt、Zn 都具有四個配位基，已知〔$Cu(H_2O)_4$〕$^{2+}$、$Zn(NH_3)_2Cl_2$ 不具
   順反異構物，$Pt(NH_3)_2Cl_2$ 有兩個順反異構物，下列敘述何者為真？
   (A)〔$CuCl_4$〕$^{2-}$、〔$Pt(NH_3)_4$〕$^{2+}$ 皆為平面四邊形
   (B)〔$Cu(NH_3)_4$〕$^{2+}$、〔$Zn(NH_3)_4$〕$^{2+}$ 皆為平面四邊形
   (C)〔$Cu(CN)_4$〕$^{3-}$、〔$Pt(NH_3)_4$〕$^{2+}$ 皆為四面體
   (D)〔$Cu(H_2O)_4$〕$^{2+}$、〔$Zn(NH_3)_4$〕$^{2+}$ 皆為四面體

【104 私醫(44)】

【詳解】D
錯合物 4 配位形狀判斷：
四面體（Tetrahedral）與平面四邊形（Square planer）：
(1) 4 配位錯合物 大多為四面體 。
(2) 中心金屬為 $Pd^{2+}$, $Pt^{2+}$, $Au^{3+}$,
無論配位基種類 → 絕大部分為平面四邊形。
(3) 中心金屬為 $Cu^{2+}$、$Ni^{2+}$，配位基強度≧$NH_3$ → 為平面四邊形。

45. 已知咖啡豆的咖啡因(caffeine)可以透過超臨界二氧化碳萃取而移除，參照二氧化碳三相圖，試問下列何條件適合超臨界萃取？

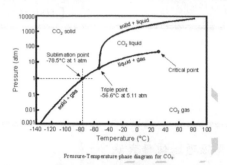

(A) 1 atm；$193^{\circ}K$　　(B) 75 atm；$-35^{\circ}C$

(C) 1 atm；$238^{\circ}K$　　(D) 75 atm；$35^{\circ}C$

【104 私醫(45)】

【詳解】D

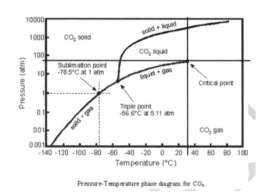

(D)：[75 atm,$35^{\circ}C$] 最符合臨界點的溫度與壓力

46. 市面上香精多溶於異丙醇(isopropanol)，請計算多少熱量方可以讓 1.5 莫耳異丙醇揮發？（異丙醇分子量 = 60.0 g/mol；熔點$-89.5^{\circ}C$；沸點 $82.4^{\circ}C$；熔化熱 21.4 cal/g；蒸發熱 159 cal/g；1 joule = 0.239 cal）

(A) 8.08 kJ　　(B) 67.8 kJ　　(C) 59.9 kJ　　(D) 14.3 kJ

【104 私醫(46)】

【詳解】C

1.5 mol×60(g/mol) = 90 克異丙醇

$$159 \, (cal/g) \times 90(g) \times \frac{1 \, joule}{0.239 \, cal} \times \frac{1 \, kJ}{1000 \, J} = 59.9 \, kJ$$

47. 假設一氧化還原反應在標準狀況下為自發性的反應，請問下列敘述何者有誤？
    (A)該電池的標準電動勢($\Delta E^0$) > 0
    (B)該電池在標準狀態下所能做的功($w$) > 0
    (C)該反應的標準自由能變化量($\Delta G^0$) < 0
    (D)該反應進行時會使宇宙的總亂度($\Delta S_{univ}$) > 0

【104 私醫(47)】

【詳解】B

| 自發性<br>反應 | 電動勢 $\varepsilon$ | 電池電功 $w$ | 標準自由能 $\Delta G^0$ | 宇宙熵變化 $\Delta S_{univ}$ |
|---|---|---|---|---|
| | > 0 | < 0 | < 0 | > 0 |

48. $CNO^-$的路易士結構(Lewis structure)中，中心原子N之形式電荷(formal charge)是多少？
    (A) –1　　(B) 0　　(C) +1　　(D) +2

【104 私醫(48)】

【詳解】C

$$\left[:C\!\!\equiv\!\!N\!\!-\!\!\overset{..}{\underset{..}{O}}:\right]^- \longleftrightarrow \left[:\!\!\overset{..}{C}\!\!=\!\!N\!\!=\!\!\overset{..}{O}:\right]^- \longleftrightarrow \left[:\!\!\overset{..}{\underset{..}{C}}\!\!-\!\!N\!\!\equiv\!\!O:\right]^-$$

三種共振式中N原子滿足八隅體結構，形式電荷皆為+1

49. 下列鍵強度的順序哪一項是正確的？
    (A) $B_2^- < B_2$　　(B) $C_2 < C_2^-$　　(C) $N_2 < N_2^-$　　(D) $O_2 < O_2^-$

【104 私醫(49)】

【詳解】B

鍵能 $\propto$ 鍵數

| 鍵數 | | | | | | | |
|---|---|---|---|---|---|---|---|
| (A) | | (B) | | (C) | | (D) | |
| $B_2^-$ | $B_2$ | $C_2$ | $C_2^-$ | $N_2$ | $N_2^-$ | $O_2$ | $O_2^-$ |
| 1.5 | 1 | 2 | 2.5 | 3 | 2.5 | 2 | 1.5 |

50. 某一溫度下， $N_2O_{5(g)} \rightarrow 2NO_{2(g)} + 1/2\ O_{2(g)}$ 為一級氣相反應(first-order gas-phase reaction)，假設 $N_2O_{5(g)}$的半衰期(half-life) 為 1.00 小時，將 $N_2O_{5(g)}$ 快速注入已被抽真空的 2.00 公升的容器中，當壓力為 0.400 atm 為時，將容器封閉，請問 3.00 小時後，容器內氣體之總壓力為多少 atm？
(A) 0.750 (B) 1.200 (C) 1.000 (D) 0.925
【104 私醫(50)】

【詳解】D

$N_2O_5$ 半衰期為 1 小時，經歷 3 小時，$N_2O_5$ 剩下 $0.4\ \text{atm} \times \frac{1}{2^3} = 0.05\ \text{atm}$

| | $N_2O_{5(g)}$ → | $2NO_{2(g)}$ + | $1/2\ O_{2(g)}$ |
|---|---|---|---|
| 初始 | 0.4atm | | |
| 作用 | −0.35atm | +0.35×2 | +0.35×1/2 |
| 終止 | 0.05atm | 0.7atm | 0.175atm |

總壓 $P_t = 0.05\ \text{atm} + 0.7\ \text{atm} + 0.175\ \text{atm} = 0.925\ \text{atm}$


## 幽默風趣的教學 普化小天王-李鉌 老師

**★王世杰 (原:南大生科) 考取:108 年慈濟/後中醫**

化學:李鉌老師的課程十分扎實，我認為在老師教學下這是你可以搶分的科目，而搶分方法如下:百分百一定要寫完，然後老師的課前考卷一定要寫(慈濟 108 化學跟老師課前考卷如出一轍)。

**★張凱斌 (原:高師生科) 考取:108 年慈濟/後中醫**

去蕪存菁的內容和白話式的教學，加上和同學之間沒有距離，讓人很輕鬆的進入狀況，幽默的口條，讓大家輕易用深入淺出的方式了解艱澀的範圍，另外老師對解題也蠻多速解法，增強我們對考題的靈敏度和速度，加上把老師的解題百分百和範例好好刷爛，你會發現普化這科是很好衝高的利器。

**★張榮脩 (原:中國醫藥學) 考取:108 年高醫/後西醫 +中國醫/後中醫**

化學方面：如果是認為自己化學基礎不錯的人，李鉌老師的上法很有效率，重點筆記要抄，上課例題一定要熟，原文練習題目本練熟，傳說中題庫班的 12 回考卷要計時寫完，應該就可以拿到不錯的分數。

# 105 學年度私立醫學校院聯合招考轉學生考試

科目：普通化學　　　　　　　　　　　　　　　　李鈺老師 解析

---

1. 按照有效數字運算規則，算式：$2.0540\ g + 0.31\ g - 1.019\ g = ?$
   (A)1.35 g　　(B) 1.345 g　　(C) 1.34 g　　(D) 1.3 g

   【105 私醫(1)】

【詳解】C

**有效數字的運算原則：加減法**

(1) 準確數字相加減，其結果仍然準確。

(2) 不準確的數字經加減後其結果仍然含有不準確性。

(3) 逢 "5"：

5為尾數或5以後皆為0 $\Rightarrow$ 應看尾數『5』的前一位：

*前一位為奇數$\Rightarrow$進位

*前一位為偶數$\Rightarrow$捨去

故：$2.0540\ g + 0.31\ g - 1.019\ g = 1.345\ g$ 取三位有效 $= 1.34\ g$……C

---

2. 某一金屬的熔點是攝氏 $750°C$，請問約為華氏(°F)幾度？
   (A)1100　　(B)1280　　(C)1382　　(D)1560

   【105 私醫(2)】

【詳解】C

華氏溫度 $(^0F) = \dfrac{9}{5}t°C + 32$

代入公式：$750°C \times \dfrac{9}{5} + 32 = 1382°F$

---

3. 已知 $H_{2(g)}$ 及 $C_{(s)}$ 之莫耳燃燒熱分別為 $-285.5\ kJ$ 和 $-393.9\ kJ$，而 $C_2H_{2(g)}$ 之莫耳分解熱(分解成 $H_{2(g)}$ 及 $C_{(s)}$)為 $-226.7\ kJ$？
   則反應：$2C_2H_{2(g)} + 5O_{2(g)} \rightarrow 4CO_{2(g)} + 2H_2O_{(l)}$ 的反應熱約為多少 kJ？
   (A)–453　　(B)–906　　(C)–2315　　(D)–2600

   【105 私醫(3)】

【詳解】D

碳 C 的莫耳燃燒熱 ＝$CO_{2(g)}$ 莫耳生成熱

氫氣 $H_2$ 的莫耳燃燒熱 ＝$H_2O_{(l)}$莫耳生成熱

$C_{(s)} + O_{2(g)} \rightarrow CO_{2(g)}$ , $\Delta H_1 = -393.9$ KJ……………………(1)

$H_{2(g)} + 1/2O_{2(g)} \rightarrow H_2O_{(l)}$ , $\Delta H_2 = -285.5$ KJ………………(2)

$H_{2(g)} + 2C_{(s)} \rightarrow C_2H_{2(g)}$ , $\Delta H_3 = +226.7$ KJ…………………(3)

方程式：$2C_2H_{2(g)} + 5O_2 \rightarrow 4CO_{2(g)} + 2H_2O_{(l)}$

$\Delta H = \sum$生成物生成熱和 $- \sum$反應物生成熱和

$\Rightarrow [ (-285.5)\times2 + (-393.9)\times4] - [ (+226.7)\times2 + 0 ]$

$\Rightarrow [-2146.6 ] - [+453.4] = -2600$ KJ

---

4. 已知金屬鉛的比熱(specific heat capacity)為 0.13 J/g-K。試問，若要將 15 g 的鉛從 22°C 加熱到 37 °C 需要多少焦耳的熱？
   (A) 29　　(B)–0.13　　(C)$5.8 \times 10^{-4}$　　(D)2.0

   【105 私醫(4)】

【詳解】A

$\Delta H$（熱量變化）$= m$（質量）$s$（比熱）$\Delta T = C$(熱容量)$\Delta T$

$\Delta H = 15.0 \text{ g} \times 0.13 \text{ J/g-K} \times (37℃ - 22℃)$

$\Rightarrow \Delta H = 29.25$ J ≒ 29 J

---

5. $2SO_{3(g)} \rightleftharpoons 2SO_{2(g)} + O_{2(g)}$，此平衡反應是吸熱反應，當升高溫度時，下列敘述何者正確？
   (A)$SO_{3(g)}$的濃度增加　　(B)$K_c$ 值變小
   (C)反應瓶壓力變小　　(D)$O_{2(g)}$的濃度增加

   【105 私醫(5)】

【詳解】D

升高溫度：此為吸熱反應，平衡向右移動。

(A)$[SO_3]\downarrow$　(B)$K_c\uparrow$　(C)壓力變大（∵氣體粒子數變多）　(D)$[O_2]\uparrow$

---

6. 下列物質中，何者沸點最高？
   (A)$HF_{(l)}$　　(B) $HCl_{(l)}$　　(C)$HBr_{(l)}$　　(D)$HI_{(l)}$

   【105 私醫(6)】

【詳解】A

一般分子固體中：

沸點高低：氫鍵因素大於分子量因素。

EX：常見於同族氫化物分子：$HF_{(l)} > HI_{(l)} > HBr_{(l)} > HCl_{(l)}$

---

7. 在 Cl-F 路易士結構中，Cl 與 F 的形式電荷(formal charge)分別為：

　(A) –1 , –1 　　(B) 0 , 0 　　(C) 0 , –1 　　(D) +1 , –1

【105 私醫(7)】

---

【詳解】B

:Cl-F:　【形式電荷：Cl $\Rightarrow$ 7-7 = 0；F $\Rightarrow$ 7-7 = 0】

---

8. $H_3O^+$ 的分子形狀為何？

　(A)三角錐　　(B)正四面體　　(C)角型　　(D)直線

【105 私醫(8)】

---

【詳解】A

| 離子 | m + n | V.B.T | VSEPR | 分子形狀 | 例子 |
|---|---|---|---|---|---|
| $H_3O^+$ | 4 | $sp^3$ | $AX_3E_1$ | 三角錐 | $NH_3$，$H_3O^+$ |

---

9. HA 為一弱酸，下列何項平衡方程式可得到 $A^-$ 的平衡常數 $K_b$？

　(A)$HA_{(aq)} + H_2O_{(l)} \rightleftharpoons H_2A^+_{(aq)} + OH^-_{(aq)}$

　(B)$A^-_{(aq)} + H_3O^+_{(aq)} \rightleftharpoons HA_{(aq)} + H_2O_{(l)}$

　(C)$HA_{(aq)} + OH^-_{(aq)} \rightleftharpoons H_2O_{(l)} + A^-_{(aq)}$

　(D)$A^-_{(aq)} + H_2O_{(l)} \rightleftharpoons HA_{(aq)} + OH^-_{(aq)}$

【105 私醫(9)】

---

【詳解】D

HA 與 $A^-$ 互為共軛酸鹼對：

$$HA_{(aq)} \rightleftharpoons H^+_{(aq)} + A^-_{(aq)}, \quad K_a = \frac{[H^+] \times [A^-]}{[HA]}$$

$$A^-_{(aq)} + H_2O_{(l)} \rightleftharpoons HA_{(aq)} + OH^-_{(aq)} \, , \quad K_b = \frac{[HA][OH^-]}{[A^-]}$$

$$K_a \times K_b = \frac{[H^+][A^-]}{[HA]} \times \frac{[HA][OH^-]}{[A^-]} = [H^+][OH^-] = K_w$$

---

10. 試平衡離子方程式：$a\,Fe^{2+} + b\,H^+ + c\,Cr_2O_7^{2-} \rightarrow d\,Fe^{3+} + e\,Cr^{3+} + f\,H_2O$，
請問 $a+b+c+d+e+f$ 等於多少？
(A)14　　(B)25　　(C)36　　(D)42

【105 私醫(10)】

【詳解】C

方程式：$Cr_2O_7^{2-} + 6Fe^{2+} + 14H^+ \rightarrow 2Cr^{3+} + 6Fe^{3+} + 7H_2O$

係數和：$1+6+14+2+6+7 = 36$

---

11. 未平衡的反應式：$C_{12}H_{22}O_{11(s)} + O_{2(g)} \rightleftharpoons CO_{2(g)} + H_2O_{(g)}$，若欲與 1.26 莫耳的糖完全反應需要多少莫耳的氧？
(A)15.1　　(B)1.26　　(C)22.4　　(D)30.2

【105 私醫(11)】

【詳解】A

方程式：$1C_{12}H_{22}O_{11} + 12O_{2(g)} \rightarrow 12CO_{2(g)} + 11H_2O_{(g)}$。

作用量比＝方程式係數比

設需氧氣 $O_2$ 為 $x$ mol

$1:12 = 1.26 \text{ mol}:x \text{ mol} = 15.1 \text{ mol}$

---

12. 下列何種溶液中有最低的[$OH^-$]濃度？
(A)純水　　(B)pOH = 12　　(C)$10^{-3}$M 的 $NH_4Cl$　　(D)pH = 3

【105 私醫(12)】

【詳解】B

(A)純水：中性溶液 $\Rightarrow$ pH = pOH = p$K_w$（若 25℃ $\Rightarrow [H^+] = [OH^-] = 10^{-7}$ M）。

(B) pOH = 12 $\Rightarrow [OH^-] = 10^{-12}$ M。

(C) $NH_4Cl$ 微弱鹼鹽水解，呈酸性。（$\Rightarrow [OH^-] < 10^{-7}$M）。

(D) pH = 3 $\Rightarrow [H^+] = 10^{-3}$ M，若 25℃ $\Rightarrow [OH^-] = 10^{-11}$M。

13. 已知 $4HBr_{(g)} + O_{2(g)} \rightarrow 2H_2O_{(g)} + 2Br_{2(g)}$ 的 $r = kP_{HBr}P_{O2}$，其在 $400°C$、總壓 1 atm 時含 3 莫耳 HBr 及 1 莫耳 $O_2$ 的反應速率為 S，則在同溫下加入 8 莫耳 He，維持總壓 1 atm 時之反應速率(r)為何？

(A)S　　　(B)$\dfrac{1}{3}$S　　　(C)$4\dfrac{1}{4}$S　　　(D)$\dfrac{1}{9}$S

【105 私醫(13)】

【詳解】D

分壓 $P_i =$ （總壓 $P_t$）×（系統中各氣體莫耳分率 $X_i$）

$$\frac{R_2}{R_1} = \frac{r}{s} = \frac{k}{k}(\frac{P_t \times \frac{3}{12}}{P_t \times \frac{3}{4}})^1(\frac{P_t \times \frac{1}{12}}{P_t \times \frac{1}{4}})^1 \Rightarrow r = \frac{1}{9}s$$

14. $2NO_{(g)} + 2H_{2(g)} \rightarrow N_{2(g)} + 2H_2O_{(g)}$ 的反應機構由兩步驟組成，其中第一步驟 $2NO_{(g)} + H_{2(g)} \rightarrow N_{2(g)} + H_2O_{2(g)}$ 為速率決定步驟，則此反應的速率定律式為下列何者？(k 為速率常數)

(A)rate = $k[NO][H_2]$　　　(B)rate = $k[NO]^2[H_2]$
(C)rate = $k[NO][H_2]^2$　　　(D)rate = $k[NO]^2[H_2]^2$

【105 私醫(14)】

【詳解】B

(1) 每一基本反應程序的速率定律式中的濃度的次方與該基本反應方程式的係數相同。
(2) 第一個步驟的活化能 $E_{a1}$ 比第二個步驟的活化能 $E_{a2}$ 大，所以第一個步驟比第二個步驟慢，第一個步驟是反應速率決定步驟，即決定速率定律式。
得速率定律式：rate = $k[NO]^2[H_2]$

15. 在同溫同壓下，某氣體擴散所需的時間是同體積氫氣($H_2$)的 4 倍，則該氣體為下列何者？(原子量：H = 1，O = 16，C = 12，N = 14，S = 32)

(A)$N_2$　　　(B)$O_2$　　　(C)$CO_2$　　　(D)$SO_2$

【105 私醫(15)】

【詳解】B

在同溫同壓力下，不同的氣體擴散速率：

$$\Rightarrow \frac{r_2}{r_1} = \frac{t_1}{t_2} = \sqrt{\frac{M_1}{M_2}} = 4 \Rightarrow 4 = \sqrt{\frac{M\ (g/mol)}{2\ (g/mol)}} \Rightarrow M = 32\ g/mol \ldots B\ 適合$$

16. 反應 A + 3B → 2C + D 的反應速率與濃度數據如下：

| Expt. # | [A] | [B] | Initial Rate |
|---|---|---|---|
| 1 | 0.02 | 0.03 | $1.2 \times 10^{-3}$ M/s |
| 2 | 0.04 | 0.03 | $4.8 \times 10^{-3}$ M/s |
| 3 | 0.02 | 0.06 | $9.6 \times 10^{-3}$ M/s |

請問此反應的速率定律(rate law)為何？
(A)rate = k $[A][B]^3$　　(B)rate = k $[A]^2[B]$
(C)rate = k $[A]^2[B]^3$　　(D)rate = k $[A]^2[B]^8$

【105 私醫(16)】

【詳解】C

設速率定律式 $R = k[A]^a[B]^b$

由 Run #1, 2 $\Rightarrow \dfrac{R_2}{R_1} = \dfrac{4.8 \times 10^{-3}}{1.2 \times 10^{-3}} = 4 = (\dfrac{0.04}{0.02})^a (\dfrac{0.03}{0.03})^b \Rightarrow a = 2$

由 Run #1, 3 $\Rightarrow \dfrac{R_3}{R_1} = \dfrac{9.6 \times 10^{-3}}{1.2 \times 10^{-3}} = 8 = (\dfrac{0.02}{0.02})^a (\dfrac{0.06}{0.03})^b \Rightarrow b = 3$

則速率定律式 $R = k[A]^2[B]^3$……選 C

---

17. 下列有關定量氣體性質之圖示，何者不正確？
(A)$V_1 > V_2$　　(B)$P_1 > P_2$　　(C)$P_1 < P_2$　　(D)$T_1 > T_2$

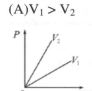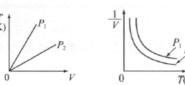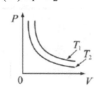

【105 私醫(17)】

【詳解】C

PV = nRT（定量下，R 為氣體常數）

(A) $P \propto \dfrac{1}{V} \times T \Rightarrow P-T$ 圖為 P 截距為正之斜線，且 V 愈大斜率愈小。

(B) $T \propto P \times V \Rightarrow T-V$ 圖為 T 截距為正之斜線，且 P 愈大斜率愈大。

(C) $\dfrac{P}{T} \propto \dfrac{1}{V} \Rightarrow \dfrac{1}{V}-T$ 圖為反比曲線，且愈靠近原點者 P 愈小

(D) $P \propto \dfrac{1}{V} \times T \Rightarrow P-V$ 圖為反比曲線，且愈靠近原點者 T 愈小

18. 當一個氣泡在 10.0 ℃ 和 8.0 大氣壓(atm)下，氣泡的體積是 1.5 mL，請問當溫度升高至 35.0 ℃、壓力下降至 1.0 大氣 壓時，氣泡的體積為多少 mL？
    (A)10.8 mL　　(B)13.1 mL　　(C)17.9 mL　　(D)23.5 mL
    【105 私醫(18)】

【詳解】B
根據波-查定律：
$$\Rightarrow \frac{P_1V_1}{T_1} = \frac{P_2V_2}{T_2} = \frac{8.0\,atm\times1.5\,mL}{(10^0C+273)} = \frac{1.0\,atm\times V_2}{(35^0C+273)} \Rightarrow V_2 = 13.1\,mL$$

19. 下列何種作用力為 $CaBr_2$ 分子主要的分子間作用力？
    (A)倫敦分散力(London-dispersion force)
    (B)離子-偶極吸引力(ion-dipole attraction)
    (C)離子鍵結力(ionic bonding)
    (D)偶極-偶極吸引力(dipole-dipole attraction)
    【105 私醫(19)】

【詳解】C
$CaBr_2$ 為離子化合物，分子間主要作用力：離子鍵結力。

20. 黃金(Au)的結晶是體心最密堆積(cubic close-placked)結構，也是面心立方單晶的一種，其單晶的邊長 408 pm，請問該單晶的密度(g/cm$^3$)為多少？
    (原子量：Au = 197)
    (A)15.1 g/cm$^3$　　(B)17.3 g/cm$^3$　　(C)19.3 g/cm$^3$　　(D)21.6 g/cm$^3$
    【105 私醫(20)】

【詳解】C
408 pm = $408\times10^{-12}$m = $4.08\times10^{-8}$cm
$$\Rightarrow D(g/cm^3) = \frac{\frac{197g/mol}{6.02\times10^{23}個/mol}\times4個}{(4.08\times10^{-8}cm)^3} \Rightarrow D = 19.3\,g/cm^3$$

21. 12K 黃金表示其含有多少％的金？
    (A)12　　(B)25　　(C)50　　(D)75
    【105 私醫(21)】

【詳解】C

(1) 24 K 金為純金

(2) 12 K 金：$\dfrac{12}{24} \times 100\% = 50\%$ 金含量。

---

22. $Na_2CO_3 \cdot 10\,H_2O$ 經加熱可析出部分結晶水，將所得樣品 0.2 g 溶於足量水，並以 0.1 M HCl 滴定，當加入 30.0 mL HCl 後，溶液呈酸性，後以 0.2 M NaOH 6.4 mL 始能中和，則每莫耳 $Na_2CO_3 \cdot 10H_2O$ 經加熱失去若干莫耳結晶水？(原子量 Na = 23)

(A)1　　　(B)3　　　(C)5　　　(D)7

【105 私醫(22)】

【詳解】B

設 $Na_2CO_3 \cdot 10H_2O$ 經加熱後析出部分結晶水，

產生新物質化學式為：$Na_2CO_3 \cdot nH_2O$，式量為 M(g/mol)

∵$Na_2CO_3 \cdot nH_2O$ 中 $Na_2CO_3$ 為二元鹼

∴酸的當量數＝ 鹼的當量數

$$\Rightarrow 0.1\,M \times 0.03\,L \times 1 = 0.2M \times 0.0064L \times 1 + \dfrac{0.2\,g}{M(g/mol)} \times 2 \Rightarrow M \approx 232\,(g/mol)$$

代入化學式中得：$Na_2CO_3 \cdot 7H_2O$，故析出 3 莫耳結晶水。

---

23. 有一胃病患者，檢查顯示其胃液中含氫氯酸的濃度為 0.050 莫耳/升，用含氫氧化鎂的胃藥中和，若此病人共分泌出 0.2 升的胃液，需服用多少克的氫氧化鎂，恰可中和胃酸？(式量：$Mg(OH)_2 = 58$)

(A)1.06　　　(B)0.87　　　(C)0.58　　　(D)0.29

【105 私醫(23)】

【詳解】D

$$Mg(OH)_{2(s)} + 2\,HCl_{(aq)} \longrightarrow MgCl_{2(aq)} + 2\,H_2O_{(l)}$$

∵酸的當量數 ＝ 鹼的當量數

∴設需 x 克 $Mg(OH)_{2(s)}$

$$\Rightarrow \dfrac{x\,g}{58(g/mol)} \times 2 = 0.2L \times 0.05\,(mol/L) \times 1 \Rightarrow x = 0.29\,g$$

24. 體積莫耳濃度 $b$ 之溶液 1.0 升，密度為 $d$，其中溶質分子量為 $M_1$，溶劑分子量為 $M_2$，若溶質並未解離，則該溶液所含溶質與溶劑之總莫耳數為何？

(A)$b+\dfrac{1000d - bM_1}{M_2}$　　　　(B)$\dfrac{b+1000}{M_2}$

(C)$\dfrac{bM_1 + (1000d - b)}{M_2}$　　　(D)$\dfrac{bM_2 + (1000d - b)}{M_1}$

【105 私醫(24)】

【詳解】A

溶質莫耳數：$b\,(mol/L)\times 1.0\,L = b\ mol$

溶液總重(g)：$1000\,mL\times d\,(g/mL) = 1000d\ g$

溶劑莫耳數：$\dfrac{1000d\,(g) - (b\ mol\times M_1\,(g/mol))}{M_2\,(g/mol)}$

溶質＋溶劑總莫耳數 $= b+\dfrac{1000d - bM_1}{M_2}$

---

25. 已知水的凝固點下降常數$(k_f)$為 1.86 °C/m。試問，0.055 m 的 $NaNO_3$ 水溶液的凝固點為何？

(A)0.0286　　　(B)–0.1023　　　(C)0.1023　　　(D)–0.2046

【105 私醫(25)】

【詳解】D（與 101 私醫同）

$\Delta T_f = K_f\times C_m\times i$

$\Delta T_f = 1.86(\text{℃}/m) \times 0.055\ m \times 2.0 = 0.2046\text{℃}$

$T_f = 0-0.2046 = -0.2046\text{℃}$

---

26. 關於離子的大小，請將以下的離子$(As^{3-}、Se^{2-}、Sr^{2+}、Rb^+、Br^-)$由小排列到大：

(A)$Sr^{2+} < Rb^+ < As^{3-} < Se^{2-} < Br^-$　　(B) $As^{3-} < Se^{2-} < Br^- < Sr^{2+} < Rb^+$

(B)$Rb^+ < Br^- < Sr^{2+} < As^{3-} < Se^{2-}$　　(D) $Sr^{2+} < Rb^+ < Br^- < Se^{2-} < As^{3-}$

【105 私醫(26)】

【詳解】D

等電子系列，其半徑比較：陰離子＞中性原子＞陽離子

$\Rightarrow {}_{33}As^{3-} > {}_{34}Se^{2-} > {}_{35}Br^- > {}_{37}Rb^+ > {}_{38}Sr^{2+}$

27. 請問下列分子或離子何者具有順磁性(paramagnetic)？
    (I) $Li_2^+$    (II) $N_2$    (III) $O_2$    (IV) $F_2$    (V) $N_2^-$
    (A) (I) , (III) and (V)    (B)(II) , (III) and (IV)
    (C)(II), (IV) and (V)    (D)(I) and (II)

【105 私醫(27)】

【詳解】A

| 分子 or 離子 | 電子組態 | 鍵數 | 磁性 |
|---|---|---|---|
| $Li_2^+$ | $KK\,(\sigma_{2s})^1$ | 0.5 | 順 |
| $N_2$ | $KK\,(\sigma_{2s})^2(\sigma_{2s}^*)^2(\pi_{2px}\,,\,_{2py})^4(\sigma_{2pz})^2$ | 3 | 逆 |
| $O_2$ | $KK\,(\sigma_{2s})^2(\sigma_{2s}^*)^2(\sigma_{2pz})^2(\pi_{2px}\,,\,_{2py})^4(\pi_{2px}^*\,,\,\pi_{2py}^*)^2$ | 2 | 順 |
| $F_2$ | $KK\,(\sigma_{2s})^2(\sigma_{2s}^*)^2(\sigma_{2pz})^2(\pi_{2px}\,,\,_{2py})^4(\pi_{2px}^*\,,\,\pi_{2py}^*)^4$ | 1 | 逆 |
| $N_2^-$ | $KK\,(\sigma_{2s})^2(\sigma_{2s}^*)^2(\pi_{2px}\,,\,_{2py})^4(\sigma_{2pz})^2(\pi_{2px}^*\,,\,\pi_{2py}^*)^1$ | 2.5 | 順 |

28. 依據下列表中四物質的性質，推論這四物質的可能為何？

| 物質 | 性質 |
|---|---|
| W | 任何情形下皆不導電 |
| X | 僅在水溶液中可導電 |
| Y | 熔融態及固態皆可導電 |
| Z | 熔融態及水溶液皆可導電 |

| 選項 | W | X | Y | Z |
|---|---|---|---|---|
| (A) | HCl | S | NaCl | Pb |
| (B) | Pb | HCl | NaCl | S |
| (C) | S | HCl | Pb | NaCl |
| (D) | S | NaCl | HCl | Pb |

【105 私醫(28)】

【詳解】C

| 物質 | 性質 | 物質分類 | 對應物質 |
|---|---|---|---|
| W | 任何情形下皆不導電 | 網狀固體（除石墨外）或一般物質非電解質 | S |
| X | 僅在水溶液中可導電 | 一般物質中電解質 | HCl |
| Y | 熔融態及固態皆可導電 | 金屬 | Pb |
| Z | 熔融態及水溶液皆可導電 | 離子化合物 | NaCl |

29. 依分子軌域理論(molecular orbital theory)，下列何者為反磁性(diamagnetic)？
(A)$B_2$　　(B)$C_2$　　(C)$O_2^+$　　(D)$O_2$

【105 私醫(29)】

【詳解】B

| 分子 or 離子 | 電子組態 | 鍵數 | 磁性 |
|---|---|---|---|
| $B_2$ | $KK\,(\sigma_{2s})^2(\sigma_{2s}^*)^2(\pi_{2px},_{2py})^2$ | 1 | 順 |
| $C_2$ | $KK\,(\sigma_{2s})^2(\sigma_{2s}^*)^2(\pi_{2px},_{2py})^4$ | 2 | 逆 |
| $O_2^+$ | $KK\,(\sigma_{2s})^2(\sigma_{2s}^*)^2(\sigma_{2pz})^2(\pi_{2px},_{2py})^4(\pi_{2px}^*,\pi_{2py}^*)^1$ | 2.5 | 順 |
| $O_2$ | $KK\,(\sigma_{2s})^2(\sigma_{2s}^*)^2(\sigma_{2pz})^2(\pi_{2px},_{2py})^4(\pi_{2px}^*,\pi_{2py}^*)^2$ | 2 | 順 |

30. 依量子力學理論，量子數($n=4, l=3$)所描述的軌域中，最多可容納幾個電子？
(A)8　　(B)14　　(C)18　　(D)32

【105 私醫(30)】

【詳解】B

$n=4$，$l=3$ 為 4f 軌域，4f 軌域共有 7 種(個)不同方向，

根據苞林不相容原理，一個軌域至多可填 2 個電子，故共 14 個電子。

31. 下列化合物有幾個對掌中心(chiral centers)？

(A)7　　(B)8　　(C)9　　(D)10

【105 私醫(31)】

【詳解】A

---

32. 銅葉綠素鈉是食品著色劑，其結構如圖所示。下列有關銅葉綠素鈉的敘述中，何者不正確？

(A)銅葉綠素鈉可以具有共振結構
(B)銅葉綠素鈉的共軛酸結構中含有羧基
(C)將銅葉綠素鈉溶於水後水溶液呈酸性
(D)銅葉綠素鈉結構中的碳原子沒有 sp 混成軌域

【105 私醫(32)】

【詳解】C
(A)化合物有共軛鏈必具有共振結構。
(C)銅葉綠素鈉結構中具有羧酸根，溶於水，水解後呈鹼性。
(D)銅葉綠素鈉結構中只有 $sp^2$ & $sp^3$ 混成軌域的 C 原子

---

33. 蔗糖(分子式 $C_{12}H_{22}O_{11}$)3.42 克與澱粉(分子式$(C_6H_{10}O_5)_n$)3.24 克之混合物，以酸作催化劑，完全水解後，可得葡萄糖(x)與果糖(y)各幾克？
(A)x = 4.80 克、y = 3.20 克　　(B)x = 1.80 克、y = 5.40 克
(C)x = 4.20 克、y = 2.08 克　　(D)x = 5.40 克、y = 1.80 克

【105 私醫(33)】

【詳解】D（與 71 聯考(20)同）

G：葡萄糖 ；F：果糖

澱粉水解：$(C_6H_{10}O_5)n + (n-1)H_2O \rightarrow nC_6H_{12}O_6$（G）

$$\frac{3.24\ g}{162n\ (g/mol)} \times n \times 180 = 3.6\ 克（G）$$

蔗糖水解：$1C_{12}H_{22}O_{11} + H_2O \rightarrow 1C_6H_{12}O_6$（G）$+ 1C_6H_{12}O_6$（F）

$$\frac{3.42\ g}{342\ (g/mol)} \times 180 = 1.8\ 克，各得\ 1.8\ 克（G）\&（F）$$

故葡萄糖（G）= 3.6 + 1.8 = 5.4 g ；果糖（F）= 1.8 g

---

34. 利用雷射在高溫高壓下激發石墨而發現 $C_{60}$，其構造類似足球的形狀，俗稱巴克(Buckyball)，下列敘述何者錯誤？
(A)$C_{60}$ 是由 60 個碳原子組成　　(B)原子量為 720
(C)其形狀為對稱的球狀
(D)由紙片摺成的模型有五角形平面及六角形平面兩種

【105 私醫(34)】

【詳解】B
(A)(B)$\Rightarrow C_{60}$ 為 60 個 C 原子所組成的分子，故分子量 = 720。
(C)(D)$\Rightarrow C_{60}$ 為 20 個六邊形&12 個五邊形所組成的對稱球狀。

---

35. 玻尿酸和甲殼素其結構如附圖，下列敘述何者不正確？

(A)兩者都是屬於多醣體　　(B)兩者都具有醯胺鍵，亦可屬於多肽分子
(C)兩者都是聚合物　　(D)甲殼素水解後僅能得到一種單體分子

【105 私醫(35)】

【詳解】B

(A)(B)(C)兩者皆為 6 碳糖所組成的多醣體聚合物

(D)

---

36. 用於治療帕金森氏症的藥物 L-多巴(L-DOPA)的結構如附圖，下列關於 L-多巴性質之敘述，何者正確？

(A)L-多巴為一種α-胺基酸，結構中含有醯胺鍵
(B)L-多巴屬於二級胺
(C)1 分子 L-多巴中，未鍵結電子對共有 8 對
(D)分子式為 $C_9H_{11}O_4N$

【105 私醫(36)】

---

【詳解】D

(A) 胺基酸的通式

雖是 α-胺基酸，結構中不具有醯胺鍵（醯胺鍵存在於肽類與蛋白質中）

(B) $RNH_2$ 為 $1^0$ 級胺
(C) 共有 9 對未鍵結電子對
(D) 分子式：$C_9H_{11}O_4N$

37. 下列何者具有光學活性(optical activity)？
    (A)[Co(NH₂CH₂CH₂NH₂)₃]Cl₃
    (B)[Co(NH₃)₄Cl₂]Cl
    (C)[Co(NH₃)₆]Cl₃
    (D)Na₂[CoCl₄]

【105 私醫(37)】

【詳解】A

(A) O.A　　O.A

(B) O.I　　O.I

(C)　(D)

38. 下列配位化合物中，何者具有最大的分裂能(Δ)？
    (A)Fe(NH₃)₆³⁺
    (B)Co(NH₃)₆³⁺
    (C)Ni(NH₃)₆³⁺
    (D)Rh(NH₃)₆³⁺

【105 私醫(38)】

【詳解】D

※造成分裂場大小因素：

(1)中心金屬離子：5d > 4d > 3d

(2) $M^{n+1} > M^{n+}$

(3)光譜序列：C 端 > N 端 > O 端 > X 端

(D) $Rh^{3+}$ 離子 4d 軌域，其餘金屬離子位於 3d 軌域

---

39. 下列含正八面體錯合物

$(Zn^{2+}, Fe^{2+}, Mn^{2+}, Cu^+, Cr^{3+}, Ti^{4+}, Ag^+, Fe^{3+}, Cu^{2+}, Ni^{2+})$，不具有顏色的有幾種？

(A)1　　(B)2　　(C)3　　(D)4

【105 私醫(39)】

【詳解】D

錯合物中由於電子由分裂 d 軌域之低能階吸收光至高能階而產生，

若 d 軌域沒有電子（$d^0$）或全滿軌域（$d^{10}$）⇒離子呈現無色。

其中：$Zn^{2+}$，$Cu^+$，$Ag^+$，$Ti^{4+}$，符合上述條件。

---

40. 錯離子 $[Mn(CN)_6]^{3-}$ 是一低旋錯合物(low-spin complex)，此物具有多少未成對電子(unpaired electron)？

(A)0　　(B)2　　(C)3　　(D)5

【105 私醫(40)】

【詳解】B

| | 能階分裂情況 | 未配對電子數 | 順逆磁 |
|---|---|---|---|
| $[Mn(CN)_6]^{3-}$ $Mn^{3+}$ : $d^4$ | — — ↑↓ ↑ ↑ | 2 | 順磁性 |

---

41. 下列化合物溶於水中，何者的導電度最大？

(A)$[Co(NH_3)_6]Cl_3$　　(B)$[Co(NH_3)_5Cl]Cl_2$

(C)$[Co(NH_3)_4Cl_2]Cl$　　(D)$Co(NH_3)_3Cl_3$

【105 私醫(41)】

【詳解】A

| CoCl₃ · n NH₃ (配位數均為 6) | n＝3 | n＝4 | n＝5 | n＝6 |
|---|---|---|---|---|
| 示性式 | $[Co(NH_3)_3Cl_3]$ | $[Co(NH_3)_4Cl_2]Cl$ | $[Co(NH_3)_5Cl]Cl_2$ | $[Co(NH_3)_6]Cl_3$ |
| 解離 | 不解離 | $[Co(NH_3)_4Cl_2]^+$ ＋Cl⁻ | $[Co(NH_3)_5Cl]^{2+}$ ＋2Cl⁻ | $[Co(NH_3)_6]^{3+}$ ＋3Cl⁻ |
| 每莫耳錯合物在溶液中的粒子總莫耳數 | 1 | 2 | 3 | 4 |
| 導電程度 | 無 | 小 | 中 | 大 |

42. 某種元素的放射性核種(radioactive nuclide)在 240 年期間發生了 75% 衰變，亦即剩下原本的 25% 數量，請問此核種的半衰期為多久？
(A)120 年　(B)80 年　(C)480 年　(D)60 年
【105 私醫(42)】

【詳解】A

放射性元素衰變速率皆為一級反應。

半衰期：濃度變為原初濃度的一半所需的時間。

某元素濃度為原來的四分之一，即為第二半衰期。

$\Rightarrow \dfrac{240}{t_{1/2}} = 2$ ，$t_{1/2} = 120$

43. 原子核 $^{240}_{93}Np$ 最可能進行的衰變為以下何者？

(A)放射α粒子　(B)放射β粒子　(C)放射正子　(D)放射γ-射線
【105 私醫(43)】

【詳解】B　(特殊題型)

| 衰變種類 | α | β⁻ | β⁺ | γ |
|---|---|---|---|---|
| 條件 | Z＞83 A＞209 | n/p 較穩定帶大 (過多中子) | n/p 太小 Z＜30 | 伴隨 |

44. 利用中子來撞擊重原子核，使重核發生分裂，產生兩個較小的核與中子，並放出巨大的能量，這種產生核能的方式稱為核分裂。例如用中子撞擊鈾原子核，可用下列的核反應式來表示：

$^{1}_{0}n + ^{235}_{92}U \rightarrow ^{92}_{w}Kr + ^{141}_{56}Ba + x^{y}_{z}n + 能量。$

試問下列哪一個選項中的兩個數字，正確表示上式中的 w 與 x？

(註：式中 Kr 是與 He、Ne 同屬於週期表的第 18 族(VIIIA 族)的元素)

(A)34 與 5　　　(B)35 與 4　　　(C)35 與 5　　　(D)36 與 3

【105 私醫(44)】

【詳解】D

核反應⇒遵守反應前後質量數守恆；遵守反應前後原子序守恆

$1 + 235 = 141 + 92 + x \cdot 1 \Rightarrow x = 3$

$0 + 92 = 56 + w + 0 \Rightarrow w = 36$

---

45. 在下述的反應中，何者作為氧化劑？

$Cr_2O_7^{2-} + 6S_2O_3^{2-} + 14H^+ \rightarrow 2Cr^{3+} + 3S_4O_6^{2-} + 7H_2O$

(A)$Cr_2O_7^{2-}$　　　(B)$S_2O_3^{2-}$　　　(C)$H^+$　　　(D)$Cr^{3+}$

【105 私醫(45)】

【詳解】A

氧化劑(還原反應): $Cr_2O_7^{2-} \rightarrow Cr^{3+}$；還原劑(氧化反應): $S_2O_3^{2-} \rightarrow S_4O_6^{2-}$

---

46. 已知下列半反應的標準還原電位 $E^o$：

$Ag^+ + e^- \rightarrow Ag_{(s)}$　　$E^o = 0.80$ V

$Zn^{2+} + 2e^- \rightarrow Zn_{(s)}$　$E^o = -0.76$ V

求電池 $Zn(s) | Zn^{2+}(aq, 0.001 M) \| Ag^+(aq, 0.1 M) | Ag_{(s)}$ 在 $25\,^{\circ}C$ 時之電池電動勢為何？

(A)2.66 V　　　(B)1.59 V　　　(C)1.56 V　　　(D)1.53 V

【105 私醫(46)】

【詳解】B

$\varepsilon_{cell} = \varepsilon_{陰極還原電位} - \varepsilon_{陽極還原電位}$

$$= \varepsilon^0_{cell} - \frac{0.0592}{n} \log \frac{[陽極電解質]}{[陰極電解質]} \quad (n：總電子數)$$

代入公式：$\varepsilon_{cell} = [+0.8V - (-0.76V)] - \frac{0.0592}{2} \log \frac{[10^{-3}M]^1}{[10^{-1}M]^2}$

$\varepsilon_{cell} = +1.59V$

47. 下列哪一組量子數是屬於 4f 軌域電子組合？
　　(A)$n = 4$, $l = 2$, $m_l = 0$, $m_s = -1/2$　　　(B)$n = 4$, $l = 2$, $m_l = -2$, $m_s = 1/2$
　　(C)$n = 4$, $l = 3$, $m_l = 2$, $m_s = -1/2$　　　(D)$n = 4$, $l = 1$, $m_l = 1$, $m_s = -1/2$

【105 私醫(47)】

【詳解】C
(A)(B) $n = 4$，$l = 2$ 為 4d 軌域　　　(D) $n = 4$，$l = 1$ 為 4p 軌域

48. 近年發展出來的新型氫氧燃料電池，主結構是由三層薄膜所疊合而成，其
　　構造如圖。中間的薄膜為電池的電解質，是由固態超強酸聚合物製作的
　　質子交換膜(PEM)；兩極則是附著有貴金屬觸媒的碳紙。下列有關此電池
　　的敘述，何者正確？
　　(A)氫氣端應接伏特計的正極，氧氣端應接伏特計的負極
　　(B)氧氣在陽極反應，氫氣在陰極反應
　　(C)電子沿著外電路由氫氣電極向氧氣電極移動
　　(D)欲提高電壓，可以多組電池並聯成電池組

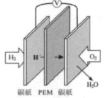

【105 私醫(48)】

【詳解】C
(A)(B)
陽（－）極：$H_{2(g)} + 2\,OH^-_{(aq)} \rightarrow 2\,H_2O_{(l)} + 2\,e^-$
陰（＋）極：$1/2\,O_{2(g)} + H_2O_{(l)} + 2\,e^- \rightarrow 2\,OH^-_{(aq)}$
　　全反應：$H_{2(g)} + 1/2\,O_{2(g)} \rightarrow H_2O_{(l)}$。
(C)電子經外電路由陽極向陰極移動
(D)應該串聯才可以增加電池電壓

49. 下列有關實驗操作敘述何者正確？
　　(A)容量瓶可以置於烤箱中高溫烘乾
　　(B)容量瓶可當作藥品的儲存瓶使用
　　(C)點燃酒精燈可以使用其他同學已點燃的酒精燈來點火
　　(D)酒精燈添加酒精時應先確定燈火是熄滅的，再利用漏斗加酒精

【105 私醫(49)】

【詳解】D
(A)容器會因熱漲冷縮而失準，故不可高溫烘乾。
(B)容量瓶用於配置溶液。盛裝藥品應用塑膠瓶或特定玻璃器皿。
(C)酒精燈互點相當危險，不小心會造成火災。

50. 已知一杯溶液中有 $Pb^{2+}$、$Mg^{2+}$ 及 $Ba^{2+}$ 三種離子各為 0.01$M$，若以 NaOH、$Na_2SO_4$ 及 $Na_2S$ 溶液作為試劑加以分離，則下列試劑滴加順序，可達分離之目的？(請依附表資訊加以判斷)

| | $Pb(NO_3)_2$ | $Mg(NO_3)_2$ | $Ba(NO_3)_2$ |
|---|---|---|---|
| NaOH | 沈澱 | 沈澱 | 無沈澱 |
| $Na_2SO_4$ | 沈澱 | 無沈澱 | 沈澱 |
| $Na_2S$ | 沈澱 | 無沈澱 | 無沈澱 |

(A)NaOH；$Na_2SO_4$；$Na_2S$　　(B)$Na_2S$；NaOH；$Na_2SO_4$

(C)$Na_2SO_4$；$Na_2S$；NaOH　　(D)$Na_2SO_4$；NaOH；$Na_2S$

【105 私醫(50)】

【詳解】B

| | $Pb(NO_3)_2$ | $Mg(NO_3)_2$ | $Ba(NO_3)_2$ |
|---|---|---|---|
| NaOH | ↓ | ↓ | － |
| $Na_2SO_4$ | ↓ | － | ↓ |
| $Na_2S$ | ↓ | － | － |
| 『↓』表示沉澱 ； 『－』表示澄清溶液 | | | |

※ 由上述可知 $Na_2S$ 加入後，只產生 PbS 沉澱，優先加入 $S^{2-}$ 進行分離。

## 幽默風趣的教學 普化小天王-李銖 老師

**蔡宛庭 (原：長庚呼吸)　考取：108 年中國醫/後中醫**

　　李銖老師上課輕鬆有趣，除了講解觀念之外，也會帶著大家解題，課前也會小考幫助大家更加熟悉上課內容，只要將觀念融會貫通、公式記熟、熟悉各種題性，便能得分。

**陳秉緯 (原：成大材料)　考取：108 年義守/後中醫　{一年考取}**

　　李銖老師選的題目非常棒，很容易偵測出盲點，讓我能迅速鞏固這科。老師的講義和板書條理分明，建議先把上課範例的考古題弄懂，再搭配百分百熟悉內容即可。老師會針對不同程度的學生提供中肯的建議，只要照著老師的進度走，普化絕對是最容易拿分的科目。

# 106 學年度私立醫學校院聯合招考轉學生考試

科目：普通化學　　　　　　　　　　　　　　李鉌老師 解析

---

1. 在非均相反應中，大理石與稀鹽酸反應產生的氣體，氣體體積變化如附圖，
其中虛線的曲線表示 0.1g 的大理石顆粒與 10mL 的 0.1M 鹽酸反應。若以 0.1g
的大理石粉末替代顆粒，則反應產生氣體的體積變化，最接近哪一條曲線？

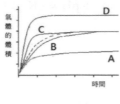

(A)A　　　　　(B)B　　　　　(C)C　　　　　(D)D

【106 私醫(1)】

【詳解】C

因 B、C 之大理石量相同，故最終所得 $V_{CO_2}$ 相同，但 C 生成速率快，反應
結束時間較短，應是粉末代替顆粒的曲線。

---

2. 下列哪一個離子擁有最短的 N—O 鍵？
(A)$NO_3^-$　　　(B)$NO_2^-$　　　(C)$NO^-$　　　(D)$NO^+$

【106 私醫(2)】

【詳解】D

※ 鍵數（Bond order）v.s 鍵長（Bond length）：

大原則：鍵數越多，鍵長越短 $\Rightarrow$ 鍵數 $\propto \dfrac{1}{\text{鍵長}}$

| 例子 | (A)$NO_3^-$ | (B)$NO_2^-$ | (C)$NO^-$ | $NO^+$ |
|------|------|------|------|------|
| 鍵數 | $1\dfrac{1}{3}$ | $1\dfrac{1}{2}$ | 2 | 3 |
| 鍵長 | 長 ⟶ | | | 短 |

3. 氨水的鹼常數 $K_b$ 為 $1.8 \times 10^{-5}$，要配置 pH = 10.0 的緩衝溶液，NH₄Cl：NH₃ 的比例應該是
(A) 1.8：1　　　(B) 0.18：1　　(C) 1：0.18　　(D) 1：1.8

【106 私醫(3) B】

【詳解】B
弱鹼＋弱鹼鹽緩衝溶液：

緩衝溶液：$[H^+] = K_a \times \dfrac{[酸]}{[共軛鹼]} = K_a \times \dfrac{n_{酸}}{n_{共軛鹼}} \Rightarrow pH = pK_a + \log\dfrac{[共軛鹼]}{[酸]}$

$[H^+] = K_{a,NH_4^+} \times \dfrac{n_{NH_4Cl}}{n_{NH_3}}$

$\Rightarrow 10^{-10} = \dfrac{10 \times 10^{-15}}{1.8 \times 10^{-5}} \times \dfrac{n_{NH_4Cl}}{n_{NH_3}} \Rightarrow n_{NH_4Cl} : n_{NH_3} = 0.18 : 1$

4. 在一理想溶液中，該溶液之滲透壓大小與下列何者無關？
(A)溶質的莫耳分率　　　(B)該溶液之體積莫耳濃度
(C)溫度　　　　　　　　(D)當時的大氣壓力

【106 私醫(4)】

【詳解】D
(B)(C)滲透壓 $\pi = C_M \times R \times T \times i$
(A)稀薄溶液莫耳分率 $X_i \fallingdotseq$ 體積莫耳濃度 $C_M \fallingdotseq$ 重量莫耳濃度 $C_m$
只與當時大器壓力無關(D)

5. 下列何組溶液，可構成一個緩衝溶液？
(A)HCl₍aq₎和 HF₍aq₎　　　　　(B)HF₍aq₎和 NaF₍aq₎
(C)NaOH₍aq₎和 NH₃₍aq₎　　　(D)HCl₍aq₎和 NaCl₍aq₎

【106 私醫(5)】

【詳解】B
緩衝溶液基本定義：共軛酸(鹼)與其共軛鹼(酸)共存溶液。
(A)強酸＋弱酸＝混酸　　(B)正確
(C)強鹼＋弱鹼＝混鹼　　(D)酸＋中性鹽類＝酸性溶液沒變

6. 將 1 莫耳的液體 A 與 3 莫耳的液體 B 混合後形成溶液，該溶液在 25℃下的蒸氣壓為 314 torr，而液體 A 與液體 B 在 25℃的蒸氣壓分別為 265 torr 以及 335 torr。請問下列敘述何者正確？
(A)該溶液偏離拉午耳定律(Raoult's law)並且為正偏差
(B)該溶液偏離拉午耳定律(Raoult's law)並且為負偏差
(C)該溶液為理想溶液
(D)資訊不足，無法判斷

【106 私醫(6)】

【詳解】B

$$P_{t,\text{實}} = 314 < 265\text{torr} \times \frac{1}{4} + 335\text{torr} \times \frac{3}{4} = 317.5 torr$$

…溶液屬於偏離拉午耳定律(Raoult's law)並且為負偏差

---

7. 臭氧($O_3$)分解反應的反應機制為：

$$O_3 \underset{k_{-1}}{\overset{k_1}{\rightleftharpoons}} O_2 + O \quad 快速平衡$$

$$O + O_3 \xrightarrow{k_2} 2O_2 \quad 速率決定步驟$$

當一反應系統中臭氧的濃度加倍、氧氣的濃度也加倍時，下列關於其瞬時反應速率相較於原始濃度的反應速率之敘述，何者為真？
(A)反應速率不變
(B)瞬時反應速率較原本的反應速率增加了 4 倍
(C)瞬時反應速率較原本的反應速率略為減少
(D)瞬時反應速率較原本的反應速率增加了 2 倍

【106 私醫(7)】

【詳解】D
利用速率決定步驟法（R.D.S 法）
假設速率定律式為
rate = $k_2[O_3][O]$…(1)
$$\Rightarrow \frac{[O_2][O]}{[O_3]} = \frac{k_1}{k_{-1}}…(2) \Rightarrow [O] = (\frac{k_1[O_3]}{k_{-1}[O_2]})…(3)$$

將(3)代入(1) $\Rightarrow$ rate = $\dfrac{k_1 k_2 [O_3]^2}{k_{-1}[O_2]}$

將$O_3$濃度加倍，其反應速率變為原來4倍；但$O_2$濃度加倍，反應速率反而變為原來1/2倍。故較原本的反應速率增加了2倍。

8. 冰和水的比熱分別是 2.10 J/(g·℃) 和 4.18 J/(g·℃)，冰的熔化熱為 333 J/g，水的蒸發熱為 2258 J/g。將重 64.6g 0.00℃ 的冰轉換成 55.2℃ 的水，需要多少能量？

(A)161kJ　　　　(B)60.1kJ　　　　(C)80.0kJ　　　　(D)36.4kJ

【106 私醫(8)】

【詳解】D

ΔH＝冰熔化熱($\Delta H_1$) ＋ 0℃ 水轉換成 55.2℃ 水($\Delta H_2$)

$$=64.6g \times 333J/g + 64.6g \times 4.18J/g\,^0C \times (55.2\,^0C - 0\,^0C) \times \frac{1kJ}{1000J}$$

$$=36.4kJ$$

9. 某金屬的晶體是以面心立方的晶格(face－centered cubic lattice)構成，它的晶胞(unit cell)邊長是 408 pm。此金屬原子的直徑是多少？

(A)204pm　　　　(B)288pm　　　　(C)353pm　　　　(D)408pm

【106 私醫(9)】

【詳解】B

| 晶體堆積型式 | 簡單立方堆積 (sc) | 體心立方堆積 (bcc) | 面心立方堆積 (fcc) |
|---|---|---|---|
| 邊長(l) 與 半徑(r) | $r = \dfrac{1}{2}l$ | $r = \dfrac{\sqrt{3}}{4}l$ | $r = \dfrac{\sqrt{2}}{4}l = \dfrac{1}{2\sqrt{2}}l$ |
| | $l = 2r$ | $l = \dfrac{4}{\sqrt{3}}r$ | $l = (2\sqrt{2})r$ |

故：半徑 $r = \dfrac{\sqrt{2}}{4}l \Rightarrow \dfrac{1.414 \times 408\,pm}{4} = 144\,pm$

直徑：$2r = 144\,pm \times 2 = 288\,pm$

10. 關於化合物 A 熔化過程的熱力學數據如下：

A$_{(s)}$ → A$_{(l)}$，ΔH° = 8.8 kJ/mol、ΔS° = 36.4J/mol·K。試問：化合物 A 的熔點是攝氏幾度？

(A)–228℃　　　　(B)–31℃　　　(C)31℃　　　(D)242℃

【106 私醫(10)】

【詳解】B

相平衡下，$\Delta G^0 = \Delta H^0 - T\Delta S^0 = 0$

$$\Rightarrow \Delta H^0 = T\Delta S^0 \Rightarrow \Delta S^0 = \frac{\Delta H^0}{T_f} = \frac{8.8 \text{ kJ/mol} \times \dfrac{1000J}{1kJ}}{(T)K} = 36.4 \text{ J/mol.K}$$

$$\Rightarrow T(K) = 242K \Rightarrow t^0 C = -31^0 C$$

11. 固定體積下，將 4.00 mol 單原子理想氣體分子由 327℃冷卻至 27℃，$\Delta S = ?$

(氣體常數 R=8.314J/K·mol、ln2 = 0.693)

(A)–8.7 J/K　　　(B)–34.6 J/K　　　(C)–124.4 J/K　　　(D)–284.5 J/K

【106 私醫(11)】

【詳解】B

單原子理想氣體：$\overset{\wedge}{C_v} = \frac{3}{2}R$

$$\Delta S = n \times \overset{\wedge}{C_v} \times \ln\frac{T_2}{T_1} \rightarrow 4mol \times \frac{3}{2} \times 8.314 \frac{J}{mol.K} \times \ln\frac{300K}{600K}$$

$$\rightarrow -34.6 \text{ J/K}$$

12. 25℃下，乙炔($C_2H_{2(g)}$)的燃燒熱是–1299 kJ/mol，$CO_{2(g)}$和 $H_2O_{(l)}$的標準生成熱 $\Delta H_f°$分別是–393 和–286 kJ/mol。乙炔的標準生成熱是多少？

(A)2376 kJ/mol　　　(B)625 kJ/mol　　　(C)227 kJ/mol　　　(D)–625 kJ/mol

【106 私醫(12)】

【詳解】C

$1C_2H_2(g) + 5/2\, O_2(g) \rightarrow 2CO_2(g) + 1H_2O(l)$……乙炔莫耳燃燒熱－1299kJ/mol

$1C(s) + O_2(g) \rightarrow CO_2(g)$……石墨莫耳燃燒熱－393kJ/mol

$1H_2(g) + 1/2\, O_2(g) \rightarrow 1H_2O(l)$……氫氣莫耳燃燒熱－286kJ/mol

求$2C(s) + H_2(g) \rightarrow C_2H_2(g)$……乙炔莫耳生成熱ΔH＝？kJ/mol

利用：$\Delta H = \sum 反燃 - \sum 生燃 = [2\times(-393)+1\times(-286)]-[1\times(-1299)] = 227$

13. 考量肼(hydrazine)的分解反應：$N_2H_{4(g)} \rightleftharpoons 2H_{2(g)} + N_{2(g)}$在某一溫度下，平衡常數 $K_p=2.5\times10^3$。在此溫度下，將純的氣體肼放入真空的容器裡。當 30.0%的肼分解時，系統達成平衡。此時，氫氣的分壓為多少？

(A)54 atm　　　(B)76 atm　　　(C)127 atm　　　(D)576 atm

【106 私醫(13) B】

【詳解】B

$$N_2H_4(g) \rightleftharpoons 2H_2(g) + N_2(g)$$

初　　　$P$ (atm)

作　　$-\dfrac{3}{10}P$　　　$+\dfrac{6}{10}P$　　$+\dfrac{3}{10}P$

平　　$\dfrac{7}{10}P$　　　　$\dfrac{6}{10}P$　　$\dfrac{3}{10}P$

代入：

$$K_P = \frac{\left(\dfrac{3}{10}P\right)^1 \left(\dfrac{6}{10}P\right)^2}{\left(\dfrac{7}{10}P\right)^1} = 2.5\times10^3 \Rightarrow P = 126atm \Rightarrow P_{H2} = \frac{3}{5}P = 76atm$$

14. 定溫定壓下，$H_{2(g)}$和 $SO_{2(g)}$兩種氣體的均方根速度(*root-mean-square velocity*)的比值 $V_{rms(H2)}/V_{rms(SO2)}$為多少？(分子量: $H_2$, 2.0g/mol；$SO_2$, 64.1g/mol)

(A)0.18　　　(B)1.0　　　(C)5.6　　　(D)180

【106 私醫(14)】

【詳解】C

均方根速度 $v_{rms} = \sqrt{\dfrac{3RT}{M}} \xrightarrow{\text{同溫同壓}} v_{rms} \propto \sqrt{\dfrac{1}{M}}$

$$\frac{v_{H_2}}{v_{SO_2}} = \sqrt{\frac{M_{so_2}}{M_{H_2}}} = \sqrt{\frac{64}{2}} = \sqrt{32} \approx 5.6$$

15. 計算 0.20 M $C_2H_5NH_2$ 溶液的 pH 值，下列何者最接近？($K_b$=5.6×10$^{-4}$)

(A)10　　　(B)11　　　(C)12　　　(D)13

【106 私醫(15)】

【詳解】C

$$\frac{C_0 = 0.2M}{K_b = 5.6\times10^{-4}} \geq 250 \Rightarrow [OH^-] = \sqrt{C_0 \times K_b}$$

故：$[OH^-] = \sqrt{0.2M \times 5.6\times10^{-4}} = 1.05\times10^{-2}$

取 $-\log \Rightarrow pOH = 1.98 \Rightarrow pH = 12.02 \approx 12$

---

16. 計算與血液的等張滲透壓(π= 7.70atm,25℃)的食鹽水的凝固點為何？

(R = 0.082L·atm/K·mol；水比重=1.00g/cm₃；$K_f$=1.86℃ kg/mol；

Na 原子量：23g/mol；Cl 原子量：35.5g/mol)

(A)–0.294℃　　　(B)–0.286℃　　　(C)–0.587℃　　　(D)–0.572℃

【106 私醫(16)】

【詳解】C

滲透壓 $\pi = C_M \times R \times T \times i$

$\Rightarrow 7.7atm = 0.082 \times 298K \times (C_M \times i) \Rightarrow (C_M \times i) = 0.315M$

$\Delta T_f = K_f \times C_m \times i$（視 $C_M \times i \doteqdot C_m \times i$）

$\Rightarrow \Delta T_f = 1.86℃ kg/mol \times 0.315M = 0.587℃$

$T_f = 0℃ - 0.587℃ = -0.587℃$

---

17. 拉午耳定律(Raoult's law)描述了溶液的蒸氣壓與其濃度的關係，下列何溶質溶劑組合符合右圖的關係？

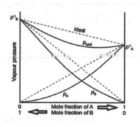

(A)Heptane－water　　　　(B)Ethanol－hexane

(C)Heptane－hexane　　　　(D)Acetone－water

【106 私醫(17)】

【詳解】D

(A)(B)極性分子與非極性分子互溶常出現正偏差溶液。

(C)同系物互溶，接近理想溶液。

(D)極性與極性分子互溶，常出現負偏差溶液。

---

18. 色胺酸為雙質子酸($H_2A$)，已知其 $pK_{a1} = 2.37$，$pK_{a2} = 9.33$，在 pH=9 的水溶液中，溶液中的最主要的成分為
    (A)$H_2A$　　　(B)$HA^-$　　　(C)$A^{2-}$　　　(D)$H_2A$ 和 $A^{2-}$ 一樣多

【106 私醫(18)】

【詳解】B

pH = 9 接近於 $pK_{a2}$ = 9.33，故溶液應處於第二緩衝區。

緩衝溶液：$[H^+] = K_a \times \dfrac{[酸]}{[共軛鹼]} = K_a \times \dfrac{n_{酸}}{n_{共軛鹼}} \Rightarrow pH = pK_a + \log \dfrac{[共軛鹼]}{[酸]}$

$\Rightarrow 9.0 = 9.33 + \log \dfrac{A^{2-}}{HA^-} \Rightarrow HA^- > A^{2-}$ …故主要成分為 $HA^-$

---

19. 下列雙原子分子氣體中，在相同溫度時，何者之擴散速率較 $O_2$ 氣體大？
    (A)$N_2$　　　(B)$F_2$　　　(C)$Cl_2$　　　(D)$Br_2$

【106 私醫(19)】

【詳解】A

擴散速率 $v \propto \sqrt{\dfrac{T}{M}} \xrightarrow{\text{同溫}} v \propto \sqrt{\dfrac{1}{M}}$

分子量分別：(A)28　(B)38　(C)71　(D)160

分子量需小於氧氣的 32，故選 A 為最佳解。

---

20. 考量化學平衡反應 $Co(H_2O)_6^{2+}$(粉紅色) $+ 4Cl^- \rightleftharpoons CoCl_4^{2-}$(藍色) $+ 6H_2O$，若加入硝酸銀($AgNO_3$)溶液，下列敘述何者正確？
    (A)反應沒有變動　　　　　　　　(B)溶液變得更藍色
    (C)銀離子與 $CoCl_4^{2-}$ 產生反應　　(D)$Co(H_2O)_6^{2+}$ 濃度增加

【106 私醫(20)】

【詳解】D

根據勒沙特略原理即為"多退少補"概念：

加入硝酸銀($AgNO_3$)於溶液中，產生沈澱反應：$Ag^+ + Cl^- \rightarrow AgCl(s)$。

故視為反應物被反應掉，平衡往左移動。

(A)往左移動　　　(B)(D) $Co(H_2O)_6^{2+}$濃度增加，溶液粉紅色加深

(C)產生沈澱反應：$Ag^+ + Cl^- \rightarrow AgCl(s)$

---

21. 已知 A→B + C 反應速率為零級反應，25℃下反應常數為 $5.0 \times 10^{-2}$ mol/L·s。
當$[A]_0 = 2.4 \times 10^{-2}$ M 在 25℃下反應 5 分鐘後，此反應之速率為何？
    (A) 0.0 mol/L·s　　　　　(B)$2.5 \times 10^{-2}$ mol/L·s
    (C)$1.0 \times 10^{-2}$ mol/L·s　　(D)$5.0 \times 10^{-3}$ mol/L·s

【106 私醫(21)】

【詳解】A（送分）

反應速率為零級反應：$[A] = [A]_0 - kt$

代入數據：$[A] = 2.4 \times 10^{-2}$ M $- 5.0 \times 10^{-2}$ mol/L·s $\times$ 5min $\times$ 60 s/min

$= -14.976$ M…在反應 5 分鐘前，早已為 0。

※ **零級反應反應速率雖與[A]無關，但不可為零，故此題送分。**

---

22. 反應 $2N_2O_{5(g)} \rightarrow 4NO_{2(g)} + 3O_{2(g)}$ 中，$N_2O_5$ 平均消失率為 $9.0 \times 10^{-4}$ atm/s，則氧氣生成率為何？
    (A)$1.3 \times 10^{-3}$ atm/s　　(B)$1.8 \times 10^{-3}$ atm/s
    (C)$6.0 \times 10^{-4}$ atm/s　　(D)$9.0 \times 10^{-4}$ atm/s

【106 私醫(22)】

【詳解】A

原反應：$2N_2O_{5(g)} \rightarrow 4NO_{2(g)} + 3O_{2(g)}$（有誤）

反應式應為：$2N_2O_{5(g)} \rightarrow 4NO_{2(g)} + O_{2(g)}$

但此題無送分，若以錯誤方程式解題如下：

$$R = \frac{-\Delta[N_2O_5]}{2\Delta t} = \frac{+\Delta[NO_2]}{4\Delta t} = \frac{+\Delta[O_2]}{\Delta t}$$

故：$3R_{N_2O_5} = 2R_{O_2} \Rightarrow \dfrac{3 \times 9.0 \times 10^{-4}}{2} = 1.35 \times 10^{-4}$

23. 下列那一個分子形狀成一直線？
(A)$NH_3$　　(B)$NO_2$　　(C)$H_2O$　　(D)$CO_2$

【106 私醫(23)】

【詳解】D

| 選項 | 分子 | m + n | V.B.T | VSEPR | 分子形狀 |
|------|------|-------|-------|-------|----------|
| (A) | $NH_3$ | 4 | $sp^3$ | $AX_3E_1$ | 三角錐 |
| (B) | $NO_2$ | 3 | $sp^2$ | $AX_2E_1$ | 彎曲（含自由基） |
| (C) | $H_2O$ | 4 | $sp^3$ | $AX_2E_2$ | 彎曲 |
| (D) | $CO_2$ | 2 | $sp$ | $AX_2E_0$ | 直線 |

24. $CH_3CHO \rightarrow CH_4 + CO$ 此分解反應之反應速率為二級反應，在 518℃數據如下：

| Time(s) | Pressure $CH_3CHO$(mmHg) |
|---------|--------------------------|
| 0 | 364 |
| 42 | 330 |
| 105 | 290 |
| 720 | 132 |

請問半衰期為多少？
(A)520s　　(B)410s　　(C)305s　　(D)$1.5×10^5$s

【106 私醫(24) B】

【詳解】B

反應速率為二級反應：$\dfrac{1}{[A]} = \dfrac{1}{[A]_0} + kt$

代入數據先求 $k$ 值：$\dfrac{1}{330} = \dfrac{1}{364} + k \times 42(s) \Rightarrow k = 6.7×10^{-6} torr^{-1} \cdot s^{-1}$

再將 $k$ 值代入半生期公式：$t_{1/2} = \dfrac{1}{k[A]_0} \Rightarrow \dfrac{1}{(6.7×10^{-6})(364)} = 410s$

25. 請由以下資料估算 KCl(s)晶格能

(K) 昇華熱= 79.2 kJ/mol

(K) 第一游離能= 418.7 kJ/mol

(Cl–Cl) 鍵能= 242.8 kJ/mol

(Cl) 電子親和力= –348 kJ/mol

$\Delta H^\circ_f (KCl(s)) = -435.7$ kJ/mol

(A)–707 kJ/mol　　　(B)288 kJ/mol　　　(C)629 kJ/mol　　　(D)–165 kJ/mol

【106 私醫(25)】

【詳解】A

❶昇華熱：

$$K_{(s)} \rightarrow K_{(g)} \quad \Delta H_1 = 79.2 \text{ kJ/mol}$$

❷解離能：

$$\frac{1}{2}Cl_{2(g)} \rightarrow Cl_{(g)} \quad \Delta H_2 = \frac{1}{2} \times 242.8 = 141.4 \text{ kJ/mol}$$

❸游離能：

$$K_{(g)} \rightarrow K^+_{(g)} + e^- \quad \Delta H_3 = 418.7 \text{ kJ/mol}$$

❹電子親和力：

$$Cl_{(g)} + e^- \rightarrow Cl^-_{(g)} \quad \Delta H_4 = -348 \text{ kJ/mol}$$

❺晶格能：$K^+_{(g)} + Cl^-_{(g)} \rightarrow KCl_{(s)} \quad \Delta H_5 = ?$

❻莫耳生成熱：

$$K_{(s)} + \frac{1}{2} Cl_{2(g)} \rightarrow KCl_{(s)} \quad \Delta H_6 = -435.7 \text{ kJ/mol}$$

∵❶+❷+❸+❹+❺=❻

∴79.2 + 141.4 + 418.7 + (−348) +❺ =−435.7

$\Rightarrow \Delta H_5 = -707$ kJ/mol

26. 化合物四甲基苯(tetramethylbenzene)有幾個異構物？
    (A)2　　(B)3　　(C)4　　(D)5

【106 私醫(26)】

【詳解】B

$C_6H_4X_2$異構物數目＝$C_6H_2X_4$（X＝取代基，例如：甲基-$CH_3$）

27. 下列化合物中，中心金屬原子的價數，何組完全**正確**？
    $[Ru(NH_3)_5(H_2O)]Cl_2$、$[Cr(NH_3)_6](NO_3)_3$、$[Fe(CO_5)]$
    (A)$Ru^{2+}$、$Cr^{6+}$、$Fe^0$　　　　(B)$Ru^{2+}$、$Cr^{3+}$、$Fe^0$
    (C)$Ru^{3+}$、$Cr^{2+}$、$Fe^{1+}$　　　(D)$Ru^{3+}$、$Cr^{2+}$、$Fe^0$

【106 私醫(27)】

【詳解】B

價數：$NH_3 = 0$；$H_2O = 0$；$Cl^- = -1$；$NO_3^- = -1$；$CO = 0$

$[Ru(NH_3)_5(H_2O)]Cl_2 \rightarrow [Ru(NH_3)_5(H_2O)]^{2+} + 2Cl^-$

故：$Ru + 0 + 0 = +2 \Rightarrow$ **Ru = +2**

$[Cr(NH_3)_6](NO_3)_3 \rightarrow [Cr(NH_3)_6]^{3+} + 3Cl^-$

故：$Cr + 0 = +3 \Rightarrow$ **Cr = +3**

$[Fe(CO_5)] \Rightarrow Fe + 0 = 0 \Rightarrow$ **Fe = 0**

28. 如圖，鹼性燃料電池消耗氫氣和純氧，生成可以飲用的水、熱和電力。
它是燃料電池中效率最高的，可高達 70%。關於氫氧燃料電池的敘述何者
為真？

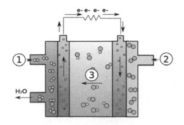

(A)產生電力是因為氫氣和氧氣藉由電子點火反應而產生的
(B)在陽極，氧氣①與 KOH 進行氧化反應生成水和釋放出電子
(C)在陰極，氫氣②進行還原反應，生成氫氧根再與碳酸根離子共存
(D)氫氧化鉀③溶液在電池中是可以流動，形成電解質循環迴路

【106 私醫(28)】

【詳解】D

(1) **定義**：
燃料電池是一種將化學能直接轉變成電能的裝置，不需充電，只要連續
補充燃料及氧化劑，即可連續運轉發電。燃料與氧化劑不可混合，而是
分別進入電池的陽極與陰極以產生反應。

(2) **鹼性電解質之氫氧燃料電池**：以約 30% *KOH* 為電解質
　(A) **電極**：
以覆蓋鉑或鎳的多孔性碳板為電極，比較特別的是兩電極可用同種金屬
（因為兩極均為非活性電極，並不參與反應），且皆需經過催化劑的作用
以提升反應率。
　(B) **半電池反應**：
　陽（－）極：$H_{2(g)} + 2\,OH^-_{(aq)} \rightarrow 2\,H_2O_{(l)} + 2\,e^-$
　陰（＋）極：$1/2\,O_{2(g)} + H_2O_{(l)} + 2\,e^- \rightarrow 2\,OH^-_{(aq)}$
　全反應：$H_{2(g)} + 1/2\,O_{2(g)} \rightarrow H_2O_{(l)}$，可放出 **2** 個法拉第的電量。

29. 柯同學取 8.00 克柳酸 (分子量=138) 與 8.00 毫升的醋酸酐 (分子量=102，比重=1.08)，在濃鹽酸的催化下反應，所得產物經純化、再結晶及烘乾後，得到 7.20 克阿斯匹靈。阿斯匹靈的合成反應如下：

請問在本實驗中，柯同學的產率為多少(%)？
(A)35　　　(B)47　　　(C)52　　　(D)69

【106 私醫(29)】

【詳解】D

$$產率 = \frac{實際生成的重量或莫耳數}{理論生成產量的重量或莫耳數} \times 100\%$$

$$= \frac{7.2g}{0.058mol \times (138+102-60)g/mol} \times 100\% = 68.9\%$$

---

30. 在 $Br_2 + Na_2CO_3 \rightarrow NaBr + NaBrO_3 + CO_2$(未平衡)的氧化還原反應中，下列敘述何者為真？
(A)$Na_2CO_3$ 為還原劑
(B)氧化半反應為 $CO_3^{2-} \rightarrow 1/2O_2 + CO_2 + 2e^-$
(C)當氧化劑的 $Br_2$ 為所有 $Br_2$ 參與反應的 16.7%
(D)平衡反應式的最簡單係數總和為 15

【106 私醫(30)】

【詳解】D

鹵素 $X_2$（$Cl_2$,$Br_2$,$I_2$）在鹼性（$OH^-$）溶液下會自身氧化還原，各半反應如下：

氧化半反應：$12OH^- + Br_2 \rightarrow 2BrO_3^- + 6H_2O + 10e^-$）× 1

還原半反應：$Br_2 + 2e^- \rightarrow 2Br^-$）× 5

全反應式：$3Br_2 + 6OH^- \rightarrow BrO_3^- + 5Br + 3H_2O$

此反應：$3Br_2 + 3Na_2CO_3 \rightarrow 5NaBr + 1NaBrO_3 + 3CO_2$

【註】：$CO_3^{2-} + H_2O \rightleftharpoons \underline{OH^-} + HCO_3^-$

(A)$Na_2CO_3$ 提供鹼性溶液環境

(B) 氧化半反應為：$12OH^- + Br_2 \rightarrow 2BrO_3^- + 6H_2O + 10e^-$

(C) 氧化劑（本身還原）：$\dfrac{5Br^-}{3Br_2} = \dfrac{5個Br}{6個Br} \times 100\% = 83.3\%$

(D)$3 + 3 + 5 + 1 + 3 = 15$

---

31. 碳的同素異形體 $C_{60}$(buckyball)，其原子鍵結軌域與下列何者不相同？
    (A)奈米碳管(carbon nanotube) 　　　(B)鑽石(diamond)
    (C)石墨(graphite) 　　　(D)石墨烯(graphene)

【106 私醫(31)】

【詳解】B

(A)$sp^2$　　(B)$sp^3$　　(C)$sp^2$　　(D)$sp^2$

---

32. 在酸性條件下，平衡下列的氧化還原反應後，各項係數的總和值為多少？
    $CH_3OH_{(aq)} + Cr_2O_7^{2-}{}_{(aq)} \rightarrow CH_2O_{(aq)} + Cr^{3+}{}_{(aq)}$
    (A)15　　　(B)18　　　(C)24　　　(D)9

【106 私醫(32)】

【詳解】C

$3CH_3OH_{(aq)} + 1Cr_2O_7^{2-}{}_{(aq)} + 8H^+{}_{(aq)} \rightarrow 3CH_2O_{(aq)} + 2Cr^{3+}{}_{(aq)} + 7H_2O_{(l)}$

各項係數的總和：$3 + 1 + 8 + 3 + 2 + 7 = 24$

33.L、D是位於同週期的兩個未知元素，且原子序均小於20，已知$L_2$是共價化合物，$L^{2-}$與$D^+$的電子組態與鈍氣電子組態相同，下列敘述何者為非？
(A)L原子和D原子的價電子總和為8
(B)L原子和D原子的原子序之差為5
(C)L原子和D原子的電子數總和可能為27
(D)L原子和D原子的最外層電子數之差為5

【106私醫(33)】

【詳解】A
由題幹推知：
(1) ...$L^{2-}$與$D^+$的電子組態與鈍氣電子組態相同
⇒L應為VA族元素；D應為IA族元素
(2) ...L、D是位於同週期的兩個未知元素，且原子序均小於20
⇒（L，D）元素可能為（$_8O$，$_3Li$）元素或（$_{16}S$，$_{11}Na$）元素組合。
(A) 6＋1＝7；(B) 8－3＝5 或 16－11＝5；(C) 16＋11＝27
(D) 6－1＝5

34.下列關於$O_2$以及NO分子軌域能階圖之相關敘述何者正確？
(A)$O_2$以及NO均為順磁性分子(paramagnetic)
(B)$O_2$的鍵能較NO的鍵能大
(C)NO是一典型的同核雙原子分子(homonuclear diatomic molecule)
(D)NO的游離能較$NO^+$的游離能大

【106私醫(34)】

【詳解】A

| | $O_2$ | NO |
|---|---|---|
| 價電子數 | $12 e^-$ | $11e^-$ |
| 鍵數 | 2 | 2.5 |
| 磁性 | 順磁 | 順磁 |

(C) NO是一典型的**異核**雙原子分子(*heternuclear diatomic molecule*)
(D) NO的HOMO電子填入anti-bonding較$NO^+$易游離。

| $\sigma_{2p}^*$ ——— | | $\sigma_{2p}^*$ ——— |
|---|---|---|
| $\pi_{2p}^*$ ⥮ — | | $\pi_{2p}^*$ — — |
| $\sigma_{2p}$ ⥮ | $E$ | $\sigma_{2p}$ ⥮ |
| $\pi_{2p}$ ⥮ ⥮ | | $\pi_{2p}$ ⥮ ⥮ |
| $\sigma_{2s}^*$ ⥮ | | $\sigma_{2s}^*$ ⥮ |
| $\sigma_{2s}$ ⥮ | | $\sigma_{2s}$ ⥮ |

$E$

▲ NO 分子　　　　　　　▲ CO , CN⁻ , NO⁺分子

---

35. 根據量子力學理論，符合量子數 $n=2$、$l=0$ 的電子有多少個？
    (A)0　　　(B)1　　　(C)2　　　(D)3

    【106 私醫(35)】

【詳解】C

$n=2$，$l=0$為2s軌域，2s軌域只有0一種(個)不同方向。又根據芭利不相容原理，每個軌域至多填2個電子，故答案為2個電子。

---

36. 華氏溫度計在什麼溫度時，其讀數為攝氏溫度計讀數的兩倍？
    (A)80°F　　　　(B)160°F　　　　(C)320°F　　　　(D)400°F

    【106 私醫(36)】

【詳解】C

$$\because {}^0F = \frac{9}{5}{}^0C + 32 \Rightarrow 2\,{}^0C = \frac{9}{5}{}^0C + 32 \Rightarrow {}^0C = 160$$

故：$2\,{}^0C = 320\,{}^0F$

---

37. 若對一蛋白質加熱時，造成該蛋白質二級結構的氫鍵斷裂。則此變性 (denaturation)反應前後的熱焓改變量($\Delta H$)以及熵變化量($\Delta S$)的敘述下列何者正確？
    (A)$\Delta H > 0$；$\Delta S > 0$　　　　(B)$\Delta H < 0$；$\Delta S < 0$
    (C)$\Delta H > 0$；$\Delta S = 0$　　　　(D)$\Delta H < 0$；$\Delta S > 0$

    【106 私醫(37)】

【詳解】A

氫鍵斷裂

(1)解離為吸熱反應，(2) "斷裂"一變多，熵增加

---

38. 下列哪一組的量子數，能正確的表示 3d 軌域？

(A)$n = 3, l = 2, ml = -1$　　　　(B)$n = 3, l = 1, ml = 2$

(C)$n = 3, l = 2, ml = 3$　　　　(D)$n = 3, l = 3, ml = 3$

【106 私醫(38)】

---

【詳解】A

3d 軌域：主量子數$(n) = 3$；角量子數$(l) = 2$；

磁量子數 $m_l$ 值$= -l，-l+1…，0，…，l-1，l$

---

39. 有關有機化學的敘述，下列何者錯誤？（多選）

(A)乙醇之沸點明顯地較二甲醚來得大，這是因為醇中有氫鍵

(B)酚在許多反應表現為弱酸，醇為弱酸及弱鹼，胺為弱酸

(C)一級醇很容易被氧化成羧酸

(D)在鹵化烷上碳與鹵素原子之間的共價鍵具有極性，這是因為碳原子有較大的電負度(electronegativity)

【106 私醫(39)】

---

【詳解】BD（經釋疑）

(B) 胺為弱鹼

(D) …這是因為**鹵素原子**有較大的電負度(electronegativity)

---

40. 在離子 $XO_3^{n-}$(X 是未知元素)中，共有 m 個核外電子，若 X 原子的質量數為 A，則 X 原子核內的中子數為若干？

(A)$A - m + n + 32$　　　　(B)$A - m + n + 24$

(C)$A - m - n - 24$　　　　(D)$A - m + n - 48$

【106 私醫(40)】

---

【詳解】B

$m = n + 8 \times 3 + (A - 中子數) \Rightarrow 中子數 = A - m + n + 24$

41. 下列哪一個錯合物擁有幾何異構物(geometric isomer)？
(A)$[Co(H_2O)_5Cl]^{2+}$　　　　(B)$[Co(H_2O)_6]^{3+}$
(C)$[CoCl_6]^{3-}$　　　　(D)$[Co(H_2O)_2Cl_4]^-$

【106 私醫(41)】

【詳解】D
(A)屬於 $MA_6$ 型；(B)(C)屬於 $MA_5B_1$ 型皆無幾何異構物。
(D) $[Co(H_2O)_2Cl_4]^-$ 屬於 $MA_4B_2$ 型，具有幾何異構物。如下：

cis-form　　　　trans-form

42. 一個 $^{235}U$ 原子核可能會產生的一種分裂反應如下：

$$_0^1n + _{92}^{235}U \rightarrow _{56}^{141}Ba + _{36}^{92}Kr + 3_0^1n$$

請計算分裂一顆 $^{235}U$ 原子核產生多少焦耳的能量？
($_{92}^{235}U$ = 235.04393 amu; $_0^1$n =1.00867amu; $_{56}^{141}$Ba =140.91436 amu;
　Kr = 91.92627 amu; 1amu =1.66×$10^{-24}$ gram; 1Joule =1 kg·m$^2$/s$^2$ )
(A)2.10×$10^{13}$　　　(B)3.40×$10^8$　　　(C)2.78×$10^{-11}$　　　(D)2.15×$10^{-4}$

【106 私醫(42)】

【詳解】C
Key：$\Delta E = \Delta mc^2$
其中 $\Delta m$ = [1.00867+235.4393]amu－[140.91436 + 91.92627+3×1.00867]amu
　　　　= 0.18596 amu

代入 $\Delta E = \Delta mc^2 = \Delta mk$ = $0.18596 amu \times (1.51 \times 10^{-10} J / amu) = 2.78 \times 10^{-11} J$

43. 已知雙原子離子化合物含有陽離子和陰離子，陽離子有 34 個質子和 30 個電子；陰離子的質子數是陽離子的二分之一，電子數是質子數加一；試問這個化合物的分子式為何？
(A)$SeCl_4$　　　　(B)$AsCl_4$　　　(C)$SeO_2$　　　(D)$Te(OH)_4$

【106 私醫(43)】

【詳解】A

陽離子（cation）：$_{34}Se^{4+}$（原子序＝質子數＝34；34－4＝30 電子）

陰離子（anion）：$_{17}Cl^-$（34/2＝17 質子數；17＋1＝18 電子）

---

44. 下列哪一個是正確的 IUPAC 命名？

(A)1-chloro-2-fluoro-4,4-dimethylnonane

(B)3,4-dichloropentane

(C)1,1-dimethyl-2,2-diethylbutane

(D)cis-1,3-dimethylbutane

【106 私醫(44)】

---

【詳解】A

(B) 2,3-dichloropentane

(C) 3,3-diethyl-2,2-dimethylpentane

(D) 2-methylpentane

---

45. 下列試劑中，何者可在標準狀態下，將 $H_2O$ 氧化成 $O_{2(g)}$？

(A)$H^+_{(aq)}$　　　　(B)$Cl^-_{(aq)}$　　　　(C)$MnO_4^-_{(aq)}$(酸性)　　　　(D)$Cu^{2+}_{(aq)}$

【106 私醫(45)】

【詳解】C

$H_2O$ 氧化成 $O_2$，顯然需與氧化劑反應

(C)(D)皆可當氧化劑，在標準狀態下，$MnO_4^-_{(aq)}$ 酸性氧化力夠強，

可將 $H_2O$ 氧化成 $O_2$。

46. 以下列還原半反應與電位判斷下列反應何者為自發反應？

$$Na^+ + e^- \rightarrow Na \qquad E^0 = -2.71V$$
$$Fe^{3+} + 3e^- \rightarrow Fe \qquad E^0 = -0.04\ V$$
$$Hg_2Cl_2 + 2e^- \rightarrow 2Hg + 2Cl^- \qquad E^0 = 0.27\ V$$

(A)$3Na^+ + Fe \rightarrow Fe^{3+} + 3Na$　　　　(B)$2Fe^{3+} + 6Hg + 6Cl^- \rightarrow 3Hg_2Cl_2 + 2Fe$

(C)$Fe^{3+} + 3Na \rightarrow 3Na^+ + Fe$　　　　(D)$2Na^+ + 2Hg + 2Cl^- \rightarrow Hg_2Cl_2 + 2Na$

【106 私醫(46)】

【詳解】C

$E_{cell}^0 > 0$ 即反應為自發

(A)$3Na^+ + Fe \rightarrow Fe^{3+} + 3Na$　　　　$E_{cell}^0 = -2.71V + 0.04V = -2.67V$

(B)$2Fe^{3+} + 6Hg + 6Cl^- \rightarrow 3Hg_2Cl_2 + 2Fe$　　$E_{cell}^0 = -0.04V - 0.27V = -0.31V$

(C)$Fe^{3+} + 3Na \rightarrow 3Na^+ + Fe$　　　　$E_{cell}^0 = -0.04V + 2.71V = +2.67V$

(D)$2Na^+ + 2Hg + 2Cl^- \rightarrow Hg_2Cl_2 + 2Na$　　$E_{cell}^0 = -2.71V - 0.27V = -2.98V$

47. 如下圖，請導出℃和°X 的關係式，據以導算出 20°X 相當於多少 K 或°F？

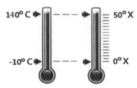

(A)58°F　　　(B)326 K　　　(C)122°F　　　(D)325 K

【106 私醫(47)】

【詳解】C

假設新溫標（$^0X$）$= a^0C + b$

$$\begin{cases} 50 = 140a + b \\ 0 = -10a + b \end{cases} \Rightarrow 50 = 150a \Rightarrow a = \frac{1}{3}\ ;\ b = \frac{10}{3} \Rightarrow {}^0X = \frac{1}{3}{}^0C + \frac{10}{3}$$

$$20 = \frac{1}{3}{}^0C + \frac{10}{3} \Rightarrow {}^0C = 50$$

48. 以 $HF_{(g)}$ 為原料，可經由下列哪一種方法製備 $F_{2(g)}$？

(A)與 $KF_{(s)}$ 共熔後電解　　　　(B)以 $KMnO_{4(aq)}$ 氧化

(C)以 $HNO_{3(aq)}$ 氧化　　　　(D)將 $HF_{(g)}$ 通入水中後電解

【106 私醫(48)】

【詳解】A

(1) 氟為元素中最強的氧化劑，因此不能用氧化劑將其由 $F^-$ 氧化而得
故電解熔鹽中的 $HF_{(l)}$ 製備之

(2) $HF_{(l)}$ 不能被電解，因 $HF_{(l)}$ 以氫鍵形成 $(HF)_x$ 之聚合物，不能導電。
所以先將 $HF_{(l)}$ 溶於 $KF_{(l)}$ 熔鹽中形成 $KHF_{2(l)}$ 以產生 $K+HF_2^-$ 而導電

方程式：$2HF($ KF熔鹽 $) \rightarrow H_2$(陰極) $+ F_2$(陽極)

---

49. 完成下面巴豆醛(crotonaldehyde)分子的路易士結構，此分子中有幾個雙鍵？

```
    H H H H
    | | | |
H - C-C-C-C - O
    |
    H
```

(A)1　　　(B)2　　　(C)3　　　(D)4

【106 私醫(49)】

【詳解】B

根據路易士八隅結構式概念，其巴豆醛(crotonaldehyde)分子正確結構如下：

```
    H H H H
    | | | |
H - C-C=C-C = O
    |
    H
```

---

50. 以碳棒為電極，下列哪些化合物的水溶液在電解後 pH 值會上升？

(A)$CuSO_4$　　　(B)$K_2SO_4$　　　(C)$AgNO_3$　　　(D)$KI$

【106 私醫(50)】

【詳解】D

| 選項 | 方程式 | 備註 |
|---|---|---|
| (A) | 陽極：$H_2O \rightarrow 1/2O_2 + 2H^+ + 2e^-$<br>陰極：$Cu^{2+} + 2e^- \rightarrow Cu$ | 陽極產生 $H^+$，pH值會下降 |
| (B) | 陽極：$H_2O \rightarrow 1/2O_2 + 2H^+ + 2e^-$<br>陰極：$2H_2O + 2e^- \rightarrow H_2 + 2OH^-$ | $K_2SO_4$ 為中性鹽且全反應視為電解水，pH值不變 |
| (C) | 陽極：$H_2O \rightarrow 1/2O_2 + 2H^+ + 2e^-$<br>陰極：$Ag^+ + e^- \rightarrow Ag$ | 陽極產生 $H^+$，pH值會下降 |
| (D) | 陽極：$2I^- \rightarrow I_2 + 2e^-$<br>　　　($I^- + I_2 \leftrightarrows I_3^-$)<br>陰極：$2H_2O + 2e^- \rightarrow H_2 + 2OH^-$ | 陰極產生 $OH^-$，pH值會上升 |

# 107 學年度私立醫學校院聯合招考轉學生考試

科目：普通化學　　　　　　　　　　　　　　　李鉌老師 解析

---

1. 某一化合物的沸點是 873 K，請問約為華氏(°F)幾度？

   (A) 802 °F　　　　(B) 982 °F　　　　(C) 1112 °F　　　　(D) 1232 °F

   【107 私醫(1)】

【詳解】C

$873K = X°C + 273 \Rightarrow X°C = 600°C$

代入：$^0F = \dfrac{9}{5}\,^0C + 32 \Rightarrow\, ^0F = \dfrac{9}{5} \times 600\,^0C + 32 = 1112\,^0F$

---

2. 對於下面的平衡反應，哪一個變化會導致平衡反應向左移動？

   $2A_{(g)} \rightarrow 2B_{(g)} + C_{(g)}$，$\Delta H°_{rxn} = 30kJ/mol$

   (A)增加容器體積　　　　　　　　(B)添加更多的化合物 A
   (C)移除一些化合物 B　　　　　　(D)降低反應溫度

   【107 私醫(2)】

【詳解】D

(A) 反應物氣態係數和（2）＜生成物氣態係數和（3），故反應 →

(B) 增加反應物濃度，故反應 →

(C) 減少生成物濃度，故反應 →

---

3. $A_{2(g)} + B_{(s)} \rightarrow A_2B_{(g)}$，$\Delta H° = -20 \ kJ/mol$ 和 $\Delta S° = +43 \ J/K·mol$。

   請問下列敘述何者正確？

   (A) 反應在所有溫度下都是自發

   (B) 僅有在低溫時反應才會自發

   (C) 隨著溫度的增加，反應會愈不容易自發

   (D) 僅有在高溫時反應才會自發

   【107 私醫(3)】

【詳解】A

| $\Delta H$ | $\Delta S$ | $\Delta G$ |
|:---:|:---:|:---|
| ＋ | ＋ | 在高溫下為自發反應 |
| ＋ | － | 在任何溫度下，"逆反應"才是自發的 |
| － | ＋ | 在任何溫度下均為自發反應 |
| － | － | 在低溫為自發反應 |

4. $3NO_{2(g)} + H_2O_{(l)} \rightarrow 2HNO_{3(l)} + NO_{(g)}$，請問當 9 mol 的 $NO_{2(g)}$ 與水完全反應成 $HNO_{3(l)}$ 及 $NO_{(g)}$ 時，$\Delta G^\circ_{rxn}$ 為何？

|  | $\Delta G_f^\circ$ (kJ/mol) |  | $\Delta G_f^\circ$ (kJ/mol) |
|:---|:---|:---|:---|
| $HNO_{3(l)}$ | −79.9 | $NO_{(g)}$ | 86.7 |
| $H_2O_{(l)}$ | −237.2 | $NO_{2(g)}$ | 51.8 |

(A) −29.3 kJ　　(B) −11.2 kJ　　(C) 26.1 kJ　　(D) 35.4 kJ

【107 私醫(4)】

【詳解】C

$$
\begin{array}{ccccc}
 & 3NO_{2(g)} & + \ H_2O_{(l)} \rightarrow & 2HNO_{3(l)} & + \ NO_{(g)} \\
作 & -9mol & -3mol & +6mol & +3mol \\
\hline
終 & 0mol & 0mol & 6mol & 3mol
\end{array}
$$

故：[6×(79.9) + 3×(86.7)] − [9×(51.8) + 3×(237.2)]
　　= 26.1 KJ/mol

5. 下列有關實驗操作敘述何者正確？
(A) 可以直接將水倒入濃硫酸液體中稀釋
(B) 具有刻度線用以量取液體體積的玻璃針筒，不可置入烘箱內高溫烘乾
(C) 觀測水銀液體體積時應將量筒置於水平的桌面，眼睛的視線需與液面切齊平視，此時需讀取凹面的最高點
(D) 可將容量瓶當作直接加熱反應的器具

【107 私醫(5)】

【詳解】B
(A) 應為濃硫酸加入水中稀釋，以免危險。
(C) 量取水銀時，應讀取凸面最高點。
(D) 容量瓶不可加熱，體積會改變。

6. 某非揮發性非電解質未知物 0.50 g 溶於 100 g 水中，水的沸點上升 0.10 ℃，
   則此未知物的分子量為何？水的沸點上升常數為 0.52 ℃/m
   (A) 26 g/mol　　　(B) 52 g/mol　　　(C) 13 g/mol　　　(D) 65 g/mol
   【107 私醫(6)】

【詳解】A
$$\Delta T_b = K_b \times C_m \times i$$

$$0.1\text{℃} = 0.52\text{℃/m} \times \frac{\frac{0.5g}{M_w(g/mol)}}{0.1kg} \times 1 \Rightarrow M_w = 260$$

7. 下列哪些化合物不溶於水中？
   I. $Ni(ClO_4)_2$　　II. $AgBr$　　III. $BaCO_3$　　IV. $Mg(OH)_2$
   (A) I 和 II　　(B) II、III 和 IV　　(C) II 和 IV　　(D) I、II 和 IV
   【107 私醫(7)】

【詳解】B
(1) **陰離子＋陽離子大部分可溶，記少部分沉澱**：

| 陰離子 | 陽離子 |
|---|---|
| $Cl^-$，$Br^-$，$I^-$ | $Hg_2^{2+}$，$Cu^+$，$Pb^{2+}$，$Ag^+$，$Tl^+$ |

(2) **陰離子＋陽離子大部分沉澱，記少部分可溶**：

| 陰離子 | 陽離子 |
|---|---|
| $OH^-$ | $IA^+$，$H^+$，$NH_4^+$，$Ba^{2+}$，$Sr^{2+}$，$Ra^{2+}$ |
| $CO_3^{2-}$，$SO_3^{2-}$，$PO_4^{3-}$ | $IA^+$，$H^+$，$NH_4^+$， |

8. 某一重 0.45 g 未知單質子酸，溶於 100 毫升水中，並以 0.100 M NaOH 溶
   液滴定，滴定 30.0 mL 後達到滴定終點，則此未知單質子酸的分子量為何？
   (A) 135 g/mol　　(B) 150 g/mol　　(C) 300 g/mol　　(D) 450 g/mol
   【107 私醫(8)】

【詳解】B

酸的當量數＝鹼的當量數

故：$\dfrac{0.45g}{M_w}\times 1 = 0.1M \times 30mL \times 10^{-3}\dfrac{L}{mL}\times 1 \Rightarrow M_w = 150$

---

9. 某個化學反應的速率式可表示為 rate = k[D][X]，試問速率常數 k 的單位為何？

(A) mol $L^{-1}\,s^{-1}$    (B) L $mol^{-1}\,s^{-1}$    (C) $mol^2\,L^{-2}\,s^{-1}$    (D) mol $L^{-1}\,s^{-2}$

【107 私醫(9)】

【詳解】B

K單位通式：$\dfrac{M^{-1}s^{-1}}{M^n} \Rightarrow \dfrac{R:單位(M^1\times s^{-1})}{濃度平方:M^2} = M^{-1}s^{-1} = L^1 mol^{-1}s^{-1}$

---

10. 下列熱力學描述中，何者正確？

I. 一個化學反應在定體積下，則 $q = \Delta H$

II. 一個化學反應的內能(internal energy，$\Delta E$)變化，等於轉移的熱能(q)和功(w)的總和($\Delta E = q + w$)

III. 一個化學反應在定壓下，則 w = 0

IV. 一個化學反應前後，如果壓力和體積變化不大，則 $\Delta H$ 和 $\Delta E$ 大約相等

(A) I 和 II    (B) II 和 III    (C) II 和 IV    (D) 以上皆非

【107 私醫(10)】

【詳解】C

(I) 在定容下，$q = \Delta U$（$\Delta E$）

(III) 在定壓下，$w \neq 0$，應為定容下，$w = 0$

---

11. 一個系統(system)對外界(surrounding)作功 8.2 J，並放熱 12.8 J，試問此系統的內能變化 $\Delta E$ 為何？

(A) −21.0 J    (B) −8.2 J    (C) 12.4 J    (D) 21.0 J

【107 私醫(11)】

【詳解】A

$\Delta E = q + w$

$= （-12.8\,J）+（-8.2J）$

$= -21.0\,J$（註：系統對外界做功，為負功）

---

12. 帕(Pa)是常用來表示氣體壓力大小的單位，若一氣體對 5.5 m$^2$ 的面積施加
    55 牛頓的力，則此氣體壓力為多少 Pa，多少 mmHg？
    (A) 0.1 Pa，7.5 x 10$^{-4}$ mmHg　　　　(B) 0.1 Pa，7.5 x 10$^{-3}$ mmHg
    (C) 10 Pa，7.5 x 10$^{-3}$ mmHg　　　　(D) 10 Pa，7.5 x 10$^{-2}$ mmHg

    【107 私醫(12)】

【詳解】D

(1) $\dfrac{55Nt}{5.5m^2} = 10Pa(\dfrac{Nt}{m^2}=Pa)$

(2) $10Pa \times \dfrac{760mmHg}{1.013 \times 10^5\,Pa} = 7.5 \times 10^{-2}\,mmHg$

---

13. 以下哪一對化學式與其命名是不正確？
    (A) $K_2CO_3$，potassium carbonate　　　(B) $NH_4Br$，ammonium bromide
    (C) $MnO_2$，manganese (IV) oxide　　　(D) $BaPO_4$，barium phosphate

    【107 私醫(13)】

【詳解】D

(D) 應為 $Ba_3(PO_4)_2$

---

14. 小雋拿著兩個氣球，一個橙色的氣球和一個藍色的氣球。橙色氣球充滿(He)
    藍色氣球充滿氬氣(Ar)。橙色氣球有兩倍藍色氣球的體積。以下哪一項最能
    代表氣球中 He：Ar 的質量比例？ (He ≈ 4 g/mol；Ar ≈ 40 g/mol)
    (A) 1：1　　　(B) 2：1　　　(C) 1：2　　　(D) 1：5

    【107 私醫(14)】

【詳解】D

$$PV = \frac{W}{M}RT \Rightarrow V \propto \frac{W}{M} \Rightarrow \frac{V_1}{V_2} = \frac{W_1}{W_2} \times \frac{M_2}{M_1}$$

$$\therefore \frac{2}{1} = \frac{W_{He}}{W_{Ar}} \times \frac{40}{4} \Rightarrow \frac{W_{He}}{W_{Ar}} = \frac{1}{5}$$

---

15. 請計算以下反應的 $\Delta H°$：

$$2Na_{(s)} + 2H_2O_{(l)} \rightarrow 2NaOH_{(aq)} + H_{2(g)}$$

| | $\Delta H_f°$ (kJ/mol) | | $\Delta H_f°$ (kJ/mol) |
|---|---|---|---|
| $Na_{(s)}$ | 0 | NaOH(aq) | −470 |
| $H_2O_{(l)}$ | −286 | $H_{2(g)}$ | 0 |

以下為相關成分的 Standard Enthalpies of Formation ($\Delta H_f°$)

(A) −228 kJ　　　(B) −268 kJ　　　(C) −368 kJ　　　(D) −328 kJ

【107 私醫(15)】

【詳解】C

$$2Na_{(s)} + 2H_2O_{(l)} \rightarrow 2NaOH_{(aq)} + H_{2(g)}$$

利用 $\sum$ 生生 $- \sum$ 反生 $= \Delta H$

故：$[2×(−470) + 0] − [2×(−286) + 0] = −368$ KJ

---

16. 有關元素 Li、Na、C、O、F，請依第一游離能大小進行由小到大排列：
(A) Na < Li < C < O < F　　　(B) Li < Na < C < O < F
(C) F < O < C < Li < Na　　　(D) Na < Li < F < O < C

【107 私醫(16)】

【詳解】A
同週期游離能：8A>7A>5A>6A>4A>2A>3A>1A
　　　　　故：F > O > C > Li
不同週期同族游離能：由上至下漸小，故：Li > Na
綜合結果：F > O > C > Li > Na…選A

17. 對於在 750 ℃下的反應 $NO_{(g)} + 1/2\ O_{2(g)} \rightleftharpoons NO_{2(g)}$，其平衡常數 $K_c$ 與平衡常數 $K_p$ 關係為何，$K_c = ?$
(A) $K_p$　　(B) $K_p(RT)^{-1/2}$　　(C) $K_p(RT)^{3/4}$　　(D) $K_p(RT)^{1/2}$
【107 私醫(17)】

【詳解】D

$$K_p = K_c(RT)^{\Delta n_g} = K_c(RT)^{(1-\frac{3}{2})} = K_c RT^{(-\frac{1}{2})}$$
$$\Rightarrow K_c = K_p(RT)^{\frac{1}{2}}$$

18. 平衡系 $PCl_{5(g)} \rightleftharpoons PCl_{3(g)} + Cl_{2(g)}$，在定溫下總壓為 2 atm 時，$PCl_{5(g)}$之分解百分率為 20%，求此反應之平衡常數 $K_p$ 為下列何者？
(A) 0.042 atm　(B) 0.083 atm　(C) 0.167 atm　(D) 0.333 atm
【107 私醫(18)】

【詳解】B

代入公式：$K_p = \dfrac{\alpha^2}{1-\alpha^2} \times P_t$

$$K_p = \frac{(0.2)^2}{1-(0.2)^2} \times 2 = \frac{0.04}{0.96} \times 2 = 0.083 atm$$

19. 平衡常數的大小會受下列何種因素的影響？
(A)催化劑　　(B)反應物及生成物的濃度
(C)反應的溫度　　(D)反應容器的大小
【107 私醫(19)】

【詳解】C
平衡常數大小只與改變溫度有關，與改變濃度、壓力及加入催化劑無關。

20. $4HCl_{(g)} + O_{2(g)} \rightleftharpoons 2Cl_{2(g)} + 2H_2O_{(g)}$，$\Delta H < 0$。此反應之平衡系統，欲使反應有利於向右進行，以下何者為有效的方法？
    (A)加催化劑                (B)加熱
    (C)降壓                    (D)減小反應容器的體積

【107 私醫(20)】

【詳解】D
(A) 加入催化劑不影響平衡位置。
(B) 因反應為 $\Delta H < 0$（放熱），升高溫度，平衡往左。
(C) $\Delta n_g = 4 - (4+1) < 0$
　　∵擴大容器體積（降壓），平衡往氣態係數和大的移動，∴平衡往左。

21. 在同溫同壓下，擴散同重量的氧氣和氫氣，所需時間比為：
    (A)1：4        (B)4：1        (C)1：2        (D)2：1

【107 私醫(21)】

【詳解】A

$$\frac{R_1}{R_2} = \frac{\dfrac{\Delta n_1}{\Delta t_1}}{\dfrac{\Delta n_2}{\Delta t_2}} = \sqrt{\frac{M_2}{M_1}}$$

$$\because 等重下 \therefore \frac{t_1}{t_2} = \sqrt{\frac{M_2}{M_1}} = \sqrt{\frac{2}{32}} = \frac{1}{4}$$

22. 請問下列數值中，何者質量最小？
    (A) $2.5 \times 10^{-2}$ mg          (B) $3.0 \times 10^{15}$ pg
    (C) $4.0 \times 10^{9}$ fg           (D) $5.0 \times 10^{10}$ ng

【107 私醫(22)】

【詳解】C
(A) $2.5 \times 10^{-2} \times 10^{-3} g = 2.5 \times 10^{-5} g$
(B) $3.0 \times 10^{15} \times 10^{-12} g = 3.0 \times 10^{3} g$（質量最大）
(C) $4.0 \times 10^{9} \times 10^{-15} g = 4.0 \times 10^{-6} g$（質量最小）
(D) $5.0 \times 10^{10} \times 10^{-9} g = 5.0 \times 10^{1} g$

23. 根據化學熱力學定律，某一反應已知其 dU = TdS – PdV，且 H = U + PV。試問，以下敘述何者正確？

(A) dH = TdS + VdP       (B) dH = SdT – VdP

(C) dH= – SdT – PdV       (D) dH = dU + PdV

【107 私醫(23)】

【詳解】A

$dU = TdS - PdV$

$\because dH = dU + PdV + VdP$

$\therefore dH = (TdS - PdV) + (PdV) + VdP$

$\qquad = TdS + VdP$

24. 國際太空站處理 $CO_2$ 的方式之一是將 $CO_2$ 進行還原，其所涉及的反應方程式為：

$CO_{2(g)} + 4H_{2(g)} \rightleftharpoons CH_{4(g)} + 2 H_2O_{(g)}$。若溫度從 300℃ 增加到 400℃，反應重新達到平衡時，$H_2$ 的莫耳分率增加。下列有關該過程的敘述何者正確？

(A)該反應的 $\Delta H < 0$       (B)化學平衡常數 K 變大

(C) $CO_2$ 的消耗率增加       (D)正反應速率增加，逆反應速率減小

【107 私醫(24)】

【詳解】A

$CO_{2(g)} + 4H_{2(g)} \rightleftharpoons CH_{4(g)} + 2H_2O_{(g)}$

當從300℃提升至400℃，反應物$H_{2(g)}$的莫耳分率提高（莫耳數提高），

表示溫度上升，平衡往左，此反應為放熱,(A)正確。

25. 在某一密閉容器中，A 與 B 反應後產生 C，其反應速率分別用 v(A)、v(B)、v(C)來表示。經實驗結果已知：3 v(B) = 2 v(A)，2 v(C) = 3 v(B)。請問該化學反應方程式應為下列何者？

(A) 2 A + 3 B → 2 C       (B) A + 3 B → 2 C

(C) 3 A + 2 B → 3 C       (D) A + B → C

【107 私醫(25)】

【詳解】C

假設方程式：aA + bB → cC

$\because 3 \times \dfrac{\Delta[B]}{\Delta t} = 2 \times \dfrac{\Delta[A]}{\Delta t} = 2 \times \dfrac{\Delta[C]}{\Delta t}$

故：a：b：c = 3：2：3

$\therefore 3A + 2B \rightarrow 3C$

26. 已知下列半反應的標準還原電位 E°：

$Ag^+ + e^- \to Ag \qquad E° = 0.80\ V$

$Mn^{2+} + 2e^- \to Mn \qquad E° = -1.18\ V$

求電池反應 $2Ag^+ + Mn \to 2Ag + Mn^{2+}$ 的標準電池電位為何？

(A) 2.78 V　　(B) 1.98 V　　(C) 0.42 V　　(D) $-0.38$ V

【107 私醫(26)】

【詳解】B

$\Delta\varepsilon^0 = 0.8V + (1.18V) = 1.98V$（電位差與係數無關）

27. 下列哪一個物質和水反應不會產生氫氣？

(A) $CaO_{(s)}$　　(B) $Na_{(s)}$　　(C) $LiAlH_{4(s)}$　　(D) $MgH_{2(s)}$

【107 私醫(27)】

【詳解】A

(A) $CaO + H_2O \to Ca(OH)_2$

(B) $Na + H_2O \to NaOH + 1/2H_2$

(C) $LiAlH_4 + 4H_2O \to LiOH + 4H_2 + Al(OH)_3$

(D) $MgH_2 + 2H_2O \to Mg(OH)_2 + H_2$

28. 氮(nitrogen)有五個價電子，下列哪個代表 $N^-$ 離子的基態(ground state)？

(A) I　　(B) II　　(C) III　　(D) IV

【107 私醫(28)】

【詳解】D

$N : 1s^2 2s^2 2p^3$ : ↑↓　↑↓↑　↑　↑ $\xrightarrow{+e}$ ↑↓　↑↓↑↓↑　↑

　　　　1s　2s　2p　　　　　　1s　2s　2p

29. 請選出以下化合物正確的有機命名：

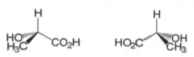

(A) 1,1,1-trichloro-5-bromo-3-pentene
(B) 1-bromo-5,5,5-trichloro-2-pentene
(C) 1,1,1-trichloro-5-bromo-2-pentene
(D)1,1,1-trichloro-5-bromo-3-pentyne

【107 私醫(29)】

【詳解】B

（1-bromo-5,5,5-trichloro-2-pentene）

30. 乳酸(lactic acid)分子有二種異構物，分別為肌肉中的(+)-lactic acid 及變質牛奶中的(−)-lacticacid，其結構分別如下：

(+)-Lactic acid　　(−)-Lactic acid

這二種異構物在下列哪一性質中會不同？
I.熔點　　II.在水中溶解度　　III.偏轉平面極化光的方向　　IV. Ka 值
(A) I　　　　(B) II　　　　(C) III　　　　(D) IV

【107 私醫(30)】

【詳解】C
兩者為對掌異構物，只有偏轉平面極化光方向不同，其餘性質皆相同。

31. DNA 會形成雙螺旋結構(double helix structure)是因為 DNA 分子間產生何種作用力？
    (A)共價鍵(covalent bond)
    (B)氫鍵(hydrogen bond)
    (C)離子-偶極吸引力(ion-dipole interaction)
    (D)配位共價鍵(coordinate covalent bond)
【107 私醫(31)】

【詳解】B
DNA分子間以氫鍵作為主要作用力。

32. 下列哪一種類的元素有可能是最強的氧化劑?
    (A) 鹼金屬(alkali metals)　　　　(B) 過渡金屬(transition metals)
    (C) 鹼土金屬(alkaline earth metals)　　(D) 鹵素(halogens)
【107 私醫(32)】

【詳解】D
(1) 氧化劑：
　本身還原反應，還原即為得電子反應，鹵素得電子能力為同週期最強。
(2) 還原劑：
　本身氧化反應，氧化即為失電子反應，金屬為最佳解。

33. 下列化合物有幾個對掌中心(chiral centers)？

    (A) 4　　　　　　(B) 5　　　　　　(C) 6　　　　　　(D) 7
【107 私醫(33)】

【詳解】A

34. 二級醇氧化之後的產物為下列何者？
    (A) 一級醇　　　　(B) 醛　　　　(C) 酮　　　　(D) 酯
    【107 私醫(34)】

【詳解】C

35. 週期表中「1A 族」的"1"所代表的意義為何？
    (A) 活性最大　　　　　　(B) 化學性質相同
    (C) 價電子數為 1　　　　(D) 鹼性最強
    【107 私醫(35)】

【詳解】C
$M \to M^{+1} + e^-$（價電子為1）

36. 下列哪一種物質不可用玻璃器皿保存？
    (A) 硫酸　　　(B) 硝酸　　　(C) 過氯酸　　　(D) 氫氟酸
    【107 私醫(36)】

【詳解】D
(D) $SiO_2 + 4HF_{(aq)} \to SiF_{4(g)} + 2H_2O$

37. 以下何者為醯胺類(amide)化合物？

　　　Ⅰ. $C_2H_5CONHCH_3$　　　　Ⅱ. $CH_3CH(NH_2)COOH$　　　Ⅲ. $CH_3CH_2NH_2$

(A) 只有 Ⅰ　　　(B) 只有 Ⅱ　　　(C) 只有 Ⅲ　　　(D) Ⅰ 和 Ⅲ

【107 私醫(37)】

【詳解】A

（↑具有醯胺鍵）　　（↑胺基酸）　　（↑胺類）

---

38. 依下列三種弱酸及其 Ka 值，請排序各弱酸間酸強度(Ⅰ)和 pKa 值(Ⅱ)的順序(小→大)。

| Acid | Ka |
|------|-----|
| HOCl | $3.5 \times 10^{-8}$ |
| HCN | $4.0 \times 10^{-10}$ |
| HNO_2 | $4.5 \times 10^{-4}$ |

(A) Ⅰ：HCN < HOCl < $HNO_2$；Ⅱ：$HNO_2$ < HOCl < HCN

(B) Ⅰ：$HNO_2$ < HOCl < HCN；Ⅱ：$HNO_2$ < HOCl< HCN

(C) Ⅰ：$HNO_2$ < HOCl < HCN；Ⅱ：HCN < HOCl <$HNO_2$

(D) Ⅰ：HCN < HOCl < $HNO_2$；Ⅱ：HCN < HOCl < $HNO_2$

【107 私醫(38)】

【詳解】A

酸性強度↑，Ka↑，pKa↓

故：Ka：$HNO_2$ > HOCl > HCN

　　pKa：HCN > HOCl > $HNO_2$

---

39. 試利用氧化數法平衡下列離子方程式：

　　$a\,I^- + b\,H^+ + c\,MnO_4^- \rightarrow d\,I_2 + e\,MnO_2 + f\,H_2O$

請問 $a+b+c-d-e-f$ 等於多少？

(A) –2　　　(B) 5　　　(C) 7　　　(D) 9

【107 私醫(39)】

【詳解】C

$6I^- + 2MnO_4^- + 8H^+ \rightarrow 3I_2 + 2MnO_2 + 4H_2O$

故：$a+b+c-d-e-f = 7$

40. 下列化合物的 IUPAC 命名為何？

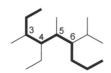

(A) 5-ethyl-2,4,6-trimethyl-3-propyloctane
(B) 4-ethyl-3,5,7-trimethyl-3-propyloctane
(C) 4-ethyl-6-isopropyl-3,5-dimethylnonane
(D) 6-ethyl-4-isopropyl-5,7-dimethylnonane

【107 私醫(40)】

【詳解】C

（4-ethy-6-isopropyl-3,5-dimethylnonane）

41. 對於下列有機化合物之相關敘述，何者正確?
    (A) 乙二醇及丙三醇互為同分異構物
    (B) 分子式為 $C_7H_8O$ 且屬於酚類物質的同分異構物有 4 種
    (C) 甲苯能使酸性過錳酸鉀溶液變色，說明甲基使苯環活性變大
    (D) 乙酸乙酯製備時殘餘的少量乙酸雜質，可加入飽和 $Na_2CO_3$ 溶液，後經分液漏斗進行分離

【107 私醫(41)】

【詳解】D

(A) 分子式不同，故非同分異構物。乙二醇 $= C_2H_6O_2$，丙三醇 $= C_3H_8O_3$

(B)　(o-)　　　(m-)　　　(p-)

(C)

$$\text{甲苯} \xrightarrow[\Delta]{KMnO_4,\ H^+} \text{苯甲酸}$$

42. 已知反應物 A 與 B 可經由放熱反應形成某生成物。我們可透過利用不同比例的 A 與 B 混合，但總莫耳數相同的情況下來觀察此一反應過程。此一系列反應可得到有關反應物 A 莫耳分率與溫度上升變化的圖形，如附圖所示。請問此生成物最可能之分子式為何？

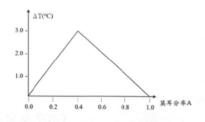

(A) $A_3B_2$      (B) $A_2B_3$      (C) $AB_2$      (D) AB

【107 私醫(42)】

【詳解】B

$X_A : X_B = 0.4 : 0.6 = 2 : 3$

根據定比定律 $\Rightarrow$ 化學式：$A_2B_3$

---

43. 在 $NO_3^-$ 的中心原子混成軌域形狀判定是：

(A) $p^3$      (B) $sp^2$      (C) $sp^3$      (D) $dsp^2$

【107 私醫(43)】

【詳解】B

| 混成軌域 | 分子形狀 $AX_mE_n$ | 鍵角（度） | 常考實例 |
|---|---|---|---|
| $sp^2$ | 平面三角形 $AX_3E_0$<br>X—A 與 X、X | 120 | $NO_3^-$、$SO_3$、$CO_3^{2-}$ |

---

44. 下列分子在其 Lewis 結構中，顯示最多數量的孤電子對(lone pairs)的是：

(A) $CH_3CHO$      (B) $CO_2$      (C) $CH_3Cl$      (D) $C_2H_6$

【107 私醫(44)】

【詳解】B

(A) 2對     (B) 4對     (C) 3對     (D) 無

45. 下列哪一個分子的酸性最強?
(A) $CH_3CH_2CO_2H$　　　　(B) $CH_3CHFCO_2H$
(C) $CH_3CHClCO_2H$　　　　(D) $CH_2BrCH_2CO_2H$
【107 私醫(45)】

【詳解】B
酸的衍生物中,氫被越高陰電性取代越多,且距離越近,酸性都越強。
【EX】: $FCH_2COOH > ClCH_2COOH > BrCH_2COOH$ (陰電性因素)
: $Cl_3CCOOH > Cl_2CHCOOH > ClCH_2COOH$ (個數因素)
: $CH_3CHClCOOH > ClCH_2CH_2COOH$ (距離因素)
故酸性大小:(B) > (C) > (D) > (A)

46. 氫(hydrogen)可以具有哪些氧化態?
(A) $-1$、$0$ 和 $+1$　　(B) 只有 $+1$　　(C) $0$ 和 $+1$　　(D) $-1$ 和 $+1$
【107 私醫(46)】

【詳解】A
氫分子元素態$= 0$
化合物中氫原子氧化數:
(a) 大部分為 $H^+$(意指為$+1$)
(b) 金屬氫化物中 H 為$-1$(H 的 EN $= 2.1$,金屬的 EN $\leq 2.1$ 居多 )

47. HBr 與 2-丁烯 (2-butene) 反應會得到下述何種主要產物?
(A) 1-bromobutane　　　　(B) 2-bromobutane
(C)1,2-dibromobutane　　　　(D)2,3-dibromobutane
【107 私醫(47)】

【詳解】B

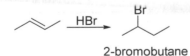
2-bromobutane

48. 0.1 M 的 NaOH 水溶液在 25 ℃時的 pH 值為何?
    (A) 0.1　　　　(B) 1.0　　　　(C) 7.0　　　　(D) 13.0

【107 私醫(48)】

【詳解】D
$NaOH \rightarrow Na^+ + OH^-$，$[OH^-] = 0.1M$，$pOH = 1$
（at 25℃）$pKw = 14 = pH + pOH$
$pH = 14 - 1 = 13$

---

49. 請問在 $Mn^{+3}$ 的 d 軌域中總共共有幾個電子?
    (A) 3　　　　(B) 4　　　　(C) 5　　　　(D) 6

【107 私醫(49)】

【詳解】B

$_{25}Mn$：$_{18}[Ar]4s^2 3d^5$：↑↓　↑ ↑ ↑ ↑ ↑

　　　　　　　　4s　　　　　　3d

$\xrightarrow{-3e}$ ___ ↑ ↑ ↑ ↑ ___ （$_{18}[Ar]3d^4$）

　　　　　　　4s　　　3d

---

50. 一般核能發電廠利用鈾之核分裂產生的能量來發電。以下有關此核分裂之敘述，何者正確?
    (A) 此核分裂所釋放的能量，主要來自分裂前後參與反應或產生的原子之電子組態改變
    (B) 最常使用的鈾為 $^{238}_{92}U$
    (C) 所使用的鈾需受到質子撞擊才能分裂
    (D) 此核分裂反應中，反應物之質量大於生成物之質

【107 私醫(50)】

【詳解】D

(A) 原子種類改變　　(B) $^{235}_{92}U$　　(C) 中子（$^1_0n$）

# 108 學年度私立醫學校院聯合招考轉學生考試

科目：普通化學　　　　　　　　　　　　　　　　李鉌老師　解析

---

1. 已知某一化合物 $C_xH_yQ$ 的分子量為 60（Q 是未知元素 是未知元素），若 C 和 H 在此化合物的質量百分比分別為 40.0%和 6.67%，請問上述未知元素 Q 最接近下列哪一種元素？
   (A) S　　　　(B) O　　　　(C) P　　　　(D) N

   【108 私醫(1)】

【詳解】A

利用元素分析法（燃燒法），假設此化合物為 100 克及化合物實驗式為

$$C_xH_yO \Rightarrow x：y：1 = \frac{40.0\%}{12}：\frac{6.67\%}{1}：\frac{(100-40.0-6.67)\%}{Q原子量} = 2:4:1$$

此化合物實驗式即為分子式故：Q的原子量為32…最佳解A

---

2. 一個鹽水樣品的體積為 20.0 毫升，質量為 24.0 公克，依有效數字運算之結果計其比重(specific gravity)為何？
   (A) 0.833　　　(B) 8.3　　　(C) 1.2　　　(D) 1.20

   【108 私醫(2)】

【詳解】D

有效數字的運算原則

　A. 乘除法

　　　乘、除運算後所得積或商的有效數字位數 → 運算中最少之有效數字。

　B. 有效數字經運算後的進位及判定：　四捨六入；逢五無後則成雙

　故：$\frac{24.0g}{20.0mL} = 1.20$(取三位)

---

3. 下列何者是 0.0810 的科學記號表示法(scientific notation)？
   (A) $810×10^{-4}$　　　(B) $8.10×10^2$　　　(C) $8.1×10^{-2}$　　　(D) $8.10×10^{-2}$

   【108 私醫(3)】

【詳解】D

0.08**10**為3位有效，故**8.10**× $10^{-2}$（其中 $10^{-2}$ 不計有效數字）

---

4. 內燃機藉由燃料與空氣混合燃燒，產生熱能，使氣體受熱膨脹，通過機械
　 裝置轉化為機械能。若產生之高溫造成環境受熱，反而促使下列何反應
　 產生空氣汙染物？

(A) $C_{(s)} + O_{2(g)} \rightarrow CO_{2(g)}$,　　　　　　　　$\Delta H = -393$ kJ

(B) $N_{2(g)} + O_{2(g)} \rightarrow 2NO_{(g)}$,　　　　　　　$\Delta H = 180$ kJ

(C) $C_3H_{8(g)} + 5\,O_{2(g)} \rightarrow 3CO_{2(g)} + 4\,H_2O$,　$\Delta H = -2221$ kJ

(D) $2C_{(s)} + O_{2(g)} \rightarrow 2CO_{(g)}$,　　　　　　$\Delta H = -222$ kJ

【108 私醫(4)】

【詳解】B

　 汽、機車廢氣中的 NO，來自空氣中的 $N_2$ 和 $O_2$ 在汽、機車內燃機高溫條
　 下化合而成。以塵埃為核心，NO、$NO_2$ 及烴類附著其上，形成紅棕色
　 光煙霧；汽、機車觸媒轉化器可將有毒的氮氧化物轉為無毒的 $N_2$。

---

5. 已知自由能關係式 $\Delta G° = \Delta H° - T\Delta S°$，$\Delta G° = -RT\ln K$。若以平衡常數
　 lnK vs. 1/T(×$10^3$) 作圖得到下圖，試計算出 T、K、$\Delta H°$ 及 $\Delta S°$，請問下列
　 敘述何者為真？　(R = 8.314 J/K•mol)

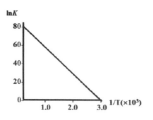

(A) $\Delta S° = 665$ J/K•mol

(B) $\Delta H° = 2.2 \times 10^2$ J/mol

(C) 平衡常數 K = 1 時，反應溫度為 25 °C

(D) 當溫度愈趨近冰點，反應愈趨於平衡

【108 私醫(5)】

【詳解】A

$$\ln K = \frac{-\Delta H^0}{R}\frac{1}{T} + \frac{\Delta S^0}{R}$$，其中斜率（***slope***）：$\frac{-\Delta H^0}{R}$ ；截距（***intercept***）：$+\frac{\Delta S^0}{R}$

由圖可知：

斜率（*slope*）$= \dfrac{-\Delta H^0}{R}$

$\Rightarrow \dfrac{0-80}{0.003} = \dfrac{-\Delta H(kJ/mol) \times 1000(J/kJ)}{8.314 J/mol.K} \Rightarrow \Delta H = 221.7(kJ/mol)$

截距（*intercept*）$= 80 = \dfrac{\Delta S^0}{8.314 \ J/mol.K} \Rightarrow \Delta S^0 = 665 \ J/mol.K$

(C)(D)：高溫（>25℃）反應趨於平衡，平衡常數越接近等於 1

| $\Delta H$ | $\Delta S$ | $\Delta G$ |
|:---:|:---:|:---|
| ＋ | ＋ | 在高溫下為自發反應 |

---

6. 若乙烯($C_2H_{4(g)}$)之標準燃燒熱為$-1411.1$ kJ/mol、$CO_{2(g)}$之標準生成熱為$-393.5$ kJ/mol、$H_2O_{(l)}$之標準生成熱為$-285.8$ kJ/mol，則乙烯之標準生成熱($\Delta H_f^\circ$)為：

   (A) 731.7 kJ/mol　　　　(B)$-1195.6$ kJ/mol

   (C) 338.2 kJ/mol　　　　(D) 52.5 kJ/mol

   【108 私醫(6)】

【詳解】D

$CO_{2(g)}$之標準生成熱為$C_{(s)}$的燃燒熱；$H_2O_{(l)}$之標準生成熱為$H_{2(g)}$的燃燒熱。

反應熱（$\Delta H$）＝（反應物總燃燒熱）－（生成物總燃燒熱）

由赫斯定律：

$2C_{(s)} + 2H_{2(g)} \rightarrow C_2H_{4(g)}$　$\Delta H_f = ?$

$\Delta H_f = \Sigma$反燃$- \Sigma$生燃$= [2 \times (-394) + 2 \times (-285.8)] - 1 \times (-1411.1)$

$\qquad\qquad = +52.5$（kJ/mol）

---

7. 已知一反應　$H_{2(g)} + 1/2\ O_{2(g)} \rightarrow H_2O_{(l)}$，$\Delta H = -286$ kJ/mol，試問當產生 2.82 g 的水時，其焓(enthalpy)的變化為何？

   (A)$-44.8$ kJ　　　(B)$-807$ kJ　　　(C) 44.8 kJ　　　(D) 807 kJ

   【108 私醫(7)】

【詳解】A

$H_{2(g)} + 1/2\ O_{2(g)} \rightarrow H_2O_{(l)}$ , $\Delta H = -286$ kJ/mol

⇒生成1mol的水焓變化為 $-286$ kJ/mol

故 $\dfrac{-286kJ/mol}{+18g水=1mol水} = \dfrac{x\ \text{kJ/mol}}{+2.82g水} \Rightarrow x = -44.8kJ$

---

8. 氯化鈉晶體溶解於水中，屬下列何種分子間作用力 ？
   (A)氫鍵 (hydrogen bond)
   (B)分散力 (dispersion force)
   (C)偶極-誘發偶極作用力 (dipole-induced dipole interaction)
   (D)離子-偶極作用力 (ionic-dipole interaction)

【108 私醫(8)】

【詳解】D

$$NaCl + H_2O \rightarrow Na(H_2O)_x^+ + Cl(H_2O)_x^-$$

各別為：離子-偶極作用力 *ionic-dipole interaction*

---

9. 下列氯化物中，何者的化學鍵最具共價性 ？
   (A) NaCl　　　(B) KCl　　　(C) $BCl_3$　　　(D) $MgCl_2$

【108 私醫(9)】

【詳解】C

電負度之差可預測，A 和 B 兩原子間形成單鍵所具有的離子性，

電負度差 1.9 該化學鍵約有 50%離子性，大於 1.9 為離子鍵。

反之，電負度差：$0.4 \leqq \Delta EN \leqq 1.8$ 為極性共價鍵，差值越小越具有共價性

故 C 為最佳解

---

10. 下列離子何者之形狀為平面型 ？
    (A) $NH_4^+$　　　(B) $CO_3^{2-}$　　　(C) $SO_3^{2-}$　　　(D) $ClO_3^-$

【108 私醫(10)】

【詳解】B

| 選項 | m + n | V.B.T | VSEPR | 分子形狀 |
|------|-------|-------|-------|---------|
| $NH_4^+$ | 4 | $sp^3$ | $AX_4E_0$ | 四面體 |
| $CO_3^{2-}$ | 3 | $sp^2$ | $AX_3E_0$ | 平面三角形 |
| $SO_3^{2-}$ | 4 | $sp^3$ | $AX_3E_1$ | 角錐 |
| $ClO_3^-$ | 4 | $sp^3$ | $AX_3E_1$ | 角錐 |

11. 光氣($COCl_2$)的分解反應為：$COCl_{2(g)} \rightleftharpoons CO_{(g)} + Cl_{2(g)}$。達平衡時 $COCl_2$ 的濃度為 2 莫耳 /升。若再添加 $COCl_2$ 於容器中，使再度達到平衡，此時測得 $COCl_2$ 的濃度為 8 莫耳 /升。試問再度達到平衡時，CO 濃度與第一次平衡時之 CO 濃度有何變化？

(A)不變　　　(B)增加為四倍　　　(C)增加為二倍　　　(D)減為二分之一

【108 私醫(11)】

【詳解】C

Key：溫度不變，K 值大小不變

方程式：$COCl_{2(g)} \rightleftharpoons CO_{(g)} + Cl_{2(g)}$

平衡1　　2M　　　$x$M　　　$x$M

平衡2　　8M　　　$y$M　　　$y$M

$$\Rightarrow K = \frac{[CO][Cl_2]}{[COCl]} = \frac{x^2}{2} = \frac{y^2}{8} \Rightarrow y = 2x$$

12. 有一平衡系統，$2A \rightleftharpoons 2B + C$ 其平衡常數為 $K = 1.36 \times 10^{-6}$。假設反應起始有 3 mole 的 A 放入 1.5 L 的容器中。在達到平衡時，C 的濃度是多少？

(A) 0.011 M　　　(B) 0.024 M　　　(C) 0.032 M　　　(D) 0.048 M

【108 私醫(12)】

【詳解】A

$$2A \rightleftharpoons 2B + C，K = 1.36 \times 10^{-6}$$

初　$\dfrac{3mol}{1.5L}=2M$

作　$-2x$　　　　$+2x$　　　$+x$

終　$2M-2x$　　　$2x$　　　　$x$

$$\Rightarrow K = \frac{[B]^2[C]^1}{[A]^2} = \frac{(2x)^2(x)^1}{(2M-2x)^2} = 1.36 \times 10^{-6} \quad (\text{其中：} 2M-2x \doteqdot 2M)$$

$$\Rightarrow \frac{(2x)^2(x)^1}{(2M)^2} = 1.36 \times 10^{-6} \Rightarrow x = \sqrt[3]{1.36 \times 10^{-6}} = 1.1 \times 10^{-2}$$

---

13. 某一可逆反應 為：$2\,NOBr_{(g)} \rightleftharpoons 2\,NO_{(g)} + Br_{2(g)}$，在容器中達成平衡。若依照下列條件改變後再度達到平衡，根據勒沙特列原理下敘述何者錯誤？

(A)加入 NO 後，反應向左進行　　　　　(B)增加容器體積，反應向右進行

(C)增加容器體積，NOBr 的濃度降低　　(D)減少容器體積，$Br_2$ 的濃度降低

【108 私醫(13)】

【詳解】D

(D)減少容器體積，視為增加系統總壓力，氣相物質分壓瞬間提高，雖說平衡往氣相係數和小移動，但 $Br_2$ 的濃度降低不多，淨結果還是**增加**。

---

14. 若一反應：$2O_{3(g)} \rightarrow 3O_{2(g)}$ 之反應機制如下：

(1) $O_3 \rightleftharpoons O_2 + O$ ; (2) $O_3 + O \rightarrow 2O_2$。

已知(2)為速率決定步驟且 (1)為一快速平衡步驟，則該反應率式何？

(A) rate = $k[O_3]$　　　　　　　(B) rate = $k[O_3]^2[O_2]$

(C) rate = $k[O_3]^2[O_2]^{-1}$　　　(D) rate = $k[O_3]^2$

【108 私醫(14)】

【詳解】C

利用速率決定步驟法（R.D.S 法）

假設速率定律式為：rate = $k_2[O_3][O]$…(1)

$\Rightarrow \dfrac{[O_2][O]}{[O_3]} = \dfrac{k_1}{k_{-1}}$…(2) $\Rightarrow [O] = (\dfrac{k_1[O_3]}{k_{-1}[O_2]})$…(3)

將(3)代入(1) $\Rightarrow$ rate $= \dfrac{k_1 k_2 [O_3]^2}{k_{-1}[O_2]}$

得速率定律式 $\Rightarrow rate = k[O_3]^2[O_2]^{-1}$

---

15. 下列有關催化劑的敘述，何者正確？
    (A)可藉催化劑以改變化學反應的平衡常數
    (B)可藉催化劑以改變化學反應進行的路徑
    (C)催化劑可提高正反應的速率，並降低逆反應的速率
    (D)可藉催化劑以改變化學反應的反應熱

    【108 私醫(15)】

【詳解】B

(A) 催化劑**無法改變**化學反應的**平衡常數**

(C) 催化劑可**提高正，逆反應的速率**。

(D) 催化劑**無法改變**化學反應的**反應熱**，可降低活化能。

---

16. 已知化學反應：A＋B → C，若[B]不變，[A]加倍，則反應速率加倍 ；若[A]、[B]同時加倍，則反應速率增加為原來之 8 倍，試求該反應之速率式為何？
    (A) rate = k[A][B]           (B) rate = k[A][B]$^3$
    (C) rate = k[A]$^2$[B]         (D) rate = k[A][B]$^2$

    【108 私醫(16)】

【詳解】D

假設速率定律式為：rate = k[A]$^m$[B]$^n$

若[B]不變，[A]加倍，則反應速率加倍… $m = 1$

當 $m = 1$ 成立，而[A]、[B]同時加倍，則反應速率增加為原來之8倍

得 $n = 2$。故 rate = k[A]$^1$[B]$^2$

17. 在 0℃ 1atm 時，下列何種氣體的性質最接近理想氣體？
    (A) HCl  (B) N₂  (C) CO₂  (D) NH₃

【108 私醫(17)】

【詳解】B

**接近理想氣體的條件：**

**高溫**（消除引力因素）**低壓**（分子與分子間距離增大）下，真實氣體的性質才能接近理想氣體，以分子間的作用力極小的 **He，H₂** 就最接近理想氣體。

故分子間作用力大小：NH₃ ＞ HCl ＞ CO₂＞N₂
　　　　　　　　氫鍵　　極性　非極性CO₂分子量較大

18. 在 STP 狀態下，1.12 公升的氣體為 6.23 g。試問該氣體的分子量為？
    (A) 56.0 g/mol  (B) 89.0 g/mol  (C) 125 g/mol  (D) 140.0 g/mol

【108 私醫(18)】

【詳解】C

利用氣體蒸汽密度法得分子量 $\Rightarrow PM = DRT$

代入公式：$1atm \times M(g/mol) = \dfrac{6.23g}{1.12L} \times 0.082 \times 273K$

$\Rightarrow M = 125g/mol$

19. 對拉午耳定律 (Raoult's law)而言，下列何組混合溶液的蒸氣壓會產生正偏差？
    (A)正己烷(C₆H₁₄)，氯仿(CHCl₃)　　　　(B)丙酮(C₃H₆O)，水(H₂O)
    (C)正己烷(C₆H₁₄)，正辛烷(C₈H₁₈)　　　(D)苯(C₆H₆)，甲苯(C₆H₅CH₃)

【108 私醫(19)】

【詳解】A

正偏差溶液常出現於（極性分子＋非極性分子）所產生的溶液……(A)
有機物中同系物互溶，是較接近理想溶液…………………………(C)(D)
負偏差溶液常出現於（極性分子＋具有氫鍵分子）所產生的溶液…(B)

20. 下列物質在－50℃下呈液狀，試排列出其蒸氣壓增加順序：
dimethyl ether(CH₃OCH₃)、ethanol(CH₃CH₂OH)、propane(CH₃CH₂CH₃)
(A) ethanol < propane < dimethyl ether
(B) propane < dimethyl ether < ethanol
(C) ethanol < dimethyl ether < propane
(D) dimethyl ether < ethanol < propane

【108 私醫(20)】

【詳解】C
分子間作用力越大，分子的沸點越高，蒸汽壓越小
故沸點高低：propane < dimethyl ether < ethanol
蒸汽壓大小：propane > dimethyl ether > ethanol

21. 關於網狀固體 (network solids)，下列何者為電流絕緣體 ？
(A)奈米碳管 (carbon nanotube)　　　(B)碳化矽(SiC)
(C)石墨(graphite)　　　(D)石墨烯(graphene)

【108 私醫(21)】

【詳解】B
$SiC_{(s)}$結構與鑽石 C 類似，是 3D 網狀固體，結構中無 π 電子共軛導電。
其餘三者皆有 π 電子共軛會導電。

22. 具有面心立方晶格的 NaCl，每一單位格子中的總離子數有幾個 ？
(A) 2　　　(B) 4　　　(C) 8　　　(D) 16

【108 私醫(22)】

【詳解】C
NaCl 單位晶格中具有 4 對離子，故總離子數有 4 對 ×2(個/對)＝8 個

23. 若一緩衝溶液由 $NH_3$ 與 $NH_4Cl$ 組成，其 pH=10.0，則此溶液中 $NH_4Cl$ 與 $NH_3$ 的濃度比是多少？(若 $NH_3$ 的 $K_b=1.0 \times 10^{-5}$)
(A) 1 : 10　　　(B) 10 : 1　　　(C) 1 : 1　　　(D) 2 : 1

【108 私醫(23)】

【詳解】A

弱鹼＋弱鹼鹽緩衝溶液：

緩衝溶液：$[H^+] = K_a \times \dfrac{[酸]}{[共軛鹼]} = K_a \times \dfrac{n_{酸}}{n_{共軛鹼}} \Rightarrow pH = pK_a + \log \dfrac{[共軛鹼]}{[酸]}$

$[H^+] = K_{a,NH_4Cl} \times \dfrac{n_{NH_4Cl}}{n_{NH_3}} \Rightarrow 10^{-10} = \dfrac{1.0 \times 10^{-14}}{1.0 \times 10^{-5}} \times \dfrac{[NH_4Cl]}{[NH_3]} \Rightarrow \dfrac{[NH_4Cl]}{[NH_3]} = \dfrac{1}{10}$

---

24. 在體溫 (37 ℃)時，血液的滲透壓與 0.160 M NaCl 溶液相同，對電解質而言，凡特荷夫定律(van't Hoff's Law)：$\pi = iCRT$。NaCl 溶液在此濃度的 i 為 1.85，試計算在 37 ℃，血液的滲透壓為多少大氣(atm)？
    (A) 0.89　　　(B) 3.76　　　(C) 4.02　　　(D) 7.52

【108 私醫(24)】

【詳解】D

滲透壓 $\pi = C_M \times R \times T \cdot i$ （其中 *i* 為 *van't Hoff factor*）

$\pi(atm) = 0.16M \times 0.082 \dfrac{atm.L}{mol.K} \times 298K \times 1.85$

$\Rightarrow \pi(atm) = 7.52 atm$

---

25. 若將少量的鹽酸加入 0.1 M 之氟化氫水溶液中，則下列關於該水溶液之敘述，何者正確？
    (A)水溶液中氟化氫解離之百分比會上升
    (B)水溶液中氟化氫解離之百分比會下降
    (C)水溶液中氟化氫解離之百分比不變
    (D)水溶液中氟化氫之 Ka 值會上升

【108 私醫(25)】

【詳解】B

在弱電解質水溶液中，加入與該弱電解質之共同離子時，有抑制弱電解質解離的效應，稱為同離子效應。

平衡系：$HF \rightleftharpoons F^- + H^+$

若加入 HCl 或 NaF，使得 $H^+$ 或 $F^-$ 增加，平衡左移，抑制弱酸的解離。

（但 $K_a$ 值不變）

26. 有關元素 117 號的 Tennessine (Ts)的敘述，下列何者正確？

(A) 電子組態為$[Rn]6d^{10}7s^27p^6$

(B) 電子組態為$[Rn]5f^{14}6d^{10}7s^27p^5$

(C) 化性屬於 VIA

(D) 為一放射性人工合成鈍氣元素

【108 私醫(26)】

【詳解】B

元素 117 號的 Tennessine (Ts)應屬於第八週期 VIIA 鹵素人工合成元素。

其電子組態為$[Rn]5f^{14}6d^{10}\underline{7s^27p^5}$。

27. X、Y 是位於同週期的兩個未知元素，且原子序均小 20，已知 $X_2$ 是共價 化合物，$X^{2-}$ 與 $Y^+$ 的電子組態與鈍氣相同，下列敘述何者為非？

(A) X 原子和 Y 原子的價電子總和為 8

(B) X 原子和 Y 原子的原子序之差為 5

(C) X 原子和 Y 原子的電子數總和可能為 27

(D) X 原子和 Y 原子的最外層電子數之差為 5

【108 私醫(27)】

【詳解】A

『…$X^{2-}$ 與 $Y^+$ 的電子組態與鈍氣電子組態相同』

⇒X應為VA族元素；Y應為IA族元素

『…X、Y 是位於同週期的兩個未知元素，且原子序均小於 20』

⇒ （X，Y）元素可能為（$_8$O，$_3$Li）元素或（$_{16}$S，$_{11}$Na）元素組合。

(A) $6+1=7$；(B) $8-3=5$ 或 $16-11=5$；(C) $16+11=27$

(D) $6-1=5$

28. 下列各離子半徑大小之排序何者正確？

(A) $K^+ < Cl^- < S^{2-} < P^{3-}$     (B) $K^+ < P^{3-} < S^{2-} < Cl^-$

(C) $P^{3-} < S^{2-} < Cl^- < K^+$     (D) $Cl^- < S^{2-} < P^{3-} < K^+$

【108 私醫(28)】

【詳解】A

比較離子半徑大小：

(1) 等電子系列，核電荷數↑，半徑↓

(2) 同族離子，由上至下，半徑漸增

此題為等電子系列，皆為 18 個電子，故半徑：$_{19}K^+ < _{17}Cl^- < _{16}S^{2-} < _{15}P^{3-}$

---

29. 雖然氧與硫為週期表中同一族之元素，但是一氧化硫(SO)為一非常不穩定的分子，而氧氣 $(O_2)$則為一穩定之分子。請問下列何者最能解釋兩分子在穩定性之差異 ？

(A) 氧、硫鍵(S−O)非常的不穩定

(B) 硫無法與其他原子形成雙鍵

(C) 氧與硫之電負度相差太大以致於無法形成穩定的鍵結

(D) 氧原子間所形成之雙鍵作用力遠大於氧、硫間所形成之雙鍵作用力

【108 私醫(29)】

【詳解】D

氧原子間半徑較氧、硫原子間小了許多，較易形成穩定雙鍵。

---

30. 當主量子數為 4 時，n＝4 的所有軌域可容納幾個電子 ？

(A) 32　　　(B) 18　　　(C) 10　　　(D) 8

【108 私醫(30)】

【詳解】A

| 主量子數 $n$ | 1 | 2 | 3 | 4 |
|---|---|---|---|---|
| 殼層 Shell | K | L | M | N |
| 最多可允許容納的電子數 $2n^2$ | 2 | 8 | 18 | 32 |

---

31. 一原子中之某一電子的四個量子數如下，請問何種狀態能量最低？

(其中 $n$ 為主量子數；$l$ 為角量子數；m$l$ 為磁量子數； m$s$ 為旋量子數 )

(A) n＝4; $l$＝0; ml＝0; ms＝1/2　　　(B) n＝3; $l$＝2; ml＝1; ms＝1/2

(C) n＝3; $l$＝2; ml＝−2; ms＝−1/2　　　(D) n＝3; $l$＝1; ml＝1; ms＝−1/2

【108 私醫(31)】

【詳解】D

**能階受 $n$ 與 $l$ 之影響：**

A. $n+l$ 值愈大，能階能量愈高

B. $n+l$ 值相同，則 n 值愈大，則能階能量愈高。

| | 1s | | 2s | | 2p | | 3s | | 3p | | 4s | | 3d | | 4p |
|---|---|---|---|---|---|---|---|---|---|---|---|---|---|---|---|
| $n+l$ 值 | 1 | < | 2 | < | 3 | < | 3 | < | 4 | < | 4 | < | 5 | < | 5 |

故：(B) = (C) > (A) > (D)

　　　　3d　　4s　　3p

---

32. 下列哪一選項的兩種分子可以形成 polyester？

(A) $H_2C=CHCH_3 + CH_3CH_2CH_2COOH$

(B) $HOCH_2CH_2OH + HOOCCOOH$

(C) $H_2NCH_2COOH + H_2NCOCH_2CH_2COOH$

(D) $HOOC(CH_2)_2COOH + H_2NCH_2CH=CHOCH_3$

【108 私醫(32)】

【詳解】B

**【EX】達克綸（聚對苯二甲酸乙二酯，Dacron）：**

(1) **單體**：乙二醇和對苯二甲酸。

(2) **反應**：由羥基與羧基縮合聚合，形成聚酯 polyester 纖維。

$$nHO-CH_2-CH_2-OH + nHO-\overset{O}{\underset{||}{C}}-\bigcirc-\overset{O}{\underset{||}{C}}-OH$$

$$\longrightarrow H-(O-CH_2CH_2-O-\overset{O}{\underset{||}{C}}-\bigcirc-\overset{O}{\underset{||}{C}})_n O-H + (2n-1)H_2O$$

---

33. 下列有機化合物中，何者與其自身鏡像不可相互重疊 (nonsuperimposition)？

(A)　　　　　　(B)

(C)　　　　　　(D)

【108 私醫(33)】

【詳解】D

...與其自身鏡像不可相互重疊 (nonsuperimposition)

意旨：此化合物有鏡像異構物，本身具有光學活性。

故：

---

34. 某炔烴 X 完全氫化成烷類後，分子量增加 10%，試問 X 為下列何者 ？
(A) $C_2H_2$　　　(B) $C_3H_4$　　　(C) $C_4H_6$　　　(D) $C_5H_8$

【108 私醫(34)】

【詳解】B

方程式：$C_nH_{2n-2} + 2H_2 \rightarrow C_nH_{2n+2}$

故：$(12n + 2n - 2) \times (1.1) = (12n + 2n+2) \Rightarrow n = 3$ ...此炔類$C_3H_4$

---

35. 黴菌素 (mycomycin, $C_{13}H_{10}O_2$)是一長鏈不飽和脂肪酸，下列敘述正確？

(A)具有 22 個 σ 鍵與 8 個 π 鍵
(B) a 碳為 $sp^2$ 鍵結
(C) a 碳氧化數為零
(D) b 碳為 $sp^3$ 鍵結

【108 私醫(35)】

【詳解】C
(A)具有 24個σ鍵與 9個π鍵
(B) a 碳為 sp 鍵結
(D) b 碳為 sp$^2$ 鍵結

---

36. 已知 $Fe_2O_{3(s)} + 6 H_2C_2O_{4(aq)} \rightarrow 2 Fe(C_2O_4)_3{}^{3-}{}_{(aq)} + 3 H_2O_{(l)} + 6 H^+{}_{(aq)}$是一個移除
鐵鏽反應，試問該 $H_2C_2O_4$ 化合物結構為下列何者 ？

(A)　　　　(B)　　　　(C)　　　　(D)

【108 私醫(36)】

【詳解】D

Oxalic acid

---

37. 下列醇類化合物中，何者是一元醇(monohydric alcohol)也是二級醇
(secondary alcohol)？
(A) 乙二醇　　(B) 丙三醇　　(C) 2-丁醇　　(D) 2-甲基-2-丙醇

【108 私醫(37)】

【詳解】C
(A)乙二醇⇒二元醇皆為一級醇
(B)丙三醇⇒三元醇兩個一級醇；一個二級醇
(D) 2-甲基-2-丙醇⇒一元醇三級醇

38. 關於錯離子化合物的命名，下列何者為真？
   (A) NH$_4$[PtCl$_3$(NH$_3$)] = Ammonium Amminetrichloroplatinate (III)
   (B) [Co(NH$_3$)$_3$(H$_2$O)$_5$]$_2$(SO$_4$)$_3$ = Triamminepentawatercobalt(III) Sulfate
   (C) Na$_2$[MoCl$_4$] = Disodium Tetrachloromolybdate(IV)
   (D) [Cr(en)$_2$(CN)$_2$]Cl = Dicyanobis(ethylenediamine)chromium(III) Chloride

【108 私醫(38)】

【詳解】D

命名原則：

(1) 先寫陽離子，再寫陰離子。

(2) 先命名配位基，然後命名中心金屬，並標示出金屬的氧化態。

(3) 配位基之命名順序，以英文字母先後順序排列

故正確為：

(A) NH$_4$[PtCl$_3$(NH$_3$)] = Ammonium Amminetrichloroplatinate (**IV**)

(B) [Co(NH$_3$)$_3$(H$_2$O)$_5$]$_2$(SO$_4$)$_3$ = Triamminepent**aqua**cobalt(III) Sulfate

(C) Na$_2$[MoCl$_4$] = **Sodium** Tetrachloromolybdate(IV)

39. 若有一錯合物 (complex)會吸收波長為 700 nm 之電磁波，則該錯合物會呈現出甚麼顏色？
   (A)紅色　　　(B)綠色　　　(C)黃色　　　(D)橘色

【108 私醫(39)】

【詳解】B

| 吸收光 | | | 互補光 | |
|---|---|---|---|---|
| 波長範圍，nm | 波數，cm$^{-1}$ | 光波（顏色） | 波長，nm | 呈現顏色 |
| 450～490 | 20000～22000 | 藍色 | 600 | 黃色 |
| 580～650 | 15000～17000 | 橘色 | 430 | 藍色 |
| 650～700 | 14000～15000 | 紅色 | 520 | 綠色 |

40. 化合物 Co(NH$_3$)$_5$Cl$_3$ 溶液之導電度與同濃度 CaCl$_2$ 之導電度相近，則此化合物解離後 Co 之配位數為何 ？
   (A) 7　　　(B) 6　　　(C) 5　　　(D) 4

【108 私醫(40)】

【詳解】B

$CaCl_2 \rightarrow Ca^{2+} + 2Cl^-$ （真實離子總數有 3）

故錯離子應為：$Co(NH_3)_5Cl_3 \rightarrow \underline{[Co(NH_3)_5Cl]^+} + 2Cl^-$

$C.N = 6$

---

41. Plutonium-241(Pu-241)經過兩個 α- decay 和兩個 β- decay，最後預期會得到下列何者？（原子序：Th = 90, Pa = 91, U = 92, Np = 93, Pu = 94）

　(A) Np-233　　　(B) Pa-233　　　(C) U-233　　　(D) Th-233

【108 私醫(41)】

【詳解】C

$$^{241}_{94}Pu \rightarrow 2\,^{0}_{-1}\beta + 2\,^{4}_{2}\alpha + \,^{A}_{Z}X$$

$$\Rightarrow \begin{cases} 241 = 0 + 2\times4 + A \\ 94 = 2\times(-1) + 2\times2 + Z \end{cases} \Rightarrow \begin{cases} A = 233 \\ Z = 92 \end{cases} \Rightarrow \,^{233}_{92}U$$

---

42. 如下圖，顯示各元素單位核子(nucleon)之結合能變化，隨著低質量數(mass number)到 $^{56}Fe$，結合能上升，其後開始下降。請問關於結合能和原子融合或分裂的敘述，下列何者為真？

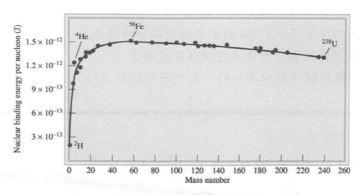

　(A) 低質量數原子融合(fusion)將吸收更多能量

　(B) 高質量原子進行融合 (fusion)將釋放能量

　(C) 原子融合反應，低質量所吸收的能高於釋放之

　(D) 質量數 40－100 的原子具有高單位核之結合能

【108 私醫(42)】

【詳解】D

(A) 低質量數原子融合(fusion)將**放出更多能量**

(B) 高質量原子進行**核分裂** (fission)將釋放能量

(C) 原子融合反應，低質量所吸收的能**低於**釋放之

---

43. 各元素之原子核內質子數對中子數作圖如下，對角點線為一安定帶 (belt of stability)，實線為中子數對質子數比為 1:1，下列敘述何者為真 ？

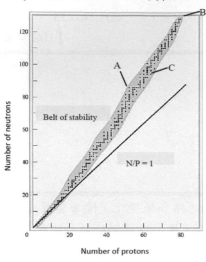

(A) A 點之安定帶以上的元素衰變 α 粒子為主

(B) B 點之安定帶上方原子序大於 84 的元素衰變以 β 粒子為主

(C) C 點之安定帶以下的元素衰變方式得捕捉電子為主

(D) $_{53}$I－129 的中子數對質子數比為 1.43，為一安定的原子

【108 私醫(43)】

---

【詳解】C

(A) A點之安定帶以上的元素衰變**β粒子**為主（$\frac{n}{p}$太大）

(B) B點之安定帶上方原子序大於84的元素衰變以**α粒子**為主

(D) $_{53}$I－129的中子數對質子數比為1.43（略顯太大），為一**不安定**的原子。

| Z（原子序） | 1~20 | 20~40 | 40~60 | 60~80 | 82 |
|---|---|---|---|---|---|
| n / p | 1 | 1.25 | ~1.4 | ~1.5 | ≧1.5 |

44. 有關一放射性同位素 (radionuclide)半衰期之敘述，何者正確？
    (A) 各半衰期之時間保持固定　　(B) 各半衰期之時間會逐漸遞減
    (C) 各半衰期之時間會逐漸遞增　(D) 溫度上升會使半衰期的時間縮短
    【108 私醫(44)】

【詳解】A
(A)(B)(C) 放射性同位素 (radionuclide)為動力學一級反應，各半衰期與
　　　　　濃度無關，故時間保持固定。
(D) 溫度改變不影響半衰期的時間（放射性同位素活化能為零）

45. 有一伽凡尼電池 (galvanic cell)其一端使用鋁電極並使用 1 M 硝酸鋁水溶液
    作為電解質；另一端使用鉛電極並使用 1 M 硝酸鉛水溶液作為電解質。兩
    電極水溶液之間則是以氯化鉀 鹽橋進行連接。下列何者為此電池之總反應？
    (A) $Pb_{(s)} + Al^{3+}_{(aq)} \rightarrow Pb^{2+}_{(aq)} + Al_{(s)}$
    (B) $3\ Pb_{(s)} + 2\ Al^{3+}_{(aq)} \rightarrow 3\ Pb^{2+}_{(aq)} + 2Al_{(s)}$
    (C) $3\ Pb^{2+}_{(aq)} + 2\ Al_{(s)} \rightarrow 3\ Pb_{(s)} + 2\ Al^{3+}_{(aq)}$
    (D) $Pb^{2+}_{(aq)} + Al_{(s)} \rightarrow Pb_{(s)} + Al^{3+}_{(aq)}$
    【108 私醫(45)】

【詳解】C
電化學電池其標示為：$Al_{(s)} \mid Al^{3+}_{(aq)} \parallel Pb^{2+}_{(aq)} \mid Pb_{(s)}$【活性：Al > Pb】
（－）陽極：$Al_{(s)} \rightarrow Al^{3+}_{(aq)} + 3e^-$
（＋）陰極：$Pb^{2+}_{(aq)} + 2e^- \rightarrow Pb_{(s)}$
$\overline{\quad\text{全反應：} 3\ Pb^{2+}_{(aq)} + 2\ Al_{(s)} \rightarrow 3\ Pb_{(s)} + 2\ Al^{3+}_{(aq)} \quad}$

46. 若一伏打電池 (voltaic cell)的反應中　，其 ΔH° 與 ΔS°皆為正值，下列何項
    敘述為真？
    (A) $E_{cell}$ 隨溫度增加而增加　　(B) $E_{cell}$ 隨溫度增加而降低
    (C) $E_{cell}$ 不隨溫度改變　　　　(D) 任何溫度下，其 ΔG 皆為負值
    【108 私醫(46)】

【詳解】A

| $\Delta H^0$ | $\Delta S^0$ | $\Delta G^0$ | $\Delta E_{cell}$ |
|:---:|:---:|:---:|:---:|
| ＋ | ＋ | 在高溫下為自發反應 | ↑ |

47. 已知半反應 $6\,OH^- + Br^- \rightarrow BrO_3^- + 3\,H_2O + 6\,e^-$，$E° = -0.61\,V$ 及 $2\,OH^- + Br^- \rightarrow BrO^- + H_2O + 2\,e^-$，$E° = -0.76\,V$。試計算 $BrO^- + 4\,OH^- \rightarrow BrO_3^- + 2\,H_2O + 4\,e^-$ 之 $E°$ 值為何？
(A) 0.15 V　　(B) -0.15 V　　(C) 0.53 V　　(D) -0.53 V

【108 私醫(47)】

【詳解】D

$$\overbrace{BrO_3^- + 4e^- \rightarrow BrO^- }^{+0.61V}\underbrace{\phantom{+ 2e^- \rightarrow Br^-}}_{}$$

$$\underbrace{BrO_3^- + 4e^- \rightarrow BrO^-}_{x\mathrm{V}} \underbrace{+ 2e^- \rightarrow Br^-}_{+0.76\mathrm{V}}$$

電位差是一種反應趨勢的量化結果，沒有加成性！

需利用能量具有加成性：

$6\,OH^- + Br^- \rightarrow BrO_3^- + 3\,H_2O + 6\,e^-$，$E° = -0.61\,V$

$2\,OH^- + Br^- \rightarrow BrO^- + H_2O + 2\,e^-$，$E° = -0.76\,V$

$BrO^- + 4\,OH^- \rightarrow BrO_3^- + 2\,H_2O + 4\,e^-$，$E° = -x\,V$

$6 \times (+0.61V) = +0.76V \times 2 + (-xV \times 4) \Rightarrow x = -0.535V$

48. 有關薄層色分析法 (TLC)的實驗規範 (固定相為 silica)，下列敘述何者最適當？
(A)以毛細管點樣品時，樣點直徑宜儘量放大，以免觀察不易
(B)實驗中做記號畫線以鉛筆最優先，或可選用原子筆代替
(C)展開液的極性會影響 $R_f$ 值，選擇高極性溶劑使移動速率變慢但解析度未必較佳
(D)讓容器密閉是避免 TLC 片展開的移動速度不一致，其實沒有密閉也不影響結果

【108 私醫(48)】

【詳解】C
(A)以毛細管點樣品時，樣點直徑宜儘量**縮小**，以免觀察時造成誤差。
(B)鉛筆筆心是用石墨製成，不溶於極性或非極性溶劑，當展劑上升時不會發生基線也上升或不見了的情形，原子筆或鋼筆水屬於油性或水性顏料，便會發生上述情形。
(D)展開槽在加入展劑時，會蓋上蓋子適當的搖盪，讓展開槽內充滿了溶劑的蒸氣，溶劑的蒸氣壓有助於展劑的上升，濾紙上的溶劑因毛細現象上升時，不會馬上蒸發而勇往向上。沒有密閉，展劑的量也會變少。

49. 實驗室玻璃器材需具有可耐較大溫差的特性，以免急速冷卻時，造成玻璃破裂。請問於純玻璃($SiO_2$)加入下列何種物質，可以製成耐急熱急冷的理化學用玻璃？
    (A) $Al_2O_3$(氧化鋁)　　　　(B) $B_2O_3$(氧化硼)
    (C) $Na_2CO_3$(碳酸鈉)　　　 (D) PbO(氧化鉛)

【108 私醫(49)】

【詳解】B
高硼矽玻璃是一種低膨脹率(約是普通玻璃的三分之一)，這將減少因溫度梯度應力造成的影響，從而具有更強的抗斷裂機能。因為其外形偏差非常小，這使它成為千里鏡，反射鏡中必不可少的材料。

50. 台中后里輪胎廠大火，輪胎燃燒或未完全燃燒將會產生戴奧辛、一氧化碳與二氧化硫等有害物質，請問通過下列何種物質，可以除去二氧化硫？
    (A) $CaCO_3$(碳酸鈣)　　　　(B) NaCl(氯化鈉)
    (C) $CaSO_4$(硫酸鈣)　　　　 (D) $Na_2SO_4$(硫酸鈉)

【108 私醫(50)】

【詳解】A
可用碳酸鈣吸附 $SO_2$：$SO_{2(g)} + CaCO_{3(s)} \rightarrow CaSO_{3(s)} + CO_{2(g)}$

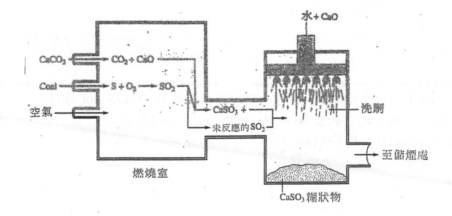

# 109 學年度私立醫學校院聯合招考轉學生考試

科目：普通化學　　　　　　　　　　　　　　　　李鋣老師　解析

---

1. 下列離子群分別為 $F^-$、$Cl^-$、$Al^{3+}$、$Ca^{2+}$、$Fe^{3+}$ 及 $Si^{2+}$，何項離子配對屬於等電子對（isoelectronic pair）？
   (A) $F^-$ 與 $Si^{2+}$　　　(B) $F^-$ 與 $Al^{3+}$　　　(C) $Ca^{2+}$ 與 $Fe^{3+}$　　　(D) $F^-$ 與 $Cl^-$

   【109 私醫(1)】

---

【詳解】B

| 離子 | $F^-$ | $Cl^-$ | $Al^{3+}$ | $Ca^{2+}$ | $Fe^{3+}$ | $Si^{2+}$ |
|------|------|------|------|------|------|------|
| 電子數 | 10 | 18 | 10 | 18 | 23 | 12 |

---

2. 光源經三菱鏡折射後，可分成四種不同波長的光，其中波長 680 nm 的光，應屬下列何者？
   (A) 紅光　　　(B) 綠光　　　(C) 藍光　　　(D) 紫光

   【109 私醫(2)】

---

【詳解】A

| 顏色 | 紫色 | 藍色 | 綠色 | 黃色 | 橘色 | 紅色 |
|------|------|------|------|------|------|------|
| 波長範圍 (nm) | 380~450 | 450~495 | 495~570 | 570~590 | 590~620 | 620~750 |

---

3. 對某有機化合物的分析顯示，其包含 0.0700 mol 的 C，0.175 mol 的 H 和 0.0350 mol 的 N。其分子量 86 amu。請問該化合物的簡式 (empirical formula)中有多少個碳原子，分子式 (molecular formula)中有多少個碳原子？
   (A) 2, 3　　　(B) 5, 10　　　(C) 2, 4　　　(D) 3, 3

   【109 私醫(3)】

---

【詳解】C

$C_xH_yN_z \Rightarrow x：y：z = 0.07：0.175：0.035 = 2：5：1$（最簡比）

故實驗式式量 $= 12×2+1×5+14×1= 43$

$$n = \frac{分子量=86}{式量=43} = 2 \text{ ，故分子式} = (C_2H_5N_1) \times 2 = C_4H_{10}N_2$$

---

4. 在新冠肺炎防疫期間廣泛被使用的次氯酸水溶液，可由何種酸稀釋而成？
   (A) Perchloric acid　　　　　(B) Hypochlorous acid
   (C) Hydrochloric acid　　　　(D) Chloric acid

【109 私醫(4)】

【詳解】B
次氯酸（*hypochlorous acid*）化學式為 HClO，是種不穩定弱酸，僅能存在於溶液中，一般用作漂白劑、氧化劑、除臭劑和消毒劑。

---

5. 下列命名何者錯誤？
   (A) $SO_4{}^{2-}$, sulfate ion　　　　(B) $S_2O_3{}^{2-}$, thiosulfate ion
   (C) $PO_4{}^{3-}$, phosphate ion　　　(D) $ClO_3{}^{-}$, chlorite ion

【109 私醫(5)】

【詳解】D
$ClO_3{}^{-}$, chlor*ate* ion

---

6. 硫酸製造與以下的反應步驟有關：
   $4FeS_2 + 11O_2 \rightarrow 2Fe_2O_3 + 8SO_2$
   $2SO_2 + O_2 \rightarrow 2SO_3$
   $SO_3 + H_2O \rightarrow H_2SO_4$
   若 $FeS_2$ 為 8.41 莫耳，請問可合成 $H_2SO_4$ 多少莫耳？
   (A) 4.21 莫耳　　(B) 8.41 莫耳　　(C) 16.8 莫耳　　(D) 46.3 莫耳

【109 私醫(6)】

【詳解】C
$4FeS_2 + 11O_2 \rightarrow 2Fe_2O_3 + 8SO_2$
$8SO_2 + 4O_2 \rightarrow 8SO_3$
$8SO_3 + 8H_2O \rightarrow 8H_2SO_4$

$-n_{FeS2} : +n_{H2SO4} = 1 : 2 = 8.41 : 16.8$

7. 請利用下列資訊計算 LiBr(s)的晶格能 (lattice energy)

　　Li(s)的昇華熱(sublimation energy)　　　　　　　+166 kJ/mol

　　Br(g)的標準莫耳生成熱 $(\Delta H_f)$　　　　　　　　+97 kJ/mol

　　Li(g)的第一游離能 (first ionization energy)　　　+520 kJ/mol

　　Br(g)的電子親和能 (electron affinity)　　　　　　−325 kJ/mol

　　LiBr(s)的生成熱 (enthalpy of formation)　　　　　−351 kJ/mol

(A) 107 kJ/mol　　　(B) 195 kJ/mol　　　(C) −546 kJ/mol　　　(D) −809 kJ/mol

【109 私醫(7)】

【詳解】D

　　①昇華熱：

$$Li_{(s)} \rightarrow Li_{(g)} \quad \Delta H_1 = 166 \text{ kJ/mol}$$

　　②Br(g)的標準莫耳生成熱 $(\Delta H_f) = \Delta H_2 = +97$ kJ/mol

　　③游離能：

$$Li_{(g)} \rightarrow Li^+_{(g)} + e^- \quad \Delta H_3 = 520 \text{ kJ/mol}$$

　　④電子親和力：

$$Br_{(g)} + e^- \rightarrow Br^-_{(g)} \quad \Delta H_4 = -325 \text{ kJ/mol}$$

　　⑤晶格能：$Li^+_{(g)} + Br^-_{(g)} \rightarrow LiBr_{(s)} \quad \Delta H_5 = ?$

　　⑥莫耳生成熱：

$$Li_{(s)} + \frac{1}{2}Br_{2(g)} \rightarrow LiBr_{(s)} \quad \Delta H_6 = -351 \text{ kJ/mol}$$

　　∵①+②+③+④+⑤＝⑥

　　∴⑤＝⑥−①−②−③−④ ⇒ $\Delta H_5 = -809$ kJ/mol

8. 有一氫原子光譜，電子的能階躍遷釋放了 $6.6 \times 10^{-19}$ J 的能量，以光子的型態釋放其波長約為何？ ( 普朗克常數 $= 6.63 \times 10^{-34}$ J·s )

(A) 201 nm　　　(B) 301 nm　　　(C) 401 nm　　　(D) 501 nm

【109 私醫(8)】

【詳解】B

$$E = h\frac{c}{\lambda} \Rightarrow 6.6 \times 10^{-19} J = 6.625 \times 10^{-34} Js \times \frac{3.0 \times 10^8 \frac{m}{s}}{\lambda m} \Rightarrow \lambda = 301 \times 10^{-9} m = 301 nm$$

9. 下列化學方程式何者**不屬於**自身氧化還原反應 (disproportionation reaction)？
   (A) $Mn_2O_3 + 2H^+ \rightarrow MnO_2 + Mn^{2+} + H_2O$
   (B) $Cl_2 + 2OH^- \rightarrow ClO^- + Cl^- + H_2O$
   (C) $2\,H_2O_2 \rightarrow 2H_2O + O_2$
   (D) $N_2O_3 + 2OH^- \rightarrow 2NO_2^- + H_2O$

   【109 私醫(9)】

【詳解】D

**自身氧化還原反應** (***Disproportionation reaction***)：
同一物質的同一元素原子，一部分的氧化數增加（即為氧化），
另一部分氧化數減少（即為還原）的反應，稱為『自身氧化還原反應』
$\Rightarrow Cl_2 + 2OH^- \rightarrow ClO^- + Cl^- + H_2O$ ……………...…（O）
$\Rightarrow 1ClO_3^- + 5Cl^- + 6H^+ \rightarrow 3Cl_2 + 6H_2O$ ……………（X）

10. 凡得瓦方程式 (***van der Waals equation***)為 $nRT = [P + a(n/V)^2] (V - nb)$。
    下列敘述何者影響參數 ***b***？
    (A) 真實氣體分子或原子具有體積
    (B) 真實氣體分子的平均速度會因溫度增加而變大
    (C) 真實氣體分子會有分子間吸引力
    (D) 真實氣體的擴散速率會與其分子量的平方根成反比

    【109 私醫(10)】

【詳解】A
方程式：$nRT = [P + a(n/V)^2] (V - nb)$
方程式導證：凡得瓦方程式係由理想氣體方程式經下列兩項修正得到

壓力修正：$P_i = P + P'$ 因 $P' = a(\frac{n}{V})^2$，則 $P_i = P + a(\frac{n}{V})^2$

   式中 $P'$：因分子間存有引力所造成的壓力損失。

   $a(\frac{n}{V})^2$：用來修正因分子間引力所造成的壓力損失。

體積的修正：$V_i = V - nb$

式中  b ：氣體分子間的莫耳體積的 4 倍。

nb ：真實氣體的排斥體積。若為 0：$V = V_i$

V－nb ：真實氣體可完全被壓縮的體積。

---

11. 在一箱體中，未知氣體樣品需要 434 秒完全通過一孔洞擴散至另一真空箱體
中。在相同溫度及壓力下，氮氣需要 175 秒才能完全擴散通過同一孔洞。
求未知氣體的分子量？
   (A) 172 g/mol      (B) 69.1 g/mol      (C) 44.0 g/mol      (D) 13.1 g/mol

【109 私醫(11)】

【詳解】A

$$\frac{v_{gas}}{v_{N_2}} = \frac{time_{N_2}}{time_{gas}} = \frac{175s}{434s} = \sqrt{\frac{28}{M_{gas}}} \Rightarrow M_{gas} = 172.2 g / mol$$

---

12. 下列對氣體的描述何者不真？
   (A) 理想氣體 (ideal gas)在絕對溫度為 0 K 時，其體積為零。
   (B) 在相同的溫度下，理想氣體所有分子擁有相同的動能 (kinetic energy)。
   (C) 氣體分子除了碰撞容器壁，也相互碰撞。
   (D) 在相同的溫度下，氣體分子平均運動速率是質量愈輕者愈快 。

【109 私醫(12)】

【詳解】B
(B) 在相同的溫度下，理想氣體分子具有相同的**平均動能**。

---

13. 下列哪些量子數組合是允許的？

   (A) $n = 3$, $l = 3$, $ml = 1$, $ms = -\frac{1}{2}$      (B) $n = 4$, $l = 3$, $ml = 4$, $ms = -\frac{1}{2}$

   (C) $n = 3$, $l = 2$, $ml = 1$, $ms = +\frac{1}{2}$      (D) $n = 1$, $l = 2$, $ml = 0$, $ms = -\frac{1}{2}$

【109 私醫(13)】

【詳解】C

| 符號 | 名稱 | 允許值 |
|------|------|--------|
| $n$ | 主量子數 | 1，2，3... |
| $l$ | 角動量量子數 | $n > l \geqq 0$ |
| $m$ (or $m_l$) | 磁動量量子數 | $l \geqq \mid m \mid$ or $m = 0$ |
| $s$ (or $m_s$) | 自旋量子數 | $+1/2$，$-1/2$ |

(A) $l = 3 = n$ ……此為不允許值 ；　　(B) $m_l = 4 > l = 3$ ……此為不允許值
(D) $n = 1 < l = 2$ ……此為不允許值

---

14. 關於化學元素以及週期表的敘述何者正確？
    (A) 原子半徑大小依序為：鋰 < 鈹 < 硼
    (B) 鎂原子的電子組態為[Ar]$3s^2$
    (C) 磷原子的基態電子組態有三個不成對
    (D) 包立不相容原理 (Pauli exclusion principle)指的是電子要填入數個
        同副殼層的軌域時，必須先以相同的自旋方式完成半填滿之後
        再以成對的方式填入。

【109 私醫(14)】

【詳解】C
    (A) 同週期原子半徑大小依序為：鋰Li > 鈹Be > 硼B
    (B) 鎂原子的電組態為[ Ne ]$3s^2$
    (D) **罕德定則** (**Hund' s rule** )
        指的是電子要填入數個同副殼層的軌域時，必須先以相同的自旋方式
        完成半填滿之後再以成對方式填入。

---

15. 對於化學鍵的敘述以下何者正確 ？
    (A) 臭氧($O_3$)的路易士結構含有兩個雙鍵
    (B) C–S 單鍵能較 C=S 雙鍵鍵能高
    (C) 氯分子的化學鍵長較溴分子的化學鍵鍵長
    (D) 硫氰酸根 (thiocyanide)的路易士結構為直線型，中心原子為碳

【109 私醫(15)】

【詳解】D

(A) 臭氧($O_3$)的路易士結構含有 1 又 1/2 鍵

(B) C–S 單鍵能較 C=S 雙鍵鍵能低（單鍵鍵能低於雙鍵）

(C) 氯分子的化學鍵長較溴分子的化學鍵短（∵半徑 Cl < Br）

---

16. 以下哪一個分子之中心原子具有 $dsp^3$ 混成之性質？
    (A) $SBr_6$    (B) $SO_3$    (C) $SF_4$    (D) $CBr_4$

【109 私醫(16)】

【詳解】C

| 選項 | m + n | V.B.T | VSEPR | 分子形狀 | 極性分子與否 |
|---|---|---|---|---|---|
| A | 6 | $sp^3d^2$ | $AX_6E_0$ | 八面體 | X |
| B | 3 | $sp^2$ | $AX_3E_0$ | 平面三角形 | X |
| C | 5 | $sp^3d$ | $AX_4E_1$ | 蹺蹺板 | V |
| D | 4 | $sp^3$ | $AX_4E_0$ | 四面體 | X |

---

17. 下列對於原子半徑的排列 (越往右越小)何者正確？
    (A) $Ga^{3+} > Ca^{2+} > K^+ > Cl^- > S^{2-}$    (B) $S^{2-} > Cl^- > K^+ > Ca^{2+} > Ga^{3+}$
    (C) $Ga^{3+} > S^{2-} > Ca^{2+} > Cl^- > K^+$    (D) $Ga^{3+} > Ca^{2+} > S^{2-} > Cl^- > K^+$

【109 私醫(17)】

【詳解】B

(1)主量子數越小者，原子半徑越小

(2)原子序越大者，對外層電子吸引力越大，原子半徑越小

等電子系統半徑大小：$S^{2-} > Cl^- > K^+ > Ca^{2+} > Ga^{3+}$

---

18. 請判斷 $O_2^-$ 分子的鍵級與磁性？
    (A) 鍵級為 1.5，磁性為順磁    (B) 鍵級為 1.0，磁性為順磁
    (C) 鍵級為 2.0，磁性為順磁    (D) 鍵級為 1.5，磁性為反磁

【109 私醫(18)】

【詳解】A

| | $O_2$ | $O_2{}^-$ | $O_2{}^+$ |
|---|---|---|---|
| 價電子數 | $12e^-$ | $13e^-$ | $11e^-$ |
| 鍵數 | 2.0 | 1.5 | 2.5 |
| 順逆磁 | 皆為順磁 | | |

---

19. 二氧化矽 ($SiO_2$)為何不像二氧化碳 ($CO_2$)分子可分散的存在？
   (A) Si–O 鍵不穩定
   (B) 矽的 $3p$ 軌域與氧的 $2p$ 軌域重疊 (overlap)較少
   (C) 二氧化矽為固體，二氧化碳為氣體
   (D) $SiO_2$ 的路易士結構有孤對電子

   【109 私醫(19)】

【詳解】B

∵矽的半徑較碳的半徑大，故矽 $3p$ 軌域與氧的 $2p$ 軌域重疊 (overlap)較少。
以 Si－O 單鍵為主，並以 $SiO_2$ 網狀固體存在，而 $CO_2$ 為一般分子。

---

20. 鎂金屬的晶體是面心立方結構，金屬密度為 $1.738$ g/cm$^3$，單位晶格長度為
   單位晶格長度為 $4.80 \times 10^2$ pm，請計算鎂原子半徑？
   (A) 90 pm　　(B) 153 pm　　(C) 170 pm　　(D) 205 pm

   【109 私醫(20)】

【詳解】C

晶格面心立方 $\Rightarrow$ 邊長與半徑關係 $l = \dfrac{4r}{\sqrt{2}} \Rightarrow 480\,pm = \dfrac{4r}{1.414} \Rightarrow r = 170\,pm$

---

21. 固體鉛的莫爾體積為 $18$ cm$^3$/mol，假設固體鉛的晶體結構為立方最密堆積
   (cubic closest packed structure)，試問單位晶胞(unit cell)的體積為何？
   (A) $1.20 \times 10^2$ pm$^3$　　　　　(B) $1.20 \times 10^4$ pm$^3$
   (C) $1.20 \times 10^6$ pm$^3$　　　　　(D) $1.20 \times 10^8$ pm$^3$

   【109 私醫(21)】

【詳解】D

$$\frac{18cm^3}{1mol} \times \frac{1mol}{6.02 \times 10^{23}個} \times \frac{4個}{1\ unit\ cell} \times \frac{10^{30}\ pm^3}{1cm^3} = 1.2 \times 10^8\ pm^3$$

---

22. 下面哪一種特性可以歸因於液體分子間的作用力較弱所引起？
    (A)低的揮發熱　　　　　(B)高的臨界溫度
    (C)低的蒸氣壓　　　　　(D)高沸點

【詳解】A

分子間作用力∝沸點∝$\dfrac{1}{蒸氣壓}$∝莫耳汽化熱∝黏度∝表面張力∝臨界溫度

---

23. 在 25°C 下，苯的蒸氣壓為 94.4 torr，氯仿的蒸氣壓為 172.0 torr。試問在
    48.2 g 的氯仿與 48.2 g 的苯混合溶液中 (假設此為理想溶液)，氯仿的
    蒸氣壓為何？
    (A) 37.3 torr　　　(B) 68.0 torr　　　(C) 86.0 torr　　　(D) 104 torr

【詳解】B

氯仿的莫耳數$(n) = \dfrac{48.2g}{119.5} = 0.4mol$ ；苯的莫耳數$(n) = \dfrac{48.2g}{78} = 0.62mol$

故氯仿的莫耳分率剛好約 0.4；苯的莫耳分率剛好約 0.6

因是理想溶液，故：$P_{CHCl_3} = P^0_{CHCl_3} \times X_{CHCl_3} = 172.0 \times 0.4 torr = 68.8 torr$

---

24. 有一溶液為 0.250 mol 的甲苯 ($C_6H_5CH_3$)溶在 246 g 的硝基苯 ($C_6H_5NO_2$)中，
    此溶液在–1.1°C 會凝固，純硝基苯的凝固點為 6.0°C。試問硝基苯的凝固點
    下降常數（$K_f$）為何？
    (A) 3.5°C/m　　　(B) 4.4°C/m　　　(C) 7.0°C/m　　　(D) 28°C/m

【詳解】C

$\Delta$ 凝固點下降量 $\Delta T_f = K_f C_m i$

$$\left(6^0C-(-1.1^0C)\right)=K_f \times \frac{0.25mol \times \frac{1000g}{1kg}}{246g} \times 1 \Rightarrow K_f = 7.0°C/m$$

---

25. 小明在實驗桌上發現 A–D 四個未知物，經實驗證實
    (1) 分子極性大小 A＞B＞C；　　(2) A 很容易被過錳酸鉀氧化；
    (3) B 與 D 含有不飽和鍵；　　　(4) C 與 D 跟水不會互溶。
    請問 A–D 可能是那些實驗室常見的有機化合物 ？
    (A) A:丙酮，B:乙醇，C:苯，D:正己烷
    (B) A:乙醇，B:丙酮，C:正己烷，D:苯
    (C) A:乙醇，B:丙酮，C:苯，D:正己烷
    (D) A:丙酮，B:正己烷，C:苯，D:乙醇

【109 私醫(25)】

【詳解】B

(1) 分子極性大小：氫鍵 (A)＞ 極性分子(B)＞ 非極性分子(C)

(2) A 很容易被過錳酸鉀氧化…意旨一級醇

(3) B 與 D 含有不飽和鍵…意旨丙酮和苯

(4) C 與 D 跟水不會互溶…意旨正己烷和苯

答案：(B) A:乙醇，B:丙酮，C:正己烷，D:苯

---

26. 有一核反應過程為：$^{14}_{7}N + ^{4}_{2}He \rightarrow ^{17}_{8}O + ^{1}_{1}H$，此反應的各核種的質量如下：

$^{14}_{7}N$：14.003074 amu；$^{4}_{2}He$：4.002603 amu

$^{17}_{8}O$：16.999133 amu；$^{1}_{1}H$：1.007825 amu

請計算此反應所釋放的能量？
(A) $1.15 \times 10^{10}$ J/mol　　　(B) $1.15 \times 10^{11}$ J/mol
(C) $1.15 \times 10^{13}$ J/mol　　　(D) $1.15 \times 10^{17}$ J/mol

【109 私醫(26)】

【詳解】B

Key：$\Delta E = \Delta mc^2$

其中 $\Delta m$ = [1.007825+16.999133]amu － [4.002603 +14.003074]amu

$\qquad$ = 0.001281 amu

代入 $\Delta E = \Delta mc^2 = \Delta mk$

$$\Rightarrow 0.001281\frac{amu}{個} \times \frac{1.50\times10^{-10}J}{amu} \times \frac{6.02\times10^{23}個}{1mol} = 1.15\times10^{11} J/mol$$

---

27. 對於幅射的敘述以下何者正確 ？

(A) α 射線通過電場時會被吸引往正極偏移

(B) 穿透力：α 射線 ＞β 射線 ＞γ 射線

(C) 飛行速度：γ 射線 ＞β 射線 ＞α 射線

(D) β 射線是不具有電量及質量的高能磁輻射

【109 私醫(27)】

【詳解】C

| 放射線　　　性質 | α-射線 | β-射線 | γ-射線 |
|---|---|---|---|
| 電性 | 帶正二電荷 | 帶負一電荷 | 不帶電 |
| 質量 | 相當於 He 核 | 相當於電子 | 無質量 |
| 速度 | 光速的 1/4 | 光速一半以上 | **光速** |
| 穿透能力 | 小（∵1）$10^{-3}$mm 鋁板 | 中（∵$10^2$）0.5mm 鋁板 | 很大（∵$10^4$）5~11cm 厚鋁板 |
| 電磁場影響 | 向負極偏 | 向正極偏 | 不偏折 |

---

28. $2N_2O_5(g) \rightleftharpoons 4NO_2(g) + O_2(g)$

|  | $\Delta H_f^\circ$ | $S^\circ$ |
|---|---|---|
| $N_2O_5$ | 11.289 kJ/mol | 355.28 J/K mol |
| $NO_2$ | 33.150 kJ/mol | 239.90 J/K mol |
| $O_2$ | 0 kJ/mol | 204.80 J/K mol |

利用上述表格的數據，計算此反應式在 25℃ 下的 $\Delta G^\circ$？

(A) $-1.35 \times 10^5$ kJ　　　(B) 98.7 kJ

(C) $-25.2$ kJ　　　(D) 135 kJ

【109 私醫(28)】

【詳解】C

根據 $\Delta G^0 = \Delta H^0 - T\Delta S^0$

其中：$\Delta H^0$（kJ/mol）= $[0 + 4\times(+33.15)] - 2\times(+11.289) = +110$ kJ/mol

$\Delta S^0 = [(204.80)\times1 + (239.9\times4)] - 2(+355.28) = +453.84$ J/mol.K

故：$\Delta G^0 = +110$ kJ/mol $- (298$ K$)\times(453.84$ J/mol.K$)\times10^{-3} = -25.2$ kJ

---

29. 在 25°C 下，已知下列反應：

$\Delta H$ (kJ/mol)

$2ClF + O_2 \rightarrow Cl_2O + F_2O$      167.4

$2ClF_3 + 2O_2 \rightarrow Cl_2O + 3F_2O$      341.4

$2F_2 + O_2 \rightarrow 2F_2O$      $-43.4$

在同樣溫度下，試問：$ClF + F_2 \rightarrow ClF_3$ 的 $\Delta H$ 為？

(A) $-217.5$ kJ/mol      (B) $-130.2$ kJ/mol

(C) $+217.5$ kJ/mol      (D) $-108.7$ kJ/mol

【109 私醫(29)】

【詳解】D

方程式 $ClF + F_2 \rightarrow ClF_3$ 由方程式(3)×1/2 + (2)×(−1/2) + (1)×1/2

故：$ClF + F_2 \rightarrow ClF_3$，$\Delta H = (\Delta H_1 + \Delta H_3 - \Delta H_2) \times 1/2$

$= (167.4 + (-43.3) - 341.4) \times 1/2 = -108.7$

---

30. 冰的熔化熱為 6.020 kJ/mol，水的比熱為 75.4 J/mol·°C，一顆冰塊含有一莫耳的水。試問想將 500 g 的水從 20°C 降至 0°C，需要最少幾顆冰塊？

(A) 1      (B) 7      (C) 14      (D) 15

【109 私醫(30)】

【詳解】B

500 克的水放的熱全部被冰吸收至系統達 0°C，設具有 $x$ mol 冰

故：$\left| 500g \times \dfrac{75.4 J/mol.^0C}{18g/mol} \times (0°C - 20°C) \right| = x$ mol $\times 6020$ J/mol

$\Rightarrow x$ mol $= 7$ mol

31. 有一指示劑 HIn 在水中平衡為 HIn ⇌ H⁺ + In⁻，酸解離常數
    Ka = 1×10⁻⁸，請問當此指示劑至於 pH = 6 的水溶液中時，HIn / In⁻的濃度
    比值為何？
    (A) 1/1        (B) 100/1        (C) 1/100        (D) 10/1

    【109 私醫(31)】

【詳解】B

指示劑為弱酸或弱鹼其：$K_a = \dfrac{[H^+][I^-]}{[HIn]} \Rightarrow \dfrac{[HIn]}{[I^-]} = \dfrac{[H^+]}{K_a} = \dfrac{10^{-6}}{10^{-8}} = \dfrac{100}{1}$

---

32. 有一體積 100 毫升，濃度為 0.05 M 的三質子酸，若要將此三質子酸水溶液
    的維持在 pH = 9.5，請問需加入多少體積的 1.00 M NaOH 水溶液？三質子酸
    的酸解離常數分別為：
    $K_{a1} = 1.0×10^{-3}$ ; $K_{a2} = 5.0×10^{-8}$ ; $K_{a3} = 2.0×10^{-12}$
    (A) 30 毫升        (B) 25 毫升        (C) 20 毫升        (D) 10 毫升

    【109 私醫(32)】

【詳解】D

$$\because [H^+] = \sqrt{K_{a2} \times K_{a3}} \Rightarrow pH = \dfrac{pK_{a2} + pK_{a3}}{2} = \dfrac{7.3 + 11.7}{2} = 9.5$$

欲維持水溶液 pH = 9.5 剛好為第二當量點。
其方程式：$1H_3A + 2NaOH \rightarrow 1Na_2HA + 2H_2O$
故：$100mL \times 0.05M \times 2 = 1.0M \times VmL \times 1 \Rightarrow VmL = 10mL$

---

33. 有一反應平衡如下：$2NO(g) + Cl_2(g) \rightleftharpoons 2NOCl(g)$
    在溫度為 308 K 達成平衡時反應物之分壓 $P_{NO} = 0.35$ atm ; $P_{Cl2} = 0.1$ atm
    且平衡常數為 $K_p = 6.5 \times 10^4$，請計算 NOCl(g)的平衡分壓？
    (A) 42 atm        (B) 28 atm        (C) 14 atm        (D) 7 atm

    【109 私醫(33)】

【詳解】B

$$K_p = \dfrac{P_{NOCl}^2}{P_{NO}^2 \times P_{Cl2}} = \dfrac{P_{NOCl}^2}{(0.35)^2(0.1)^1} = 6.5 \times 10^4 \Rightarrow P_{NOCl} = 28atm$$

34. $K_2CoCl_4$ 溶於水後解離出的藍色 $CoCl_4^{2-}$，與水反應逐漸生成粉紅色的
    $Co(H_2O)_6^{2+}$ 反應之平衡反應方程式為：
    $CoCl_4^{2-} + 6H_2O \rightleftharpoons Co(H_2O)_6^{2+} + 4Cl^- + heat$　下列敘述何者正確？
    (1) 對此平衡反應加熱，水溶液會呈現紅色。
    (2) 加入少量稀鹽酸溶液，水溶液會從粉紅色轉變為藍色。
    (3) 加入水稀釋，平衡會向左移動，水溶液會呈現藍色。
    (4) 加入硝酸銀，水溶液會呈現粉紅色。
    (A) (1)與(2)　　　(B) (2)與(3)　　　(C) (3)與(4)　　　(D) (2)與(4)
    【109 私醫(34)】

【詳解】D
(1) 對此平衡反應加熱，平衡往左移動，水溶液呈現偏藍色。
(3) 加入水稀釋，平衡會向右移動（右邊離子係數和較大），
    水溶液會呈現偏紅色。

35. 對於化學反應敘述，下列何者正確？
    (A) 平衡常數 K > 1000 代表反應速率極快，在室溫下就會進行。
    (B) 若正反應是吸熱反應，溫度升高則平衡常數變大。
    (C) 反應到達平衡時，正反應與逆反應速率皆為零。
    (D) 加入催化劑會讓一個吸熱反應變成放熱反應，且加速反應進行。
    【109 私醫(35)】

【詳解】B
(A) 平衡常數大小與反應速率**無關**。
(C) 反應到達平衡時，正反應與逆反應速率**相等**。
(D) 加入催化劑會讓正逆反應速率皆加速進行，但不會讓一個吸熱反應
    變成放熱反應。

36. 已知下面三種化合物之 $K_b$：
    　$C_6H_7O$　　　　　$K_b = 1.3 \times 10^{-10}$
    　$C_2H_5NH_2$　　　$K_b = 5.6 \times 10^{-4}$
    　$C_5H_5N$　　　　　$K_b = 1.7 \times 10^{-9}$
    它們的共軛酸(conjugate acids)之酸強度由小到大排列，何者正確？
    (A) $C_5H_5NH^+ < C_6H_7OH^+ < C_2H_5NH_3^+$　　　(B) $C_6H_7OH^+ < C_5H_5NH_3^+ < C_2H_5NH^+$
    (C) $C_5H_5NH^+ < C_2H_5NH_3^+ < C_6H_7OH^+$　　　(D) $C_2H_5NH_3^+ < C_5H_5NH^+ < C_6H_7OH^+$
    【109 私醫(36)】

【詳解】D

酸（鹼）的強度由 $K_a$（$K_b$）值大小決定，且強酸共軛弱鹼強鹼共軛弱酸。

$K_b$ 值大小順序：$C_2H_5NH_2 > C_5H_5N > C_6H_7O$

共軛酸(conjugate acids)之酸強度：$C_6H_7OH^+ > C_5H_5NH^+ > C_2H_5NH_3^+$

---

37. 有一個化學反應 A → B 為二級反應，反應時間為 50 分鐘時，有 50% A 被轉換成 B，若要將 80% A 轉換成 B 需要多少反應時間？
    (A) 200 分鐘　　　(B) 150 分鐘　　　(C) 100 分鐘　　　(D) 80 分鐘

【109 私醫(37)】

【詳解】A

『…反應時間為50分鐘時，有50% A被轉換成B…』

表示反應物A剩下原來的1/2（50%），表示50分鐘為半生期

由半生期：$t_{1/2} = \dfrac{1}{k[A]_0} = 50\,\text{min} \Rightarrow k[A]_0 = \dfrac{1}{50}$

二級反應中，積分公式 $\left(\dfrac{1}{[A]_t} - \dfrac{1}{[A]_0}\right) = kt$

代入 $\left(\dfrac{1}{\frac{1}{5}[A]_0} - \dfrac{1}{[A]_0}\right) = k \times time \Rightarrow time = \left(\dfrac{4}{k[A]_0}\right) = \dfrac{4}{\frac{1}{50}} = 200\,\text{min}$

---

38. 下列化學反應式中，何者的 ΔS° 預期有最大的正數值 ？
    (A) $O_2(g) + 2\,H_2(g) \rightarrow 2H_2O(g)$
    (B) $2NH_4NO_3(s) \rightarrow 2N_2(g) + O_2(g) + 4H_2O(g)$
    (C) $NH_3(g) + HCl(g) \rightarrow NH_4Cl(g)$
    (D) $H_2O(l) \rightarrow H_2O(s)$

【109 私醫(38)】

【詳解】B

(1) 氣體的莫耳數越多，熵亦越大（反應式中 $\Delta n_g > 0$）

(2) 排列越不整齊（$S_{solid} < S_{liquid} < S_{gas}$）

(A)$\Delta n_g < 0$　(B) $\Delta n_g > 0$　(C) $\Delta n_g < 0$

(D)液體→固體，原子排列更緊密 ΔS<0

39. 已知 A → B + C 反應速率為二級反應，當 $[A]_0 = 0.100$ M，反應完成 20% 時，需要 48.2 分鐘，試求此反應的半衰期 (Half–life) 為：
(A) $1.93 \times 10^2$ min　　(B) 12.1 min　　(C) $2.41 \times 10^4$ min　　(D) 8.57 min

【109 私醫(39)】

【詳解】A

『…反應完成 20%時…』表示反應物 A 剩下原來的 4/5（80%）

二級反應中，積分公式 $(\dfrac{1}{[A]_t} - \dfrac{1}{[A]_0}) = kt$

代入 $(\dfrac{1}{\frac{4}{5}[A]_0} - \dfrac{1}{[A]_0}) = k \times 48.2\,\text{min} \Rightarrow k = 0.0518$

由半生期：$t_{1/2} = \dfrac{1}{k[A]_0} \Rightarrow t_{1/2} = \dfrac{1}{0.0518 \times 0.1M} = 1.93 \times 10^2$ min

---

40. 下列表格中的數據由 NO 和 $O_2$ 的反應得到(濃度單位為 molecules/cm$^3$)，試求此反應的速率方程式為？

| $[NO]_0$ | $[O_2]_0$ | Initial Rate |
|---|---|---|
| $1 \times 10^{18}$ | $1 \times 10^{18}$ | $2.0 \times 10^{16}$ |
| $2 \times 10^{18}$ | $1 \times 10^{18}$ | $8.0 \times 10^{16}$ |
| $3 \times 10^{18}$ | $1 \times 10^{18}$ | $18.0 \times 10^{16}$ |
| $1 \times 10^{18}$ | $2 \times 10^{18}$ | $4.0 \times 10^{16}$ |
| $1 \times 10^{18}$ | $3 \times 10^{18}$ | $6.0 \times 10^{16}$ |

(A) Rate = $k[NO][O_2]$　　　　(B) Rate = $k[NO][O_2]^2$
(C) Rate = $k[NO]^2[O_2]$　　　　(D) Rate = $k[NO]^2[O_2]^2$

【109 私醫(40)】

【詳解】C

設速率定律式：rate = $k\,[NO]^a[O_2]^b$

由 Run #1, 2 $\Rightarrow \dfrac{R_2}{R_1} = \dfrac{8.0 \times 10^{16}}{2.0 \times 10^{16}} = 4 = (\dfrac{2.0 \times 10^{18}}{1.0 \times 10^{18}})^a = (\dfrac{2}{1})^a \Rightarrow a = 2$

由 Run #1, 4 $\Rightarrow \dfrac{R_4}{R_1} = \dfrac{4.0 \times 10^{16}}{2.0 \times 10^{16}} = 2 = (\dfrac{2.0 \times 10^{18}}{1.0 \times 10^{18}})^b = (\dfrac{2}{1})^b \Rightarrow b = 1$

則速率定律式：rate = $k\,[NO]^2[O_2]^1$

41. 對以下電池反應，$E°_{cell} = 1.66 V$，$P_4(s) + 3 OH^-(aq) + 3 H_2O(l) \rightarrow PH_3(g) +$ $3 H_2PO_2^-(aq)$。其氧化劑和還原劑分別是 ：
    (A) $P_4$ and $P_4$　　(B) $OH^-$ and $P_4$　　(C) $H_2O$ and $P_4$　　(D) $P_4$ and $OH^-$

【109 私醫(41)】

【詳解】A
**自身氧化還原反應** (***Disproportionation reaction***)：
同一物質的同一元素原子，一部分的氧化數增加（即為氧化），
另一部分氧化數減少（即為還原）的反應，稱為『自身氧化還原反應』
氧化反應：$P_4(s) \rightarrow H_2PO_2^-(aq)$（未平衡）
還原反應：$P_4(s) \rightarrow PH_3(g)$ （未平衡）

42. 對伏打電池使用 $Fe \mid Fe^{2+}(1.0 M)$ 和 $Pb \mid Pb^{2+}(1.0 M)$半電池，以下哪個說法是正確的？
    $Fe^{2+}(aq) + 2e^- \rightarrow Fe(s)$ ; $E° = -0.41 V$
    $Pb^{2+}(aq) + 2e^- \rightarrow Pb(s)$ ; $E° = -0.13 V$
    (A) 鐵電極的質量在放電期間增加
    (B) 電子在放電過程中離開鉛極通過外部電路
    (C) 放電過程中 $Pb^{2+}$的濃度降低
    (D) 鐵電極是陰極

【109 私醫(42)】

【詳解】C
(A)(D) 鐵為陽極，鐵電極的質量在放電期間**下降**
(B) 電子在放電過程中離開**陽極（Fe）**極通過外部電路

43. 氫燃料電池是利用氫氣及氧氣發生反應產生電流及水，電池的反應式為 $2H_2(g) + O_2(g) \rightarrow 2 H_2O(l)$，對於此電池的敘述何者正確？
    (A) 陽極半反應式為 $O_2(g) + 2H_2O(l) \rightarrow 4OH^-(aq)$
    (B) 需要貴重金屬如鉑或鎳作為電催化觸媒 (electrocatalysts)
    (C) 電催化觸媒的作用是將氣態燃料轉換成液態，讓電池運作較安定 。
    (D) 產生的電壓與鋅電極銅電極組成的伏打電池相似，約為 3.4 伏特 。

【109 私醫(43)】

【詳解】B

(A) 陽（－）極：$H_{2(g)} + 2\,OH^-_{(aq)} \rightarrow 2\,H_2O_{(l)} + 2\,e^-$

　　陰（＋）極：$1/2\,O_{2(g)} + H_2O_{(l)} + 2\,e^- \rightarrow 2\,OH^-_{(aq)}$

(B)(C)

以覆蓋鉑或鎳的多孔性碳板為電極，比較特別的是兩電極可用同種金屬
（因為兩極均為非活性電極，並不參與反應），且皆需經過催化劑的作用以
提升反應率。

(D) 大約 0.6~0.9 伏特

---

44. 一電池由鋅極浸在 $Zn^{2+}$ 溶液中及銀電極浸在溶液中組成

　　$Zn^{2+} + 2\,e^- \rightarrow Zn$　　$\varepsilon° = -0.76\ V$　　$Ag^+ + e^- \rightarrow Ag$　　$\varepsilon° = 0.80\ V$

　　當 $[Zn^{2+}]_0 = 0.050\ M$ 和 $[Ag^+]_0 = 12.54\ M$ 時，試求此電池的電位？

　　(A)1.35 V　　　　(B)1.46 V　　　　(C)1.66 V　　　　(D)1.77 V

【109 私醫(44)】

【詳解】C

$\varepsilon_{cell}$ ＝ $\varepsilon_{陰極還原電位}$ － $\varepsilon_{陽極還原電位}$

$$= \varepsilon^0_{cell} - \frac{0.0592}{n} \log \frac{[陽極電解質]}{[陰極電解質]} \quad (n：總電子數)$$

代入公式：$\varepsilon_{cell} = +1.56V - \dfrac{0.0592}{2} \log \dfrac{(0.05M)}{(12.54M)^2}$

$$\varepsilon_{cell} = +1.66V$$

---

45. 以下哪一個錯合物是屬於反磁性質 ？

　　(A)$[Mn(CN)_6]^{4-}$　　　　(B)$[V(CN)_6]^{3-}$　　　　(C)$[Co(CN)_6]^{3-}$　　　　(D)$[Cr(CN)_6]^{3-}$

【109 私醫(45)】

【詳解】C

(A)中心原子 d 軌域：$d^5$；　(B)中心原子 d 軌域：$d^2$

(C)中心原子 d 軌域：$d^6$；　(D)中心原子 d 軌域：$d^3$

| 中心金屬 d<br>軌域電子數 | 強配位場基（*strong field*）　→　低自旋（*low spin*）錯合物 | | |
|---|---|---|---|
| | $t_{2g}$ 電子組態 | $e_g$ 電子組態 | 磁性 |
| $d^5$ | ↑↓　↑↓　↑ | | 順磁 |
| $d^2$ | ↑　↑ | | 順磁 |
| $d^6$ | ↑↓　↑↓　↑↓ | | 逆磁 |
| $d^3$ | ↑　↑　↑ | | 順磁 |

---

46. $[Co(CN)_4]^{3-}$ 錯合物的分子形狀為平面四邊形 (square planar)，請判斷中心離子未成對電子數目？

　　(A) 0　　　(B) 1　　　(C) 2　　　(D) 4

【109 私醫(46)】

【詳解】A

$Co^+$：$d^8$，平行四邊形，無未成對電子數。

---

47. 下列哪一個離子化合物由分光光譜儀測量出的吸收光波長最長

　　(A)$[RhCl_6]^{3-}$　　　(B)$[Rh(CN)_6]^{3-}$　　　(C)$[Rh(NH_3)_6]^{3+}$　　　(D)$[Rh(H_2O)_6]^{3+}$

【109 私醫(47)】

【詳解】A

光譜化學序列 (spectrochemical series)如下：

$I^- < Br^- < \underline{Cl^-} < F^- < OH^- < \underline{H_2O} < \underline{NH_3} < en < NO_2^- < \underline{CN^-}$

當配位基愈弱，電子由低能階至高能階所需能量愈小，吸收波長愈長。

　※　能階差：(B) > (C) > (D) > (A)

波長短至長：(B) < (C) < (D) < (A)

---

48. 下列何種物質其中心金屬氧化態為+2價？

　　(A) $[Pt(en)_2Cl_2](NO_3)_2$　　　　　(B) $Ni(CO)_4$

　　(C) $[Co(NH_3)_5Cl]Cl_2$　　　　　(D) $[Ru(NH_3)_5(H_2O)]Cl_2$

【109 私醫(48)】

【詳解】D

(A) [**_Pt_**(en)₂Cl₂](NO₃)₂
　　+4

(B) **_Ni_**(CO)₄
　　0

(C) [**_Co_**(NH₃)₅Cl]Cl₂
　　+3

(D) [**_Ru_**(NH₃)₅(H₂O)]Cl₂
　　+2

---

49. 下列有機分子或是金屬錯合物哪一個**不具有**對掌性 (chirality)？

(A) bromofluoroiodomethane

(B) 2–bromobutane

(C) *trans*–dichlorobis(ethylenediamine)cobalt(III) ion

(D) cis–dichlorobis(ethylenediamine)cobalt(III) ion

【109 私醫(49)】

【詳解】C

| 選項 | A | B | C | D |
|---|---|---|---|---|
| 結構 | | | | |
| 對掌性 | V | V | X | V |

---

50. 對於右圖有機分子的敘述何者正確？

(A) IUPAC 名稱為(*E*)-6-chloro-5-methylhex-3-yne

(B) 可能具有兩個不對稱中心(chiral center)

(C) 分子極性大於乙醇

(D) 屬於芳香烴(aromatic hydrocarbon)化合物

【109 私醫(50)】

【詳解】B

(A)(B) (*Z*)-6-chloro-5-methylhept-3-ene

(C)乙醇具有氫鍵且碳數較少，極性較大

(D) 烴類 (hydrocarbon)化合物指的是只含 C、H 的化合物。

# 110 學年度私立醫學院聯合招考轉學生考試

科目：普通化學　　　　　　　　　　　　　　李鉌老師　解析

---

1. 根據以下資料，對於反應 $TiCl_4(l) \rightarrow TiCl_4(g)$ 的敘述何者最合適？

| Substance | $\Delta H_f^\circ$ (kJ/mol) | $S^\circ$ (J/mol・K) |
|-----------|------------------------------|----------------------|
| $TiCl_4(g)$ | $-763.2$ | 354.9 |
| $TiCl_4(l)$ | $-804.2$ | 221.9 |

(A) 任何溫度下，皆為自發反應

(B) 在低溫下可為自發反應，但在高溫時可為非自發反應

(C) 在低溫下可為非自發反應，但在高溫時可為自發反應

(D) 任何溫度下，皆非自發反應

【110私醫(1)】

【詳解】C

方程式：$TiCl_{4(l)} \rightarrow TiCl_{4(g)}$

$\Delta H^\circ$ (kJ/mol) $= -763.2 - (-804.2) = +41 \ldots\ldots$ 正值

$S^\circ$ (J/mol・K) $= 354.9 - 221.9 = +133 \ldots\ldots\ldots\ldots$ 正值

故：在低溫下可為非自發反應，但在高溫時可為自發反應

---

2. 有一個由碳、氫、氯原子所組成的化合物，其通過一個針孔的逸散(effusion) 速率是氖氣 (neon原子量=20)的0.411倍，試問下列哪一個最可能為其正確的 分子式？

(A) $CHCl_3$　　　(B) $CH_2Cl_2$　　　(C) $C_2H_2Cl_2$　　　(D) $C_2H_3Cl$

【110私醫(2)】

【詳解】A

$$\Rightarrow \frac{r_{gas}}{r_{Ne}} = 0.411 = \sqrt{\frac{20}{M_{gas}}} \Rightarrow M_{gas} = \frac{20}{0.169} = 118 \ldots\ldots CHCl_3$$

3. 若一可逆反應如下

2A$(g)$ + B$(g)$ ⇌ 2C$(g)$在定溫下，一容器裝滿C氣體時的起始壓力為

2 atm，當反應到達平衡時，B氣體的分壓為$y$。在此溫度下，上述的反應

平衡常數K$_p$為何？

(A) $\dfrac{(2-2y)^2}{(2y)^2(y)}$    (B) $\dfrac{(2-2y)^2}{(y^2)(2y)}$    (C) $\dfrac{(2-y)^2}{(y^2)(y/2)}$    (D) $\dfrac{(2-y)^2}{(2y)^2(y)}$

【110私醫(3)】

【詳解】A

$$2SO_{2(g)} + O_{2(g)} \rightleftharpoons 2SO_{3(g)}$$

| 初 | 0 | 0 | 2atm |
|---|---|---|---|
| 作 | $+2y$ | $y$ | $-2y$ |
| 平 | $2y$ atm | $y$ atm | $(2-2y)$ atm |

$$Kp = \frac{(2-2y)^2}{(y)^1(2y)^2}$$

4. 依據 van der Wall's equation

$$\left[P + a\frac{n^2}{V^2}\right](V - nb) = nRT$$

下列哪一個氣體的a值最小？

(A) $H_2$    (B) $N_2$    (C) $O_2$    (D) $Cl_2$

【110私醫(4)】

【詳解】A

因 $P' = a\dfrac{n^2}{V^2}$ ，則 $P = (P' + a\dfrac{n^2}{V^2})$

式中 P'：因分子間存有引力所造成的壓力損失。

$\dfrac{n^2 a}{V^2}$：用來修正因分子間引力所造成的壓力損失。

故：**分子間引力愈小的氣體，其a值愈小** ；

分子間引力大小順序：(D) > (C) > (B) > (A)……選 A 最佳解

5. 請選出下列反應正確的平衡常數表達式(equilibrium constant expression)

   $Fe_2O_3(s) + 3H_2(g) \rightarrow 2Fe(s) + 3H_2O(g)$

   (A) $K_c = [Fe_2O_3] [H_2]^3 / [Fe]^2[H_2O]^3$　　(B) $K_c = [H_2] / [H_2O]$

   (C) $K_c = [H_2O]^3 / [H_2]^3$　　　　　　　　(D) $K_c = [Fe]^2[H_2O]^3 / [Fe_2O_3] [H_2]^3$

   【110私醫(5)】

【詳解】C

平衡常數表達式(equilibrium constant expression)中：

固體物質$_{(s)}$或液體$_{(l)}$物質不列入平衡常數表達式

氣體$_{(g)}$及水溶液$_{(aq)}$物質則列入平衡常數表達式。故：$K_c = \dfrac{[H_2O]^3}{[H_2]^3}$

6. 下面四種有機酸，請按照各自pKa的數值排列，大小順序正確者為何？

   (A) I < II < III < IV　　　(B) I < IV < III < II

   (C) II < III < IV < I　　　(D) II < IV < III < I

   【110私醫(6)】

【詳解】B

酸的衍生物中，氫被越高陰電性取代越多，且距離越近，酸性都越強。

酸性：$Cl_3CCOOH > Cl_2CHCOOH > ClCH_2COOH$（個數因素）$> CH_3COOH$

pKa 的數值排列由小到大順序：I < IV < III < II

7. 考慮下面的平衡方程式，它的ΔH > 0。下列敘述何者正確？

   $2 SO_{3(g)} \rightleftharpoons O_{2(g)} + 2 SO_{2(g)}$

   (A) $O_{2\ (g)}$加入系統中，平衡往右

   (B) 催化劑備加入時，平衡往右

   (C) 反應系統的體積加大兩倍時，平衡往左

   (D) 加熱此反應時，平衡往右

   【110私醫(7)】

【詳解】D

(A) $O_{2(g)}$加入系統中，生成物增加，平衡**往左**

(B) 加入催化劑於系統，縮短達平衡時間，**不影響平衡方向**及位置

(C) 反應系統的體積加大兩倍時，視為稀釋，平衡往氣體係數和大的移動，故平衡**往右**

---

8. 將蛋白質加熱會破壞二級結構中的氫鍵，造成蛋白質變性(denaturation)，此過程中$\Delta G$, $\Delta H$, $\Delta S$數值為正或負，下列何者正確？

(A) $\Delta G$ ($-$)，$\Delta H$ ($-$)，$\Delta S$ ($+$)　　　(B) $\Delta G$ ($+$)，$\Delta H$ ($+$)，$\Delta S$ ($-$)

(C) $\Delta G$ ($-$)，$\Delta H$ ($+$)，$\Delta S$ ($+$)　　　(D) $\Delta G$ ($+$)，$\Delta H$ ($-$)，$\Delta S$ ($+$)

【110私醫(8)】

【詳解】C

氫鍵斷裂

(1)解離為吸熱反應，(2) "斷裂" 一變多，熵增加 (3) 自發 $\Delta G$ ($-$)

---

9. 有關電化學電池 $Cu \mid Cu^{2+}$ (0.02 M) $\parallel Ag^{+}$ (0.02 M) $\mid Ag$，$E°_{Cu^{2+}} = 0.339V$；$E°_{Ag^{+}} = 0.7993V$。下列敘述何者錯誤？

(A) Cu為陽極　　　　　　　　　　　　(B) $E_{cell}$ = 0.46 V

(C) $Cu^{2+} + Ag \rightarrow Ag^{+} + Cu$此反應是自發性的 (D) $E_{cell}$會隨時間進行愈來愈小

【110私醫(8)】

【詳解】B＆C

(A)電池縮寫表示法：**陽極**│陽極溶液‖陰極溶液│陰極

(B) $E^{0}_{cell}$ = 0.46 V 及 $E_{cell}$ = 0.38 V（利用能士特方程式計算出）

(C) $Cu^{2+} + Ag \rightarrow Ag^{+} + Cu$ 此反應是**非自發性**的（活性：Cu＞Ag）

---

10. 設Zn-$Cu^{2+}$電池$\Delta E°$值為1.10V；Ni-$Ag^{+}$電池$\Delta E°$值為1.05V，若把二電池之Zn極與Ni極相連，Cu極與Ag極相連，下列敘述何者錯誤？

(A) 連接後Ni極為負極　　　(B) 連接後Cu極為正極

(C) 連接後Zn極為陽極　　　(D) 連接後Ag極為陰極

【110私醫(10)】

【詳解】D

定義：由四個半電池任意組成兩個電池，再連結成雙電池組的裝置。

兩電池接法：

(1) 順向串聯：總電壓等於兩電池電壓之和：——|||——

(2) 反向串聯：總電壓等於兩電池電壓之差，其中電壓較小的電池進行

　　　　　　電解反應：——|||——

此兩電池接法為逆接，故兩電池各極分別為：

Zn 極為陽(一)極，Cu 極為陰(+)極，Ag 極為陽(+)極，Ni 極為陰(一)極

Zn-$Cu^{2+}$ 電池 $\Delta E°$ 值為 1.10V（在此為電池）

Ni-$Ag^+$ 電池 $\Delta E°$ 值為 1.05V（在此為電解）

故雙電池電位差：1.10V－1.05V＝0.05V

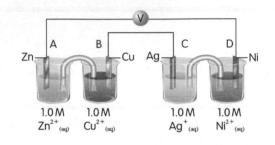

---

11. 0.1326 g鎂(原子量=24.31)放入氧彈卡計(oxygen bomb calorimeter)中燃燒，
　　已知該卡計熱容為5,760 J/℃，假設溫度計上升0.570℃，反應式為
　　$2Mg(s) + O_2(g) \rightarrow 2MgO(s)$，熱含量變化為多少？
　　(A)－602 kJ/mol　　(B)－3280 kJ/mol　　(C)－24.8 kJ/mol　　(D) 435 kJ/mol
　　　　　　　　　　　　　　　　　　　　　　　　　　　【110私醫(11)】

【詳解】A

$\Delta H = m \cdot s \cdot \Delta T = C \cdot \Delta T = 5,760 \text{ J/℃} \times 0.570℃ = 3283.2 \text{ J}$

$\Rightarrow \dfrac{-3.2832kJ}{-0.1326g \ Mg} = \dfrac{x \ kJ \ / \ mol}{-24.31g \ Mg} \Rightarrow x = -602 \ kJ \ / \ mol$

12. 有一胃病患者，檢查顯示其胃液中含氫氯酸的濃度約為0.060 M，用含氫氧化鋁Al(OH)₃的胃藥中和，反應式如下：$Al(OH)_3 + 3HCl \rightarrow AlCl_3 + 3H_2O$
若此病人共分泌出0.3升的胃液，需服用多少克的氫氧化鋁可中和胃酸？
(原子量：H＝1.0，　O＝16.0，Al＝27.0)
(A) 0.26　　(B) 0.47　　(C) 1.4　　(D) 4.2

【110私醫(12)】

【詳解】B
利用鹼的當量數＝酸的當量數；假設氫氧化鋁為 $x$ 克

$$\Rightarrow \frac{x\ g\ Al}{78(g/mol)} \times 3 = 0.3L \times 0.06M \times 1 \Rightarrow x = 0.47g$$

13. 當電池電量耗盡時，下列何者為真？
(A) $\Delta G^\circ = 0$　　(B) $E^\circ = 0$　　(C) $\Delta H^\circ = 0$　　(D) $\Delta G = 0$

【110私醫(13)】

【詳解】D
當電池電量耗盡時 ⇒ 意旨達平衡 $\Delta G = 0$；$E = 0$
(B) $E^\circ = 0$ 表示濃差電池

14. 錯離子 $Ag(NH_3)_2^+$ 的生成反應平衡常數 $K_f$ 為 $1.7 \times 10^7$。AgCl的溶度積 $K_{sp}$ 為 $1.6 \times 10^{-10}$。試問AgCl在1.0 M $NH_3$水溶液中的溶解度是多少？
(A) $4.7 \times 10^{-2}$　　(B) $2.9 \times 10^{-3}$　　(C) $5.2 \times 10^{-2}$　　(D) $1.7 \times 10^{-10}$

【110私醫(14)】

【詳解】A

$$AgCl_{(s)} \rightleftharpoons Ag^+ + Cl^- \qquad\qquad K_{sp.AgCl} = 1.6 \times 10^{-10}$$
$$+ \quad Ag^+ + 2NH_3 \rightarrow Ag(NH_3)_2^+ \qquad K_f = 1.7 \times 10^7$$
$$\overline{\text{全}\quad AgCl(s) + 2NH_3 \rightarrow Ag(NH_3)_2^+ + Cl^- \quad Kc = 5.22 \times 10^{-2}}$$

平衡：　−s　　−2s　　　　+s　　　　+s

假設溶解度＝s，故：$\dfrac{s^2}{(1-2s)^2} = 5.22 \times 10^{-2} \Rightarrow s = 4.7 \times 10^{-2}M$

15. 平均一位成人男性的血液量約有5公升，假如一位成人血液中鉀離子(K$^+$)的濃度是0.14 M。請問平均一位成人男性的血液中總共含有多少克的鉀離子？
(鉀原子量=39.1)
    (A) 27.3 克　　(B) 23.4 克　　(C) 16.1 克　　(D) 13.8 克

【110私醫(15)】

【詳解】A
$$\Rightarrow 0.14M \times 5L \times 39.1g/mol = 27.3克$$

16. 下面四種化合物，請按照化合物的解離常數(Ka)大小順序正確者為何？

(I)　　　　(II)　　　　(III)　　　　(IV)

OH　　　H$_2$O　　　H$_3$C—C(=O)—OH　　　H$_3$C—C(=O)—CH$_3$

    (A) III > IV > I > II　　　(B) I > III > IV > II
    (C) I > IV > III > II　　　(D) III > I > II > IV

【110私醫(15)】

【詳解】D

(I)　　　　(II)　　　　(III)　　　　(IV)

O**H**　　　**H**$_2$O　　　H$_3$C—C(=O)—O**H**　　　H$_3$C—C(=O)—**CH**$_3$

$p$K$_a$：　　　～10　　　~16　　　~5　　　~20
酸性（Ka）：III > I > II > IV

17. 下列關於錯化合物的敘述，何者正確？
    (A) Cu$^{2+}$$_{(aq)}$為淺藍色，加入少許氨水變為乳白色
    (B)血紅素的亞鐵離子較易與氧氣結合，而較不易與一氧化碳結合
    (C) Pt(NH$_3$)$_2$Cl$_2$具有順反異構物結構
    (D)錯化合物的中心陽離子必為過渡金屬

【110私醫(17)】

【詳解】C

(A) $Cu^{2+}_{(aq)}$為淺藍色，加入少許氨水變為**藍色的 $Cu(OH)_{2(s)}$** ↓

(B)血紅素的亞鐵離子較**易與一氧化碳**結合相較於與氧氣結合。

(D)錯化合物的中心陽離子必為過渡金屬（X）

　　EX：冰晶石　$Na_3AlF_6$

---

18. 依據 Crystal field model，下列何者是$Co(CN)_6^{4-}$的d軌域能階圖？

　　附註：$CN^-$為強配位基(strong-field ligand)

(A)　　(B)　　(C)　　(D)

【110私醫(18)】

【詳解】B

$[Co(CN)_6]^{4-}$：$CN^-$為強配位基造成 $Co^{2+} = d^7$ *low spin* 排列

| 中心金屬 d 軌域電子數 | 強配位場基（***strong field***） → 低自旋（***low spin***）錯合物 | | |
|---|---|---|---|
| | $t_{2g}$ 電子組態 | $e_g$ 電子組態 | 磁性 |
| $d^7$ | ↑↓　↑↓　↑↓ | ↑ | 順磁（1 個未成對電子） |

---

19. 下列何者的電子量子數(quantum number) n =__, $l$ =__, $m_l$ =__不存在？

(A) 3, 2, −2　　(B) 3, 2, 3　　(C) 6, 1, 0　　(D) 3, 2, 1

【110私醫(19)】

【詳解】B

| 符號 | 名稱 | 允許值 | 物理意義 |
|---|---|---|---|
| $n$ | 主量子數 | 1，2，3... | 軌域的能量與分佈的大小 |
| $l$ | 角動量量子數 | $n>l\geq0$ | 軌域的形狀（種類） |
| $m\ (or\ m_e)$ | 磁動量量子數 | $l\geq|m|$ | 軌域在空間的方位 |
| $s\ (or\ m_s)$ | 自旋量子數 | $+1/2$，$-1/2$ | 電子自旋的方向 |

故：（3, 2, 3）為不合理

20. 在氫原子電子能階躍遷中，下列何種狀況會放出波長最短的光？
    (A) 電子由 3p 到 2s
    (B) 電子由 2s 到 3p
    (C) 電子由 3s 到 2s
    (D) 電子由 4p 到 2s

【110私醫(20)】

【詳解】D
能階躍遷中，放出波長最短的光，表示能量差最大
故找 $n_L$ 最小，$n_H$ 最大。(D)為最佳解。

21. $[Pd(H_2O)_4(NH_3)_2]Br_2$，請問何者是此錯合物的正確命名？
    (A) fourahydroxyldiaminepalladium (II) dibromide
    (B) tetraahydroxyaminepalladium (II) dibromide
    (C) tetraaquadiaminepalladium (II) bromide
    (D) fouraaquaaminepalladium (I) bromide

【110私醫(21)】

【詳解】C
命名原則：
(4) 先寫陽離子，再寫陰離子。
(5) 先命名配位基，然後命名中心金屬，並標示出金屬的氧化態。
(6) 配位基之命名順序，以英文字母先後順序排列
故正確為：tetraaquadiaminepalladium (II) bromide

22. 過渡金屬錯化合物通式為 $[M(ligand)_n]$，哪一種配位基錯合物可吸收最接近紫外線波長的光？
    (A) hydroxide　　(B) water　　(C) chloride　　(D) cyanide

【110私醫(22)】

【詳解】D
『可吸收最接近紫外線波長的光…』意旨吸收波長區 blue shift
光譜化學序列 (spectrochemical series) 如下：
$I^- < Br^- < Cl^- < F^- < OH^- < H_2O < NH_3 < en < NO_2^- < CN^-$
當配位基愈強，電子由低能階至高能階所需能量愈大，吸收波長愈短。
波長短至長：(D) < (B) < (A) < (C)

23. 某金屬M之離子$M^{n+}$形成$[M(NH_3)_5(NO_2)]Cl_2$之錯離子，若$M^{n+}$具有24個電子，又M之質量數為59，試問此金屬原子M之中子數為何？
    (A) 34　　(B) 33　　(C) 32　　(D) 31

【110私醫(23)】

【詳解】C

錯合物：$[M(NH_3)_5(NO_2)]Cl_2 \rightarrow [M(NH_3)_5(NO_2)]^{2+} + 2Cl^-$

表示 $M^{n+}$ 之 n 值＝3 $\Rightarrow$ 24＋3＝27 $\Rightarrow {}^{59}_{27}M^{3+} \Rightarrow$ 59－27＝32 中子數

---

24. 請估算下述二個電化學半反應所組成電池之電池電位(cell potential)約為多少？反應溫度25℃，$[VO_2^+] = 2.0$ M，$[VO^{2+}] = 1.0 \times 10^{-2}$ M，$[H^+] = 0.50$ M，$[Zn^{2+}] = 1.0 \times 10^{-1}$ M。
    $VO_2^+ + 2H^+ + e^- \rightarrow VO^{2+} + H_2O$　　$E° = 1.00$ V
    $Zn^{2+} + 2e^- \rightarrow Zn$　　　　　　　　　　$E° = -0.76$ V
    (Nernst方程式中$R \times T \times ln10 / F = 0.0592$ V)
    (A) 0.24 V　　　(B) 1.24 V　　　(C) 1.76 V　　　(D) 1.89 V

【110私醫(24)】

【詳解】D

陽極：$Zn(s) \rightarrow Zn^{2+} + 2e^-$　　　　　　　　　　　　　　$E^0 = +0.760$ V
陰極：$2VO_2^+(aq) + 4H^+(aq) + 2e^- \rightarrow 2VO^{2+}(aq) + 2H_2O(l)$　$E^0 = +1.00$ V
─────────────────────────────────────────
全：$Zn(s) + 2VO_2^+(aq) + 4H^+(aq) \rightarrow Zn^{2+}(aq) + 2VO^{2+}(aq) + 2H_2O(l)$

$E°_{cell}$ = 陽極氧化電位＋陰極還原電位
　　　 = $1.76V$

$\varepsilon_{cell}$ ＝ $\varepsilon$ 陰極還原電位 ─ $\varepsilon$ 陽極還原電位

　　　 $= \varepsilon^0_{cell} - \dfrac{0.0592}{n}\log\dfrac{[陽極電解質]}{[陰極電解質]}$　（$n$：總電子數）

代入公式：$\varepsilon_{cell} = [+1.76V] - \dfrac{0.0591}{2}\log\dfrac{[1.0\times10^{-2}M]^2 \cdot [1.0\times10^{-1}M]}{[2.0M]^2 \cdot [0.5M]^4}$

　　　　　$\varepsilon_{cell} = +1.89V$

25. 以燒杯盛裝下列四種同一莫耳濃度之水溶液，插入兩鉑電極，並連接燈泡與插頭。請問當通電流時，電極插在哪一種溶液，其燈泡最亮？
    (A) 鹽酸　　(B) 醋酸　　(C) 酒精　　(D) 磷酸

【110私醫(25)】

【詳解】A

『…其燈泡最亮？』表示其中電解質解離離子量最多

又因四種水溶液同一莫耳濃度，故強電解質為正解（～理想化 100％解離）

(A) <u>強</u>　　(B) 弱　　(C) 非　　(D) 弱

26. 地球直徑12.7 Mm換算後下列何者正確？
    (A) $1.27 \times 10^8$ cm
    (B) $1.27 \times 10^9$ cm
    (C) $1.27 \times 10^{10}$ cm
    (D) $1.27 \times 10^{11}$ cm

【110私醫(26)】

【詳解】B

$$\Rightarrow 12.7 Mm = 12.7 \times \frac{10^6}{1M} \times \frac{1c}{10^{-2}} m = 1.27 \times 10^9 m$$

27. 有關 *deci* 及 *nano* 其各自代表什麼數量級？
    (A) $10^{-1}$ and $10^{-9}$
    (B) $10^{-3}$ and $10^{-9}$
    (C) $10^3$ and $10^{-3}$
    (D) $10^3$ and $10^{-9}$

【110私醫(27)】

【詳解】A

| 字首 | *prefix* | 乘的倍數 | 符號 |
|---|---|---|---|
| | *Deci* | $10^{-1}$ | *d* |
| 微毫(奈) | *Nano* | $10^{-9}$ | *n* |

28. 在實驗室裡，我們可以在高溫高壓下，利用乙烯和水反應生成乙醇。

$$CH_2=CH_2(g) + H_2O(g) \rightarrow CH_3CH_2OH(g)$$

依上述反應式，反應物及產物中的碳原子混成軌域(hybridization)分別為何？

(A) $sp^3$ , $sp^2$ 　　(B) $sp^2$ , $sp^3$ 　　(C) $sp^3$ , $sp$ 　　(D) $sp^2$ , $sp^2$

【110私醫(28)】

【詳解】B

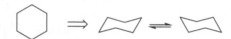

29. 下列哪一個分子內的所有原子不在同一平面上？

(A) $H_2C=CH_2$ (乙烯)　　(B) [苯]

(C) [環己烷]　　(D) $H_2C=O$ (甲醛)

【110私醫(29)】

【詳解】C

cyclohexane　⇒　　⇌　chair form

30. 下面哪一個分子的偶極矩(molecular dipole moment)不是零(zero)？

(A) 乙炔　　(B) 二氧化碳　　(C) 氨氣　　(D) 四氯化碳

【110私醫(30)】

【詳解】C

| 分子 | 乙炔 | 二氧化碳 | 氨氣 | 四氯化碳 |
|------|------|----------|------|----------|
| 形狀 | H—C≡C—H | O=C=O | N,H,H,H | C,Cl,Cl,Cl,Cl |
| 偶極矩 | X | X | V | X |

31. 有關速率常數(rate constant, $k$)值，下列敘述何者錯誤？
    (A) $k$值與反應的活化能(activation energy)有關
    (B)於溶液內反應，$k$值與溶劑(solvent)有關
    (C)反應溫度改變，$k$值亦可能隨之改變
    (D)反應物濃度改變，$k$值亦可能隨之改變
    【110私醫(30)】

【詳解】D

由阿瑞尼斯方程式 $\Rightarrow$ 速率常數 $k = Ae^{\frac{-Ea}{RT}}$ 可知 $k$ 與活化能($E_a$), 本性 $A$,

環境溫度 $T$ 有關，與反應物濃度無關

32. 一反應 $2A_{(g)} + B_{(g)} \rightarrow 2C_{(g)}$ 之速率定律式(rate expression)為 $R = k(P_A)^2 \cdot P_B$。
    若A與B以莫耳比為2：1存於容器中，現改變容器體積，使其總壓力為原來
    B氣體分壓之6倍，則此新狀況與原來狀況之反應速率比為多少？
    (A) 4：1　　(B) 8：1　　(C) 16：1　　(D) 64：1
    【110私醫(32)】

【詳解】B

設原來壓力 $P_{t1} = 1atm$ ; $P_{A1} = \frac{2}{3}atm$ ; $P_{A2} = \frac{1}{3}atm$

$\xrightarrow{V_2 = \frac{1}{2}V_1} P_{t2} = 2atm = 6 \times (P_{B2} = \frac{1}{3}atm)$ ，故：$\dfrac{r_2}{r_1} = \dfrac{k(2atm \times \frac{2}{3})^2 (2atm \times \frac{1}{3})^1}{k(1atm \times \frac{2}{3})^2 (1atm \times \frac{1}{3})^1} = \dfrac{8}{1}$

33. 水的淨化過程包含清除浮懸物質、消毒與除臭。請問在自來水的處理中，
    加入鋁鹽(如：明礬 $KAl(SO_4)_2 \cdot 12H_2O$)其作用主要為何？
    (A) 軟化劑　　(B) 凝聚劑　　(C) 消毒劑　　(D) 除臭劑
    【110私醫(33)】

【詳解】B

水的淨化：清除懸浮物質步驟

| 步驟 | 使用物質 | 原理/作用 |
|---|---|---|
| (1)沉澱法 | × | 沉降作用 |
| (2)凝聚法 | 使用鋁鹽為凝聚劑，例如：明礬 $KAl(SO_4)_2 \cdot 12H_2O$，可水解產生膠體粒子，吸附懸浮物質一起沉降 $Al^{3+} + 3 H_2O \rightarrow Al(OH)_3 + 3 H^+$ | 凝聚作用 +沉降作用 |
| (3)過濾法 | 細砂 | 顆粒大小不同 |

---

34. 在18$K$ (18 karat gold)的黃金中，金的重量百分比是多少？
    (A) 18%　　(B) 50%　　(C) 75%　　(D) 90%

【110私醫(34)】

【詳解】C

純金是 24$K$ 金，故 18$K$ 金含金百分率 $= \dfrac{18K}{24K} \times 100\% = 75\%$

---

35. 市面上有所謂的健康低鈉鹽，下列有關低鈉鹽的敘述，何者最合理？
    (A) 低鈉鹽中的鈉離子比氯離子少，所以不是電中性的
    (B) 低鈉鹽含有鉀離子，所以比相同莫耳數的氯化鈉含較少的鈉離子
    (C) 低鈉鹽其實就是一般的氯化鈉鹽類，沒有什麼不同
    (D) 低鈉鹽含有少量的金屬鈉，故稱為低鈉鹽

【110私醫(35)】

【詳解】B

低鈉鹽中含有鉀離子，所以比相同莫耳數的氯化鈉含較少的鈉離子。

鈉離子＋鉀離子與氯離子一樣多，故維持電中性的。

36. 下列元素的第一游離能(first ionization energy)大小順序正確者為何？
　　(A) Li < C < Si < Ne　　　　　　(B) Ne < C < Si < Li
　　(C) Li < Si < C < Ne　　　　　　(D) Ne < Si < C < Li

【110私醫(36)】

【詳解】C

同一週期元素，由左而右，原子的游離能呈鋸齒狀增加。

【EX】：游離能 **$\underline{Li}$** < B < Be < **$\underline{C}$** < O < N < F < **$\underline{Ne}$**。

同一族元素，由上而下，原子的游離能遞減。

故：Li < $\underline{Si}$ < C < Ne
　　　　　同族

37. 下列何者能正確表達 $Na^+$ 的電子組態(electron configuration)？
　　(A) $1s^2 2p^6$　　(B) $1s^2 2s^2 2p^6$　　(C) $1s^2 2s^2 2p^6 3s^1$　　(D) $1s^2 2s^2 2p^6 3s^2$

【110私醫(37)】

【詳解】B

Na 電子組態：$1s^2 2s^2 2p^6 3s^1$ $\xrightarrow[\text{移除外層}]{-1e^-}$ $Na^+$電子組態：$1s^2 2s^2 2p^6$

38. 下列關於原子大小順序正確者為何？
　　(A) Si < F < Ba　　(B) F < Si < Ba　　(C) S < Te < Se　　(D) Se < S < Te

【110私醫(38)】

【詳解】B

原子半徑與離子半徑比較：

(1) 同族元素由上到下，原子半徑漸增

(2) 同週期中，原子半徑由左到右漸減。

⇒　Ba > Si > F

39. 下列何者可為醛(aldehyde)類化合物？
　　(A) $CH_4O$　　(B) $CH_4O_2$　　(C) $CH_2O_2$　　(D) $CH_2O$

【110私醫(39)】

【詳解】D

(D) CH₂O 是甲醛分子式 ⇒ 示性式為 HCHO

(C) CH₂O₂ 是甲酸分子式 ⇒ 示性式為 HCOOH

(A) CH₄O 是甲醇分子式 ⇒ 示性式為 CH₃OH

---

40. 核糖核酸(RNA：ribonucleic acid)可在遺傳編碼、轉譯、調控、基因表現等過程中發揮重要作用。然而下列何者不屬於核糖核酸的基本單元中的鹼基？

(A) (T)　(B) (U)　(C) (C)　(D) (A)

【110私醫(40)】

【詳解】A

| | DNA<br>（*deoxyribonucleic acid*） | RNA<br>（*ribonucleic acid*） |
|---|---|---|
| 名稱 | 去氧核糖核酸 | 核糖核酸 |
| 鹼基 | 腺嘌呤（A）、胸腺嘧啶（T）、胞嘧啶（C）與鳥嘌呤（G） | 腺嘌呤（A）、嘧啶（U）、胞嘧啶（C）與鳥嘌呤（G） |

---

41. 下列哪一類化合物加入「多侖試劑(Tollens' solution)」會有銀鏡反應發生？
(A) 芳香族化合物　(B) 酮類　(C) 醛類　(D) 酸類

【110私醫(41)】

【詳解】C

「多侖試劑(Tollens' solution)」是用於分辨有機醛酮類，醛類會有銀鏡反應發生。特別注意甲酸&甲酸甲酯亦會產生銀鏡反應，都具有醛的官能基。

42. 「酵素」是一種能催化生化反應的蛋白質。某科學家以分子生物技術做出五
    種不同長度的酵素X，並分別測定其酵素活性如下圖：（酵素X總長為419個
    胺基酸，圖中數目表示酵素胺基酸的編號，例如：86－419代表此蛋白質含酵
    素X的第86號胺基酸到第419號胺基酸）

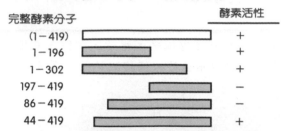

    依據實驗結果，酵素X分子中具有活性的部分最可能是下列哪一段？
    (A) 第196號胺基酸到第419號胺基酸  (B) 第1號胺基酸到第43號胺基酸
    (C) 第44號胺基酸到第196號胺基酸   (D) 第197號胺基酸到第302號胺基酸

    【110私醫(42)】

【詳解】C

由#1~196 (+) & #197~419(－)可知酵素活性存在於#1~196 中。

又由#44~419 (+)可知縮小範圍至#44~196 (+)是酵素具有活性的位置。

43. 當α粒子撞擊到鋁片，會產生中子以及一個新的元素。請問該元素為何？

   $$_{2}^{4}\text{He} + _{13}^{27}\text{Al} \rightarrow _{0}^{1}\text{n} + \underline{\qquad}$$

    (A) $_{15}^{30}\text{P}$    (B) $_{16}^{31}\text{S}$    (C) $_{14}^{30}\text{Si}$    (D) $_{14}^{31}\text{Si}$

    【110私醫(43)】

【詳解】A

以遵守核種守恆以及質子數守恆：$_{2}^{4}\text{He} + _{13}^{27}\text{Al} \rightarrow _{0}^{1}\text{n} + _{15}^{30}\text{P}$

44. 某樣品中$^{13}$N最初的活性為40微居里，試問經過30分鐘後此放射性同位素所剩餘的活性為何？(已知$^{13}$N的半衰期(half−life)為10分鐘)
    (A) 20微居里　　(B) 15微居里　　(C) 10微居里　　(D) 5微居里

【110私醫(44)】

【詳解】D

⇒ $40微居里 \xrightarrow[10分鐘]{1^{st} t_{1/2}} 20微居里 \xrightarrow[10分鐘]{2^{nd} t_{1/2}} 10微居里 \xrightarrow[10分鐘]{3^{rd} t_{1/2}} 5微居里$

45. 溴的原子序為35，已知溴存在兩個同位素，其百分率幾近相同；而溴的平均原子量為80，則溴的兩個同位素中的中子數分別為何？
    (A) 43和45　　(B) 79和81　　(C) 42和44　　(D) 44和46

【110私醫(45)】

【詳解】D

設 $_{35}^{A_1}Br$ 和 $_{35}^{A_2}Br$，故 $(A_1 + A_2) \times 0.5 = 80 \Rightarrow A_1 + A_2 = 160$

$160 - 35 - 35 = 90$ (兩同位素中子數和)，只有 D 選項符合

46. 玻璃為矽酸鈉($Na_2SiO_3$)與矽酸鈣($CaSiO_3$)的混合物，其不合適裝下列何種藥品？
    (A) 濃硫酸($H_2SO_4$)　　　　　(B) 氫氟酸(HF)
    (C) 濃硝酸($HNO_3$)　　　　　(D) 濃鹽酸(HCl)

【110私醫(46)】

【詳解】B

玻璃為矽酸鈉($Na_2SiO_3$)與矽酸鈣($CaSiO_3$)的混合物，不能盛裝於 HF。

因 Si-F 鍵強過與 Si-O 鍵。

47. 鈉是一種極為活潑的銀白色金屬，為了避免與空氣及水氣作用，保存在下列
何種物質中最合適？
(A) 無水乙醇　　　(B) 甘油　　　(C) 煤油　　　(D) 水
【110私醫(47)】

【詳解】C
鈉是一種極為活潑的銀白色金屬需遠離醇類、水。
因與水反應激烈，是強還原劑，與大部分的滅火劑反應也很激烈。
儲存時，可能會在容器內產生壓力蓄積，需小心開啟，並採階段性通風。
實驗室容量儲存於不含水液體中，如：煤油，若存放於惰性氣體中，
則選用：氬氣或氮氣。

48. 下列a~f為測定無機鹽的莫耳溶解熱所需的步驟：a. 加此鹽於盛水的燒杯，
攪拌使其完全溶解；b. 計算莫耳溶解熱；c. 決定溫度的變化；d. 測量水的
溫度；e. 記錄溶液的溫度；f. 稱鹽的重量，計算其莫耳數。下列哪一項是最
正確的實驗順序(由左到右)？
(A) f，d，a，e，c，b　　　　(B) d，e，f，a，c，b
(C) b，f，a，d，e，c　　　　(D) f，a，d，e，c，b
【110私醫(48)】

【詳解】A
正確順序：f.稱鹽的重量，計算其莫耳數 ⇒ d.測量水的溫度
　　　　　⇒ a.加此鹽於盛水的燒杯，攪拌使其完全溶解 ⇒ e.記錄溶液的溫度
　　　　　⇒ c.決定溫度的變化 ⇒ b.計算莫耳溶解熱。

49. 利用下列哪種方法可以區分是從自然界得到，還是人工合成的有機化合物？
(A) NMR(核磁共振光譜測定法)　　　(B) IR(紅外線光譜測定法)
(C) $^{14}$C(放射性碳14測定法)　　　(D) HRMS(高解析質譜測定法)
【110私醫(49)】

【詳解】C
自然界不管動物或植物中，只要是生命體放射性碳14都會不斷補充，
只有在死亡後才會隨著時間慢慢衰變。人工合成的有機化合物不會有此
特質。

50. 在萃取(extraction)實驗步驟中,用來萃取有機化合物時,下列哪一種溶劑會在萃取瓶的下層,而水是在上層?

(A) 正丁醇 (*n*-butanol)

(B) 甲基叔丁基醚 (*tert*-butyl methyl ether)

(C) 乙酸乙酯 (ethyl acetate)

(D) 二氯甲烷 (dichloromethane)

【110私醫(50)】

【詳解】D

溶劑分子種類中凡具有重原子（如：鹵素），密度都比水重且與水不互溶，故會在萃取瓶的下層,而水是在上層。

# 高元 學士後中(西)醫

| 系別<br>簡介 | 學士後西醫 | | 學士後中醫 | | |
|---|---|---|---|---|---|
| 學校 | 高雄醫學大學 | 清華大學 | 中國醫/後中醫 | 慈濟/後中醫 | 義守/後中醫 |
| 名額 | 60人 | 50人(預計) | 100人 | 45人 | 50人 |
| 考試科目 | (A)組 55人<br>英文100分<br>生物+生化150分<br>化學+物理150分<br><br>(B)組 5人<br>英文100分<br>生物+生化150分<br>計概+程設150分 | 以招生簡章為主 | 國文100分<br>英文100分<br>生物100分<br>化學(含有機)100分 | 國文100分<br>英文100分<br>生物100分<br>化學(含有機)100分 | 國文100分<br>英文100分<br>生物100分<br>化學(含有機)100分 |
| 成績計算 | 筆試60%<br>口試40% | 筆試<br>書審+口試 | 筆試(60%)<br>口試(40%) | 每科100分 | 每科100分<br>加權計分-國文*1.2<br>加權計分-生物*1.2 |
| 考試日期 | 111年6月 | 111年(以簡章為主) | 111年4月24日(週日) | 111年4月30日(週六) | 111年(以簡章為主) |
| 報考資格 | 大學畢業.不限科系 (男生需役畢或免役者) | | | | |

A6　　　中國時報　　　中華民國110年9月23日(星期四)

# 清大設學士後醫學系過關
# 教育部准年底招生

　　清大、中山及中興等3校申設學士後醫學系,教育部組成醫學審議小組審議,並在上周開會,經投票議決,最後僅清大獲「同意設立」。清大學士後醫學系預計明年有第一批公費生入學,他們畢業後將至基層服務6年並加上2年的醫學中心進修機會。

去年有清大中山、中興及原智等四校申請增設學士後醫學系,教育部去年底初步同意清大、中山、中興等3校繼續籌備。

近日教育部再組成醫學審議小組,成員包括衛生福利部、醫學教育會、醫學院評鑑委員會代表,以及教育、醫學領域學者專家等,最後經過投票,清大獲同意設立。

清大校長賀陳弘表示,清華發展醫學系的優勢在於深厚的醫學研究基礎,以及跨領域整合大數據、AI人工智慧與機械、材料、核子等全方位科技訓練,學士後醫學系將招收具電子、機械、資訊、材料、物理、化學等多元背景及從醫熱忱的優秀大學畢業生,採4年制學制。

公費生畢業後將至基層服務6年並加上2年的醫學中心成長進修機會,預計今年底前展開獨立招生作業,將培育具清華特色的新世代雙專長醫師人才。

清華大學投入醫學教育所需的師資、經費、醫院已全數到位,賀陳弘說,除校內原有的180名跨學科師資外,已聘得71名專任助理教授以上醫師教師,並與國內各大醫學院合聘87位臨床醫師教師,更募得20億醫學教育基金,在桃園航空城設立清華大學教學醫院及醫療研發園區已獲教育部同意,目前正在衛福部審查中。

# 髙元 學士後中西醫 私醫聯招/校內轉 名師資群

## 師.資.組.合.--我們敢說全國最強

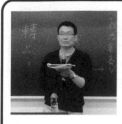

補教界最經典的名師
### 國文
## 簡正(簡正崇)

1. 上課條理分明又不失風趣
2. 條理清晰的筆記，奠定國文穩定的根基

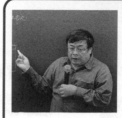

英文教父-補教界天王
### 英文
## 張文忠

1. 授課講解清晰，無論字義之差異、句型之應用、文法之精細、文意之呈現，都可以奠下您穩固的基礎

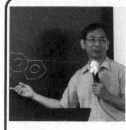

補教界最經典的名師
### 普化
## 方智(方朝正)

1. 台大化研所畢
2. 補教界任教長達34年之久，對考情方向和考題分析，非常深入瞭解

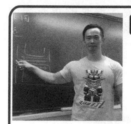

後醫領域-最推崇-王牌名師
### 生物
## 黃彪(黃凱彬)

1. 台大分醫所畢業/成大生物系
2. 善用圖表將龐雜資料化繁為簡，將繁瑣文字轉為精簡的圖像記憶，不僅「完備」,更具「效率」

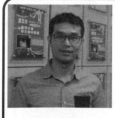

化學才子-口語表達最專業
### 化學
## 李銖(李庠權)

1. 講義教材、編輯按照考情趨勢編寫。
2. 教學由淺入深，讓非本科生容易理解，本科生更增進實力。

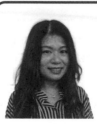

英文新星-講解淺顯易懂
### 英文
## Julia(康雅禎)

1. 國立大學外國語文學系博士
2. 教學生動、活潑,補教界任教多年
3. 應用語言學.多益英文.句法學善用時事學英文閱讀。

# 近三年.2年考取私醫榜首

# 對的選擇比努力更重要

## 高元108私醫榜首

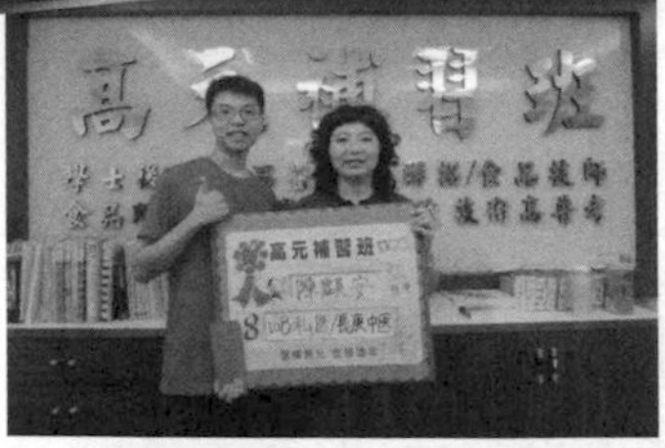

### 陳麒安

原:實踐/食品營養系

考取 **長庚/中醫系**

成績

| | |
|---|---|
| 國文 | 80.50 |
| 英文 | 83.80 |
| 生物 | 84.50 |
| 化學 | 89.90 |
| 總分 | 338.70 |

全國第一名

**心得**

你來高元，絕對可以讓你高中狀元，這邊的老師與教材都是一流的。首先，簡正老師的教學經驗豐富，他最精華的一本書就是筆記書，考前一定要抱著它不放。接著是張文忠老師的格林法則眞是威力強大，一定要用理解方式背單字才不會這麼辛苦，至於文法就從閱讀測驗的文章中慢慢去習慣它會很有效率。再來，彪哥是一本生物百科全書，他眞的很有學問，總可以用簡單的方式來闡述複雜的觀念，老師的板書都是重點整理，看好他的筆記，絕對讓你大大進步。最後來介紹李鉌老師，完全是一個考試機器人，他可以教你如何在最短的時間內獲取最高的分數，老師的教法也是一聽就懂，超級讚!希望明年的高元可以培育出更多未來的醫師們，加油!

## 高元106私醫榜首

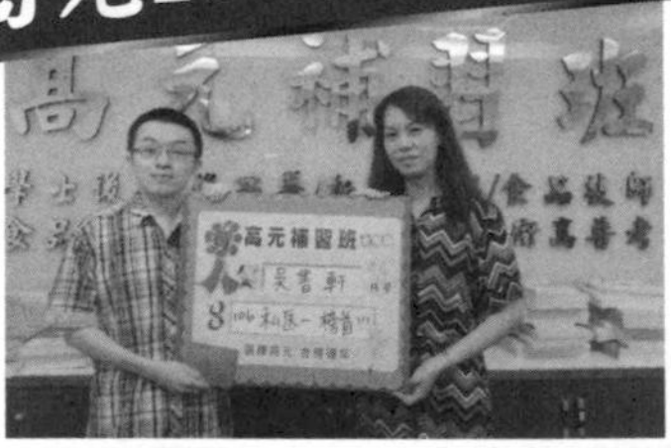

### 吳書軒

原:北醫/藥學系

考取 **北醫/牙醫系**

成績

| | |
|---|---|
| 國文 | 90.6 |
| 英文 | 90.6 |
| 生物 | 89.9 |
| 化學 | 92.6 |
| 總分 | 363.7 |

全國第一名

**心得**

我從來沒有想過我會獲得如此高的分數，讓我能夠達成我的理想!

在準備考試的這一年，除了考試的科目，還要兼顧學校的課業，實在是非常辛苦。但是，有了普通生物學(黃彪老師)廣博而要言不煩的授課，和普通化學(李鉌老師)精闢而到味的解說，使我的觀念更加清楚。

黃彪老師很有耐心，讓同學問問題時不會感到害怕，老師甚至犧牲午休時間，只爲了替學生解惑。

李鉌老師也會在課程結束後的某幾天，特地來補習班幫同學們回答問題。

因爲家住在北部，所以我主要是在線上學習課程，即使如此，授課老師們也願意在線上或在通訊軟體上盡快回答疑問，讓我沒有後顧之憂。

此外，也要感謝行政老師們每次親切的協助我補帶事宜，使我能順利聽課外，也倍感溫馨。最後，我想說：「來高元，是正確且實在的選擇!」。

# 高元 後中醫/後西醫
## 2021年 錄取率 稱霸全國 賀

### 110年高醫 後西醫 高元金榜
狂賀!!後西招考60人
每3位就有1位來自高元

**林侑央315·75**(總分)   **廖啓佑309·75**(總分)   **曾媛愛308·25**(總分)   **曾薇螢306·50**(總分)

| 林侑央 | 廖啓佑 | 曾媛愛 | 曾薇螢 |
|---|---|---|---|
| 詹孟婕 (台科大/材料) | 蘇人豐 (高醫/藥學) | 宋柏憲 (台大/醫工所) | 曾媛愛 (高醫/藥學) |
| 廖啓佑 (中國醫/藥學) | 非本科 楊巧瑄 (成大/土木) | 李祈 (成大/生科) | 楊昇霖 (高醫/醫化) |
| 余紹揚 (長庚/呼治) | 蔡侑霖 (高醫/藥學) | 曾薇螢 (北醫/藥學) | 陳靖旻 (中國醫/藥學) |
| 陳建豪 (中國醫/藥學) | 應屆 王品淇 (成大/職治) | 林侑央 (交大/生技) | 陳柔蓁 (高醫/藥學) |
| 江惠彬 (長庚/護理) | 侯心一 (台大/獸醫)-口試 | 戴于傑 (高醫/藥學) | 程設計概組 陳同學 (大學畢業) |

### 110年中國醫 後中醫 高元金榜
中國醫後中醫前10名
本班強佔3位,並榮登全國第2名

**劉子睿** 榜眼 一年考取   **粘湘宜** 第五名 連中三榜   **許文展** 第九名 一年考取 雙榜

| 劉子睿 | 粘湘宜 | 許文展 | |
|---|---|---|---|
| 榜眼一年考取 劉子睿 (中國醫/藥學) | 第五名一年考取 粘湘宜 (台大/心理) | 第九名一年考取 許文展 (成大/醫技) | 三榜一年考取 陳亮穎 (高醫/藥學) |
| 連中三榜一年考取 沈庭蔚 (成大/航太) | 三榜一年考取 鄭惠欣 (高醫/藥學) | 連中三榜一年考取 施育婕 (台大/植微) | 三榜一年考取 邱鈺翔 (雲科大/企管) |
| 三榜 蔡易澂 (嘉藥/藥學) | 雙榜 傅勝騰 (高醫/醫放) | 三榜 李沂蓁 (高醫/呼治) | 三榜一年考取 金中玉 (中國醫/藥學) |
| 雙榜非本科 賀先御 (中正/資工) | 雙榜 鄭妍鈴 (中國醫/運醫) | 雙榜 王振宇 (中國醫/醫技) | 口試 范植盛 (高醫/藥學) |
| 雙榜 邵翊寧 (高醫/藥學) | 雙榜 汪秄稼 (中山/化學) | 雙榜 陳啓銘 (嘉藥/藥學) | 口試 陳亭安 (北醫/藥學) |
| 一年考取 陳廷陽 (交大/材料所) | 謝采恩 (中國醫/藥學) | 非本科系 劉琁瑄 (政大/新聞) | 口試 黃少鏞 (中興/獸醫) |
| 一年考取 翁嘉隆 (中國醫/藥學) | 陳襄禎 (成大/生科) | 口試 李秉諭 (中國醫/藥妝) | 口試 謝○倫 (中央/化工) |
| 非本科 陳垣元 (成大/統計) | 口試 王律祺 (嘉大/獸醫) | 口試 陳中華 (高醫/藥學) | 口試 劉孟佳 (清大/生科) |

### 110年義守 後中醫 高元金榜
義守後中醫前10名,本班強佔4位
並榮登榜首、探花、第5名、第10名

**劉子睿** 義守-榜首 一年考取   **陳亮穎** 探花 一年考取   **朱怡靜** 第五名

| 劉子睿 | 陳亮穎 | 朱怡靜 | |
|---|---|---|---|
| 榜首一年考取 劉子睿 (中國醫/藥學) | 探花一年考取 陳亮穎 (高醫/藥學) | 第五 朱怡靜 (高醫/藥學) | 雙榜義守第十 蔡文穎 (高醫/護理) |
| 連中三榜一年考取 施育婕 (台大/植微) | 連中三榜一年考取 沈庭蔚 (成大/航太) | 連中三榜一年考取 鄭惠欣 (高醫/藥學) | 連中三榜非本科 邱鈺翔 (雲科大/企管) |
| 三榜 蔡易澂 (嘉藥/藥學) | 三榜 粘湘宜 (台大/心理) | 雙榜一年考取 賴雋儒 (台大/心理) | 三榜 李沂蓁 (高醫/呼治) |
| 雙榜一年考取 黃光毅 (嘉藥/藥學) | 雙榜 邵翊寧 (高醫/藥學) | 雙榜 翁瑞澤 (台大/免疫所) | 雙榜 鄭妍鈴 (中山醫/運醫) |
| 三榜一年考取 金中玉 (中國醫/藥學) | 雙榜非本科 賀先御 (中正/資工) | 非本科 施佳呈 (中山醫/視光) | 雙榜 韓承恩 (哥倫比亞/心理) |
| 非本科 林羿佑 (台大/數學所) | 雙榜 林岦毅 (中山醫/醫技) | 朱俊炫 (高醫/護理) | 陳明暄 (中山醫/物治) |
| 柳欣妤 (北醫/口衛) | | | |

### 110年慈濟 後中醫 高元金榜
慈濟後中醫前10名,本班強佔3位
並榮登榜首、探花、第4名

**陳亮穎** 慈濟-榜首 一年考取   **賴雋儒** 探花 非本科系   **邱鈺翔** 第四名 非本科系

| 陳亮穎 | 賴雋儒 | 邱鈺翔 | |
|---|---|---|---|
| 榜首一年考取 陳亮穎 (高醫/藥學) | 探花一年考取 賴雋儒 (台大/心理) | 第四名一年考取 邱鈺翔 (雲科大/企管) | 連中三榜一年考取 鄭惠欣 (高醫/藥學) |
| 連中三榜 沈庭蔚 (成大/航太) | 連中三榜 粘湘宜 (台大/心理) | 連中三榜 施育婕 (台大/植微) | 連中三榜 蔡易澂 (嘉藥/藥學) |
| 雙榜 傅勝騰 (高醫/醫放) | 一年考取 黃光毅 (嘉藥/藥學) | 雙榜 陳啓銘 (嘉藥/藥學) | 雙榜 汪秄稼 (中山/化學) |
| 雙榜 翁瑞澤 (台大/免疫所) | 黃亭鈞 (中山醫/營養) | 謝佩蓁 (大同/生物) | 雙榜 廖庭玉 (北醫/藥學) |
| 雙榜 王振宇 (中國醫/醫技) | 雙榜 韓承恩 (哥倫比亞/心理) | 連中三榜一年考取 許文展 (成大/醫技) | 三榜 李沂蓁 (高醫/呼治) |
| 雙榜 蔡文穎 (高醫/護理) | 連中三榜一年考取 金中玉 (中國醫/藥學) | 雙榜 林岦毅 (中山醫/醫技) | |

# 高元 110後中西醫 感言錄

## 粘湘宜
（台大／心理）

**全國第五 連中三榜**

**考取** 中國醫/後中醫
義守/後中醫
慈濟/後中醫

普化李鈺老師是一台不折不扣的考試機器，上課時會分享參加考試應該要有的心態之外，也非常熟悉考試型態。老師在上課時教的解題技巧在考場上救了我兩次。老師除了在化學專業之外，也是一位非常親切且關心學生的老師。不管我問多簡單的問題，老師總是非常親切詳細的回答，老師親切耐心的回應確實讓我增加了想把化學學得更好的動力。雖然我是上線上課程，從未與老師真正見面，但我真心認為李鈺老師是我在準備後中考試中遇見的幾位貴人之一，不知道該如何報答老師，高分上榜和推薦老師給各位學弟妹可能是我目前能做到的事了。

## 鄭惠欣
（高醫／藥學）

**一年考取 連中三榜**

**考取** 中國醫/後中醫
義守/後中醫
慈濟/後中醫

感謝高元優秀的師資，讓我可以在一年間把不可能變可能，也感謝櫃台人員總是很熱心地回答問題，提供各種貼心的考生服務。

我在一開始就覺得讀不完，一定要有所犧牲，所以我選擇先鞏固自己的強項化學生物，而國文英文就盡量維持在不扯後腿的狀態，隨時依讀書進度，調整各科時間。

[國文]簡正老師：上課跟著老師從「三十課綱」到「大學國文選」走過一次，考場中常出現的文章到網路查出原文，大概了解每篇的內容。上課抄下老師所講的筆記及「國文筆記書」在考前多翻閱。做歷屆試題熟悉題型，「後中國文狂刷題」練習倒扣。

[英文]張文忠老師：文法則上課認真聽講，筆記就如同老師說的邊寫邊思考，經老師教學解題技巧，在此題型有進步。

[生物]黃彪老師：彩色課本、板書內容豐富完整，輔以PPT教學，提供最新圖片、資料及高清影片，讓繁雜的生物容易記憶。

[化學]李鈺老師：是唯一複習有跟上進度的一科，每週都會早到寫小考考卷，可以清楚了解上週所學及複習的內容是否有完整。老師的上課筆記完整，還包含曾經考過的題目。

[有機]林智老師：基礎打穩後，後續的課程就容易多了。上課保持專注，跟上老師的節奏，快速抄寫黑板內容，回到家將上課題目及其他練習題寫過一次。

## 許文展
（成大／醫技）

**一年考取 連中雙榜**

**考取** 中國醫/後中醫
慈濟/後中醫

備考初期就確定要把國文分數衝高，剛好再搭配簡正老師對於課文精闢的解說，大大增強了我對文章的翻譯能力。

(1) 簡正老師上課會講解得非常詳細，讀老師整理的筆記加練習習題就足夠我應付。簡正老師整體上課內容淺顯明瞭，筆記內容精準到位！

(2) 單字＆閱讀測驗：單字部分，學習到張文忠老師介紹的格林法則之後，我才發現英文單字原來可以這麼有系統地去記憶！文法＆克漏字：張文忠老師上課會講解各種英文文法與使用方式，同時也會寫上詳盡的筆記，老師精闢的筆記讓我面對這兩部分考題已經綽綽有餘！

(3) 高元的生物課本採用全彩印刷，對我而言真的是非常傑出的設計，讓我在劃記重點時可以看得非常清楚。彪哥上課的圖解與解說也都非常詳細，彪哥板書內容雖然多，但圖像非常清晰易懂，純文字的部分也是去蕪存菁。

(4) 李鈺老師真的不愧是高中化學老師，對高中生態瞭如指掌，後中醫課程裡反覆強調的普化重點。因此對於初入普化領域的同學──凡是李鈺老師上課特別提點的內容，請多加記憶或演算過，後中考題時常出現！李鈺老師也很貼心，近年開始使用他自製的講義，講義薄薄一本，內容卻都是該單元的精髓且非常便於攜帶，讓我在征戰三間後中醫時，只需要帶幾本普化講義就可以完整複習了，感謝老師的自製講義，相當實用。

(5) 林智老師非常強調有機的反應過程與反應試劑，老師都會鉅細靡遺的解說。

## 賀先御
（中正／資工）

**考取 中國醫/後中醫**

高元各科老師都非常給力，只要你敢開口問，老師們都非常樂意傾囊相授，只怕你不問！雞湯溫度很順口(國文)，肌肉帥哥板書讚(生物)，考試機器技巧香(普化)，選擇高元，高中狀元！

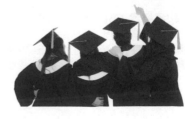

## 蔡易澂
(嘉藥/藥學) 連中三榜

考取 中國醫/後中醫　義守/後中醫　慈濟/後中醫

1.國文:過去我的國文實力並不好,在104年大學學測國文科僅得到11級分。然而在簡正(簡正崇)老師的薰陶下,國文成為了我在考場上戰勝他人的一大武器。

2.普化:李鉌(李庠權)老師非常厲害,可以把複雜的化學觀念講解地十分清楚,上課所發的化學筆記可以讓我們快速地複習觀念,而每次課前的小考練習更是檢視自己學習狀態的好機會。老師出版的「普化百分百」更是大推,但這本書還是幫助我非常多,所以建議同學一定要熟讀這本普化百分百!

3有機:林智(林生財)老師加上20幾年教學經驗的累績,可以說是幾乎能夠完全了解同學解題的盲點,從最基本的普化觀念複習到複雜的有機合成都蘊含在講義當中!

4.英文:文法規則有一套不同於傳統舊式的教法,讓學生可以拋棄過去死背文法規則的學習模式。

5.生物:黃彪(黃凱彬)老師授課內容相當豐富。透過課本中的圖片讓我對於生物知識的了解更加清晰,熟讀黃彪老師的課本是最佳的解法利!

## 施佳呈
(中山醫/視光)

考取 義守/後中醫

簡正老師,遙想當年學測我的國文是介在後標和根底標之間,是一個連社會組較冷門科系都無法就讀的成績,但是跟著每週老師的進度走,國文成績整個是大躍進。再來是英文,文忠老師是我心目中的英文教父,他直接將單字、文法、克漏字、閱讀完全拆解,用一個理科方式去讀文科。很推薦已經對英文失望的同學,可以讓文忠老師幫你的英文重新建構,不再讓你對英文更加地失望。普化直接按照你李鉌老師的步調準備。李鉌老師真的是考試機器,除了幫忙統整題目,讓我們更加熟悉考試,同時也會提供運算上的訓練,讓你體驗概算的魅力;有機這科我是選擇林智老師,林智老師會在上課圖解有機,他會一步一步幫你建構有機,同時他會搭配一些時事梗去輔助你記憶有機,加深有機觀念的印象。生物課的黃彪老師,有名的肌肉男神,老師會幫你整理出重點並且在黑板上用精美的圖呈現,並且還會額外補充資料,讓你除了掌握基本分之外,還可以追求更高的分數。生物這科透過老師的教學,可以很直接去洞悉考點的所在。

## 黃光毅
(嘉藥/藥學) 一年考取 連中雙榜

考取 義守/後中醫　慈濟/後中醫

1.國文:簡正老師的教學十分完備,內容清晰,條理分明。

2.英文:張文忠老師的文法教得非常好。

3.生物:老師課本的編排很精細,閱讀時一定要仔細抓住編排的脈絡與思維。

4.普化&有機:感謝李鉌老師上課對我特別的關注。小考考卷可以檢視上一週學習的成效,所以這學期我走基本路線,就是把百分百2.0做到盡善盡美。有任何化學相關的問題都可以問李鉌老師,老師一定會耐心的解到學生懂為止。

5.有機我選的是林智老師。老師上課幽默風趣,笑話都會結合時事,為有機課程增添許多趣味。

## 金中玉
(中國醫/藥學) 一年考取

考取 中國醫/後中醫　義守/後中醫

感謝高元補習班的雲端課程,讓我能在兼顧藥學系課業、藥局實習、醫院實習和藥師國考的情況下順利應屆考取我的第一志願國醫藥大學士後中醫系。我在大四報名了高元的兩年班課程,自己安排讀書計畫,大五看國文、高四看英文、生物、有機化學,大五看國文、普化1.把簡正老師上課的內容完整聽了一遍,並寫近十年歷屆,分析出我的「字音字形字義、六書、公文」偏弱,所以後來就有重點複習這些部分。

2.英文:每天花30分鐘背張文忠老師的【字根單字同義字大全】裡的單字。

3.生物:黃彪-我當初會選高元,就是因為看到網路上彪哥的好評,黃彪老師的上課講義是六大本的全彩書,圖文並重,精美漂亮。而老師上課的板書,字跡工整,將內容整理的有系統和脈絡,方便理解。彪哥回答問題也很親切。我很推薦黃彪的【105~108年 生物學歷屆試題詳解2.0】和【奮鬧?0 牛物精選題庫】(題目非常多,有助於釐清不熟稔的細節),這兩本書在準備生物的期間提供我很大幫助。

4.化學:李鉌老師教書很有條理,能快速建立正確概念、掌握考試的大方向,不愧人送外號「考試機器」,李鉌老師的解題技巧,讓我在時間有限無法寫太多題目的情況下,抓牢基本分。

5.有機:潘奕老師上課注重反應機構。

6.面試:96分 高元補習班營造逼真的模擬面試,請了許多優秀的學長姐協助,模擬面試的練習讓我在考場上不會太緊張,能穩定發揮,讓我能在面試時有好的表現。

## 蔡文穎
（高醫/護理）　　**考取** 義守/後中醫

【國文】簡正老師是一位很溫暖的師長，每次上課都是心理富足及滿車知識，只要跟上老師的進度，相信老師的進度安排，國文就能有基本分數。

【化學】李鉌老師是說話實在、條理清晰的師長，每一章節的重點都很清楚，尤其筆記就是考點!!!最後反覆複習筆記觀念特別重要。另外，普化百分百2.0(考古題分章)一定要寫(N遍都不為過)，要能夠看到題目就能知道在考哪個point!

【有機】林智老師真的太可愛、太有魅力了啦!每個禮拜來上老師的課都很療癒。這一科目只要跟著老師，把課本習題按進度做完，不懂得弄清楚，有機不會有太大問題。

【英文】文忠老師是很用心很為學生著想的老師，是不可多得的好老師。單字、文法、閱讀、文章架構，老師都能從最基本觀的觀念切入!

【生物】黃彪老師是邏輯清楚的老師，不論是精美講義編排及簡潔的上課板書，都是考試的利器。

## 朱怡靜
（高醫/藥學）　**全國第五** **考取** 義守/後中醫

1. 國文：跟著簡正老師的課，很可能是會被拉開分數的一科，每天都寫題目，維持語感很重要。

2. 英文：我很喜歡張文忠老師的作文教學，這兩年進步最多的就是作文，老師都會先教作文架構及範例!

3. 化學：跟著李鉌老師的課程，按部就班地念與寫題目。老師上課的板書一目了然，可以馬上得到那個單元的重點精髓，當周我就會老師上到哪裡，題目寫到哪裡，透過李鉌老師的教學，可以有效率學習普化!

4. 有機：上方智老師的課，老師去蕪存菁的教學，可以讓我學會解題技巧，迅速掌握有機的重點。

5. 生物：老師上課很扎實，課本的內容，透過書寫筆記，我可以很快地在課堂上就吸收，後面就是考古題，搭配前面彩色的課本內容，學習生物很有效率!

## 陳垣元
（成大/統計）　非本科系 **考取** 中國醫/後中醫

1. 英文：張文忠老師的書我自己是覺得蠻夠用了，而且課前的考卷很棒。

2. 普化：我在這次備戰期的前半段有把李鉌(李老師的課本練習寫過一遍(9、10、11、12章)，之後就是透過大量的題目練習，我自己是覺得觀念建立好，再來就是靠練習來複習。

3. 生物：老師的筆記真的很完善也很重要，加上今年有搭配投影機，我覺得有時候更能加深對課本內容的印象，再加上大量題目的練習鞏固記憶，一定能在生物上贏別人。

感謝一路以來幫助過我的人，除了老師的盡心教學，台南高元的工作同仁都很友善且站在學生角度替我們設想，尤其是昌哥、小英姐、詩涵、椪柑，也因為有他們我才能有充分的考卷練習。

## 謝采恩
（中國醫/藥學）　　**考取** 中國醫/後中醫

高元的老師及同仁都非常有人情味，跟同學們相處宛如一個大家庭，在這種氣氛下一起奮戰，不僅有活力，更具續航力!

1. 英文：老師格林文法當基礎,每天都接觸英文，一定要天天碰。

2. 普化：老師上課很愛跟同學互動，所以上課起來都不會想睡覺，上課前的測驗也要認真訂正，確定每一題都知道怎麼算，跟著老師上課步調走，就可以穩穩當當的考取好成績!

3. 生物：老師彩色課本就是貼心，各種版本都在老師去蕪存菁下呈現在你眼前。當老師上課在抄筆記時，也能更快速掌握重點。另外生物考古題是掌握考試重點很重要的工具，考古題一定要滾瓜爛熟，生物要拿到基本分絕對沒問題。

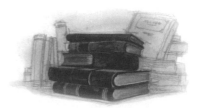

## 邱鈺翔
（雲科企管）

**連中三榜 非本科系** 考取 中國醫/後中醫 義守/後中醫 慈濟/後中醫

詢問補習班的過程中發現高元的櫃檯人員最為親切熱情，課程安排最有彈性，師資方面最為堅強，綜合以上幾點我最後毅然的選擇了高元的二年班。而在二年的課程結束後，也順利的考上中國醫。

準備後中這條路上，我只有上高元的課程，沒有去過他班，如果你像我一樣是個五專生、技職生、文科生但卻有著成為醫師的夢想，就選擇高元補習班吧！

國文-簡正老師是一個充滿正能量的老師，老師的上課內容非常全面，基礎的小學字音字形、艱澀古文、字意辨認都面面俱到，讓我可以從五專生的國文程度提升至高中等級。

普化-李鈺老師我都戲稱他是考試機器兼整理神人，雖然我上一次接觸化學是國中的時候，但因為我將老師上課的筆記、課前的小考、上課的習題等抄好、背好、練好，2年多的時間使我在化學這一科和傳統高中出來的考生可一較高下。

老師的筆記就是普化精華重點，實在不用在去另外購買外面的參考書了，這份筆記可以直接當作考前複習帶著去考場。

英文-英文這科絕對不能放棄。張文忠老師的文法課非常扎實，老師通常都會先完整講完文法架構後，並分析題目中的單字以及片語等。

生物-在生物這科，毫無疑問的一定選擇彪哥黃彪老師啦！大家一定要來上老師的現場課，老師上課的筆記還有口述教課都是考試的重點，再加上6本全彩圖片精美排版的生物課本，一定會讓你愛上生物！

## 邱玥寧
（高醫/藥學）

**連中雙榜** 考取 中國醫/後中醫 義守/後中醫

國文：簡正老師精煉又充實的教學讓我省下很多念書的功夫，跟著老師的進度去複習和寫題目，不知不覺就會累積一定的實力。

英文：張文忠老師的文法講得非常清楚，讓我建立一個完整的文法觀念，老師也會教我們怎麼快速的找到篇章結構的順序或是在長篇閱讀中找答案。

化學：普化同樣是跟著李鈺老師的進度複習，這科真的可以完全相信李鈺老師，教很多非常實用的考試技巧，讓我們在考試的時候能比較有餘裕穩穩地答題。

有機化學的部分我是選擇方智老師，老師上課會使用很多生活上的例子來輔助我們記憶，講義編排很清楚。

生物：黃彪老師整理的板書把繁雜的內容簡化成重點精華，每個章節後面的歷屆還有奪彪題庫可以幫助我更清楚出題重點。

## 汪秝稼
（中山/化學）

**連中雙榜** 考取 中國醫/後中醫 慈濟/後中醫

國文：簡正(簡正崇)老師有明確的課程規劃，國文筆記書更是明確的整理各個考試重點，能夠省下很多時間。

普化：李鈺(李庠權)老師的上課筆記清晰有系統，對於每個學校的考點瞭若指掌，上課會多加提醒令人印象深刻，更加容易能抓到重點。

有機化學：林智(林生財)老師強調整個有機的觀念，上課前對於化學需要有一定的基礎，跟著老師解析有機反應的機構，一步步釐清其中脈絡，讀到後面就一通百通。

英文：張文忠老師的文法教是我學習歷程中我最推薦的，整個閱讀的架構是很有系統的，文法的解題都是有跡可循的，對於閱讀文章也很有幫助能快速抓住文章重點。

生物：黃彪(黃凱彬)老師的上課把很多重要的考試重點都有系統性的整理，基本上上課有注意老師提點的小細節以及熟讀筆記，想要拿到不錯的分數應該不會有問題。

## 沈庭蔚
（成大/航太）

**連中三榜 一年考取** 考取 中國醫/後中醫 義守/後中醫 慈濟/後中醫

感謝台南高元提供這麼好的環境讓我能在大四同時兼顧學校課業跟準備後中，也很謝謝高元的櫃台老師們尤其是我的導師小英姐，給我很多資源跟幫忙，從考試前到面試都一直很照顧我，非常喜歡這裡的氣氛跟行政效率。

1. 國文：簡正老師非常正能量，常給學生鼓勵，從他身上能學到的不單只有國文，更多是面對人生的態度。

2. 英文：張文忠老師講的文法雖然容易理解。

3. 普化：李鈺老師蠻有趣的，雖然普化簡單，但內容頗多，老師卻總能很有條理地列出重點，建議中英文練習本都要寫，然後老師出版的普化百分百2.0大推，要熟練。

4. 有機：真的教得很好，前面忍一下後面海闊天空。

5. 生物：彪哥的講義真的很讚，又厚又全彩。

6. 面試：我因為疫情沒參加補習班的現場模擬面試，但高元超好讓我線上跟學姊練習，幫我開通影片選給我很多資料在家準備，最後我有兩題講錯也還有91。

# 高元 110後中西醫 感言錄

## 翁嘉隆
(中國醫/藥學)　　**考取** 中國醫/後中醫

普化：李鈺老師的筆記除了將章節的重點清晰明瞭化，更把各個學校的歷屆考題透過課堂問答的方式讓學生思考，加上老師獨特的教學風格，讓我上普化時大腦時時刻刻都在接受衝擊，老師解題上的一些小技巧更是不藏私的分享給大家使用，讓我在解題上高人一等。

## 林岦毅
(中山醫/醫技)　　**考取** 義守/後中醫

化學：李鈺老師上課從基本觀念慢慢帶入，配合經典例題，即使化學底子薄弱也會得到很好的學習效果，課前試題練習更是將各章觀念精華再順過一次，只要跟著老師進度走，觀念、題目練習不要掉隊，化學考高分是一件簡單的事情，也可看出老師教導的功力。

## 曾薇瑩
(北醫/藥學)　　**考取** 高醫/後西醫

謝謝高元，一直是我們堅強的後盾，我是報視訊班，但每次去櫃檯拿講義的時候，總是被櫃檯姐姐們暖到，真的謝謝你們！

黃彪老師的生物課給人一個安心可靠的感覺，老師精美的板書，不疾不徐每個考點都教的很清楚。
于傳老師將繁雜的生化，用簡單清楚的方式表達，生化的部分整理屬於自己的筆記是很值得投資的。
李鈺老師身經百戰，考試經驗豐富，題庫班的考卷對於訓練答題手感，以及時間的掌握非常有幫助。
文法則是跟著張文忠老師的腳步，老師的文法真的上的非常清楚。

## 江惠彬
(長庚/護理)　　**考取** 高醫/後西醫

我認為自己考上的關鍵是考前三個月，化學部分李鈺老師的題庫班對我幫助很大，老師選的題目幫我找到了許多盲點。
生物黃彪老師和生化于傳老師的上課內容都非常有系統和條理，對建立架構非常有幫助！

## 王品淇
(成大/職治)　　一年考取　　**考取** 高醫/後西醫

物理：吳笛老師上課內容簡潔有力，教材不多卻包含考試精華，也很清楚後西物理考試重點與技巧，我原本最擔心的是物理，不過老師的教學模式與教材讓我覺得很輕鬆，實際考試時也達到90%正確率，能讓學生徹底發揮自己的實力！
英文：文法測驗-張文忠老師上課不停強調的重點就是考題了。
生物：黃彪老師超屬害的板書我都是先上課認真聽，講義很厚，不過全彩讓人念得很舒服。老師上課也會強調重點一定要記住！大約掌握某單元出題方向，搭配老師於講義上標註的紅字粗體重點以及筆記，這樣我就足夠應付考試了。
普通化學：李鈺老師上課超級有組織!!抄板書我用跟生物一樣的方法，先聽課之後再抄。老師會精挑細選小考題請大家在20分鐘內寫完!這就是考試的模式，除了精熟的教學方式，老師也非常親民，對學生的問題都會即時且耐心地回答！
生化：我完全沒有基礎。于傳老師上課會不停強調重點，也會用很生動的方式描述教材內容，學生化不是背而是要理解

## 廖啟佑
(中國醫/藥學)　　**考取** 高醫/後西醫

今年我下了很大的功夫在黃彪生物及于傳生化上，在上課前就先按照去年的課本整理了一份筆記，在上課時就是對照、劃重點還有補上一些可能漏掉的地方。

## 楊昇霖
(高醫/醫化)　　**考取** 高醫/後西醫

1.生物：黃彪老師的課本內容絕對是非常足夠!!!
前期(整理筆記)：我自己整理筆記的方式是將老師課本內重要的表格
中期：反覆複習觀念，做內轉的題目或後醫考古題，後期(驗證筆記)：針對93-109年每年考古題做深度的檢討以及做題。
2.生化：我認為以于傳老師課本以及筆記就可以應付8成的後醫考題，那另外我還有做老師挑選過的小考考題!!
3.物理/化學：
李鈺老師的講義和筆記也是非常勤用，另外我也有做老師的小考考卷，以及一些轉學考英文的題目，那我認為絕對不是盲目的做題，而是要對照高醫考題的方向去抓我們要的題目，EX：高醫每年都會考好幾題所謂的定義題，那在做轉學考題時我就會特別注意所謂的定義字句我提到建立筆記架構在物理以及化學又格外重要，因為物理以及化學題目數量都很多，並不是要一直去追求看過每一題，而是要從做有限的題目能將每一題都歸進自己所建立的架構當中！

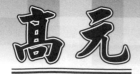

# 研究所/公職·證照/學士後醫 ---- 投考策略

## 》適合 生技·醫學·微免·生化·生醫系 相關科系　實際考科以招考單位簡章為主

| 類別 | 生技醫學所 | 學士後中西醫 | | 生物技術 | 衛生行政 | | 衛生技術 | | 法務部調查局 |
|---|---|---|---|---|---|---|---|---|---|
| 等職別 | 研究所 | 醫師執照 | | 高考、地方特考三等 | 高考、地方特考三等 | 普考、地方特考四等 | 高考、地方特考三等 | 普考、地方特考四等 | 醫學鑑識組 |
| 考試日期 | 3月~4月 | 6月 | | 高普考7月/地特12月 | 高普考7月/地特12月 | 高普考7月/地特12月 | 高普考7月/地特12月 | 高普考7月/地特12月 | 8月 |
| 共同科目 | 1.英文 | 後中醫 | 後西醫 | 國文(作文、公文、測驗)<br>法學知識(中華民國憲法、法學緒論)與英文 | | | | | 國文(作文、公文、測驗)<br>法學知識(憲法、法緒)<br>與英文 |
| 專業科目 | 1.生化<br>2.分生<br>3.生物技術<br>4.有機化學<br>5.生物學<br>〔擇二科〕 | 1.國文<br>2.英文<br>3.生物學<br>4.普通化學<br>5.有機化學 | 1.英文<br>2.生物與生化概論<br>3.物理與化學 | 1.生物化學<br>2.微生物學<br>3.生物學<br>4.生物技術學<br>5.有機化學<br>6.免疫學 | 1.衛生行政學<br>2.食品與環境<br>衛生學概要<br>3.醫用微生物及免疫<br>4.衛生法規與倫理<br>5.流行病學<br>6.生物統計學 | 1.衛生行政概要<br>2.食品與環境<br>衛生學概要<br>3.健康促進與<br>倫理概要<br>4.流行病學概要與<br>生物統計學概要 | 1.醫用微生物及免疫<br>2.公共衛生學<br>3.健康促進與<br>衛生教育<br>4.生物技術<br>5.衛生行政與法規<br>6.生物統計 | 1.醫用微生物<br>及免疫學概要<br>2.生物技術概要<br>3.公共衛生<br>與衛生法規概要<br>4.流行病學概要 | 1.生物化學<br>2.分子生物<br>3.遺傳學<br>4.有機化學 |

## 》適合 化學·化工·醫化·應化·化生系 相關科系　實際考科以招考單位簡章為主

| 類別 | 化學所 | 學士後中西醫 | | 化學工程 | 化學工程 | | 法務部調查局 |
|---|---|---|---|---|---|---|---|
| 等職別 | 研究所 | 醫師執照 | | 關務特考三等 | 高考、地方特考三等 | 普考、地方特考四等 | 化學鑑識組 |
| 考試日期 | 3月~4月 | 6月 | | 4月 | 高普考7月/地特12月 | 高普考7月/地特12月 | 8月 |
| 共同科目 | | 後中醫 | 後西醫 | 國文(作文、公文、測驗)<br>憲法50%和法學緒論50% | | | 國文(作文、公文、測驗)<br>法學知識(憲法、法緒)<br>與英文 |
| 專業科目 | 1.有機化學<br>2.無機化學<br>3.物理化學<br>4.分析化學 | 1.國文<br>2.英文<br>3.生物學<br>4.普通化學<br>5.有機化學 | 1.英文<br>2.生物與生化概論<br>3.物理與化學 | 1.英文<br>2.有機化學<br>3.儀器分析<br>4.化學程序工業(<br>包括質能均衡)<br>5.物理化學(包括化熱) | 1.儀器分析<br>2.化學程序工業<br>3.有機化學<br>4.輸送現象與單操<br>5.物理化學<br>6.化學反應工程學 | 1.有機化學概要<br>2.分析化學概要<br>3.工業化學概要<br>4.化工機械概要 | 1.生物化學<br>2.有機化學<br>3.分析化學<br>4.儀器分析 |

## 》適合 食品·保健營養·食營·園藝系 相關科系　實際考科以招考單位簡章為主

| 類別 | 食科所·食品生技所 | 公職食品技師 | 食品衛生檢驗 | | 農產加工 | 食品技師 | 營養師 |
|---|---|---|---|---|---|---|---|
| 等職別 | 研究所 | 報考資格:擁有食技師<br>證照,領照後二年相關<br>工作經驗 | 高考、地方特考三等 | 普考、地方特考四等 | 高考 | 專技高考 | 專技高考 |
| 考試日期 | 3月~4月 | 7月 | 高普考7月/地特12月 | 高普考7月/地特12月 | 高普考7月/地特12月 | 第一次6月<br>第二次11月 | 第一次2月<br>第二次7月 |
| 共同科目 | | | 國文(作文、公文、測驗)<br>法學知識(中華民國憲法、法學緒論)與英文 | | | | |
| 專業科目 | 1.食品化學<br>2.食品加工<br>3.食品微生物<br>4.生物化學<br>5.有機化學<br>6.分析化學 | (一)筆試80%<br>1.食品風險分析<br>與管理<br>2.行政法、食品<br>衛生安全管理<br>及其相關法規<br>(二)口試20% | 1.食品加工<br>2.食品化學<br>3.食品微生物<br>4.食品安全與法規<br>5.食品分析與檢驗<br>6.生物統計學 | 1.食品分析與檢驗<br>概要<br>2.食品安全與衛生<br>法規概要<br>3.食品加工概要<br>4.食品微生物概要 | 1.生物化學<br>2.食品化學<br>3.食品加工學<br>4.食品衛生與安全<br>5.食品分析<br>6.食品微生物學 | 1.食品加工<br>2.食品化學<br>3.食品安全與法規<br>4.食品衛生與安全<br>5.食品分析與檢驗<br>6.食品工廠管理 | 1.生理學與生化<br>2.營養學<br>3.膳食療養學<br>4.團體膳食設計<br>與管理<br>5.公共衛生營養學<br>6.食品衛生與安全 |

注: 公職食品技師專業科目〈擇3科〉

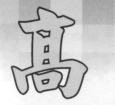

# 高元 麒麟藥師

## 想當藥師 線上學習也可以!!

| 項目/試別 | 藥師專技高考 第(一)階段 |
|---|---|
| 考試科目 | 1.藥理學/藥物化學<br>2.藥物分析/生藥學<br>3.藥劑學/生物藥劑學 |
| 及格標準 成績計算 | 應試科目總成績之 平均60分為及格 (任一科不得為0分) |
| 考試日期 | 2月.7月 |

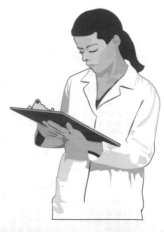

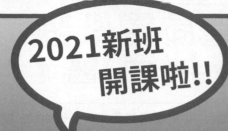

# 生技所/法務部調查局醫學組
# 生物技術高考/後中(西)醫

| 等別 | 生物技術高考 | 醫學鑑識組 | 化學鑑識組 | 生技醫學所 | 學士後中(西)醫 |
|---|---|---|---|---|---|
| 報名日期 | 預定每年3月 | 預定每年5月 | | 預定12月 | 預定2-3月 |
| 考試日期 | 預定每年7月 | 預定每年8月 | | 預定2月~3月 | 預定5月-6月 |
| 考試地點 | 13個考區 | 台北、台中、台南、高雄、花蓮、台東 | | 依學校公告 | 依學校公告 |
| 共同科目 | 1.國文(作文.公文.閱測)<br>2.英文與法緒 (20%) | 1.國文(作文.公文.閱測)<br>2.英文與法緒 (20%) | | 1.英文 | |
| 專業科目 | 1.生物化學<br>2.微生物學<br>3.生物學<br>4.有機化學<br>5.免疫學<br>6.生物技術<br><br>(80%) | 1.分子生物<br>2.生物化學<br>3.有機化學<br>4.遺傳學<br><br>(80%) | 1.分析化學<br>2.生物化學<br>3.有機化學<br>4.儀器分析<br><br>(80%) | 1.生物化學<br>2.分生<br>3.生物技術<br>4.有機化學<br>5.生物學<br>(以上擇二) | 後中醫:<br>1.國文<br>2.英文<br>3.生物學<br>4.化學<br>(含普化.有機)<br><br>後西醫:<br>1.英文<br>2.生物與生化<br>3.物理與化學 |
| 應考資格 | 1.需相關科系<br>2.大學畢業 | 年滿18-30歲,於公立或立案之私立獨立學院以上學校或經教育部承認之國外獨立學院以上學校畢業得有證書者,得應本考試。大學以上畢業,男女皆可。(男須役畢或現正服役中,除現役軍人外,餘不可保留) | | 大學畢業或<br>同等學力 | 大學畢業或<br>同等學力 |

## 游凱丞  考取:調查局 醫學鑑識組 榜首
（原:中央生科系 成大生化分生所）

我會選擇高元其實原因很簡單,當初在網路上搜尋相關資訊時覺得高元醫學鑑識組的榜單比較好看,在試聽線上課程後也覺得老師的教法平易近人、邏輯清晰,也滿適合我的,因而就選擇了高元,比較特別的是我住在台北所以選擇上雲端課程,因此我從沒踏進高元補習班,也沒有看過老師本人,後來發現透過影音教學我可以自己掌握上課的節奏、把握每個重點,不懂的地方還可以隨時重複聽,反而適合我這種抄筆記很慢的人,另外如果有問題的話也可以隨時透過線上向老師提問,老師都會盡心的幫你解惑,遇到網路、紙本講義有問題補習班也都很快幫你排除,讓你可以專心於學習,很幸運有這些老師可以幫助我一次就上榜,我唯一要做的就是相信老師幫我準備的內容,專心將老師所提示的重點弄熟弄懂,再加上考古題的內容後,考題就八九不離十了。最後還是要感謝高元團隊提供這個服務才讓我成功上榜!

<成績單>
| | |
|---|---|
| 法學 | 66 |
| 國文 | 51 |
| 生化 | 86 |
| 有機 | 54 |
| 分生 | 59 |
| 遺傳 | 87 |
| 總分 | 68.90 |
| 口試成績 | 85.33 |
| 總成績 | 72.19分 |

## 近3年本班錄取法務部調查局 英雄榜單

### 王煜傑（原:台大免疫所）
考取103年法務部調查局
榜首 醫學鑑識組

### 簡如一（原:台大生科）
考取104年法務部調查局
榜首 化學鑑識組

### 林新榮（原:高醫醫學所）
考取105年法務部調查局
榜首 醫學鑑識組

### 陳○堂（原:台大生科院）
通過106年法務部調查局
醫學鑑識組(筆試)

食品科學系/保健食品/食品營養/餐飲系/生科系/食品安全

的最佳出路 食品技師/食品所/公職高普考/營養師

| 考試介紹 | 食品技師 | 食品衛生高普考 | 營養師 | 食科所營養所 |
|---|---|---|---|---|
| 考試科目 | 1.食品加工學<br>2.食品化學<br>3.食品微生物學<br>4.食品分析<br>　與檢驗<br>5.食品衛生安全<br>　與法規<br>6.食品工廠管理 | 1.食品加工學<br>2.食品化學<br>3.食品微生物學<br>4.食品分析<br>　與檢驗<br>5.食品衛生安全<br>　與法規<br>6.生物統計學<br><br>共同：<br>國文.法緒.英文 | 1.生理學與<br>　生物化學<br>2.食品衛生<br>　與安全<br>3.營養學<br>4.膳食療養學<br>5.團體膳食<br>　設計與管理<br>6.公共衛生營<br>　養學 | （食品所）<br>1.食品加工<br>2.食品化學<br>3.食品微生物<br><br>1.有機化學<br>2.生化<br>3.分析化學<br><br>（營養所）<br>1.生物化學<br>2.營養學<br>3.膳食療養學 |
| 考試日期 | 一年2次<br>6月,11月 | 高普考7月<br>地方特考12月 | 一年2次<br>2月,7月 | 推甄 11-12月<br>一般生 2-4月 |
| 開課日期 | 3月、9月 | 7月 | 天天開課 | 5月 |

# 109年 食品高普考/公職食品技師 高元金榜

## 109食品高考 高元錄取金榜　全國高考錄取12人.高元強佔11人

**許瀞尤** 榜首　**許曉婷** 榜眼　**陳宥璉**　**范姜平芸**　**李科誼**
中興/食品　　　海洋/食品　　　實踐/食營　　海洋/食品　　大同化工與生物
高普雙榜　　　高普雙榜

**陳映儒** 探花　**陳言旻**　**顏倢凡**　**戴品維**　**劉O瑜**　**沈韋宏**
中興/食品　　中山醫/營養　屏科大/食科所　輔仁/食品　中國醫/營養　嘉大/食品

## 109食品普考 高元錄取金榜　全國高考錄取7人.高元強佔5人

**陳映儒** 榜眼　**翁珮真** 探花　**陳言旻**　**蘇莉雅**　**朱俊丞**
中興/食品　　　台大/食科所　　中山醫/營養　　嘉大/食品　　中山醫/營養
高普雙榜　　　　　　　　　　　高普雙榜

# －高元各類課程選擇－

## 秋季新班 受理預約報名

秋季正規班　9-4月
題庫密集班12-4月

### 一年菁英班

課程循序漸進，觀念運用
打通各章節主幹，加重常考範圍
隨堂測驗、全頁模擬考

### 二年菁英班

二年課程雙效合一
第一年-上課打好基礎
第二年-加強實力衝刺
完全掌握課程進度，
拉長時間準備

### 二年保證班

全國唯一考證考取！
第二年末考取退以已
繳學費15％！
給你最強師資，且最
超值課程

### 精華題庫班

下學期連續4個月
完全追蹤歷屆考題
名師挑選精華題庫
扎實做課前解析、
複習、保證得高分

### 考前模衝班

考前最後衝刺，連四
周綿密課程，老師現
場試題解析讓學生面
對考題，完全掌握試
題方向。

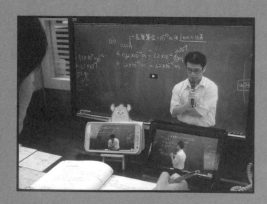

## 高元線上課程

支援手機、平板、電腦，皆可上課
HD高畫質、專人錄影、上榜率高
線上影音皆採當年「最新課程」！

現場面授　　線上教學

電腦|手機|平板 皆可使用
www.gole.com.tw

# 高元線上教學

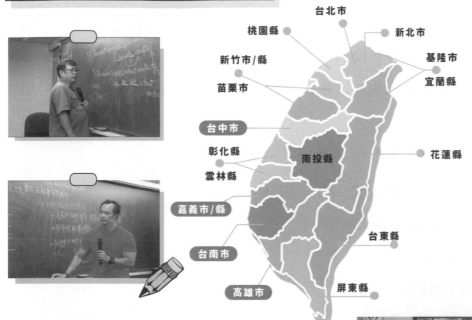
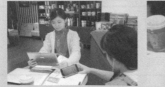
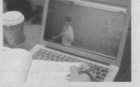
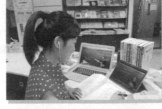

# 私醫真題神 2.0
# (104至110年歷屆試題詳解)

著　　作：生物-黃彪、普化-李鈰、國文-簡正、英文-張文忠 老師

總 企 劃：楊思敏

電腦排版：陳如美

封面設計：蔣育慈

---

出版者：高元進階智庫有限公司

地　　址：台南市中西區公正里民族路二段67號3樓

郵政劃撥：31600721

劃撥戶名：高元進階智庫有限公司

網　　址：http://www.gole.com.tw

電子信箱：gole.group@msa.hinet.net

電　　話：06-2225399

傳　　真：06-2226871

統一編號：53032678

法律顧問：錢政銘 律師事務所

---

出版日期：2021 年 10 月　　　ISBN 978-626-95281-1-0

定價：600 元(平裝)